U0235415

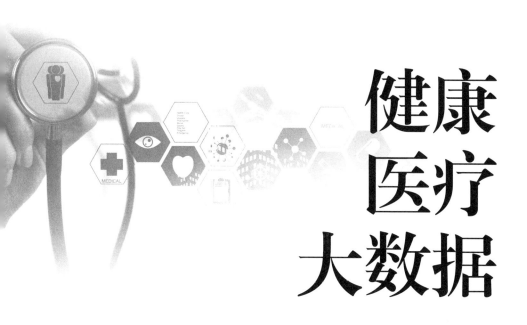

健康医疗大数据

主编　金小桃

人民卫生出版社

图书在版编目（CIP）数据

健康医疗大数据 / 金小桃主编 . —北京：人民卫
生出版社，2017

ISBN 978–7–117–24756–6

Ⅰ.①健…　Ⅱ.①金…　Ⅲ.①医学 – 数据处理 – 文件
– 中国　Ⅳ.①R319

中国版本图书馆 CIP 数据核字（2017）第 152210 号

| 人卫智网 | www.ipmph.com | 医学教育、学术、考试、健康，购书智慧智能综合服务平台 |
| 人卫官网 | www.pmph.com | 人卫官方资讯发布平台 |

健康医疗大数据

主　　编：金小桃
出版发行：人民卫生出版社（中继线 010-59780011）
地　　址：北京市朝阳区潘家园南里 19 号
邮　　编：100021
E - mail：pmph @ pmph.com
购书热线：010-59787592　010-59787584　010-65264830
印　　刷：三河市宏达印刷有限公司（胜利）
经　　销：新华书店
开　　本：710×1000　1/16　印张：29
字　　数：490 千字
版　　次：2018 年 10 月第 1 版　2018 年 10 月第 1 版第 1 次印刷
标准书号：ISBN 978-7-117-24756-6
定　　价：98.00 元

打击盗版举报电话：010-59787491　E-mail：WQ @ pmph.com
（凡属印装质量问题请与本社市场营销中心联系退换）

编写委员会

主　编　金小桃

副主编　孟　群　张学高　于学军　刘文先　史文钊

编　委　黄安鹏　胡建平　周恭伟　杜　贤　代　涛
　　　　赵　飞　程　龙　马家奇　唐勇林　舒　婷
　　　　李迎新　方向东　邱　航　洪文兴　朱尧耿
　　　　尹　新　赵艳花　李岳峰　徐向东　杨龙频
　　　　陈　琳　郭向晖　计　虹　卢清君　赵自雄
　　　　余海燕　曾念寅　黄　河　周立平　王晓建
　　　　朱卫国　沈　雷　袁耀文　弓孟春　兰　蓝

前 言

习近平总书记指出："没有全民健康就没有全面小康""推动健康医疗大数据应用""实施国家大数据战略、健康中国战略和数字中国战略""未来 10 年，人工智能、大数据、量子信息、生物技术等新一轮科技革命和产业变革正在积聚力量，催生大量新产业、新业态、新模式，给全球发展和人类生产生活带来翻天覆地的变化"。这些重要指示和讲话精神为我国卫生健康事业和健康医疗大数据应用发展指明了方向。

党中央、国务院高度重视卫生健康事业和互联网＋医疗健康及大数据的应用发展，中央先后下发了一系列有关卫生健康方面的重要文件。其中，中共中央、国务院于 2016 年 10 月 25 日颁布《"健康建设 2030"规划纲要》，国务院办公厅《关于促进和规范健康医疗大数据应用发展的指导意见》和《关于互联网＋医疗健康服务发展的意见》分别于 2016 年 6 月 21 日和 2018 年 4 月 28 日印发实施，对健康中国建设和"互联网＋医疗健康"及健康医疗大数据应用发展作出了一系列正确部署。

国家卫生健康委党组认真贯彻落实习近平总书记重要指示和中央决策部署，时任国家卫计委主任李斌同志推动了第一批国家试点项目的启动，国家卫健委党组书记、主任马晓伟同志亲自启动了第二批国家健康医疗大数据中心及产业园建设的国家试点工作，明确了试点工作"国家统筹、省负总责、市抓落实、集团承建"的原则和 2020、2030 发展目标，提出了贯彻落实健康中国建设规划纲要、指导意见和意见的实施路径和具体要求，确定了宁夏作为"互联网＋医疗健康"服务示范省，江苏、福建、山东、安徽、贵州及南京、常州、福州、厦门、济南、合肥、贵阳五省七市为健康医疗大数据中心及产业园建设国家试点，部署了全国东西南北中五个区域中心相对应的五省七市作为国家试点省市，授权中国卫生信息与健康医疗大数据学会全面推动各项试点工作的落实。坚持一届接着一届干，持续稳进抓落实，开拓创新敢担当，典型引路促发展，不断开创新局面,试点工作开展一年多来取得了积极成就,为实现提高群众获得感、增添深化医改和卫生健康事业发展新动力、增强经济发展新动能的目标,为健康中国建设作出了应有的贡献。

为了进一步深刻理解习近平总书记重要指示和讲话精神,进一步认真把握中央决策部署和重要文件的精神实质,配合中央一系列重大部署的落实,进一步推进健康中国建设和互联网+医疗健康大数据应用等国家试点工作,进一步做好全系统1200万医护工作人员和干部职工普及健康医疗大数据知识、技能和应用发展的培训教育,进一步探索以健康医疗大数据为基础,集人工智能、计算机深度学习、量子信息、生物技术、各种组学技术等当代先进技术、前沿技术和颠覆技术应用于大卫生、大健康领域并取得丰硕成果,进一步推动卫生健康领域新变革、新业态、新技术、新模式、新产业、新经济发展的新生态塑造,进一步促进大健康产业科技创新、全产业链发展,为将健康产业建成国民经济重要支柱产业作出新贡献,以国家卫生健康委为主,集相关部委有关专家等成立了本书编委会,并以国办指导意见为主线,结合健康中国建设和互联网+等一系列文件精神,编写了此读本,以期能为上述七个"进一步"的目标任务贡献一点力量。

健康医疗大数据是涉及人们生老病死、衣食住行、工农商学等生命全周期、生活全方位、生产全过程中所产生、发生及交互产生的有关生理、心理、生产、生活、道德、环境,及社会适应、疾病防治、公共卫生、健康管理等方面形成的数据,其终极愿景是以打造人人所享有的个性化、专属化、科学化、可视化、实时化和智能化的全时全程服务的"全息数字人"为目标。健康医疗大数据是大数据的最核心资产,是人人需要的数据,也是需要人人作贡献的数据。建成服务于全国人民医疗健康全数字化管理服务需求的国家健康医疗大数据中心,对民生发展、经济增长、社会效益及科学制定国家长远战略规划都具有普遍性、实用性、成长性、带动性等多重价值。

健康医疗大数据是国家重要的基础性战略资源和重要的生产要素,21世纪的"新石油"和"金矿",它的挖掘应用给人类带来的财富,被誉为世界和中国的未来"财富第五波"的源泉,是健康医疗技术、业态、模式、方法、手段等变革和颠覆创新的动力,正快速发展为新一代信息技术和新型健康医疗服务业态。因此,健康医疗大数据的应用和发展,无论于国于民、于事业于社会、于集体于个人,或是于科技创新、人才培养和产业发展、国民经济、国际竞争和占领未来制高点等都是一项全新的创造性的甚至颠覆性的大事、要事、难事,因而其对于国家、民族的今天、明天及未来都将具有重要的现实意义和长远的战略意义。

——健康医疗大数据的应用发展有助于提升人民群众获得感。这是因为随着健康医疗大数据的发展和完善，大数据技术与计算机深度学习、人工智能等新兴技术和健康医疗服务的深度融合应用，能够更好地推动医疗健康事业的科学化和智能化，促进分级诊疗服务很好落实、远程医疗普及，促进互联网健康咨询、预约就诊、预约挂号、诊间结算、医保联网异地结算、移动支付等服务应用的推广，将让数据多跑路群众少跑腿的目标得以逐步实现，人民群众的医疗健康服务将更加方便快捷和优质，人民群众的获得感幸福感和安全感将得到大大提高。

——健康医疗大数据应用发展增添深化医改和促进事业发展的新动力。健康医疗大数据的规范应用发展，借助汇集的优质大数据的分析挖掘和利用，可以更好更科学的设立问题导向、需求导向和目标导向，有助于聚焦深化医改的重点难点和痛点，从而为明确改革的方向、目标、原则和实施路径奠定科学有效的基础，有利于加强改革的顶层设计、路线图、计划书和时间表的设定，推动建立科学合理的分级诊疗制度、科学有效的现代医院管理制度、高效运行的全民医疗保险制度、规范有序的药品供应保障制度、严格规范的综合监管制度，为深化医药卫生体制改革和健康中国提供有力支撑。

——健康医疗大数据应用发展是催生健康医疗新技术、新方法、新手段、新模式、新业态发展的强大动力，对于提升经济发展新动能都将是巨大促进，助推健康产业早日成为国民经济重要支柱产业。因此，健康医疗大数据的应用发展，对疾病的预防、诊断、治疗及居民健康管理产生深刻影响，提升健康医疗服务的效率和质量，培育新业态和经济新增长点，推动医药、金融、物流、养老、保险、教育、健身、社交、民政、公安等大健康产业全产业链产能的释放，带来大健康产业全产业链的加快升级和蓬勃生机，为实现我国经济新旧动能转换、促进数字经济发展、努力建成国民经济重要支柱产业作出重要贡献。

——健康医疗大数据应用发展未知远大于已知，未来发展空间无限。立足当下，展望未来，健康医疗大数据的发展将紧密围绕健康中国建设，以提升群众获得感、增添深化医改新动力、增强经济发展新动能为目标，以信息安全和法规制度为基础，以健康医疗大数据五大区域中心与产业园建设国家试点为契机，以健康管理、医疗服务、疾病防控、科技引领、双创融合、文化教育、科普倡导、国际交流、联合创新为动力，树立新理念、发展新业态、运用新技术、探索新模式、开创新局面,助力深化医改和健康医疗新服务,打造新经济增长点和大健康产业发展新业态,促进经济社会和民生事业的转型升级和提质增效,为实现健康中国、数字中国建设战略,争取早日把"健康产业——这个朝阳产业"培育成为国民经济重要支柱产业作出贡献。

相信,在党中央国务院的高度重视下,在国家卫健委党组的正确领导下,在政府、市场和社会各界的大力推动下,随着健康医疗大数据应用发展和互联网＋医疗健康服务的深入落地实施,我国卫生健康事业和大健康产业在现代化、数字化、智慧化、科学化的发展进程中取得更加可喜的全新成就,必将为实现中国民族伟大复兴的中国梦奠定坚实的卫生健康基础。

本书编委会

2018 年 8 月 21 日

目 录

第一篇 开 首 篇

第二篇　重点任务和重大工程篇

第四篇　创新应用篇

附　录

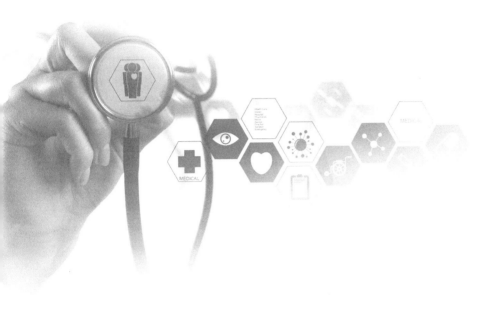

第一篇　开　首　篇

第一章

党中央国务院高度重视

习近平总书记在政治局集体学习时特别强调"实施国家大数据战略、加快建设数字中国",健康医疗大数据是国家基础战略性资源和国家核心资产,是"健康中国"和"数字中国"两大国家战略的融合点,也是"创新强国"和"健康产业"两大国家战略的交汇点,发展好健康医疗大数据,是落实好党中央关于"没有全民健康就没有全面小康""没有信息化就没有现代化"等重要指示的具体举措,其发展繁荣必将极大增强群众获得感、破解医改新难题、发展经济新动能,必将引领民生、经济和科技等多方位取得全面突破性发展,是新时代赋予我们的新机遇。

一、健康医疗大数据的科学定义

健康医疗大数据是涉及人们生老病死、衣食住行、工农商学等生命全周期、生活全方位、生产全过程中所产生、发生及交互产生的有关生理、心理、生产、生活、道德、环境,及社会适应、疾病防治、公共卫生、健康管理等方面形成的数据,其终极愿景是以打造人人所享有的个性化、专属化、科学化、可视化、实时化和智能化的全时全程服务的"全息数字人"为目标。健康医疗大数据是大数据的最核心资产,是人人需要的数据,也是需要人人作贡献的数据。建成服务于全国人民医疗健康全数字化管理服务需求的国家健康医疗大数据中心,对民生发展、经济增长、社会效益及科学制定国家长远战略规划都具有普遍性、实用性、成长性、带动性等多重价值。

健康医疗大数据是"未知大于已知、已知蕴藏未知"的国家战略新领域,事关国人生命安全、国家生物国防和战略安全。在未来全息数字人新时代,每人一生将产生不少于 605Tbit 数据(不包括任何可能和必要的数据交互),全国每年将产生超过 1000Zbit 的交互数据量(不包括这些数据的二次使用和复制／衍生等),如此难以预计的健康医疗大数据快速产生和发展,将对我国乃至全球的信息基础设施建设都必将是一个巨大技术挑战,需要新的科学思维方式方法(图 1-1),也必将为我国医疗事业和健康产业发展带来世纪机遇,是推动国家经济提质增效的新兴健康产业,更是蕴藏着重大原始创新的科技基础资源库。

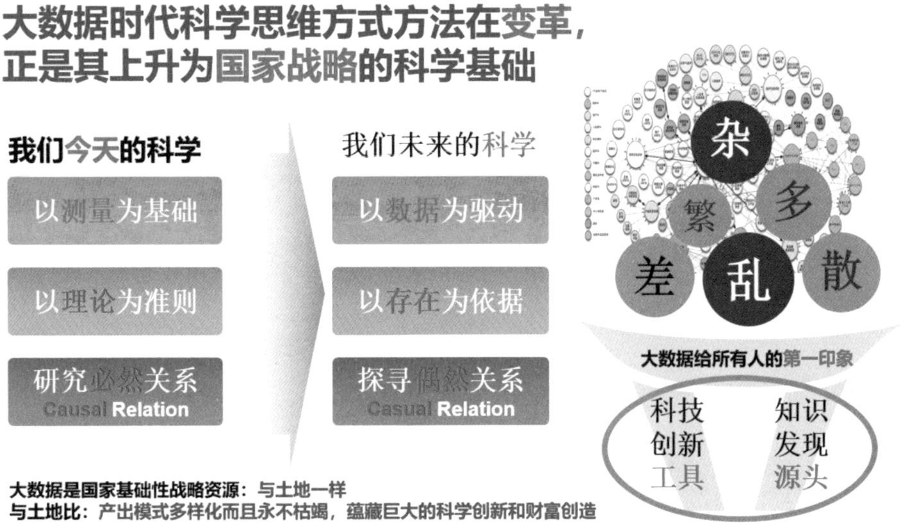

大数据时代科学思维方式方法在变革,正是其上升为国家战略的科学基础

我们**今天**的科学

- 以测量为基础
- 以理论为准则
- 研究必然关系 Causal Relation

我们未来的科学

- 以数据为驱动
- 以存在为依据
- 探寻偶然关系 Casual Relation

杂 繁 多 差 乱 散

大数据给所有人的**第一印象**

科技创新工具　知识发现源头

大数据是国家基础性战略资源:与土地一样
与土地比:产出模式多样化而且永不枯竭,蕴藏巨大的科学创新和财富创造

图 1-1　大数据引发科学思维方式方法变革

纵观全球发展态势,健康医疗大数据是大数据的最核心资产,是保障民生与发展经济的双重战略需要。习近平总书记在政治局集体学习时强调大数据发展日新月异,我们应该审时度势、精心谋划、超前布局、力争主动,深入了解大数据发展现状和趋势及其对经济社会发展的影响,分析我国大数据发展取得的成绩和存在的问题,推动实施国家大数据战略,加快完善数字基础设施,推进数据资源整合和开放共享,保障数据安全,加快建设数字中国,更好地服务我国经济社会发展和人民生活改善。习近平总书记在全国卫生和健康大会上,针对我国只有 11.2% 的居民保持有健康的行为和生活方式,并且面临着人口老龄化严峻形势、重大疾病人口基数大、多种健康影响因素交织的复杂局面,强调指出"要完善人口健康信息服务体系建设,建立互联互通的人口健康

信息平台,推进健康医疗大数据应用",建设国家权威统一平台,把健康医疗大数据引领的健康产业培育成国民经济重要支柱产业,增强群众获得感,早见成效、多出成果,满足人民对"健康长寿"的美好愿望。

二、健康医疗大数据的价值属性

当前,大数据根据其来源和应用方向,学术界和产业界有各种各样的分类方式。为了更好地理解健康医疗大数据应用发展的必然性和其在我们日常生活中所发挥的巨大价值,我们探究其价值属性。

1. 应用属性

存在于其使用价值中。大数据是在应用过程中获取和聚集数据的。健康医疗大数据是一座金山,是在各种各样应用过程中建设起来的金山。建设这座"金山"的过程,是使用价值的形成过程,开掘这座"金山"的过程,是使用价值的释放过程。健康医疗大数据可以根据人群和场景需求定位应用目的,应用目的越清晰,使用价值的大小就越凸显。

2. 社会属性

在于其交换价值中。大数据可以作为资源也可以作为资产,从而具有了服务不同目的而产生的交换行为。社会交换自然产生交换价值,根据交换的目的和交互模式,价值大小有所差异化。

3. 科学属性

在于其知识价值中。大数据蕴藏着大量的信息,这些信息是智慧的源泉。大数据在采集、承载、存储、呈现等各个环节,面向健康、医学、生物等各个方向应用的健康医疗大数据,表现为语音和文本、图像和文件、视频和数据流三类物理形态,承载信息的物理电子信号可以有数字和模拟两种形式,无论哪种信号形式,都需要关注信号的干净有效,这是数据质量能够得到保障的前提条件。其次,为了更好地从信号承载的数据信息中发现新知识,物理信号和数据信息的格式化和标准化尤为重要。再次,挖掘出数据信息的科学价值,需要大力发展数据的科学处理方法方式和数据可视化处理技术,对数据的深度挖掘和多维度分析,可能发现事物新规律和新生事物。科学价值是知识发现的智慧源泉,也是价值创造的有力工具。此时更需要关注数据的质量,从物理信号到数据信息到知识发现,每个环节都更要注重其数据的质量,没有数据质量就没有知识属性。

4. 时空属性

在于其跨界融合的价值中。大数据的"大"有两个方式形成:其一是大来自于"长",在应用中自然形成的过程,如一个人一生的数据积累,一个家族长期传承的数据积累,一个如中医药学科的长期历史积累等;二是大来自于"小",在于有外界各方合力推动其形成所谓的"大",在某个方向的大规模应用,如全国糖尿病人群及高风险人群的筛查;或在跨领域跨方向的融合发展,如环境、公安、民政、社保等数据对特定群体的健康或疾病风险管理的应用。

综上所述,大数据已经是科学思维方式和方法发展的一个新分水岭。大数据新时代,要求人人都是大数据科学家不切现实,但是大数据已经深入到我们所有人的生活生产的方方面面,人人都是应该掌握大数据所带来的新方法新思维。因此,由过去以测量为基础的单一科学方法,发展到与其并行的以数据驱动为基础的新科学思维方式方法。过去的科学思维方式方法是基于传统以探究因果关系为科技创新的理论基础,以测量为工具的科学方法;大数据是基于数据驱动为方法,研究数据之间的偶然中的必然性,寻找"非逻辑性"的事物之间存在关系,主要是以创新思维方式为工具的科学方法。

总之,健康医疗大数据与我们生命生活生产息息相关,是我们每个人都需要掌握的新科学思维方式方法。健康医疗大数据不管在哪个场景哪个层面哪个属性上的应用,都需要关注公民个人隐私和国家信息安全的双重需要,当前各国健康医疗大数据都还处于起步发展阶段,法制法规建设都在跟进发展中,需要聚集这个方向的工作合力,促进健康医疗大数据在应用中求发展,在发展中求规范。

三、我国健康医疗大数据产业发展现状及面临挑战

（一）人类自身基本需求是推动健康医疗大数据的根本动力

我们要以贯彻落实党中央强调的"普及健康生活、优化健康服务、完善健康保障、建设健康环境、发展健康产业为重点",加快推进健康中国建设是人民

的期待,群众对健康的需求已经不容我们再等待。当前,随着自然和社会环境演变、疾病谱变化以及人口老龄化的加速演进,使医疗卫生服务保障问题成为世界性难题。我国医疗卫生资源总量不足,优质资源匮乏,配置不均衡,医疗健康服务需求是正三角,而医疗卫生服务供给是倒三角,医疗资源供需矛盾突出。尤其是我国城乡区域发展不均衡、地区差异大,广大基层医疗装备和技术水平普遍较低,规范化程度不高,在广大农村地区、民族地区、误诊误治、过度医疗现象频发,因病致贫、因病返贫的问题依然比较突出,公平性、可及性差,"看病难、看病贵"依然突出影响社会和谐稳定,全民健康保障形势面临着重大挑战。

我国群众对健康需求已呈现井喷态势,当人们的健康需求与发达国家趋同的时候,必然迫使在医疗领域的各项投入在国民经济中所占比例快速上升。为了应对当前健康服务供给严重不足,在医疗卫生资源有限的情况下,充分发挥科技创新的作用,有效提升资源的配置和使用效率,才能找到平衡点。大力发展健康医疗大数据引领的健康产业,构建全生命周期的健康服务新模式,实现生老病死全周期和衣食住行全过程的健康管理与健康疾病风险早期预防和科学干预,增强群众健康素养,有助实现医疗卫生事业的"关口前移",可让群众切切实实感受到健康服务的实效,大大增强群众的获得感与幸福感(图1-2)。

(二)科技引领是健康医疗大数据应用发展的核心驱动力

我国以健康医疗大数据为引领的健康产业,目前年产值约为 900 亿美元,仅占 GDP 的 5.1% 左右。2007 年美国健康产业产值已经超过了 3 万亿美元,已达到其 GDP 的 17.6%;2017 年美国 GDP 总值约为 18 万亿美元,其中 27% 为健康产业。如果以目前美国健康产品人均消费水平推算,我国到 2020 年有不少于 17.4 万亿人民币的增长空间,这个差距差在哪里?

(1)健康大数据是健康产业发展的金钥匙。当前健康数据缺少科学系统的全面深度分析,是全球健康产业发展所面临的共同重大挑战。

以美国苹果公司的腕表为例,一部苹果手表的平均价格是人民币 5000元,一亿部苹果手表,就高达 5000 亿人民币的市场价值。苹果手表作为大健康产品最简单初始的一种表现形式,由于缺少健康医疗大数据的技术支持,虽然采集了用户的健康数据,但还不能向用户反馈任何有价值的健康状态评估和健康风险预警预测报告,其医学科普和健康教育也无法实现,临床价值更谈

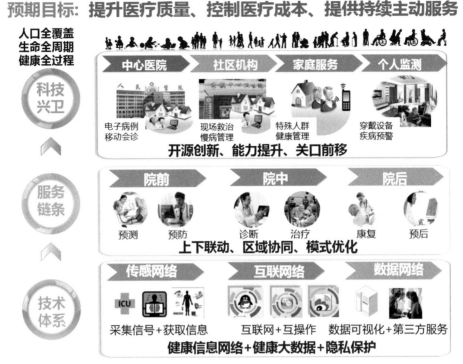

图 1-2 健康医疗大数据是构建全链条健康服务保障体系的引擎

不上,因此苹果手表还不能形成同苹果手机一样的用户消费风暴,这也是苹果手机在我国销量已经超过 2 亿部,而苹果手表还不足百万部的缘故。苹果手机最新一个季度全球销量为 4100 万部,苹果手表销量仅为 110 万部,而且呈现同期 77% 的暴跌状态。就其根源,苹果手表初上市凭借母公司苹果手机品牌获得用户的巨大期待,但是在市场上腕表、手环这类服务于健康目的的消费电子类产品终究没有解决老百姓对健康自身关注的问题,更没有给老百姓提供实实在在的健康服务。腕表、手环在全球都呈现昙花一现的现象,根源是没有对所采集的数据进行深度加工和智能分析,因此也无法给老百姓反馈有健康管理参考价值的状态评估报告,更谈不上健康风险实时预警了。这也是苹果手表等消费类电子健康产品距离真正健康产品的差距所在,产品若没有实际的健康价值可提供,自然也就消费掉其母公司品牌资源,导致其销量直线下降。全球健康类产品和服务都面临这个共性挑战:缺少对所采集的数据分析和深加工,更缺少对其他来源数据的关联分析,最终不能够形成对用户的健康

— 7 —

状态和风险评估的有效服务模式,也没有提供给用户所期待的有效健康教育和健康干预。

进入大数据时代,社会发展和环境演变加速,行为和生活方式对一个人的健康影响因素已经占60%的主导地位,健康对每个人都有不同的影响方式和需求层次,对正确的健康行为和生活方式下定义,都离不开健康大数据所能贡献的科学智慧,否则无从谈起。由此可见,大力发展健康大数据应用,普及健康生活、优化健康环境,是破解健康井喷需求的金钥匙。健康数据的科学分析和深度挖掘离不开医学,虽然现在还无法解开生命密码和健康本质,人民群众的健康需求远远高于医疗需求的层次和内涵,但是当前健康问题的影响因素多而泛,影响层次深而广,加之健康与每个人的个体化和个性化生活方式相关,全球在健康方面的研究还是没有取得实质性突破,研究健康还得从当前人类已经掌握的医学知识和实践经验开始,若发挥我国丰富的临床资源优势,有助于我国在健康大数据领域取得全球领先优势,引领全球健康产业发展。

显然,健康涵盖老百姓的衣食住行全过程,健康数据来源渠道广泛、数据丰富。若通过可穿戴和移动互联网技术,针对每个人所具有的个性化及不同的生活方式和环境,对其个人行为和生活方式包括生命体征数据关联起来进行科学分析,并能够对一个人一生一世的数据进行系统科学分析和深度挖掘,为老百姓的健康提供可参考的健康状态评估和干预,让人人都能理解并调控自己的行为和生活方式到"健康"的正确轨道上来,增加群众的健康素养,就能够克服苹果手表等当前腕表手环类健康产品的弊端,其发挥的经济效益和社会效益可想而知,必然超越苹果手机所带来的全球科技创新创业大潮。健康大数据应用发展,是跨界发展的巨大挑战,更是跨界融合的机遇所在,更是人类文明发展阶段的时代新需求。

(2) 医疗大数据是健康产业发展的金山富矿。医疗大数据是健康产业的科技平台,也发展临床科研以提升临床质量、降低医疗费用的科技抓手。医疗大数据是需要持续高质量建设并同期开发开放的金山富矿。

不同于腕表、手环等电子消费类健康产品,我们以动态血压计为例,动态血压计是心血管疾病临床诊断的科学依据,更是家庭防范脑卒中等急重病的技术手段,是具有重要临床价值的医疗器械和健康产品。当前,欧美的一台动态血压计在我国医疗器械市场最高售价2008年曾经超过20万人民币,现在平均售价也在5万人民币以上,1000万台动态血压计就是5000亿人民币,根据国内相关科研单位的科研调查,一台动态血压计生产成本实际上不到200

元人民币。血压监测是高血压自我管理,甚至是心脑血管自我预防预测的必要工具,美国在 2013 年就实现了 1/8 的美国居民可自我监测血压等生理指标。我国有近 3 亿人的高血压患者,是心脑血管疾病的高发高风险人群。若我国 2 亿家庭每个家庭有一台家用的动态血压计,配合血压数据实时分析智能机器人,就可以通过移动互联网构建心脑血管急重病的预防预测预警的大数据云服务平台,在我国就可形成巨大的健康产业市场,更是面向"一带一路"和全球的健康产业大市场,也是我国以优质健康服务输出服务人类的事业。至今我国的动态血压计市场完全被欧美产占据,还没有国产化的动态血压计。经过调研发现,我国血压计厂商把原因归结为我国医疗机构不能够提供"临床上的中心动脉血压数据"做研发使用,因为中心动脉血压是开创性临床手术过程中采集,我国医疗机构在手术过程中把注意力集中于患者救治,既疏于采集手术过程中的数据,也缺少开创性手术过程中的感染可控的数据采集科学手段。我国医疗机构干脆把原因归结为我国医疗器械企业生产的血压计精度存在问题,更没有对血压数据的科学分析方法和分析工具,导致我国在没有国产的动态血压计。上述现象,也是我国健康产业所面临的两个挑战:①科学应对数据源头的"求数无源"或"有量无质"的现状。临床数据的采集工具标准化和规范化本身就是一个问题,更要保障所采集数据能够满足既定用途所需要的一定数量和一定质量等问题,这些都是对健康产业能否快速良性发展的一个考验;②要切实解决应用发展过程中"有病无数"或"有数无据"的现象,改变我国临床救治与数据应用需求脱轨的局面,要加强大数据、人工智能等新技术在临床上应用发展,加强并完善临床一线的数据收集和汇聚,疾病救治过程就是临床数据采集过程,并完善数据交互共享和临床科研协作的网络建设过程,在数据深加工方面要取得科学突破,尤其是生命内涵与健康本质的探究,促使数据驱动的临床科研、医药研发、器械生产、三医联动、分级诊疗、健康养老、医养结合、家庭医生签约等产品和服务的快速发展,构建数据驱动的健康产业发展支撑平台。

上述分别以两个具体案例来阐述健康大数据与医疗大数据的价值和意义,在实践中两者是密不可分的,不能够简单分类。健康大数据包含医疗大数据,医疗大数据也含有丰富的健康大数据,两者是相辅相成。发展健康医疗大数据,可促进健康产业和事业发展。综上所述,可见健康产业总体上不去的因素很多,但是最根本的制约因素还是不能够形成与群众健康需求相匹配的健康产品和有效健康服务,健康医疗大数据是破解健康产业发展瓶颈的密钥,而且健康医疗大数据本身就是一座金山富矿(图 1-3)。

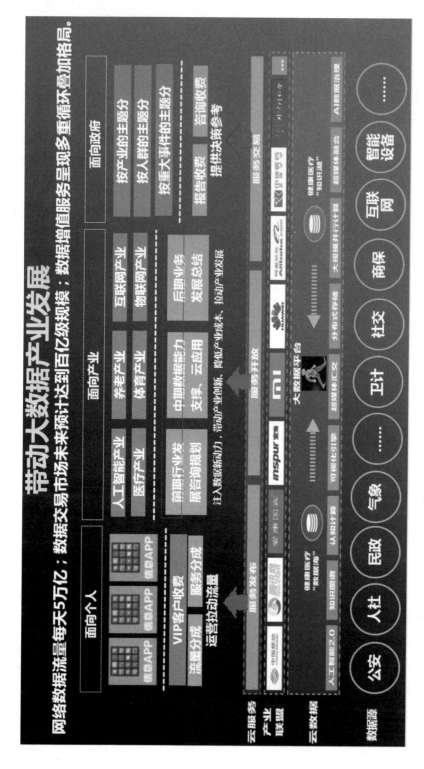

图 1-3 健康医疗大数据带动产业发展前景展望

（三）健康医疗大数据应用发展需要顶层统筹设计

健康和医疗服务不仅仅是支出,更是未来经济增长的重要引擎。在技术、市场、需求的耦合驱动下,以提高生活质量和提高健康水平为核心的新经济在全球新一轮经济发展中的战略地位越来越重要。纵观全球发展趋势,电子病历、电子健康档案、远程医疗等新业态呈现加速发展态势,但是医疗行业的特殊性,加之群众对健康切身利益的关切,健康医疗行业形成了半开放半封闭的特殊市场,完全市场化资源配置机制不能发挥有效作用,正是基于这个特殊市场的特殊情况,欧美等发达国家都是从国家层面统筹布局发展战略,加强市场引导和监管,尤其是对市场化机制资源配置和国家引导执行结果的监督监察。我国医疗健康市场巨大,存在尚未被满足的无限需求空间,更缺少长期发展的统筹规划,尤其是对市场化结果的监督评估和跟踪检查追查机制跟不上,导致当前我国医疗行业信息化发展呈现"多小散乱差"的局面长期无法改变,发展基础与发展后劲都需要从国家层面给予积极引导和加强。

一是互联互通互操作的基础不牢,加之医疗行业的特殊性和复杂性,数据质量和应用规范急需在国家层面加强治理。当前我国各个医疗机构的信息化基础设施基本都有(图1-4),每年国家和各级政府以及各医疗机构都投入巨大资金发展自己的信息系统。遗憾的是,当前医疗机构的电子病历仍然各不相同,有时甚至同一个区县内的电子病历都没有采用统一标准,互联互通的基础不存在,更谈不上互操作。这个现象发生的根源在于缺少统一部署和对电子病历等新事物执行结果的有力监督机构。在我国,虽然电子病历有国家标准,但因缺少国家层面的统筹部署,更缺少对标准化电子病历执行结果的监测机制和手段,各中小企业都是按照自己企业需求和局部市场需求制定自己的企业标准,导致我国电子病历实际上呈现"多小散乱差"的现状,已制定的国家标准成为一纸空文。电子病历作为医院信息系统的核心,是医疗大数据互通互联的重要基础,不仅是推进审方审单、医保控费、分级诊疗、三医联动的技术基础,也是健康医疗产业发展的重要技术抓手。医疗是特殊部门特殊行业,美国在发展医疗信息化的时候,就以联邦政府的国家力量为主导,在奥巴马政府时期就实现了全美境内的电子病历的标准化,为美国今天推进互操作提供了切实可行的基础。现实情况在倒逼我们在国家层面抓统筹部署已经刻不容缓,这也符合我国国情和发展现实需求,唯有统筹部署,方可更好地推动政产学研医用各界来共同开展这项工作。

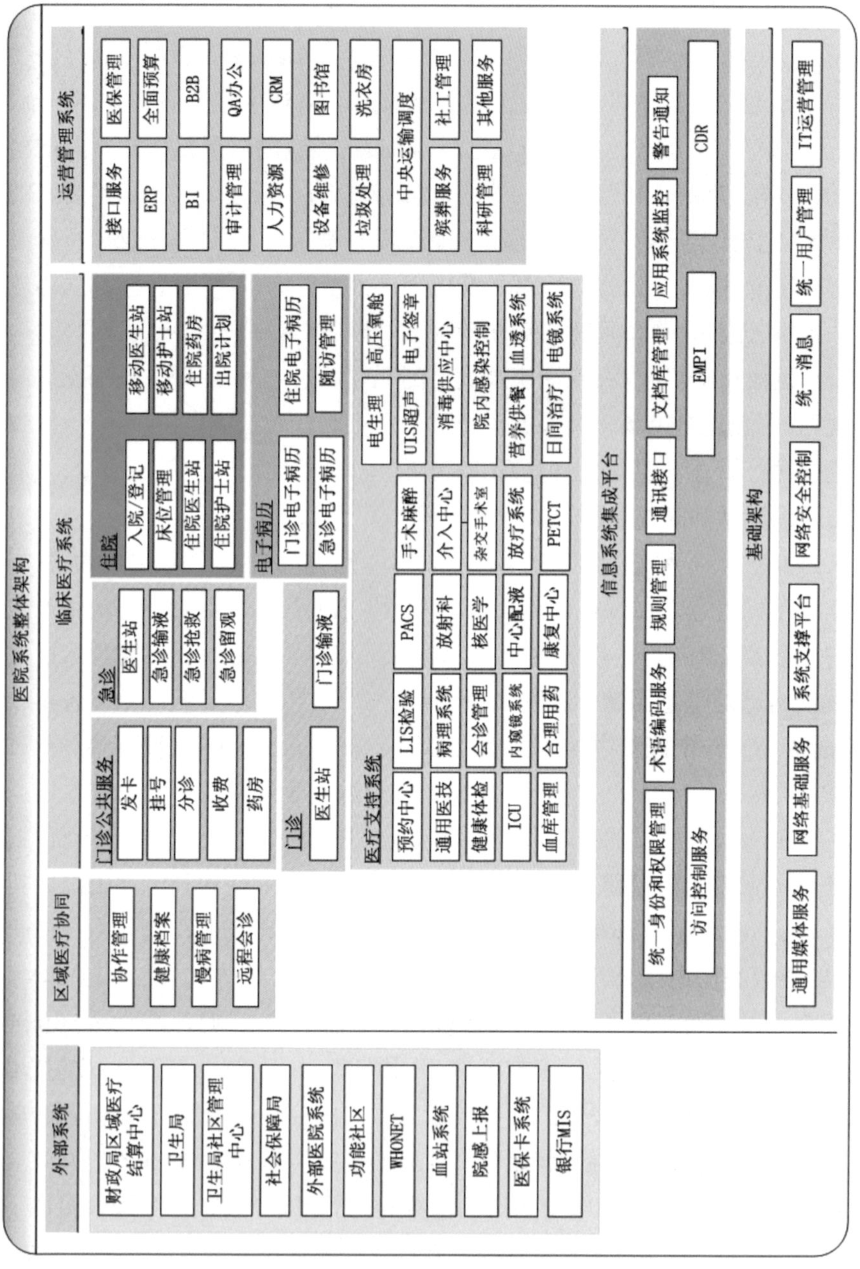

医院系统整体架构

外部系统
- 财政局区域医疗结算中心
- 卫生局
- 卫生局社区管理中心
- 社会保障局
- 外部医院系统
- 功能社区
- WHONET
- 血站系统
- 院感上报
- 医保卡系统
- 银行MIS

区域医疗协同
- 协作管理
- 健康档案
- 慢病管理
- 远程会诊

临床医疗系统

门诊公共服务：发卡、挂号、分诊、收费、药房

急诊：医生站、急诊输液、急诊抢救、急诊留观

住院：入院/登记、床位管理、住院医生站、住院护士站、移动医生站、移动护士站、住院药房、出院计划

电子病历：门诊电子病历、急诊电子病历、住院电子病历、随访管理

医疗支持系统

门诊：医生站、门诊输液

- 预约中心、LIS检验、PACS、手术麻醉、电生理、高压氧舱
- 通用医技、病理系统、放射科、介入中心、UIS超声、电子签章
- 健康体检、合管管理、核医学、杂交手术室、消毒供应中心
- ICU、内镜系统、中心配液、放疗系统、营养供餐、院内感染控制
- 血库管理、合理用药、康复中心、PETCT、日间治疗、血透系统、电镜系统

运营管理系统
- 接口服务、医保管理
- ERP、全面预算
- BI、B2B
- 审计管理、QA办公
- 人力资源、CRM
- 设备维修、图书馆
- 垃圾处理、洗衣房
- 中央运输调度、社工管理
- 废弃物处理
- 科研管理、其他服务

信息系统集成平台
- 统一身份和权限管理、术语编码服务、规则管理、通讯接口、文档库管理、应用系统监控、警告通知
- 访问控制服务、EMPI、CDR

基础架构
- 通用媒体服务、网络基础服务、系统支撑平台、网络安全控制、统一消息、统一用户管理、IT运营管理

图 1-4 我国各级医疗机构具有信息化基础

二是电子健康档案呈现不活跃状态,针对数据的异源异构异质问题,需要有一个权威科学的统一解决方案,而且更大的挑战是如何保障老百姓对数据的便捷性合理性使用。我国当前电子健康档案的普及率高达86%以上,但是电子健康档案基本上是躺在我们各卫生医疗相关事业机构里面,老百姓还不能够真正运用甚至是掌握这些健康信息的正确使用途径和使用方法,无法有效实现建立电子健康档案的最初目的——"我的健康我做主"。"电子健康档案"的"电子"意涵不仅仅是数据的电子化,不是简单地把居民基本体检信息存入电脑就是"电子",而是依靠现代信息技术促使健康数据能够"活起来、动起来、用起来",并且规范数据格式和应用标准,其数据的科学内涵需要进一步被深度挖掘和广泛应用。有效发挥电子健康档案工具价值,可让老百姓能够自主积极地对自身健康状况做到自我调控,优化求医问药流程,增加群众健康素养,促进"以治病为中心向以健康为中心的转变"。我们要追赶国际上欧美发达国家的健康战略,正在由基本医疗保障向健康促进的转变,扩大健康人群的数量和质量,到访医疗机构的患者数据就自然下降,也同时有利于提升我国医疗机构服务的精细化和科学化。我国人均寿命已经接近欧美发达国家,但是我国人群的疾病伤残年数是欧美国家的2倍以上。因此,我们每个医院都人满为患,除了人口基数大以外,最根本的因素还是平常健康意识薄弱,缺少一个科技手段为老百姓提供多元化、多层次的健康促进产品和服务,全民健康素养急需提高,这也是总书记发出的"没有全民健康就没有全面小康"号召的我国现实国情。

三是国家政策引导和监管不够,我国健康产业起步艰难,距离国民经济重要支柱产业还有很长的路要走。当前,大数据、人工智能和可穿戴设备等新兴技术的蓬勃发展,为居民通过智能终端设备用好电子健康档案提供了技术手段,更为健康产业发展奠定了技术基础。各大企业对发展健康产业都有非常高的热情和投入,但是社会普遍感到焦虑,现实情况与社会预期差距较大:第一、主要是缺少国家政策引导,更缺少渠道和平台来实现社会资源与国家医疗资源的融合发展,推进健康产业起步;第二、中小企业都是自谋生路,进入健康产业领域,导致给群众提供的产品和服务质量缺少监管,良莠不齐,不符群众的预期。因为健康产业离不开信息技术平台,更离不开国家优质医疗资源的支撑和社会资源的支持,实现各方的有效融合,唯有国家引导才有可能。美国也在积极通过国家平台引导社会资源向健康产业集聚发展。电子健康档案等国家级信息服务平台应为链接社会资源和国家平台的纽带(图1-5),更是为我

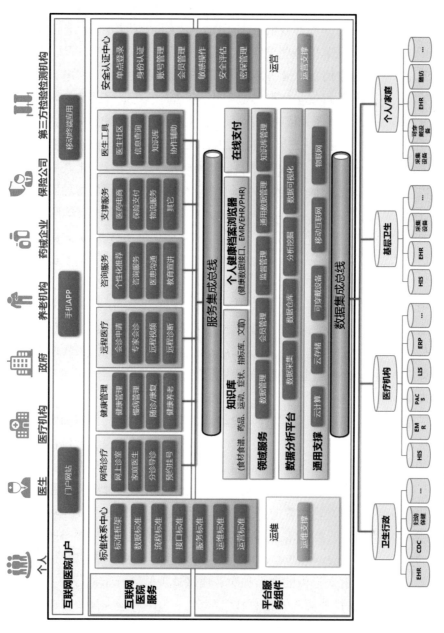

图 1-5 国家级互联网＋医疗健康服务平台，建立全民全面的国家级优质资源的共享机制

国居民组织好医疗资源和社会服务一体化的有效工具。

四、健康医疗大数据是发展新经济的必然选择

(一) 经济新旧动能转换迫切需要健康医疗大数据产业来带动

在当前我国经济下行压力加大、内生增长乏力的新常态下,以健康医疗大数据为引领的健康产业,是调结构、补短板的重要抓手,带动经济增长和增加就业机会,是面向未来催生新经济发展的重大战略选择。

当前各地经济发展都面临去库存、调整过剩产能等各个方面的下行压力,又面临群众对健康生活品质的急切渴望。特别是过去几十年各地积极发展各种产业园区建设,随着我国经济转型升级和提质增效的需求,很多产业园闲置空置,急需"腾笼换鸟"和"变向换道",迫切需要切合群众实际需求的新产业进驻,试点省份就是典型案例(图1-6、图1-7)。各地发展新经济,各地都焦虑新经济的出路在哪里?要发展高科技产品和服务,根本的需求牵引在哪里?这些都驱使地方和企业,投融资平台等都把目光聚焦在康养产业这个朝阳事业上。

大力发展健康产业,可带领和引导社会闲置资本进入我国信息基础设施的改造升级,激发高端传感芯片和人工智能等高新精尖科技发展,推进健康服务和产品的应用发展等。以健康产业"统领"百业,预期到2020年创造数万新职业模式,带动千百万就业岗位,形成万家创新创业中小型企业,打造千家大中型骨干企业,新服务模式可基本覆盖老少边穷远地区人口,新型健康产业集群带动形成十万亿元规模市场,成为引领新型健康经济发展的重要增长极,不仅可望解决我国在发展过程中面临的重大民生问题挑战,也将发展成为国民经济的重要新支柱。据波士顿咨询公司(BCG)预测:2035年中国整体数字经济规模接近16万亿美元。按75%为健康产业及上下游产业链所贡献,2035年中国该领域达到80万亿人民币。健康产业本身又超越数字经济范畴,覆盖一二三产业全链条,在新业态新模式的多重复合刺激下,到2030年我国的健康产业自身发展,及对一二三产业的贡献,累计有望超越百万亿人民币,成为我国国民经济实实在在的重要支柱,为经济增添新动能、为医改注入新动力、为科技提供新抓手。

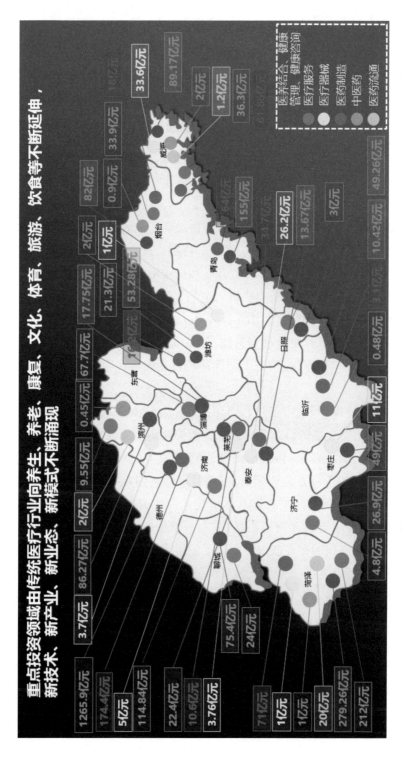

图 1-6 以山东为例,各地积极响应群众对健康的自发需求

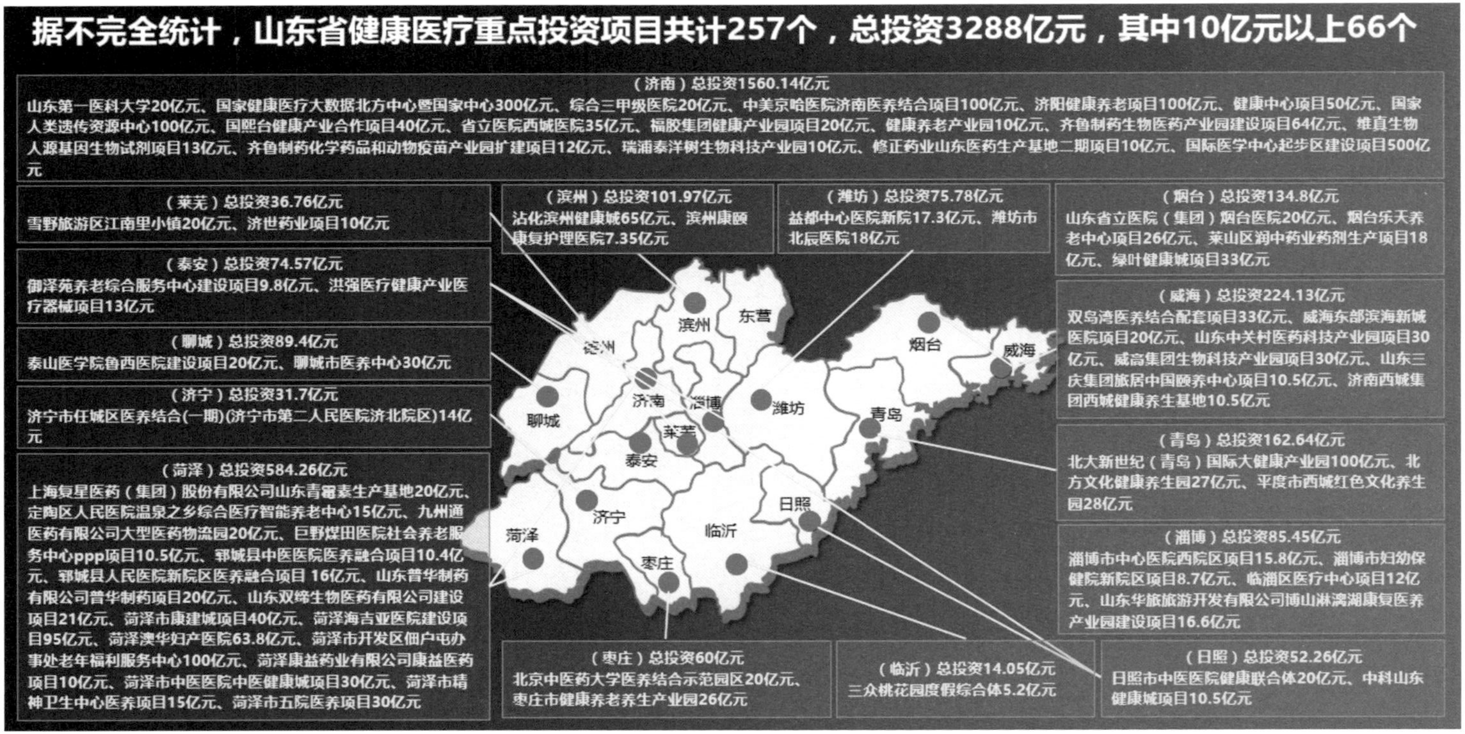
据不完全统计，山东省健康医疗重点投资项目共计257个，总投资3288亿元，其中10亿元以上66个
（济南）总投资1560.14亿元
山东第一医科大学20亿元、国家健康医疗大数据北方中心暨国家中心300亿元、综合三甲级医院20亿元、中美京哈医院济南医养结合项目100亿元、济阳健康养老项目100亿元、健康中心项目50亿元、国家人类遗传资源中心100亿元、国熙台健康产业合作项目40亿元、省立医院西城医院35亿元、福胶集团健康产业园项目20亿元、健康养老产业园10亿元、齐鲁制药生物医药产业园建设项目64亿元、维真生物人源基因生物试剂项目13亿元、齐鲁制药化学药品和动物疫苗产业园扩建项目12亿元、瑞浦泰洋树生物科技产业园10亿元、修正药业山东医药生产基地二期项目10亿元、国际医学中心起步区建设项目500亿元
（莱芜）总投资36.76亿元
雪野旅游区江南里小镇20亿元、济世药业项目10亿元
（泰安）总投资74.57亿元
御泽苑养老综合服务中心建设项目9.8亿元、洪强医疗健康产业医疗器械项目13亿元
（聊城）总投资89.4亿元
泰山医学院鲁西医院建设项目20亿元、聊城市医养中心30亿元
（济宁）总投资31.7亿元
济宁市任城区医养结合(一期)(济宁市第二人民医院济北院区)14亿元
（菏泽）总投资584.26亿元
上海复星医药（集团）股份有限公司山东青霉素生产基地20亿元、定陶区人民医院温泉之乡综合医疗智能养老中心15亿元、九州通医药有限公司大型医药物流园20亿元、巨野煤田医院社会养老服务中心ppp项目10.5亿元、郓城县中医医院医养融合项目10.4亿元、郓城县人民医院新院区医养融合项目 16亿元、山东普华制药有限公司普华制药项目20亿元、山东双缔生物医药有限公司建设项目21亿元、菏泽市康建城项目40亿元、菏泽海吉亚医院建设项目95亿元、菏泽澳华妇产医院63.8亿元、菏泽市开发区佃户屯办事处老年福利服务中心100亿元、菏泽康益药业有限公司康益医药项目10亿元、菏泽市中医医院中医健康城项目30亿元、菏泽市精神卫生中心医养项目15亿元、菏泽市五院医养项目30亿元
（滨州）总投资101.97亿元
沾化滨州健康城65亿元、滨州康颐康复护理医院7.35亿元
（潍坊）总投资75.78亿元
益都中心医院新院17.3亿元、潍坊市北辰医院18亿元
（烟台）总投资134.8亿元
山东省立医院（集团）烟台医院20亿元、烟台乐天养老中心项目26亿元、莱山区润中药业药剂生产项目18亿元、绿叶健康城项目33亿元
（威海）总投资224.13亿元
双岛湾医养结合配套项目33亿元、威海东部滨海新城医院项目20亿元、山东中关村医药科技产业园项目30亿元、威高集团生物科技产业园项目30亿元、山东三庆集团旅居中国颐养中心项目10.5亿元、济南西城集团西城健康养生基地10.5亿元
（青岛）总投资162.64亿元
北大新世纪（青岛）国际大健康产业园100亿元、北方文化健康养生园27亿元、平度市西城红色文化养生园28亿元
（淄博）总投资85.45亿元
淄博市中心医院西院区项目15.8亿元、淄博市妇幼保健院新院区项目8.7亿元、临淄区医疗中心项目12亿元、山东华旅旅游开发有限公司博山淋漓湖康复医养产业园建设项目16.6亿元
（枣庄）总投资60亿元
北京中医药大学医养结合示范园区20亿元、枣庄市健康养老养生产业园26亿元
（临沂）总投资14.05亿元
三众桃花园度假综合体5.2亿元
（日照）总投资52.26亿元
日照市中医医院健康联合体20亿元、中科山东健康城项目10.5亿元
德州
滨州
东营
烟台
威海
济南
淄博
潍坊
青岛
聊城
莱芜
泰安
日照
济宁
临沂
菏泽
枣庄

图 1-7　健康产业带动科技创新、民生福祉、经济新旧动能转换

（二）医疗事业新发展迫切需要健康医疗大数据产业来推动

健康医疗大数据产业具有高度的战略性、成长性、带动性。健康医疗大数据产业不仅仅是引爆兆万亿的新兴大产业，更是应对民生问题的重要抓手。发展健康医疗大数据引领的健康产业对我国意义更加特殊，更影响国家可持续发展战略实施。由于受平均寿命延长和人口出生率下降两个主要因素的影响，我国人口老龄化速度和人口结构比例失衡程度都比较严重。截至 2015 年底，我国 60 岁及以上老年人口已达 2.22 亿人，占总人口的 16.1%。其中 65 岁及以上人口 1.43 亿人，占总人口的 10.5%；预计 21 世纪中叶，我国的老年人口规模将达到 4 亿。我国老龄人口健康状况也不容乐观，其中 1.5 亿人患有慢性病，失能人近 4000 万。北京市最新数据统计显示，北京市户籍居民平均寿命82.03 岁，但平均健康寿命仅为 61.40 岁，带病生存或伤残失能年龄为 20.63 年。这个数值比 WHO 最新统计的发达国家平均伤残年龄多了 10 年以上。世界上主要发达国家都把信息技术作为应对重大民生挑战的科技抓手，提升临床质量、降低医疗成本、增进健康素养、普及健康生活。我国在这方面起步早，但是发展不规范问题非常突出，导致发展基础不牢，后续发展面临瓶颈制约现象突出。

全国卫生与健康大会上，习近平总书记明确提出了"以健康为中心"的战略要求，强调要"把人民健康放在优先发展的战略地位""树立大卫生，大健康的观念，把以治病为中心转变为以人民健康为中心，关注生命全周期，健康全过程"。要落实好总书记的重要指示精神，必须打造高度优质化的健康医疗资源共享服务平台，推进优质医疗资源基于"互联网 +"的广泛共享和技术下沉。2016 年 7 月 22 日三方五家(世界银行、世界卫生组织和中国财政部、国家卫生计生委、人力资源和社会保障部)发布针对我国新"医改"的八条建议，首条就是"建立以人为本的优质的一体化服务"（PCIC）新模式，加强基层卫生服务的核心地位。这一新模式将围绕个人及家庭健康需求组织服务，通过电子工具和数据共享，实现与上级医疗服务和社会服务的一体化整合(图 1-8)。

五、健康医疗大数据是人工智能等新领域创新的知识宝库

近现代医学科学的发展史是医学与其他学科相互融合的历史，形成了 4

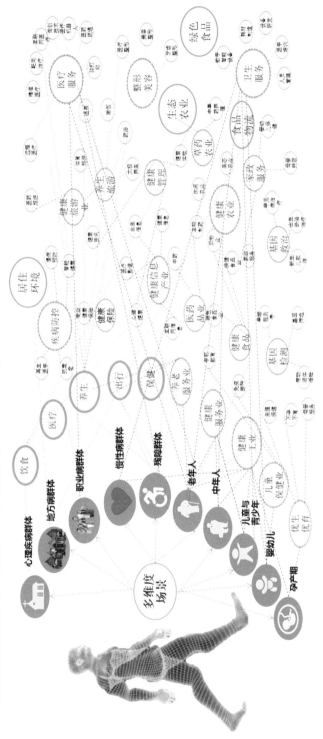

全息数字人：全生命周期、全健康过程

围绕全生命周期健康信息管理，完善数据采集机制，明确数据来源，开发数据管理信息系统，针对咨个阶段健康需求，广泛推广应用新技术，建立健康服务新模式，形成全生命周期健康产业链。

图 1-8 健康医疗大数据应用发展将为一二三产业注入新活力

个鲜明的阶段:第一阶段是医学与化学结合,形成了今天的现代制药产业,其关键时期位于 20 世纪 20~30 年代。由于外患内乱,救国图强成为当时的历史使命,我们无奈错过了第一阶段,也导致我国至今难以在原创性制药领域占据一席之地;第二阶段是医学与物理结合,促成了医疗器械与装备产业的繁荣局面,其关键发展时期在 20 世纪 70~80 年代。由于刚处于改革开放初期、百废待兴,不足以支持我们抓住这一机遇,导致今天我国医院的医疗装备基本上依赖进口的现状,至今难以取得根本性转变;第三阶段是医学与工学结合的阶段,促进临床医学向个性化个体化方向发展,开展以智慧医疗为方向的精准医学和整合医学研究,避免过度医疗和无效医疗。我国临床科教体系过于重视治病救人环节,缺少对一线大夫的工程技术能力培养,而工程技术人员缺少临床知识更没有临床经验,导致我国临床科研开展依然处于起步状态;第四阶段是医学和信息科学与技术融合的新时代,实现以科技创新来推进健康产品和健康服务的普惠化,满足群众对优质医学资源的可及性和公平性需求,形成健康服务新业态。如果能抓住当前第四阶段的时代脉搏,我们不仅可占领医疗健康与信息科技交叉领域的战略制高点,还可以经由科技创新为我们已经错失的医药、医疗装备和临床科研领域,找回一席之地。三十多年的改革开放成绩积累,让我们今天有责任更有实力利用这次千载难逢的战略机遇期,贯彻习近平总书记系列重要讲话精神,落实好李克强总理国务院常务会议关于建立权威统一的国家平台要求和刘延东副总理关于加快国家重大项目的试点示范和落地实践工作安排的具体行动,以健康产出带动全社会生产力的提升,打造国家健康保障体系。积极抢占全球健康医疗大数据应用发展的战略制高点,带动大健康产业整体发展和前沿交叉学科系统性研究,是历史赋予我们不容再错过的第四次历史机遇。

抓住战略机遇,以健康医疗大数据科技创新为引领,大力发展健康科技产业集群发展新优势,对于打造我国领先全球的健康经济,提升国家核心竞争力,抢占新产业发展的战略高地至关重要。健康产业就是医学与信息科技相互融合的结果,能够促进群众对自我健康进行主动调控的新模式、新服务、新产品。利用数据科学、信息技术、智能传感和高通量生物组学检测技术,采集全生物组学信息、全生命周期健康管理信息、全实时状态生命体征信息以及全社会健康影响因素信息,实现对人类生命个体从微观到宏观的精确研究,建立多学科、多层次和全面、系统、数字、可视的"全息数字人"科学模型,带动卫生事业、健康产业发展(图 1-9)。

对标"欧美日"：在健康领域是有机会领跑

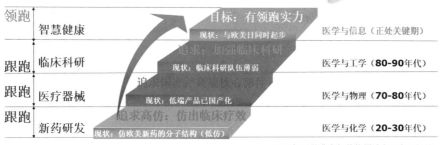

图 1-9　健康医疗大数据引领的健康事业和健康产业时代，是我们不容再错过的领跑机遇

　　健康医疗大数据是国家基础性战略资源和国家大数据的最核心数字资产，健康医疗大数据的迅速发展将深刻改变人类社会生活、改变世界。在进行健康医疗大数据国家试点实践中，形成的"以健康医疗大数据为基石，以互联网＋医疗健康、大数据挖掘应用、计算机深度学习和人工智能、量子应用等新技术创新为引领，以健康医疗大数据应用发展为主线，以不断提高人民群众获得感，增强深化医改和健康医疗事业的新动力，发挥'定海神针'重量级自主知识产权核心技术创新驱动力，培育健康产业和数字经济发展新动能"为目的的总体布局。

（一）人工智能将推进医疗服务与健康产业模式变革

　　在我国，医疗与健康领域的优质资源短缺与巨大健康需求之间的矛盾，有望通过人工智能技术的广泛应用得到有效缓解。在我国人口急速老龄化的大背景下，人工智能作为临床质量改进与健康产业发展的核心驱动力，将进一步释放历次科技革命和产业变革积蓄的巨大能量，并创造新的强大引擎，重构生老病死全周期、衣食住行全过程的各环节模型，可准确感知、预测、预警人类面临的重大疾病风险与公共卫生事件，及时把握个体与群体认知及心理变化，形成从中医治未病宏观领域到分子医学微观各领域的智能化新需求，催生医疗与健康领域的新技术、新产品、新产业、新业态、新模式，引发卫生健康领域的重大结构性变革，必将深刻改变人类生产生活方式和思维模式，实现社会健康产出与健康产业的整体跃升,为积极主动应对健康风险提供了科技抓手,具有不可替代的作用。

人工智能和医疗均属于知识密集型产业,同时都属于人类经验与智慧在实践中长期积累与不断升华的过程。由于信息科技的突飞猛进,已经为人类的医学进步与医疗经验的知识化智能化普惠化提供了切实可行的有用工具。数据科学与信息技术的发展为近百年来人工智能发展进入人们日常生活视野提供了可能性。数据是信息、知识、经验、实验等的融合体,是人工智能赖以发展与应用的基础。健康医疗大数据应用发展必将为医疗人工智能大发展提高平台与根基,促进具有我国自主知识产权的高新技术、前沿技术、颠覆技术创新及产品研发取得实实在在的成效,为我国早日成为世界科技强国奠定扎实基础。

(二) 我国在医疗人工智能领域超前布局,具有前瞻性

随着智能硬件与开源软件平台的普及,大数据平台的开放应用,加速积累的技术能力与海量的数据资源、巨大的应用需求、开放的市场环境有机结合,人工智能的创新创业环境持续得到优化,一批龙头骨干企业正在加速成长,必将引发卫生健康领域的链式突破,将大力推动医疗服务与健康产业从数字化、网络化向智能化加速跃升,极大提升医疗与健康服务的精准化水平,全面提升人民的健康生活品质。

医疗 + 人工智能若从技术、产品、应用角度看:

人工智能在基础理论、核心算法、理论建模、技术创新、关键设备、高端芯片、重大产品与系统、基础材料、元器件和软件与接口等底层技术取得突破是关键,以底层技术为支撑,在语音识别、视觉识别、自适应自主学习、直觉感知、综合推理、混合智能和群体智能、中文信息处理、智能监控、预警预测、生物特征识别、机器人、无人机等应用技术方面取得进展,为其在医疗与健康领域的大规模应用奠定了更好的基础,从而诞生达·芬奇机器人技术,解决微创手术以及远程手术操作挑战,IBW Watson 为临床大夫提供了快速而高效的资料查阅与比对方法,发展了临床辅助医生等。

其实,在医疗与健康领域,主要是以治好病、提升生活品质为核心目标,因此更关注人工智能在医疗与健康领域的应用需求与应用场景两个方面。

1. 临床质量

疑难病、危重病,高度依赖于大夫的人工经验积累,正在被智能医疗迅速

变革。如果每个大夫的经验都被人工智能转化为可继承可发展的知识,将为人类应对疾病挑战提供了一个切实可行的抓手。我国五千年的中医药知识宝库,有很多成功临床案例与经验在发展中遗失,尤其是民间中医及偏方的丢失概率最高。如果利用人工智能技术,把临床大夫的问诊与治疗经验及时转化为知识,将是人类的极大知识宝库。再如医学影像的智能诊断服务,就可以极大解决影像科医生繁重而不可能精细化完成的异常标注服务。专病专科临床知识的积累与丰富,为未来打造全能型的基层全科医生提供技术基础。

2. 医药科研

医药类公司可以利用人工智能提高研发效率,以美国为例,这将创造每年超过 1000 亿美元的价值。在美国 Metropolitan 儿科重症病房的研究中,两个月内临床决策支持系统就削减了 40% 的药品不良反应事件数量。通过数据建模和分析,医药公司可以将药物更快推向市场,生产更有针对性的药物,有更高潜在市场回报和治疗成功率的药物。2013 年的数据显示,药品研发需要 10~15 年时间,平均花费 12 亿美元,这一数字占销售成本的 16.4%。使用预测模型可以帮助医药企业提早 3~5 年将新药推向市场。2004 年从市场上撤下的止痛药 Vioxx,给默克公司造成 70 亿美元的损失,短短几天内就造成股东价值 33% 的损失。

3. 医械研发

到 2018 年,预计全球使用中的可穿戴设备将达到 5.61 亿部。通过基于可穿戴远程医疗系统,进行全生命周期的医疗健康大数据的管理、分析和预测,并防范数据缺失和被盗,实现疾病健康风险的早发现、早预防、早干预,可大大促进以"治疗为中心"向以"预防为中心"的转变。若仅仅以美国 1.5 亿糖尿病、心血管疾病等慢性病患者为例子,其医疗费用占据整个医疗卫生系统医疗成本的 80% 以上。此外,面向医疗领域的高度智能化设备,如达·芬奇手术机器人,将是我们应对人类疾病谱演变的必要技术手段。

4. 生物技术

人工智能能够帮助科研人员更好地利用以基因组、蛋白组、转录组、表观遗传组、代谢组等为核心的生物医学大数据,研发系列生物医学大数据挖掘技术和分析平台,全面解析反映疾病发生发展本质的分子特征,支撑疾病防治向精准医疗的方向发展人工智能可以促进生物技术的深入研发。

5. 健康服务

人工智能在发展健康服务新模式,挖掘健康领域新需求方面,具有特殊的价值。利用好人工智能技术,可以更好地把人类的心理、行为、环境、营养等需求通过知识表达与解析出来,为健康状态评价和疾病预警干预,建立覆盖人全生命周期的健康风险预警预测提供了服务平台,可促进健康管理向个性化、一体化、连续性服务的方向发展。

6. 医保控费

若充分利用人工智能实现医疗保单审核,在临床操作阶段,美国医疗健康开支一年就将减少 165 亿美元。在临床应用上,医疗行为产生的数据来源渠道非常广泛,包括电子病历和非电子病历,以及生物、生化、电生理等各种检查检验数据。电子病历也存在结构化和非结构化数据之分,而实际临床上,非结构化数据往往有可能包含与疾病健康风险更多的关键信息,因为人工智能不知疲惫,因此人工智能有比人类自身更能够有效挖掘容易被忽略信息的价值。

7. 衍生服务

与健康息息相关的食品、民政、公安、征信、电商等方面,人工智能都有助于提升被服务人群的自我健康管理与健康状态维护的决策水平。

(三) 人工智能在医疗服务与健康产业发展展望

人工智能的技术发展与应用兴起,为医疗与健康领域供给侧改革提供了一个巨大机遇。能够有效破解医疗资源稀缺,提高医疗服务效率,提高医疗体系的协同性,加强基层能力建设。可以把人类应对疾病的经验,变成可继承可发展的知识。

但是医疗行业与健康领域细分方向众多,且不同方向间壁垒高,算法和数据等共性资源要素不能构成核心竞争要素,最终结局是控制场景者将聚集其他资源要素;从数据特色来看,医疗数据种类众多,分布极其分散,所有权归属国家,比如医疗数据通常存储在各地医院内,数据格式和结构都呈现多样性,也就是说单一企业仅能掌握少数病种数据或少数区域内所有数据。数据汇聚与应用场景是人工智能在医疗领域应用的重要方面,以健康医疗大数据应用示范中心为依托,建立人工智能的各专科专病的应用场景,为专科专病的人工智能发展提供数据汇聚与智慧决策的支持,可从口腔、皮肤、眼科等患者容易接纳的科室开展工作。为了深度挖掘数据所蕴藏的智慧,可抓住检验检测、影像分析与病理分析等科室的数据源头,解决数据质量问题,研发临床智能辅助诊断系统;逐渐发展高度智能化的全科医生,提升基层服务能力。

1. 建设健康医疗大数据智能化融合处理平台

基于云计算架构,实现对各方数据资源的汇集和智能化采集,实现生物医药智能化业务驱动的大数据资源融合处理和业务数据资源再组织。面向用户对数据资源的访问利用需求,形成标准化安全访问控制机制,构建面向生物医药智能化业务应用的专项知识库和服务体系。为生物医药领域 AI 技术应用研究提供高质量的业务数据资源和计算服务资源。

2. 构建一批面向生物医药行业的 AI 基础引擎和支撑服务

构建一批生物医药行业知识支撑的通用软件工具引擎;通过对传统知识库进行智能处理构建医疗知识图谱;通过特征画像工程,建立高质量的患者特征标签,为机器学习提供高质量的数据集。同时面向人工智能领域的技术需求构建电子病历结构化引擎、疾病风险预测引擎、医疗推理引擎等。构建一批典型业务场景的智能服务:如智能诊断服务、专病发展预测服务、医疗服务精准推荐服务等。

3. 建设一批面向生物医药行业的人工智能应用系统

(1)药物研发智能化支撑系统,利用某种疾病患者人群的组学数据,可以快速识别有关疾病发生、预后或治疗效果的生物标志物。通过机器学习技术深入挖掘对病因和疾病发生机制,从而帮助医药企业识别生物靶点,为药物研发提供依据。

(2)精准医学智能化支撑系统,通过内分泌代谢疾病分析、人类遗传资源样本库、人群重大出生缺陷成因分析、蛋白质组精准鉴定搜索、疾病研究精准医学知识库、人类表型组研究以及多组学特征谱重大疾病分子分型等服务,为精准医学的发展提供智能化技术支持。

（3）医保医药智能化支撑系统,通过实现对医保费用控制、药品安全风险研判和药品流通等关键环节的数据协同管理,实现对医保控费和医药流通的全流程业务支撑和智能化监管,指导医保医药相关产业发展。

（4）专病临床辅助诊断系统:通过实时获取医生工作站上的信息,并结合临床知识库,为医生诊断、申请检验、检查,处方给出建议信息。

（5）智能导诊与初步诊断系统:通过系统与用户进行对话交互的方式,基于区域资源分布或分级诊疗的策略,根据患者的主诉进行分诊或医生推荐;也可对患者提出的问题进行专业的解答。

（6）专病影像辅助读片系统:通过深度神经网络的专病影像辅助读片技术,以达到发现并分割病灶,聚焦分析区域,识别病灶以及组织学分类的目的。

（7）疾病智能早期筛查系统:面向一些慢性疾病,根据生活方式、饮食习惯、长期用药等信息,探索影响疾病发生发展的原因和控制措施。

制定医疗数据采集、标记、质控标准。特别是如何建立数据采集标准规范,如何控制数据采集过程中的数据质量与业务操作规范性。医疗数据的标记需与病理诊断等临床金标准相关联,由国家主导建立高质量的标记数据开放给全社会,从源头促进医疗人工智能的健康发展。

制定人工智能系统评估方法和标准。分批制定人工智能系统评估方法,第一批可组织相关机构和专家制定肺部、眼部、心电、甲状腺、乳腺等影像智能分析系统的一系列评估方法和标准。评估方法需包括标准的框架体系,囊括医疗人工智能产品应具备的功能性、兼容性、可靠性、易用性、性能指标及服务提供能力等方面,充分发挥标准在产业发展中的指导、引领和示范作用。

明确医疗人工智能的业务范围、分类及相应主体,限定不同参与主体的法律定位、责任权利。如开展医疗人工智能诊疗活动的责任主体为医疗机构,开展诊疗周边活动的责任主体为可扩大到企业或机构。

引导医疗人工智能企业建立信任体系。加强医疗人工智能企业内部管理,提升服务质量和诚信水平,逐步建立医疗人工智能信任体系,从而推动 AI 技术在医疗影像辅助诊断等领域有更好的应用。

开展政策、伦理、法律、人文等研究,制定技术与安全标准规范,为人工智能在医疗领域应用营造良好的创新创业环境,建立支持实验样本的数据库,加大推广力度,聚焦重大产品。

六、促进我国健康医疗大数据产业发展的对策建议

统筹部署可有效破解发展所遇重大瓶颈

1. 发达国家的国际成功经验示范

当前欧美发达国家都以国家力量发展健康医疗大数据产业带动整个医疗卫生事业的科技革命和健康产业发展(图 1-10)。结合发达国家发展经验和我国实际情况,尽快发起成立国家级健康医疗大数据的创新创业新主体,加强国家在该新兴领域的统筹部署,是对人民群众利益和国家战略安全地位的切实维护。

国际上美国的做法较为具有强烈参考意义。美国医疗信息化发展相比于欧洲甚至我国,都是较晚,也谈不上有什么基础。为了迎接信息革命在健康医疗领域发展的新机遇,美国时任总统奥巴马 2009 年 2 月 17 日签署了 HITECH (Health Information Technology for Economic and Clinical Health) Act 法案,经过国会两院审批一次性拨款 190 亿美元在全美范围内推进电子病历标准化,并为此成立了 Office of National Coordination for Health IT(ONC)国家统筹协调办公室(HITECH 法案是当时经济复苏法案的一部分,根本出发点是把健康产业作为应对 2008 年金融危机的重要举措之一,并考虑到健康产业和医疗服务的专业性和特殊性,设立 ONC 办公室作为负责全美健康医疗信息科技布局和部署的权威机构,实时监测所有健康医疗信息化产品的质量和合法性,对违规产品和企业及时列入行业禁入的黑名单),这是美国作为完全自由市场的发达国家针对特定经济领域,设立的一个国家级专职统筹协调机构。美国联邦政府仅授权三家公司为全美医院和诊所提供标准化电子病历产品:Drummond Group, ICSA Labs, InfoGard;并授权四家技术测试公司 Drummond Group, ICSA Labs, InfoGard, SLI Global 对所采用技术水平进行相互监督测试。ONC 办公室 2016 年 11 月给国会两院上报的最新报告显示,截至 2016 年年底,美国 96% 的医院和 78% 的诊所已经应用了标准化电子病历系统,而 2008 年底美国只有 9% 的医院和 17% 的诊所使用了最基础最简单的电子病历系统,其发展速度之快、覆盖之广为美国当前正在大力发展精准医学和协同医疗打下了坚实的技术平台基础和互操作条件。美国国会两院每年持续为 ONC 办公室拨款,

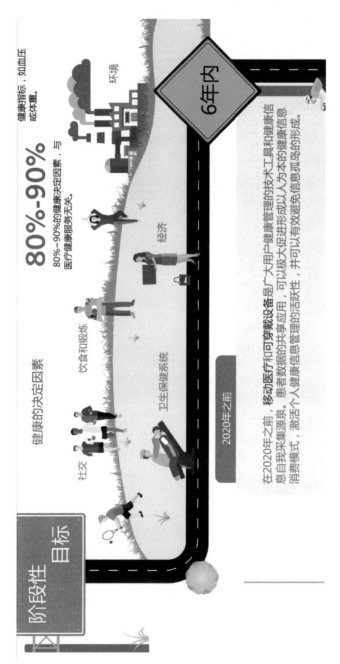

图 1-10 美国到 2020 年的健康医疗大数据的具体目标

2017 年联邦财政拨款 8200 万美元作为其办公经费,要求其继续在院内推进以电子病历标准化为基础的医疗信息互联互通互操作云服务平台,旨在改善医疗临床服务质量;在院外大力发展电子健康档案,并要求以移动医疗(mobile health)和可穿戴(wearables)等新兴技术群为抓手(如苹果手表、动态血压监测等技术产品),推进个人健康信息的实时远程监测检测和健康状态实时追踪。美国预期到 2024 年实现院内外医疗、医保和医药之间的实时交互,医疗决策和智库支持之间的有效联通,为个性化健康管理和精准性的疾病诊治提供科学依据,构建学习型健康医疗服务系统(learning health system),围绕居民个人健康构建临床数据和健康数据的无缝融合的统一权威平台。

美国利用医疗健康大数据技术,在临床操作阶段就可以为医疗开支减少165 亿美元。我们与主要发达国家实际上是处于同一个起跑线。但是,我们的产业发展速度和规模及其战略定位滞后于欧美进展,也与群众需求存在巨大落差。单就电子病历的互联互通互操作一事,欧美特别是北欧发展最早,欧盟也是以国家行政力量为主导推进。我们电子病历起步比美国早,但是发展状态已经远远落后于美国等发达国家,要与发达国家持续保持在同一水平线,甚至超越和引领该方向,关键是需要国家层面的统筹和主导。

健康产业作为跨界融合的新方向,各自都缺少开发金矿的手段和工具,更需要国家统筹安排引领各方把各自的"金刚钻"放在一起,共同开发健康产业金矿。因此,必须有国家的统筹布局,各方共建共赢共享,方可破冰前行。

2. 统筹规划建设对健康大数据中心成为我国重要数据能源有重要意义

健康医疗大数据,事关一个人的生老病死和衣食住行各个方面,更关系到国家安全和社会经济生产活动的各个层面,做好健康医疗大数据中心建设的统筹规划尤其重要。我国近 14 亿人口,目前尚未具有自主的数据资源中心,信息碎片化现象十分严重,数据的质量不能够保证,数据利用率更有限。为此,建设健康医疗大数据项目是解决数据融合的最好契机,也是打造我国首个国家数据中心的重要时机,这是项目开展的首要工作,也是核心要素。但是,数据中心怎么建,建成几级、什么模式、数据如何汇聚,以及出台什么样的数据融合及授权办法来保障数据融合等很多复杂艰巨的问题都需要科学地论证规划。

先简单概算一下未来技术发展对人类健康事业可能会产生的数据量。显然,人的一生,就是不断产生数据的一生。来自生老病死的过程数据:若以个人疾病前的预防预警预测为目的,如果每人每年仅仅单次测量基因组就高达几百 GB 数据量,若包括蛋白组、转录组、表观遗传组、代谢组等其他生物医学数据,单次测量超过 TB,一生数据将高达 100TB。而且随着生物医学测量技术的发展,能够测量的数据指标会越来越多。

首先,若以疾病救治过程中的各种临床检查检验数据为例,一次全身 PET-CT 产生 10GB 以上数据,包括临床及药物信息,每次疾病诊疗的临床过程至少将产生超过几百 GB 数据。若以北京居民的 20.63 年疾病伤残年限为计算,每人仅仅疾病伤残生存期将产生 205TB 的数据量。

其次,来自衣食住行的生活数据:以全息数字人为目标,针对以生理、心理、行为、环境、营养等为内容的健康大数据,每人每日产生的视频、文本和语言数据量至少达到 GB 量级,一生将产生 300TB 数据。随着智能家居和智能环境建设,以及可穿戴与传感技术发展,人们对生活水平的要求不断提高,衣食住行的数据集将不断丰富。

显然,依据当前的技术条件,最保守分析,每人一生仍将产生超过 605TB 数据,这些数据如果产生类似社交网络的多层次多方位的数据交互,产生的交互数据量非常庞大。

此外,日常生活中,以现有的社交网络技术条件,每人为了自己的健康因素,若每月与专业机构发生一次交互,每周与一位家庭成员发生一次交互,每人一生因为交互需求将产生 PB 级的数据量。全国每年因健康信息的交互又将产生超过 1000ZB 数据量(图 1-11)。

如果我们参照美国当前的发展水平,每家医院每年有 665TB 的新增数据量,以我国 3 万家综合性医院为例,每年新增数据量就是 20ZB,这还不包括医保、三医联动、分级诊疗及家庭医生签约等业务方面的庞大数据,也没有考虑医药和医疗器械等科研数据。美国 3 亿人口现有 425 000 家远程和移动医疗机构,我国 14 亿人口应有 198 万家的远程医疗机构,每家每年新增 100TB,假设 198 万家以社交网络的交互方式发生交互,其新增的直接交互数据量就高达 1000ZB 以上。

任何信息在使用过程中都必然要发生交互,交互过程是数据所含信息价值发挥其重大社会经济意义的过程,也是人类追求更健康更长寿的共同目标的结果。据此,全息数字人时代,每人一生将产生 605TB 数据量(这还不包括任何必要的数据交互),全国每年将产生超过 1000 ZB 的交互数据量(这还不包括这些数据的二次使用和复制衍生再生次生等数据),如此难以预计的健康医

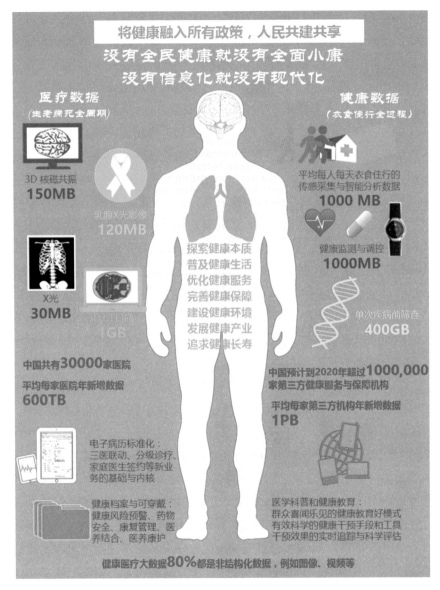

将健康融入所有政策，人民共建共享

没有全民健康就没有全面小康
没有信息化就没有现代化

医疗数据
（生老病死全周期）

3D 核磁共振
150MB

乳腺X光影像
120MB

X光
30MB

CT扫描
1GB

中国共有**30000**家医院

平均每家医院年新增数据
600TB

电子病历标准化：
三医联动、分级诊疗、
家庭医生签约等新业
务的基础与内核

健康档案与可穿戴：
健康风险预警、药物
安全、康复管理、医
养结合、医养监护

探索健康本质
普及健康生活
优化健康服务
完善健康保障
建设健康环境
发展健康产业
追求健康长寿

健康数据
（衣食住行全过程）

平均每人每天衣食住行的
传感采集与智能分析数据
1000 MB

健康监测与调控
1000MB

单次疾病前筛查
400GB

中国预计到2020年超过**1000,000**
家第三方健康服务与保障机构

平均每家第三方机构年新增数据
1PB

医学科普和健康教育：
群众喜闻乐见的健康教育好模式
有效科学的健康干预手段和工具
干预效果的实时追踪与科学评估

健康医疗大数据**80%**都是非结构化数据，例如图像、视频等

图 1-11　健康医疗大数据是民生、经济、科技发展的抓手

疗大数据快速产生和交互衍生，将对我国乃至全球的信息基础设施建设，都是一个巨大挑战，将带动我国信息产业的再次腾飞和科技突破，也必将为我国医疗事业和健康产业发展带来世纪机遇。

我国优质医疗资源分布不均衡，但是我国信息网络基础设施建设四通八达。利用我国丰富的临床资源和强大的信息网络，打造我国优质医疗资源的网络化共享具备技术条件和群众基础,为优质医疗资源的全社会共享和技术下沉提供了可行性,也为我国健康医疗大数据中心建设和健康产业发展提供了可行性。不同于一般数据库不用或少量应用的特点,健康医疗大数据各中心积聚于国家应用,服务于民生改善和经济发展,突出健康医疗大数据面广量大、分地域存储,促进数据汇集和分级分类安全管理,从而有效克服目前信息化建设中普遍存在的"孤岛"和"烟囱"现象,促进应用运用和双创集群。

健康医疗大数据应用发展过程中,涉及每个人的一生的数据,个人的数据虽然仅是隐私问题,但是一亿人全生命周期的数据就是兆万亿健康产业的国家战略资源,是破解民生难题的国家基础性平台,也是国家长远战略发展规划的科学依据,是原始重大医学和健康科技创新的知识宝库,更是未来生物武器研发的生物科技资源库。我们最终的目标是要建成一个国家级数据中心,以健康医疗大数据中心建设带动健康产业发展,预计到 2020 年形成 100ZB 的数据量,到 2030 年呈现指数型增长到 1000ZB,最终形成一个国家中心,统领管辖国家资源目录库。因此,建设我国首个大数据中心实质上就是建立我国巨大的数据能源站,而因为涉及数据的无限庞大,一个数据中心难以通过全国各省同时汇聚数据,必然要求分层级汇入,因此有必要建设区域中心。

由于考虑到我国人口分布不均[我国人口密度最高(549 人／平方公里)的华东区域拥有 3.5 亿人,人口密度最低(31 人／平方公里)的西北部拥有 0.9 亿人]等因素,以及"一带一路"健康服务输出等需求,在一个国家中心的部署下适当增加区域中心,还必须考虑我国人口地理分布问题,让区域数据中心能同时承担起均衡医疗资源的作用。因此,大数据中心建设初期,为了保障全国人民对健康服务公平性、均等性的要求,并充分利用我国信息网络设施,计划以东西南北中的布局为主,建设 5 大区域中心,并同时规划建设一个国家级的中心,统辖全国的健康医疗数据资源目录库。

图 1-12 是我国 2030 年健康医疗大数据应用发展和规范治理总体宏伟蓝图,以促进人人享有健康长寿为目标,以全息数字人为健康科技愿景,以发展精准医学和整合医学为方向的智慧型医疗,及丰富以全面健康和全民健康为内容的智能化服务为内容,打造健康医疗大数据云平台为手段,推进大数据中心建设和人才培养基地建设,引领科技、民生和经济发展,保障国家基础性战略资源的安全稳定运行,以"健康产出"带动和促进全社会生产力的提升,落实"一切为了人民的健康"的社会发展目标。

发展以精准医学与整合医学为方向的智慧型医疗，推进科技和模式创新，应对"看病难、看病贵"挑战，让群众"好看病、看好病"

1. 全程盖：发展基础医学、跨学科内科、跨学科的医疗云器管理信息系统和医疗协同网络，支持三医联动，分级诊疗等信息共享应用；
2. 全过程：发展融合中西医及其他医学成果的预防、诊断、治疗、康复、照护的整合合医学体系，推进全科和专科医学体系；
3. 全周期：发展并关不断完善个体生老病死全生命周期的医学指标和系统临床数据库和临床管理科学体系，帮助每个人自然、从预防和诊疗临床终点角度评估和干预疾病的临床发生；
4. 全要素：发展基因组学、蛋白质组学、免疫、生物分子、药物基因组学，满足临床精准数据临床应用的精准需求。

承担国家战略与安全使命
守护群众生命安全与隐私

打造以健康产业和谐世界融合为目标的大生态圈，形成健康产业集聚发展优势，培育数字新经济

1. 事业类：建成面向重大专科专病的医疗技术保障中心和优质医疗资源共享服务网络，建立标准规范的院内行业人财物综合信息管理系统和信息共享业务协同网络，支持三医联动，分级诊疗，公共卫生，政策制定，社会治理等需求，

2. 产业类：以国家卫生中心建设推动健康产业优势集聚，培育"高新精尖"引领的医疗技术产业，引导多样化层次化的健康服务产业，为健康事业和健康产业无缝链合现代化支撑行产业的健康管理体系，形成包括上下游产业品质量标准认证和健康权益保障生态圈，构建健康产业拉动的新发展，

3. 人才类：推进知识发现和医疗创新，重点攻关重大疾病和地方病的防治和和早期风险预警难题，发现现突破病的发病和机理的诊治诊治术、探索健康本质和发展疾病临床实践中所需的人工智能、生物传感技术，信息安全等技术，以期沿科技攻关院校、国家实验室和一批国家级创新中心，培养"复合型、创新型"科技和行业领军人才，包括开展手术网络示教之类的形式多样的医学规范化和终身教育形式，支持形式法多形式多样的医学规范化和终身教育。

未知远大于已知的跨界融合众多新领域

现有业务：公共卫生、医疗服务、医疗保障、药品供应、计划生育、综合管理。
新兴业务：健康服务、产业发展、健康经济、基地建设、科技攻关、跨界人才。

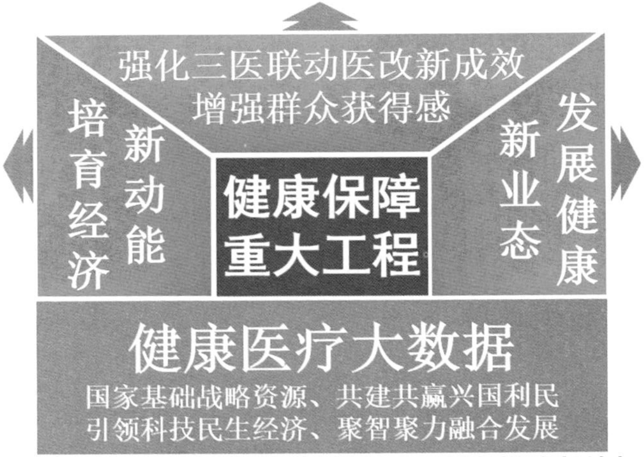

丰富以全面健康和全民健康为内容的智能化服务，倡导健康长寿生活方式，幸福工程惠泽亿万人民

1. 智能化：应对全面健康需求井喷的成及健康稳态井坝社会自我维护的倾性倾向，大力推广可穿戴设备的全面系统的健康态监测应用，建造面向个人家庭的健康智能自我监控，发展并不断完善自我定制的家庭健康管理方案，培育"互联网+智能"平台支撑的家庭微观服务新模式，影响、职务管理师的诊疗家庭微观服务新模式，构造面向学生、职务等特定生活场景，做好重点群体突出面对的心理生理健康综合保障的智能医疗"看护人"和"看护人"；

2. 科学化：发展面向个人全周期的科学用药、康复护理、养护护理、养生用药、科改助现双大众个性化健康突出众出突个性化产品和解决方案，引导生活方式健康突出化朝着"桩桩健康"的发展，当好大众健康的"看护人"；

3. 社会化：发展并规范科学健身、营养保健、健康教育，聚美养体、情感陪护、智能看护、健康保险、健康保健以及金融已知和行则双大众，不可预见的各种新业态，促进当前医患双边双边关系朝着三边或多边方向发展，营造医疗卫生应急和高效的范畴管理的信息熵界，服务健康管理的价值链重构的社会文化环境。

中央精神，以健康产出促进全社会生产力的提升

推进以全息数字人为原景的科技惠民行动，贯彻"没有全民健康就没有全面小康"

1. 全机构：每个医疗从业人员包括医药代表和医疗科科研人员都有一个统一合法的电子身份认证，打造以医疗从业主体的网络社区的电子身份证源，发展基于医药交流网络社区的电子身份证源，构建基于医药交流网络社区的互联监管技术，发展基于医疗家庭环境下两人燃精准解读两个医疗健康资源，发展卫生应急和精高效的范畴管理的信息熵界监管；

2. 全行业：每个医药从业人员包括医药代表和医疗科研人员都有一个统一合法的电子身份认证，三大看的饮料临床实行接力与依存的统一化，同步管理医药从业人员包括医药代表的等的统一，真正把群众减负，医生增收，社保贯穿三大看的饮料临床实行、生物材料、检验检测、生物技术、药品研发、检验检测设备、药械临床、临床诊疗，并汇聚科普教育、公安、政信、社区、电商、旅游、地产、又构相关公共领域破数据，支持医药公共安全保障体系；

3. 全人口：每个公民都有唯一的电子身份认证及又发展医疗资源普均和相关终的保障增强终的健康增强业务，以及健康资源普均与终众的统一，以及发展知识分发、规范化及又发展知识分发多种格式的全健康行档案"活的"电子健康档案，提升全民健康素质，以确保病高病的活的社会产出健长。

图 1-12　我国 2030 年健康医疗大数据应用发展和规范治理蓝图

七、健康医疗大数据技术发展重点方向

健康医疗大数据是涉及生物国防安全和促进社会经济生产活动的基础性战略资源,促进和规范健康医疗大数据应用发展是确保国家人口健康安全和国家可持续发展的重大战略举措,是事关群众健康长寿切身利益的人民幸福工程,必须始终坚持以"国家所有、全民共享"为核心宗旨。健康医疗大数据涵盖生物、临床、心理、行为、社交、环境、商业等与人类健康活动具有直接或间接相关性的所有数据源,当前正在开展的健康医疗大数据有:专病专科大数据、肿瘤临床大数据、医药研发大数据、用药安全大数据、疾病风险大数据、中医"治未病"大数据、健康监测大数据、健康教育大数据、旅游养老大数据等,这些健康和医疗新技术新产品新服务正在改变人们就医模式和健康理念,其技术发展新方向可以归纳为如下几个主要方面:

1. 以发展"精准医学"为目标的生物医学大数据,以"知识发现、科技攻关"为引领,构建生物基因组学、蛋白组学、药物组学等基本生物资源信息库,为应对疑难疾病和罕见疾病的诊疗提供科学支持,尤其是对肿瘤等基本的病因分析发挥关键作用。肿瘤的临床数据整理分析是最容易形成"临床新知识大发现"的源头,并可充分开展国际合作,利用全球最新成果,这个方面也最适合带动新药物研发,并实现医疗控费,这个方面全球有识之士都有共识。此外,我们需要构建生物医学信息交互安全可信网络,在确保国家生物国防安全前提下,形成跨部门健康医疗数据资源共享共用格局,推进价值创新、新药研发、数据交易、增值服务等新体系发展,形成高端辐射效益。

2. 以发展"智慧医疗"为目标的医疗医药医保大数据,以"信息畅通、智慧决策"为抓手,推动"三医联动"和"分级诊疗"等国家新医改政策的落地落实,构建专科专病和系统整合资源库,包括远程手术机器人等人工智能技术,实现以网络共享方式推进优质医疗资源下沉,上下协同夯实基层卫生服务能力,实现医疗关口前移。

3. 以推进"中医药现代化、国际化"为目标的中医药科技大数据,以"中医特色、传承创新"为优势,将有效集成各方资源,包括民间"一根针、一把草"灵验秘方偏方传承整理。借助大数据等现代科技手段,加快中医四诊客观化、中医"治未病"、中药材生态种植、中药复方精准用药等关键技术创新,有望突破重大疾病防治难题、构建中国特色医疗卫生服务新体系,提升我国医药和健康产业核心竞争力。中医药数千年来为人类健康和中华民族繁衍昌盛做出巨大贡献,以"一带一路"战略为契机大力推进中医药国际化。另外,在应对人类疑难疾病挑战过程中,可发挥我国优势特色。中医药是人类医药史上的瑰宝,也是我国几千年中华智慧的结晶,具有中华文化科学传统地位,最有可能取得中国原创,自然世界领先,任何国家都没有我国所具有的特殊优势,可作为竞争统合工具发挥国际战略意义。

4. 以发展"全民健康"为目标的人口健康大数据,以应对人类追求"既健康、又长寿"需求挑战为方向,围绕个人及家庭健康需求组织有效服务,通过智能可穿戴设备和移动数据终端的信息共享服务,实现与健康档案系统和第三方社会服务的一体化整合,让人人享有随时随地所需的"全息式"优质健康服务新模式,最终形成与每个生物人相对应且可量身定制的全息化数字化健康管理系统,实现人与自己、社会、环境的和谐健康发展,加强和完善政策引导,全面推进新兴信息技术在健康领域的创新应用,并解决智能设备大规模普遍应用引发的隐私保护、应用监管和信息安全等问题,构建"以人为本"的全息数字健康新业态。并以"跨界融合、全民共享"创新成果为核心理念,推进健康医疗大数据"政、医、产、学、研"融合以及"法律、人文、科技、投资"融合,发挥市场在资源配置中的决定性作用,积极推进与食品、教育、体育、旅游、环境、地产、电子、电信、电商等其他领域融合发展,普及健康生活、优化健康服务、完善健康保障、建设健康环境,把健康产业培育成国民经济重要支柱产业。

促进健康医疗大数据应用发展,把健康产业培育成国民经济重要支柱产业,各创新创业主体可从如下小目标实实在在切入:

1. 全面发展健康医疗数据的工具市场

以加强基层能力建设为机遇,推动推广电子病历标准化及医保医药医械审单审方审核平台化。打造可复制、可推广、可裁剪并被国家认可授权的标准化电子病历系统,国家可采取医疗机构政府采购补贴形式,向全国推广应用此被国家认可授权的电子病历系统,并同步提升区域卫生信息平台数据服务能力,加快建设成国家统一权威、互联互通的医疗信息交换与共享云平台,以标准化电子病历和平台化医保医药审方审单为依托,推进三医联动、分级诊疗、家庭医生签约等新业务的落地落实。

2. 电子健康档案与可穿戴设备相结合，让健康成为人们生活的主题词

大力推广应用基于可穿戴设备和智能终端的健康档案活系统，根据居民服务需求积极推进居民电子健康档案、电子病历数据库建设，通过电子工具和数据共享，实现与医疗服务和社会服务的一体化优质整合。

3. 推进以第三方为机遇的健康服务市场

以"互联网+"等新时代信息技术群为手段探索服务新模式、培育发展新业态。利用大数据拓展服务渠道，发展面向基层的第三方检验检测网络数据服务机构、第三方互联网+医患最佳匹配平台，丰富服务内容，更好地满足人民健康医疗需求。以信息化浪潮为支撑，打造基于智能终端的健康教育与健康保健新业态，以及健康保健师培训学校等新机构。

4. 积极参与政府引导的健康医疗大数据建设

国家鼓励政府与社会力量合作，积极投入与参与、老百姓对健康市场的依赖与应用需求等。各地方、各企业及集团，都应该以具体业务为导向，解决机构或个人的健康医疗实际需求，或可为人民群众或机构提供某项具体服务与功能，以具体某项业务发展带动健康产业发展。

大力发展健康产业，可不断改善和提升人民群众的生活质量，为人民群众创造更优质更美好更自由的生活环境。2016 年全国 GDP 达到 74 万亿元，据波士顿咨询公司预测 2030 年我国全国 GDP 达到 164 万亿元，到 2030 年其中一半来自于数字新经济的贡献。随着我国经济发展由过去 20 年内老百姓对住房迫切需求而刺激的基础设施建设经济，已经发展到由健康长寿愿望而引领激发的健康产业。以目前全社会资金量的 25.65% 流入房地产行业来看，未来将引导这部分资金流入健康产业，目前全社会对房地产投资占 GDP 的 14.18%，将来这部分投资需要被引导到健康产业等新兴战略产业上。当前我国近 14 亿国民仅有 26 万亿住户存款，支撑着我国超过 300 万亿的全国房地产市场。按照国际惯例，居民的房价收入比在 3.0~6.0 之间是合理区间，但是根据世界银行的 2015 年度统计，美国居民房价收入比为 3.39，我国为 22.95。因此，我国经济发展迫切需要尽早由更切合人民群众实际需求的新兴战略产业尽快成长起来，为传统产业转型升级和变道超车创造条件，否则由扭曲需求而发展起来的房地产经济，有可能最先冷落为阻碍社会快速发展前进的"旧"

产能。

当前国内传统企业纷纷转战健康产业新战场,面向新业态的新型企业也增量涌现,纷纷追求从平台化到生态化的完美转身,有助于让互联网 + 健康医疗产业的威力和潜力都发挥到极致,健康领域千军万马的创新创业态势不可阻挡,为我国经济社会的提速增量和跨界融合的创新发展创造了条件,也是人类由农耕文明进入信息文明时代的一个转折点,为健康产业成为继 IT 产业之后的全球"财富第五波"奠定了物质基础。2016 年国家数字经济达到 22.4 万亿人民币,占 GDP 的 30.1%,增速 16.6%,将来 70%~80% 的数字经济份额来自健康产业及上下游产业链。为开辟大健康产业的商业蓝海,可从大处落笔、小处着力,盘活存量、激发增量,发展健康医疗数据的标准化网络化采集工具为先手棋,构建切合群众健康实际需求的有效健康教育和高效干预的系统和优质化医疗网络服务平台,推进健康产业服务民生、经济和科技发展。发展健康产业,只要以具体业务为抓手,让人民群众有实实在在的获得感是非常重要的。健康产业有多重直接和间接营利模式,我们预期将来更多会涌现互联网经济、共享经济、数字经济等新营利模式:"羊毛出在猪身上,牛来买单"。

总而言之,健康医疗大数据任何应用方向都事关国家长治久安,必须始终坚持以安全性和适用性为根本前提,构建原生和次生健康医疗大数据应用发展的安全保障体系,是确保我国生物国防安全和国家人口健康安全的战略需要。显然,健康医疗大数据正以跨界融合之态进入到我们日常生活和工作中,以发展"精准医学"为目标的生物医学大数据也是生物武器研发的科技资源;以发展"智慧医疗"为目标的医疗医药医保大数据,其数据使用安全性是国人健康的保障;以发展"全民健康"为目标的人口健康大数据,隐私保护和信息安全是大健康产业培育成国民经济重要支柱产业的根基。如果我们能够充分发挥健康医疗大数据在引领新经济发展中的特色优势,加强跨界领军人才培养,以"跨界融合"为契机,把健康医疗大数据产业培育成国民经济的新龙头指日可待。

八、健康医疗大数据是发展医疗事业的利器

我国年诊疗高达 70 亿人次,我国年医疗费用总支出已近万亿,占 GDP 的比重已经超出世界警戒线的 5% 左右。随着我国人均 GDP 超过 1 万美元之后,

人民群众对健康需求接近中等发达国家水平,健康服务供给还处于起步状态,健康服务的多样性和差异性还处于模式阶段,而且我国临床资源丰富,但是医疗服务供给能力严重不足,我国医务人员也只有区区1100万,服务于近14亿人口的健康需求是极大挑战。我国又是面对老龄化程度世界罕见的突出社会环境下,唯有结合我国丰富的临床资源固有优势和雄厚信息产业基础,规范和促进健康医疗大数据应用发展,把我国丰富的临床资源和强大信息技术变成有效的资产,构建全生命周期的健康服务新模式,实现从出生到衰老的全生命周期健康管理与疾病早期风险预防和干预,增强群众健康素养,实现医疗卫生事业的"资源下沉、关口前移",让群众切切实实感受到健康服务的实效,增强群众的健康服务的获得感,为破解新医改难题打造尖锐利器,方可积极科学应对人口老龄化、疾病谱变化、环境变化等各种可见或不可预期的重大挑战。

未来,以发展"精准医学"为目标的生物医学大数据是病因精准分析的科技支撑,也是国家生物武器研发的科技资源库;以发展"智慧医疗"为目标的医疗医药医保大数据,其数据使用安全性是国人健康的保障;以发展"中医药现代化、国际化"为目标的中医"治未病"健康大数据,中医药是人类医药史上的瑰宝,也是我国几千年中华智慧的结晶;以发展"全息数字人"为目标的人口健康大数据,以应对人类追求"既健康、又长寿"需求为方向,围绕个人及家庭健康需求组织有效服务,通过智能可穿戴设备和移动数据终端的信息共享服务,实现与健康档案系统和第三方社会服务的一体化整合,让人人享有随时随地所需的"全息式"优质健康服务新模式,最终形成与每个生物人相对应且可量身定制的全息数字人,实现人与自己、社会、环境的和谐健康发展,积极推进与食品、教育、体育、旅游、环境、地产、电子、电信、电商等其他领域融合发展,普及健康生活、优化健康服务、完善健康保障、建设健康环境,把健康产业培育成国民经济重要支柱产业。显然,健康医疗大数据任何应用方向都事关国家长治久安,必须始终坚持以安全性和适用性为根本前提,构建原生和次生健康医疗大数据应用发展的安全保障体系,是确保我国生物国防安全和国家人口健康安全的战略需要。

如果我们能够充分发挥健康医疗大数据在引领新经济发展中的特色优势,加强跨界领军人才培养,以"跨界融合"为契机,加强隐私保护和信息安全技术标准体系和监管规范制度建设,把健康医疗大数据产业培育成国民经济重要支柱产业正在成形,具体表现在:

第一、惠民便民,增强群众幸福获得感。

健康长寿是人人所追求的根本性需求,百姓的看病治病更是最根本的现实需求。健康医疗大数据以网络为平台,实现优质医疗资源共享,实现医疗控费,为百姓开创"好看病、看好病"新局面提供了切实可行的技术支撑。

1. 发病中

打造高端平台化的优质资源分享机制,让群众在危难时刻对优质医疗资源的可及性和公平性的愿望得以实现。百姓看病,尤其是面对疑难病、急重病等情况下,迫切需要在个人能够负担的条件下获得优质医疗资源的临床技术或决策支持,让群众在急难时刻能够"看得上病、看得起病、看得好病"。

2. 发病后

用药安全和康复管理,我国高血压人口高达 2.3 亿,糖尿病人口高达 1.14 亿,这些人群慢性病若得到有效管理,也是增强人力资源供给的重要渠道。由于受平均寿命延长和人口出生率下降两个主要因素的影响,我国人口老龄化速度和人口结构比例失衡程度都是世界罕见,截至 2015 年年底,我国 60 岁及以上老年人口已达 2.22 亿人,占总人口的 16.1%。其中 65 岁及以上人口 1.43 亿人,占总人口的 10.5%;预计 21 世纪中叶,我国的老年人口规模将达到 4 亿。我国老龄人口健康状况也不容乐观,其中 1.5 亿人患有慢性病,失能人近 4000 万。北京市最新数据统计显示,北京市户籍居民平均寿命 82.03 岁,但平均健康寿命仅为 61.40 岁,带病生存或伤残失能年龄为 20.63 年。这个数值比 WHO 最新统计的发达国家平均伤残年龄多了 10 年以上。

3. 发病前

引导和教育群众管好自我健康,是对自身权利的维护,更是对家庭和社会应该承担的责任。受外部环境、生活方式等多种因素的影响,我国只有 11.2% 的居民能够保持健康的行为和生活方式,不良生活方式、环境恶化、健康意识淡薄等因素已成为诱发慢病甚至猝死的主要危险因素。增强健康人群比例和延长人民群众健康寿命,可为国家经济建设和可持续发展提供强大人力资源保障。面对我国人口老龄化加速演进特殊严峻形势的健康需求井喷挑战,必须按照总书记的指示精神,树立大卫生新观念,积极变革现有医疗制度,发挥健康大数据威力,加大健康状态监测,应对发病前的健康风险,全面发展以全息数字人为终极愿景的健康新业态。我国成年人肥胖人口 8960 万,已经是全球肥胖第一大国。肥胖问题得到有效控制,就能够遏制住高血压、脑卒中、糖尿病等重大慢性病的源头,也可为我国节约巨大社会负担。

第二、资源共享,增强医务职业自豪感。

医务从业人员是群众健康长寿的保护伞,站在党心民心紧密相连的第一线,树立行业权威,塑造职业幸福,是所有医务人员的基本诉求。开展医疗领域所需资源的有效共享,为医务从业人员职业拓展提供大舞台,为开创"好看病、看好病"新局面提供了切实可行的技术支撑。

1. 事业上

提升技术素养,服务广大群众。坚持医疗卫生是国家基本事业导向。打造国家互联网医院,通过互联网模式形成名医技术下沉示范带动效应,名医的智力资源得以辐射惠及广大群众,也为自己受益带来了保障。所有在平台注册的医务人员,可在平台为广大亿万群众开展"私人定制"健康特色服务,同时也促进广大医务工作者的能力不断提升,知识和技术丰富积累,有助医务人员树立行业权威,增进医务人员的职业自豪感。

2. 收益上

以自身医学知识为资本,以网络为平台,利用自己碎片化空闲时间,为人民群众开展大健康服务。发展大健康产业,离不开医学支撑。发展"互联网 + 健康医疗",关键在于有一个平台,类似淘宝一样,发展可穿戴、移动医疗及人工智能,在隐私保护和信息安全允许范围内,构建各种各样健康应用商店,形成大健康产业发展的龙头枢纽效应,不仅仅解决亿万人民的健康需求,更为医务人员开展合理创收打开了财富通道。

第三、提升生产力,增进社会治理现代化。

1. 生产关系

当前在全面建设小康社会的关键时期,群众因病致贫、因病返贫现象依然突出,如果充分运用健康医疗大数据应用发展机遇,促进医疗资源和技术通过互联网模式分析,提升群众对健康管理的自我维护意识,调动和发挥群众的首创精神和首用精神,民间的创新创造潜力巨大,健康扶贫可以做到"以点带面,厚积薄发",形成以健康医疗大数据为牵引的国家政策实施的前沿阵地,促进社会和谐稳定。

2. 生产力

国家各行各业建设都是离不开具有健康生命力的行为责任人。一般而言,唯有健康的个体方可发挥出生产力。利用健康医疗大数据可科学统计分析出我国的人口分布,尤其是能对健康人力和智力资源分布人群做出详细统计,可为各行各业发展和国家治理决策提供战略智库支持。

当前,健康医疗大数据正以跨界融合之态进入到我们日常生活和工作中,正在成为跨界融合平台、健康产业舞台、科研聚集纽带、人才培养摇篮、战略前沿阵地,是国民经济新动能,是民生发展新抓手,是国家安全新支柱。健康长寿是人人可追求的人民幸福工程,健康医疗大数据有助于人民追求此目标的实现。

(黄安鹏　金小桃)

第二章

实施健康医疗大数据的基础

目前我国全民健康信息化与健康医疗大数据工作扎实推进,截至 2017 年年底,实现国家、省、市、县四级全民健康信息平台联通全覆盖,32 个省级单位(含新疆兵团)建立了全员人口个案信息管理系统,20 个省级新农合业务应用信息平台与国家平台实现对接;大数据应用迈开第一步,编制了 6 个健康医疗大数据相关规章和管理办法;信息惠民工作成效明显,29 个省份已发放居民健康卡 1 亿多张,启动电子健康卡发行应用;信息化业务应用有新进步。已累计制定标准 283 项,发布标准 208 项,涵盖平台数据资源、平台数据传输交换、主要业务应用、术语、标准符合性测试以及其他新技术应用等各方面。数据资源积累丰富,为实施健康医疗大数据提供有力支撑。

一、全民健康信息化扎实推进

全民健康信息化是国家信息化建设的重要内容,是深化医药卫生体制改革、建设健康中国的重要支撑。国家卫生健康委高度重视全民健康信息化建设,时任国家卫生计生委主任李斌同志亲自担任国家卫生计生委网络安全和信息化工作领导小组组长,并多次召开专题会议推进重点任务落实。始终坚持顶层设计、制度先行,着力推动工作纳入制度化规范化运行轨道。2016 年 6 月以国务院办公厅名义印发《关于促进和规范健康医疗大数据应用发展的指导意见》(以下简称《指导意见》),明确了互联网 +、大数据、云计算等与行业融合应用的主要方向和重点领域。2016 年 9 月、10 月先后印发《省统筹区域全民健康信息平台应用功能指引》《医院信息平台应用功能指引》,分别明确了省、市、县三级平台的具体功能,以及医院信息系统的惠民服务、医疗管理、数据应用等 9 大类 122 项具体功能,进一步规范信息化建设。2017 年 1 月,国家卫生计生委正式印发《"十三五"全国人口健康信息化发展规划》(国卫规划发〔2017〕6 号),从夯实全民健康信息化和健康医疗大数据基础、深化全民健康信息化和健康医疗大数据应用、创新全民健康信息化和健康医疗大数据发展等方面部署了 3 项重点任务,并提出以实施一批具有重大影响力、全局性的重点工程为抓手,进一步落实"十三五"重点任务,优化资源配置,提高服务效率,改善就医体验,提升管理水平,其中 5 项重点工程为:全民健康保障信息化工程、健康医疗大数据应用发展工程、基层信息化能力提升工程、智慧医疗便民惠民工程、健康扶贫信息支撑工程。《"十三五"全国人口健康信息化发展规划》描绘了今后工作蓝图,提供了任务抓手。在国家政策的牵引指导下,各地紧密结合实际,抓好创造性落实,上下联动推进了全民健康信息化的深入发展,为全行业改革发展提供了有力支撑。

(一)互联互通建设扎实推进

为积极推进全民健康信息平台应用,"十二五"期间,中央支持卫生计生信息化专项建设资金 126.7 亿元,地方投入 623.8 亿元,有效推动了全民健康信息网络框架的建设。通过积极推广省统筹区域全民健康信息平台建设经验,16 个省级全民健康信息平台初步建成,其中北京、上海、浙江、江苏、内蒙古、辽宁、福建、重庆、湖北、湖南、山东 11 个省级平台 2015 年底已经和国家平台实现联通,天津、河北、山西、安徽、江西、河南、广西、海南、四川、贵州、陕西、甘肃、青海、宁夏、新疆、新疆生产建设兵团 16 个省级平台 2016 年底和国家平台实现联通,黑龙江、吉林、广东、云南、西藏 5 个省级平台 2017 年 6 月底和国家平台实现联通。在此基础上,2017 年 7 月,在全国卫生计生系统 2017 年全面推开公立医院综合改革专题研讨班上,李斌主任提出"2017 年底实现省、市、县三级全民健康信息平台联通全覆盖"的工作要求。截至 2017 年 12 月底,初步实现 32 个省级平台、340 个地市级平台、2854 个县级平台联通全覆盖。

国家和省级药招信息平台已全部联通运行,编制了 17 万条药品编码和 30 万余条耗材编码,初步开展业务监管和统计分析。32 个省级单位(含新疆兵团)均建立了全员人口个案信息管理系统,县乡两级应用比例分别达到 81.6%、75.2%。北京、河北、内蒙古、吉林、辽宁、黑龙江、河南、安徽、江苏、湖南、湖北、四川、广西、福建、海南、山西、甘肃、云南、贵州、新疆 20 个省份已经建立省级新农合业务应用信息平台,并与国家新农合平台实现对接。

(二) 大数据应用迈开第一步

围绕贯彻国务院办公厅《指导意见》,国家卫生计生委会同中央网信办、国家发展改革委、科技部、工信部、财政部、人社部等部门印发了《关于促进和规范健康医疗大数据应用发展的指导意见重点任务分工方案的通知》,明确了16 个部委的 19 类 48 项具体任务,编制完成国家卫生计生委内部实施方案,确保委内任务协同推进。国家卫生计生委成立了健康医疗大数据办公室,建立了综合协调组、产业发展组、金融保险组、科技创新组、教育文化组等多个专业工作组。召开电视电话会部署启动国家健康医疗大数据中心和产业园建设试点,确定福建省、江苏省及福州、厦门、南京、常州两省四市为第一批试点省市,启动第一批健康医疗大数据中心与产业园建设国家试点工程,快速推动健康医疗大数据试点工作落地。2017 年 12 月 12 日,国家卫生计生委确定山东省、安徽省及贵州省为第二批国家健康医疗大数据区域中心建设与互联互通工作试点省。为完善制度建设,组织专家着手编制健康医疗大数据基础资源目录索引和国家标准化体系,已经制定完成《国家健康医疗大数据管理服务办法》《国家健康医疗大数据安全管理办法》《国家健康医疗大数据标准管理办法》《"互联网 + 健康医疗"服务管理办法》《中国名医联盟章程》《国家卫生计生委政务信息管理办法》6 个相关规章和管理办法。

(三) 信息惠民工作成效明显

推进全民健康信息化的目的就是要让百姓真正得到实惠。为此,29 个省份已发放居民健康卡 1 亿多张,以支撑居民全生命周期健康医疗服务和跨机构、跨区域、跨业务协同为重点,梳理出 126 项居民健康卡业务应用内容。同时,各地均加大推进智慧健康医疗便民惠民服务,鼓励发展基于互联网应用的生育登记、免疫接种服务、就诊流程优化、检验检查结果和居民医疗保健信息查询服务。推动健康卡线上线下融合应用和快速普及发展,研究制定《居民健康卡虚拟化应用建设指导方案》,推广国密算法和国家标准二维码,创新形成电子健康卡,在 30 个省市、大型医院开展试点示范建设,2017 年 12 月 20 日在江苏省成功召开全国电子健康卡首发式,推动与招商银行、中国银行、中国银联开展创新应用战略合作,强化健康金融协作和惠民服务应用。

推广为方便通过信息手段便捷医务人员数字身份识别和多点执业服务电

子监管,一些地区如北京市已经开始启动医疗卫生机构和人员电子证照建设试点,开展电子证照密钥和密码技术验证工作,制定电子证照应用管理方案和技术方案,研究制定相关管理规范和操作流程。

(四) 信息化业务应用有新进步

在医疗机构信息化建设发展的基础上,各地还全面推进远程医疗服务,加快推进远程医疗政策试点项目,扩大远程会诊信息系统,大力鼓励开展区域影像、检验、心电诊断、远程病理诊断服务。2000 多家二级以上医疗机构具备了开展远程医疗服务的条件,宁夏、云南、内蒙古、贵州、西藏等省份启动远程医疗政策试点。二级医院和基层医疗机构信息化建设快速发展。全国三级医院已全面实现基于电子病历的信息化建设,部分医院开始探索互联网健康咨询、预约就诊、诊间结算、医保联网异地结算、移动支付等。44 家委属管医院基本完成医院信息化基础建设,43 家医院建立了电子病历信息系统,17 家医院建立了医院信息平台。29 个省级出生医学证明管理信息系统与国家级系统实现互联互通。

(赵 飞 兰 蓝)

二、卫生信息标准逐步完善

标准是为在一定的范围内获得最佳秩序,经协商一致制定并由公认机构批准,共同使用和重复使用的一种规范性文件[①]。当今世界,伴随着经济全球化深入发展,标准化在便利经贸往来、支撑产业发展、促进科技进步、规范社会治理中的作用日益凸显。标准已成为世界"通用语言",世界需要标准协同发展,标准促进世界互联互通。以标准助力创新发展、协调发展、绿色发展、开放发展、共享发展[②]。标准化水平已经成为各国各地区核心竞争力的基本要素和战略制高点。

信息标准是实现互联互通、信息共享的基础,也是卫生与健康信息化顶层设计和实施的重要组成部分。在我国卫生信息广域连通、跨域协同、快速发展的今天,卫生信息标准化的作用更加重要。特别是"十二五"以来,随着国家卫生与健康事业的发展和深化医药卫生体制改革的推进,国家卫生信息标准

---

① GB/T 20000.1-2002.
② 2016 年习近平总书记在致第 39 届国际标准化组织大会的贺信.

工作取得长足发展。主要体现在以下方面：

（一）基本建立统一的卫生信息标准政策和管理制度

2003 年,原卫生部印发《全国卫生信息化发展规划纲要 2003—2010 年》,从宏观规划和顶层设计的高度,首次提出"标准化是卫生信息化建设的重要基础,尽快建立统一的卫生信息标准体系,制定相应的卫生信息化规章、政策是卫生信息化建设的首要任务"。2013 年,国家卫生计生委、国家中医药管理局《关于加快推进人口健康信息化建设的指导意见》中明确提出建立健全适应中西医业务发展需求,促进卫生计生科学发展,涵盖数据、应用、管理、安全等方面的全民健康信息化标准规范体系,实现与相关业务领域信息标准协同,加强相关标准的符合性测试,实施标准应用评估,确保人口健康信息系统标准统一、有效互通和可持续发展。2017 年,国家卫生计生委印发《"十三五"全国全民健康信息化发展规划》,要求适应建设健康中国的发展需求,建立完善统一的疾病诊断编码、临床医学术语、检查检验规范、药品耗材应用编码、数据交互接口等相关标准,进一步健全涵盖数据、技术、管理、安全等方面的全民健康信息化和健康医疗大数据标准规范体系,修订完善基础资源信息、全员人口信息、电子健康档案、电子病历数据标准和技术规范,完善标准应用管理机制,推动信息标准应用发展。

十几年来,卫生信息标准体系建设工作经历了"研究探索和积累经验、规范管理和重点突破、快速发展和巩固创新"三个重要的发展阶段,为实现新医改信息交互共享和医疗服务协同的目标奠定了基础。一是主要学习了解国际国内先进经验和发展动态,开展课题研究,探索建立我国卫生信息标准化适宜技术和方法;二是 2006 年原卫生部批准在第五届卫生标准管理委员会下增设卫生信息标准专业委员会,首次建立了国家层面的卫生信息标准管理组织,初步形成近百人的专家队伍,参与卫生信息标准研制与测评工作的业内人员数百人,确立了卫生信息标准工作的重点方向和体系框架,围绕改革需求制定了一批具有较高质量、较高科技水平的卫生信息标准;三是进一步健全完善我国卫生信息标准体系和组织管理体系,加强科学研究,理清卫生信息标准工作的目标和重点任务,推进并建立具有中国特色、富有创新的卫生信息标准科学发展格局。"十三五"期间卫生信息标准工作将在"十二五"工作成果基础上,针对工作中面临的主要问题,同步推进标准开发与应用相关工作,注重建立标准研究开发的创新协作机制,争取资源投入,引导建立标准落地应用政策激励与约束机制。

（二）基本建成卫生信息标准技术体系

构建了国家卫生信息标准体系框架,包括基础类、数据类、技术类、安全类与管理类标准。基础类标准包括体现各类卫生活动内容的信息模型、医学术语和标识。数据类标准包括定义各类卫生数据标识和涵义的元数据、数据元,规范数据采集的数据集、分类代码,实现信息联通与共享的传输规范(电子报文／消息、电子文档等)。技术类标准包括信息系统建设涉及相关功能规范、技术规范和交互规范。安全类标准指信息系统建设涉及的信息网络安全和个人隐私保护等相关标准。管理类标准指标准的研制、执行过程,信息工程检查、验收设计的相关标准。目前已累计立项制定卫生信息标准 283 项,发布标准 208 项,涵盖平台数据资源、平台数据传输交换、主要业务应用、术语、标准符合性测试以及新技术应用等各方面,在支持公共卫生、计划生育、医疗服务、医疗保障、药品供应与保障、综合管理 6 大业务应用信息系统建设中发挥了重要作用,基本满足了区域医疗卫生信息化建设及综合管理应用对标准的紧迫需求。

其中,平台数据资源方面制定的标准有卫生信息数据元指导标准、数据元目录、数据元值域代码、居民电子健康档案基本数据集、电子病历基本数据集、疾病分类与代码、医疗服务操作项目分类与代码等。平台数据交换方面制定的标准有卫生信息共享文档规范、健康档案共享文档、电子病历共享文档、区域／医院信息平台交互规范、远程医疗设备及统一通讯交互规范等。业务应用方面制定的标准涵盖公共卫生、医疗服务、计划生育、医疗保障、药品管理、综合管理等 6 大业务应用系统的基本数据集、统计指标、功能规范等标准,从数据生产系统的源头提出规范化要求。术语方面制定的标准有国家卫生信息数据字典、医疗服务操作项目、医学检验项目、疾病分类与代码等多项标准。标准符合性测试规范方面制定的标准有电子病历与医院信息平台标准、电子健康档案与区域卫生信息平台标准、医学数字影像通讯 DICOM 中文标准等符合性测试规范。新技术应用规范方面制定的标准涉及健康管理信息、健康医疗大数据、“互联网＋健康医疗”、健康医疗物联网等业务领域。

（三）初步建立了卫生信息标准测评机制

构建了包括区域、医院、基层、远程、医学数字影像、健康物联网等多方面的完整测评体系,发布 WS/T 501—2016 电子病历与医院信息平台标准符合性测试规范和 WS/T 502—2016 电子健康档案与区域卫生信息平台标准符合性测试规范,研究制定了测评方案、定量测试系统和测评管理信息系统。完成 31 个区域和 32 家三级医院互联互通标准化成熟度测评工作,建立了一批区域、医院信息互联互通示范点,以点带面推进卫生信息标准的落地实施,有效促进信息共享和业务协同。通过测评工作的开展,对现有各项标准的内容及质量进行了实践验证、完善和提升。同时,围绕互联互通落地应用的需要进一步补充了许多实用标准,如区域及医院平台交互规范、共享电子文档规范、区域医疗协同信息平台技术规范、医疗物联网共性支撑平台技术规范等,为实现跨机构、跨地域信息共享目标打下了基础。

(四)标准研制与应用方面存在问题

总体来看,我国卫生信息标准建设起步晚、起点低、投入少、人才缺,历史欠账较多,还存在一些标准研制与应用方面的问题:

1. 存在标准需求增长快与标准研制周期长的矛盾

从规律角度看,在标准制定过程中,需要提炼出当前阶段技术通用可行、性能安全可靠和经济成本可控的内容,摒弃技术落后或尚未成熟、性能不够稳定、风险较大、人力或经济成本过高而难以普及应用的内容。因此,从标准制定的基本要求和前述标准通用定义可以看出,"标准来源于实践"的特性决定了标准对社会实践的相对滞后性。从现实角度看,一方面我国医改各项新的政策、业务需求、管理规范不断出台,对卫生信息化提出许多新的要求,以及云计算、大数据、物联网和移动互联网等新兴技术在医疗卫生领域的广泛应用,都对卫生信息标准提出了新增、补充、引进和完善等大量新的需求;另一方面,新技术的应用标准涉及多种技术、多个学科领域以及交叉综合应用等复杂因素,比原有标准研制难度更大、周期更长、审查环节更多,难以在短时期内形成成熟标准而列入国家或行业卫生信息标准体系,使得现有标准缺口加大、空白地带增多。目前有关新技术的卫生信息标准中,信息基础设施、网络与传输协议、操作系统等部分内容主要是参照或引用工业信息技术同类标准,业务应用部分主要是采用各医疗卫生机构和卫生信息企业的自定义标准,还有待在实践过程中进一步验证其稳定性、可靠性和普适性,经过存优去劣后方可提升为国家或行业标准,纳入标准体系。

2. 卫生信息标准经费投入的供需矛盾

尽管我国卫生信息标准工作多年来累计投入达到千万级的水平,但实际落实到每个标准制定项目上只有区区几万元,与标准研制应用等方面的实际经费需求有较大差距,不但难以弥补标准制修订和宣贯推广的当前需要,更使得卫生信息标准的后续发展难以为继。特别是标准应用推广的关键环节——卫生信息标准化成熟度评测工作经费,难以筹措和落实,严重影响卫生信息标准实际作用的发挥。曾有专家建议,在卫生信息化大型建设项目经费中要求列入信息标准开支项目,但因涉及项目经费管辖权限等多种问题而无果。

3. 卫生信息标准人才仍然紧缺

卫生信息标准化工作处于快速发展阶段,急需一支具有较高信息标准研制能力的专业人才队伍和一大批高素质的专业应用人员,但目前现状堪忧。一方面是在缺乏常规、连续的资助渠道和健全的卫生信息技术人才培训体系的大背景下,卫生信息标准专业人才的培训更为紧缺,面向卫生信息化建设急需的复合型人才严重缺乏,人才队伍后继无人;另一方面是现有人才多为兼职和非专岗进行标准开发与应用管理工作,卫生信息标准人才总体数量不足、平均水平不高,急需一支接受过全面、正规培训的卫生信息标准人才队伍。卫生信息标准专业人才的缺乏和标准研制能力不足已成为制约我国卫生信息标准发展和卫生信息化建设水平提升的重要"瓶颈"之一。

4. 卫生信息标准宣贯力度较弱,标准应用管理缺乏有效抓手

各级各类医疗卫生机构对卫生信息标准宣贯与培训的重视不够,部分重要(大)卫生信息建设项目缺乏标准审查机制,标准宣贯的传统方法有待更新提升,常用的下发通知、举办培训班等标准宣贯形式已不能适应互联网时代的新特点、新需求,难以有效推进各级各类医疗卫生机构在信息化建设中信息标准的贯彻落实与应用;已经试点开展的健康医疗信息互联互通标准化成熟度测评工作对推动标准落地具有很好的效果,但目前标准符合度测评工作开展时间较短、完成测评单位数量较少、范围较小,省市级区域平台和重要(大)专业信息系统等许多重要建设项目尚未进行测评,尚需一段时间的深入推广,已发布标准的全面推广与落地尚需时日。

为在"十三五"期间全面提升卫生信息标准建设水平,国务院印发的《"十三五"卫生与健康规划》中明确要求,"建立完善全民健康信息化标准规范体系,强化标准规范的建设和应用管理"。"十三五"期间,卫生信息标准工作的主要策略概括为:①标准开发。首先,全面开展标准回顾工作,重新梳理已开发的标准成果,构造国家标准、行业标准、团体标准等多层级互为补充的新型标准体系;其次,开展重点卫生信息标准开发工作,结合当前医改重要任务以及国家卫生计生行业年度工作重点,做好国家卫生信息数据字典及相关数据集、卫生信息交互、医学术语等基础标准与大项应用内容;卫生信息共享文档和标识体系、健康医疗大数据、卫生信息安全、健康医疗物联网、DICOM应用指南等标准开发与应用管理工作,推进全民健康信息化和健康医疗大数据暨网络安全工作相关基础性与新技术应用标准的研发;再次,广开门路鼓励和支持团体、企业标准的研制与试用,积极借鉴国际先进经验做好相关国际标准"引进、消化、吸收、应用、创新"工作。面对"云、大、物、移"等新技术应用标准急缺的现状,可借鉴其他经济领域信息标准的做法经验,采取追踪试点、实践验证、适时提升的研发策略,暂时开放采用团体或企业标准,待业务定型、技术完善时,适时组织评审将其提升为国家或行业标准,这样既满足现有市场化应用,又能保持国家与行业标准的科学、合理、规范与严谨性,不断丰富完善我国卫生信息标准体系。②标准应用。在行政手段方面,要大力推进健康医疗信息互联互通标准化成熟度测评工作,充分利用行政、技术和经济杠杆,加强对测评工作的宣传和培训,逐步扩大测评工作范围,引导各级各类医疗卫生机构选用符合标准的信息产品、引导信息系统厂商开发遵从标准的产品,促进卫生信息互联互通和业务协同。在技术与管理方面,着手制定标准应用评估方案,从政策制定、组织领导、应用全链管理、人才队伍培养、资金保障等多个维度对各省市信息标准推广应用情况进行综合评估,推动标准应用管理工作开展。③标准管理机制改革。根据《中华人民共和国标准化法》、国务院《深化标准化工作改革方案》和有关部委《关于培育和发展团体标准的指导意见》精神,发挥市场在标准化资源配置中的决定性作用、加快构建国家新型标准体系,以服务创新驱动发展和满足市场需求为出发点,以"放、管、服"为主线,激发社会团体制定标准的活力,增加标准有效供给,鼓励和争取社会、企业对信息标准加大工作经费投入,加强人才队伍和学科建设,发掘、培养一批标准研发骨干,做好标准开发与应用管理基地建设工作。积极探索构建一套符合国情、市场主导、政府引导、创新驱动、统筹协调和社会力量广泛参与的"政产学研用"相结合的标准发展的良好政策环境和标准开发应用管理机制。

（李岳峰　杨龙频）

三、数据资源积累丰富

目前国家卫生计生委已采集并形成病案首页库(5 亿条)、全员人口库(13.7 亿条)、出生信息库(每年 1600 万条)、死亡信息库(每年 600 万条)、药品编码库(17 万条)、耗材编码库(30 万条)、医疗卫生机构库(98 万家)、卫生计生人力资源库(900 万人)等数据资源。

国家卫生服务调查已建立 20 万人口的贯穿 20 年的纵向数据,建立了 80 多万人口的 2013 年的横断面数据库。国家卫生服务调查始于 1993 年,每五年在全国范围内开展一次,目前已开展了 5 次。前 4 次调查覆盖全国 31 个省(自治区、直辖市),94 个样本县(市、区),470 个乡镇(街道)、940 个村(居委会),调查居民约 56 400 户,调查人口 20 万左右。第 5 次调查在保持前四次调查样本县、市、区的基础上进行了扩大调整,调整后的样本覆盖全国 31 个省(自治区、直辖市)、156 个县(市、区)、780 个乡镇(街道)、1560 个村(居委会),实际调查住户 9.36 万,调查人口 27.37 万。此外,每次调查均有一定数量的省份扩大调查样本,同期开展省级卫生服务调查。

（赵　飞）

第三章

新技术快速发展

近年来,以云计算、物联网、移动互联网、人工智能、基因测序、虚拟现实、机器学习等为代表的新一代技术快速发展,正在全球范围内掀起新一轮科技和产业变革。目前这些技术正在加速与健康医疗行业进行深度融合,为优化医疗卫生业务流程、提高服务效率提供必不可少的支撑,推动医疗卫生服务模式和管理模式的深刻转变,促进行业健康快速发展。

一、云计算使大数据的提取与分析成为可能

云计算(cloud computing)是基于互联网的相关服务的增加、使用和交付模式,通常涉及通过互联网提供动态易扩展、虚拟化的资源。云计算的最大好处是能够合理配置计算资源,提高计算资源的利用率,有效降低成本、促进节能减排,实现真正的绿色计算。

根据工信部数据显示"十二五"期间,国内云计算产业年均增长率超过30%,2015年已达约1500亿元,到2018年总规模有望达到8000亿元。IDC在2015年10月发布的《云计算在医疗行业的最新发展扫描》报告指出,预计到2018年,全球80%的医疗数据将会通过云计算平台传输。

我国近3年新规划建设的大型云计算数据中心约70个,可容纳服务器容量超过800万台。内容分发网络(CDN)覆盖网络节点数超过2000个,云计算

产业支撑能力大幅增强[①]。近年来,一些大型三甲医院使用公有云计算试点项目获得了很好的效果,云计算中心在系统运维管理和系统的安全性及可靠性方面已具有完备能力,赢得了医院客户的认可。一些大型医院已经开始使用云计算基础架构服务(IaaS),开展分布式服务、高性能运算、APP服务和数据备份等。另外,医疗影像系统在云平台上运行的条件基本成熟,基本具备了在云平台上运行的功能,云平台在计算和存储能力上的优势逐步显现出来。越来越多的医院正在或者计划将影像系统迁移到云平台。医院对云计算技术和云服务的应用经过观望和试验期,目前已经进入快速发展阶段。

首先,健康医疗大数据的数据量在不断增长,各方都希望通过整合数据,充分提取、利用数据潜在价值而从中获益。但是在海量数据的前提下,如果提取、处理和利用数据的成本超过了数据价值本身,那么有价值相当于没价值。来自公有云、私有云以及混合云之上的强大的云计算能力,对于降低数据提取过程中的成本不可或缺,因此云计算是提取大数据价值的前提。

其次,在健康医疗数据的收集过程中,云计算可以提供按需扩展的计算和存储资源,可用来过滤掉无用数据,提高可用数据的价值。同时利用云计算技术对健康医疗数据实现云端存储,能够更好地实现数据的共享和互联互通,在保障安全与隐私的前提下,可以实现随时随地获取医疗信息。使患者的健康和诊疗信息能够在各个医疗机构间及时流动,不论居民在哪个机构就医,医务人员都能够及时了解到他的健康、诊疗和用药情况,基层的全科医生也能全程跟踪病人的健康信息,以便为居民提供服务。

最后,大数据分析与云计算的结合,将使分析变得更简单。可以实现健康医疗大数据的自动统计,精确分析病人的疗效数据,帮助医生确定最有效的治疗方法,不仅可以减少过度治疗,提高医疗质量,解决治疗当中的问题,还能够对一些隐含的问题进行预测。

二、物联网助力实现万物互联和人机交互

自2009年8月温家宝总理提出"感知中国"以来,物联网被正式列为国家五大新兴战略性产业之一,写入"政府工作报告",物联网在中国受到了全

① 綦成元,曹淑敏.大融合 大变革:《国务院关于积极推进"互联网+"行动的指导意见》解读[M].中共中央党校出版社,2015.

社会的极大关注。随着传感技术、网络传输技术、智能信息处理技术及物联网应用技术的发展,物联网将推动智能硬件的互联互通,使得不同行业和不同类型的物联网应用更加普及与成熟,推动物联网的发展进入万物互联的新时代。根据 BI Intelligence 发布的《Internet of everything 2016》报告中预测,到 2020 年将有 340 亿台设备接入互联网,安装的物联网设备数量将达到 240 亿台,从 2015 年到 2020 年间,总共将有 6 万亿美元投资于物联网解决方案。在中国,根据工信部的权威数据,2015 年中国物联网产业规模已经达到 7500 亿元,同比增长 29.3%,媒体预测到 2020 年,中国物联网的整体规模将超过 1.8 万亿元。

将物联网技术和健康医疗服务需求相结合,可产生服务于慢性病人群、亚健康人群及其他特殊人群的疾病治疗、健康监护和管理、养老照护等各种智慧健康医疗服务应用,以及服务于医疗卫生机构设备、器材、药品、食品、医疗废弃物、冷链追踪管理等各种智慧健康医疗管理应用。Verizon 在其网站公布的报告指出,54% 的医疗服务先行者正在通过物联网收集信息进而丰富他们的产品或服务,82% 的医疗公司借助物联网自动化或简化后勤部门。

首先,借助于物联网技术,与个体健康相关的物联网设备将不断出现,通过生物感知、物联网技术和移动应用实现居民居家 / 自助式高频次生理数据采集和安全存储,实现医疗数据、健康档案、物联监测数据的安全共享,形成个人全生命周期的、动态的、实时的健康数据,作为个人健康管理的基础数据。依据这些数据进行分析并寻找异常,分析居民生活行为与健康数据的关系,在此基础上为居民提供个性化的健康服务。从简单的健康提醒,到复杂的疾病预防、诊断和康复,以及一系列潜在服务,如患者按时服药提醒、心脏病患者发病早期预警、儿童生长和智力发育水平评估等,为早期介入或重大伤病预防提供了重要依据。

其次,通过提供一系列的临床应用服务,如移动门诊输液、移动护理、移动医生查房、婴儿防盗、患者生命体征动态监测、移动点餐等,有效减少医生和医院的压力。例如在移动护理方面,住院病患的生理数据通常需要持续监控。物联网化设备可以持续运作又不打扰病患,可以通过传感器、网络网关(gateway)、云端(cloud)进行数据分析与储存,并通过无线方式传送给医护人员。通过此方式可以持续不间断的收集与监控资料,既提高资料收集密集性,节省人力成本,减少医生压力与工作量,又降低因为人工抄写的错误可能性。

最后,可以支持医院内部医疗、设备、药品、人员等信息的数字化采集、传输、处理,满足健康医疗信息、医疗设备与用品的智能化管理与监控等方面的需求。可以实现医疗器械与药品的生产、配送、防伪、追溯，避免公共医疗安全问题，完成医疗器械与药品从科研、生产、流动到使用过程的全方位实时监控。例如依托物联网技术，对贵重药品、特殊医疗耗材的使用情况进行实时监控与预警反馈。医院中每个医生拥有一个唯一的 RFID 并对应相应的权限，整合到个人的手持终端中。医生开取需要审批的处方药物或高质耗材时，医疗数据中心服务器即时将数据以类似"短信"的方式，反馈给上级医师或职能部门负责人的手持终端设备中进行审批。实现由"人盯人"向"计算机盯人"转变，实时监控并规范医疗服务行为，有效解决了医务人员在诊疗过程中权力得不到制约和监督的问题，提高了医疗质量。

三、移动互联网让医疗服务由单纯的院内延展到院外

随着信息网络技术迅猛发展和移动智能终端广泛普及，截至 2017 年 12 月，我国网民规模达 7.72 亿。普及率达到 55.8%，超过全球平均水平（51.7%）4.1 个百分点，超过亚洲平均水平（46.7%）9.1 个百分点。其中手机网民占比达 95.1%，规模达到 7.53 亿[1]。

移动互联网以其泛在、连接、智能、普惠等突出优势，有力推动了互联网和医疗的深度融合，让现代医疗也具备了移动互联网跨时空、方便、快捷的特性，推动不同医疗场景向多元化发展，线上线下不断融合，推动不同使用场景细化，推动服务范围向更深更广扩散，使得医疗服务由单纯的院内延展到院外，为百姓医疗生活提供全新感受。

目前基于移动互联网技术和移动智能终端，医疗互联网化进程加快，截至 2016 年 12 月，我国互联网医疗用户规模为 1.95 亿，占网民的 26.6%，年增长率为 28%[2]。根据艾媒咨询（iiMedia Research）数据，预计 2017 年底，中国移动医疗市场规模将突破百亿元，达到 125.3 亿元。按照 GSM 对移动医疗行业测算标准，医疗设备厂商和内容与应用提供商占比约 39.83%，预计到 2017 年，中国可穿戴便携医疗设备市场销售规模将接近 50 亿元。不断涌现的种类繁多的移动医疗软件，将为医院和百姓提供更为便捷的医疗资讯和诊疗服务。其中，医疗信息查询、网上预约挂号用户使用率最高，分别达到 10.8%、10.4%，

---

[1]　CNNIC 发布的第 41 次中国互联网络发展状况统计报告.
[2]　CNNIC 发布的第 39 次中国互联网络发展状况统计报告.

其次为网上咨询问诊、网购药品/医疗器械/健康产品、运动健身管理,占网民比例在6%左右[1]。

对于医院来说,移动医疗软件及设备能够大大提高医疗工作效率和医院管理水平。例如,依托移动互联网技术及移动医疗软件,对医疗行为时限进行实时监控与预警反馈。在现有临床路径线路图的基础上,根据目前对于医疗服务、病案管理的要求,筛选出最具代表性的对于医疗行为时限要求的关键性指标,比如每日患者应接受的检查、治疗和护理项目,主任医师、主治医师查房时间等,根据完成情况利用移动医疗软件实时整合进入医疗数据中心服务器,在对比设定参数后,服务器通过无线通信技术将没有按时完成的项目,反馈到医护人员的手持终端中,便于及时提醒与沟通,进而提高医疗效率。

对于百姓来说,移动医疗软件能够将移动互联网的高效、便捷、互动特性植入医疗行业。首先在预防环节,可以将可能出现且可以避免的疾病遏制在萌芽状态,变"重治疗"为"重预防",达到让百姓少生病、晚生病、不生大病的目的。其次在就诊环节,百姓可以通过手机或者智能终端实现挂号、预约、缴费、查看药单、收取检查单等,减少百姓就诊的经济和时间成本,提高就诊效率,同时使得百姓在千里之外随时随地问诊名医成为可能。最后在康复环节,能够更好地实现医患沟通与互动。一方面,医生可以随时掌握病人信息并对患者进行复诊指导等;另一方面,病人也可以随时与主治医生或手术医生保持联系,反馈康复情况或提出相关疑问。

四、数据挖掘将发现大数据中的潜在价值

数据挖掘是从大量的、不完全的、有噪声的、模糊的、随机的实际数据中,提取隐含在其中的、人们不知道的、但又是潜在有用信息和知识的过程。数据挖掘技术主要包括分析挖掘工具集、分类挖掘算法、聚类挖掘算法和文本挖掘算法。下面结合健康医疗领域重点阐述一下分类挖掘算法和文本挖掘算法。

分类挖掘算法是根据数据集的特点构造一个分类器,利用分类器对未知类别的样本赋予类别的一种技术。主要包括决策树、贝叶斯、人工神经网络等。

决策树(decisiontree)学习是以实例为基础的归纳学习算法,构造决策树的目的是找出属性和类别间的关系,用它来预测将来未知类别的记录的类别。

---

① CNNIC 发布的第 39 次中国互联网络发展状况统计报告.

决策树可以用于临床的疾病辅助诊断,从临床数据库中提取诊断规则,提高诊断正确率。在基因分析中,决策树可以帮助对基因进行功能分类,实现对未知功能的基因进行分类预测。在医疗政策制定、公共卫生、慢性病管理等方向,决策树算法都已经被广泛应用。

贝叶斯(Bayes)分类算法是一类利用概率统计知识进行分类的算法,用来预测一个未知类别的样本属于各个类别的可能性,从而发现数据间潜在的关系。贝叶斯算法可以用于手术结果预测、医疗服务质量评价等。在转化医学中,贝叶斯算法被用来筛选生物标记物,从而对人群进行分类,实现个性化医疗和健康管理。在药物和器械研发中,也可以使用贝叶斯算法修正设计方案和预测结果,加速研发过程。

人工神经网络(artificial neural networks,ANN)是一种类似于大脑神经突触连接的结构,用来进行信息处理的数学模型。而神经网络同时需要进行网络学习的训练。当前的神经网络存在收敛速度慢、计算量大、训练时间长、不可解释等技术瓶颈。而在医疗领域,人工神经网络可以用于确定疾病危险因素、研究疾病发生率的变化趋势等。

文本挖掘算法(text mining)是一个从非结构化文本信息中获取用户感兴趣或者有用模式的过程。文本挖掘过程主要包括:文本预处理、文本分词、文本挖掘和语义分析。

文本预处理:选取任务相关的文本并将其转化成文本挖掘工具可以处理的中间形式。

文本分词:将汉字、英文等按照一定的规范切分成一个一个单独的词的过程。在分词层面中文比英文要复杂得多。同时在医疗卫生领域的分词,需要结合医疗卫生领域的本体知识库的建模,建立业务词典,提高分词的准确率。

文本挖掘:抽取有效、新颖、可用的散布在文本文件中的有价值知识,并利用这些知识更好地组织信息的过程。典型的文本挖掘方法包括文本分类、文本聚类、概念、实体挖掘、观点分析、文档摘要和实体关系模型。

语义分析:在处理文本、识别文本的含义时,除对文本字符进行数据化的处理,还需要"理解"含义。例如,在医疗领域,医生的一些口语化词汇"乙肝""大三阳"等和一些书面化的词汇"乙型肝炎""HBeAg 阳性"虽然字符串完全不同,但表达的意思是相同的。需要对这种文本的语义进行识别,以方便地处理非结构化的数据。进行语义识别的一个常用算法是主题模型,它是对文字中隐含主题的一种建模方法。主题就是一个概念、一个方面,它代表一系列相关的词语。本体知识库可以让传统的通用语义分析更好地在医疗卫生领域使用。

五、机器学习是实现人工智能的途径

机器学习(machine learning,ML)是一门多领域交叉学科,涉及概率论、统计学、逼近论、凸分析、算法复杂度理论等多门学科。专门研究计算机怎样模拟或实现人类的学习行为,以获取新的知识或技能,重新组织已有的知识结构使之不断改善自身的性能。它是人工智能的核心,是使计算机具有智能的根本途径。

首先,在常用机器学习分析算法库方面,早期机器学习算法很多是由 C++ 语言实现的,因为机器学习算法对运算速度要求很高。例如 Shogun 是使用 C++ 实现的机器学习类库之一,它从 1999 年开始开发,提供大量的机器学习算法,并且提供很多核方法的算法。但与很多 C++ 算法的开发问题相同,C++ 程序的图形化开发难度大,对编程能力要求高。其后,为了兼顾应用程序的开发效率并且面向更多的开发人员,使用 Python 和 Java 的算法库也开始出现并且快速发展。例如 Weka 是一个开源的机器学习类库,使用 Java 作为开发语言。Scikit-learn 是 Python 环境下流行的模块化机器学习类库。

其次,在分布式机器学习工具方面,自从 MapReduce 计算框架被提出,大规模机器学习算法得了很快的发展。例如 Samsara 是基于 Mahout 分布式环境下的机器学习类库提出的,能与 Spark MLlib 兼容、提供面向 Scala API 的算法库环境,其重新定义如何使用 Mahout 进行可扩展的机器学习算法应用的创建,以及向用户提供个性化的数学工具,以使其能够编写自定义策略或优化方法的机器学习算法。Spark MLlib 是 Spark 自带的机器学习类库,它包括大量的特征处理以及模型拟合方法,能与 Spark 分布式系统本身高度兼容,运行高效率的大规模机器学习分析应用。GraphLab 是一个可以在集群实现大规模机器学习分析的开源计算框架。它在 MapReduce 计算框架的基础上进行发展,能够更好地运行迭代型的、数据重叠型的算法。

最后,在深度学习分析工具方面,在语音识别、图像识别与自然语言理解都实现了突破性的效果。其中 Google 开源了 TensorFlow(GitHub),此举在深度学习领域影响巨大。对于希望在应用中整合深度学习功能的开发者来说,GitHub 上其实还有很多不错的开源项目值得关注,如规模人气最高的有

Caffe、Theano 和 Torch。除了以上 3 个比较成熟知名的项目,还有很多有特色的深度学习开源框架也值得关注,例如 Brainstorm、Chainer、Deeplearning4j、Marvin、ConvNetJS 等。

六、人工智能开启基于大数据的辅助诊断

20 世纪 70 年代之前,人工智能的研究范式是采用抽象数据列表与递归作符号演算来衍生人工智能。此后,基于专家系统、自然语言理解、智能知识库的逻辑推理范式渐渐占领了人工智能主流地位。

多年来,国家科技部通过"863"计划、科技支撑计划、国家重点研发计划等,积极推动人工智能技术及产业发展。据统计,我国在类脑智能、智能信息处理、智能人机交互等方向进行了重点研发布局,共支持项目 9 项,国拨经费总额达 3.9 亿元。通过重点任务部署,在脑机交互、中文语义信息处理、智能机器人仿生技术等领域取得重要突破,特别是在汉字识别、语音合成、语义理解、生物特征识别、机器翻译等方面保持国际先进水平。自 2016 年起,人工智能领域建设已上升至国家战略层面,人工智能进入"十三五"规划,2016 年 5 月,发改委在《"互联网 +"人工智能三年行动实施方案》中明确提出,到 2018 年国内要形成千亿元级的人工智能市场应用规模。

随着大数据计算体系和数据基础进一步成熟,基于大数据模式的人工智能在机器翻译、智能问答等领域取得巨大的成功与突破性进展,并很快在产业应用中得到认可。IDC 发现当前阶段,人工智能技术在金融、零售、医疗以及智慧城市 4 个领域的应用更为成熟,并对这些行业的转型与变革产生尤为深刻的影响。通过人工智能在健康医疗领域的应用,开启了基于大数据的机器学习时代,为我们更好地以大数据为基础,在癌症以及其他常见病的辅助治疗上取得更多的突破。

首先,人工智能可以通过处理大量数据,并利用自然语言识别能力以及超凡的机器学习能力,为医生提供辅助诊断,提高癌症的研究与治疗水平。例如 IBM Watson 可以在 17 秒内,阅读 3469 本医学专著、248 000 篇论文、69 种治疗方案、61 540 次实验数据、106 000 份临床报告,并根据医生输入的病人指标信息,为医生提供辅助诊断,最终为癌症病人提供私人定制的、以症状为依据的个性化治疗方案,提高癌症治疗水平。

其次,人工智能可以借助图像识别和深度学习,辅助医生看医学影像,提

高看片效率,减少人为操作误判率。近年来,从图像中识别出对象物的"图像识别技术"的性能,在"深度学习"的帮助下得以迅速提高。X线照片的分辨率为3000像素×2000像素,其中的恶性肿瘤的尺寸为3像素×3像素左右。从非常大的图像上判断一个很小的阴影状物体是不是恶性肿瘤是非常难的任务。人工智能技术在判断时,首先会将一张胶片进行预处理,然后将其分割成若干小块,再在每一块中提取特征值和数据库进行对比,最后经过匹配后作出相关判断。在整个诊断过程中,人工智能也会自己做出深度学习,在病历库中寻找案例,做出自己判断的依据。例如:利用胸部CT检查的结果,在针对结节还是肺癌的判断上,人工智能比专业放射科医生准确度高50%。人工智能还可以检测到占整个X线片面积0.01%的细微骨折[1]。

最后,人工智能在精神健康方面能够进行情绪识别,加强精神疾病的预测与监控。人工智能在精神健康方面的市场需求十分巨大。WHO的数据显示,在美国有1/5的人有精神健康方面的问题,因精神问题而产生住院的次数每年有200万次。而且精神疾病的痊愈相当困难,病人的重复住院率为37.5%,导致每年的花费为452亿美元。在中国,由于人口基数的庞大,各类受精神健康影响的人群更多。中国有2.5亿人需要心理咨询服务,有8000万人需要心理治疗。在情绪识别方面,利用人工智能技术,发现细微的现象或捕捉稍纵即逝的表情或者情绪变化,然后理解人类的情绪变化,并在判断出人的情绪变化之后,通过一些方法帮助人类进行情绪的管理和调节。在精神疾病预测与监控方面,可以通过建立疾病发作的风险分层模型,利用机器学习,可以对疾病进行提前干预,有效预测病情发作的概率。可以从病人的录音中搜索语言线索,以数字的方式呈现,为精神病学家做诊断的时候给出参考。同时通过观察患者在医院里的发病状态或抑郁状态过程中的语音模式是如何变化的,可以更快地为一个精神病患者开出正确的处方与合适的剂量。

七、VR/AR技术将提高手术质量与降低学习成本

虚拟现实(VR)和增强现实(AR)技术在最近几年迎来暴发,目前VR/AR主要应用于游戏、旅游、传媒等文娱行业,但是健康医疗对VR/AR的应用需求非常巨大。根据美国研究机构IndustryARC的一份报告称,到2020年,VR/AR

---

[1] 动脉网.《2016年人工智能+医疗健康创新趋势报告Ⅳ:人工智能搭上医疗可以做什么?(上)》.

在健康医疗领域将达 25.4 亿美元的市场规模,之后将逐年递增,成为医疗行业的标准技术应用。目前 VR/AR 在医疗领域的研究方向主要集中在外科手术和医学教学两方面。

在外科手术方面,外科医生可以在动手术之前,通过 VR 技术的帮助,在显示器上重复地模拟手术,寻找最佳手术方案与手术计划,并提高熟练度。同时通过 AR 设备来观察病灶的情况,决定切口大小,使创口最小化。设备通过跟踪手术器械或导针,可在导航系统中反映出确切的三维位置,以求避开重要的功能区、神经以及血管,来选择安全的路径。设备还能在医生切除病灶时,对切除边缘进行定位,以便医生确认病灶是否切除干净。VR/AR 在外科手术中的应用,不仅可以减少外科手术创伤,大大缩短手术时间,还能极大地提高手术质量并降低手术风险。

在医学教学方面,利用导管插入动脉的模拟器,可以使学生反复实践导管插入动脉时的操作;利用眼睛手术模拟器,根据人眼的前眼结构创造出三维立体图像,并带有实时的触觉反馈,学生利用它可以观察模拟移去晶状体的全过程,并观察到眼睛前部结构的血管、虹膜和巩膜组织及角膜的透明度;利用 AR 眼镜让学生在校期间就可以同步临场第一视角观摩顶尖专科医生的手术实操;利用人体拟真系统模拟各种特殊的手术环境和疑难病例,练习各种应急条件下的临场处理和独立应对能力等。VR/AR 技术将大大改善医学教学的现状,能够增加学生的学习兴趣和技能掌握熟练程度,并增强学生的临场应变和协作能力。另外由于不受标本、场地等限制,在大大提高学习效率的同时,又能节约教学和实验的成本。

八、基因测序让精准医疗正在成为现实

现代医学观念变化之一是从"治疗"向"预防"转变,实现"早发现、早诊断、早治疗"。随着基因测序技术的革新与生物医学分析技术的进步,越来越多的基因数据将积累起来,通过解读中国人特异的遗传密码,建立有国家和民族特色的遗传药理学理论体系,并以此为基础开启一个"量体裁衣"的个体化精准医疗的时代。据 BCC Research 预测,2015 年全球精准医疗市场规模近600 亿美元,今后 5 年年增速预计为 15%,是医药行业整体增速的 3~4 倍。其中,全球基因测序市场规模从 2007 年的 800 万美元增长至 2013 年约 45 亿美元,预计未来几年将保持超过 20% 的增速,至 2018 年将达到约 117 亿美元。

目前,随着第二代基因检测技术的不断革新,测定一个人全基因组数据的成本,由原来的上亿美金,快速下降到目前 1000 美元,测序时间也降至 3 天,测序效率已大幅度提高,测序费用明显降低。普惠化的基因测序是实现精准医疗概念下的精准预防、精准诊断以及真正的个体化治疗的基础。据英特尔预测,在 2020 年,人类将可以实现在一天之内完成基因测序任务。如此一来,医生将实现有针对性的精准医疗,也更有利于病症的及时诊断与治疗。基因测序推动了精准医疗的发展,增强了人类面对疾病的信心和勇气。

经过 10 多年的累积,人体基因组数据库已经初步形成规模。2003 年,由中美等 6 国科学家历时 13 年、耗资 30 亿美金的"人类基因组计划"(Human Genome Project)宣布完成。同年,"DNA 元件百科全书计划"启动,并于 2012 年公开发表研究成果,对人类疾病相关的基因序列研究有重大影响。随后,"国际千人基因组计划"、英国"十万基因组计划"、美国"百万基因组计划"先后于 2008 年、2014 年和 2015 年启动,为人类基因组样本的累积和探究疾病与基因的关系提供了扎实的基础。

当前,精准诊断与个体化治疗目前主要关注的是肿瘤的诊断与治疗,基因的改变在肿瘤的发生发展中居于中心地位,致癌基因的异常表达和抑癌基因失活,是肿瘤细胞无限制生长的分子基础。肿瘤临床表现多种多样,且发病率逐年升高,迄今尚无简单的治疗方法或使用单一药物能治愈所有的肿瘤。肿瘤的治疗正逐渐从宏观层面对"症"用药向更微观的对基因用药转变,实现"同病异治"或"异病同治",个体化已经成为肿瘤治疗的公认趋向。数据显示,西方发达国家肿瘤早期诊断平均在 50% 以上,欧美个别国家甚至可达到 70%~80%,而中国只有 20%,治疗显得被动而盲目,每一个临床病人被施予"一药千用"的治疗方案。但是由于个体化差异,药物起到的实际效果可能不到 50%。

基因测序技术是肿瘤个体化治疗的必备,主要应用在两方面:一是肿瘤易感基因检测,利用 DNA 测序技术,确认导致患者患病的基因或者受检者是否携带有肿瘤易感基因,通过判断人们先天患上哪一种疾病的风险比较高,进而事先预防。二是肿瘤靶向药靶点检测,在分子靶向药使用之前检测病人是否携带药物靶点,实现肿瘤的个体化治疗,以提高用药效率,达到最佳疗效并减少治疗费用,治疗的焦点精准投向具有差异化的个体,告别"一药千用"的状况。

(赵 飞 尹 新)

第四章

全息数字人：引领健康科技新时代

一、健康医疗大数据是发展全息数字人的时代背景

健康医疗大数据的应用发展如火如荼，在科技发展进入了"知识大发现"的跨界融合新时代，大数据驱动的医学新研究和健康新服务越来越彰显出其巨大的价值和潜力。以大数据为基础的精准医学、智慧医疗、智能服务等供给侧应用发展呈现蓬勃之势，有望在催生新的科学发现、加速疾病防控技术突破、改善医疗供给模式、重构医疗健康服务体系等方面发挥创新引领作用。以信息化驱动健康医疗领域的科技创新与模式变革已呈席卷全球、日新月异态势，作为"未来的新石油"的战略地位，是新一轮健康医疗领域国际科技竞争的战略制高点，成为各国纷纷布局聚焦的重点。

在全国卫生与健康大会上，习近平总书记特别强调指出"要完善人口健康信息服务体系建设，推进健康医疗大数据应用"。习近平总书记指出健康是促进人的全面发展的必然要求，强调健康是一种权利，更是一种责任，树立大卫生、大健康的观念，把以治病为中心转变为以人民健康为中心，关注生命全周期、健康全过程，通过"互联网＋"新兴技术群，把优质医疗资源向广大基层渗透、把高端医疗服务向边远地区延伸，加快推进健康中国建设。总书记在随后的政治局集体学习中，再次强调要建设好国家级大数据中心，多次强调指出"没有信息化就没有现代化"，为我国现代化建设指明了方向。互联网是20世界最伟大发明之一，对社会经济和科技创新产生了很强的带动作用，给人们生产生活带来了重大变化。让信息化造福社会、造福人民，是落实我国"四个全

面"战略布局的重要举措,更是实现总书记提出的"两个一百年"奋斗目标和中华民族伟大复兴中国梦的必然选择。

《指导意见》指出,健康医疗大数据不能成空白,要抓紧布局,建立由国家权威统一平台,突出重点,加快发展,抓好落实。在国务院 2016 年 7 月 28 日印发的《"十三五"国家科技创新规划》中,也提出了要"建立国家生物医学大数据共享平台""构建健康大数据云平台",以及以大数据为基础"建立基于信息共享、知识集成、多学科协同的集成式、连续性疾病诊疗和健康管理服务模式"的战略部署。

我们应以发展为动力,以应用为抓手,以安全为保障,积极稳妥地推进我国健康医疗大数据的应用发展和规范治理。为了落实好党中央和国务院的要求,我们明确了以发展全息数字人为健康科技高峰,助力人类对健康长寿愿景目标的不懈追求,紧紧抓住科学机遇、历史机遇,在这一富有挑战性领域加快突破,切实行动,为国际新兴战略产业的发展和人类健康做出中国贡献。

二、全息数字人是健康医疗大数据发展的科技愿景

健康是人类最普遍最根本的需求,人民健康是民族昌盛和国家富强的重要标志。随着经济社会的发展,尤其是我国人口老龄化快速发展,我国国民对健康的需求快速增长,人们在希望"好看病、看好病"的同时,更加关注疾病的预防、个体功能的完善、健康状态的良好,以及健康寿命的延长。推进和规范健康医疗大数据应用发展,是以实际行动落实好党中央"一切为了人民的健康"重要指示精神和国务院"把健康产业培育成国民经济重要支柱产业"经济发展新方向,需要加快加大健康医疗大数据应用发展和人文环境建设,聚焦国家战略需求,坚持世界眼光、国际标准、中国特色、高点定位,充分发挥科技创新要素聚集作用和开放协同引领作用,力争实现人人享有随时随地所需的"全息式"数字化健康信息服务新模式为目标,最终形成与每个生物人相对应且可量身定制的"全息数字人"健康新业态,并以此作为健康医疗大数据科技发展的终极愿景,引导优质资源向着健康大科学方向聚焦,形成以攻克"全息数字人"为科技目标的"创新创业"新高潮,打造万亿规模新产业,让百姓感受到真真切切的实惠,增强群众的获得感。

三、全息数字人的科学内涵

全息数字人时代的到来,人的一切信息都可数字化、全息化,人人可享受全面而终身连续的健康管理和医疗服务,人人可把健康当作财富资本,在电子健康银行中作保值增值管理,为人类追求既健康又长寿提供技术支撑,具体内容包括(图 4-1):

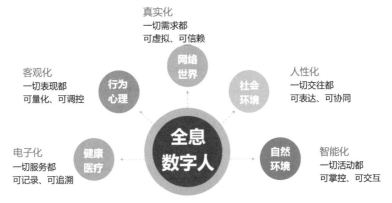

健康即财富,在自有健康银行中进行保值增值的有效管理

图 4-1　全息数字人:是人能全面自如地对自我健康稳态进行维护和管理的科学化阶段

健康医疗的电子化:为人提供的一切健康服务和医疗行为都可记录、可追溯。从整体、动态和个性化角度,全面掌握人体生命活动规律,充分反映机体信息的整体性、客观性和时序性特点,生命体征和健康状态的连续、动态、高精度的生理健康状态监测检测是前提,并深入理解生命规律、催生新技术和新产品有重要意义,并可充分发挥移动互联网和可穿戴技术的优势,为健康新服务提供更严格和全过程的科学证据。

行为心理的客观化:突破人的心理行为连续客观化监测和风险分层辨识的技术瓶颈。将生命体征监测数据种类拓展到更为广泛的心理、营养、微生态等方面,可为全面健康和全民健康的实现提供更有力的数据支持。在健康状态辨识和风险预警中,营养、心理、运动、行为等信息为人体健康状态评估及干预提供了关键靶点,需要研究相关参数的多维度检测方式方法及应用场景,大力拓展健康数据收集的纵深度及完整性。

网络世界的真实化:全息生活方式正在进入我们日常生活中,2017年3月25日,英国物理学家霍金以全息投影的技术方式现身香港演讲(图4-2)。通过虚拟现实和增强现实等网络新技术,可构建增强触觉、视听、运动、反馈等感知与控制信息的网络世界,让人体感知、人体意图判断和环境识别等功能,与真实世界建立起必然的对应关系,包括个体行为监测技术、个性化生活服务技术、心理行为干预及健康管理和康复技术。

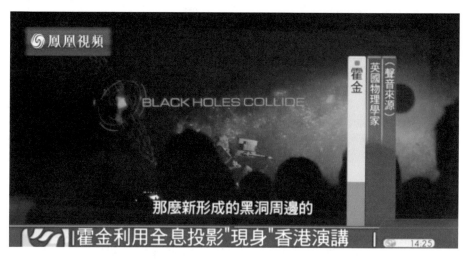

图4-2　英国物理学家霍金以全息投影方式莅临香港演讲

社会环境的人性化:明确社会环境对健康的影响因素,及其对人体重要生物学过程的作用及机制,寻找健康干预的生物学靶点,突破社会环境的健康干预理论及人性化量化监测难题。社会环境是生命存在和发展的前置性条件,这些因素与个体健康存在着复杂的动态变化关系,研究这些重要因素究竟通过哪些生物学过程,以及怎样通过这些过程影响个体健康,从而为系统性、针对性的健康干预提供科学基础。区别于疾病治疗,社会环境对健康危险因素的调控手段更为复杂多变,效果不可测量和评估,对人类的健康危害正在引起广泛高度重视。

自然环境的智能化:人的生理状态所面对的自然环境,对人的呼吸系统、循环系统和精神系统健康有极大直接影响,尤其是近人体环境导致健康问题形势已经显得非常突出。研究自然和近人体环境的传感与传输机制,建立"以人为本的优质一体化服务(PCIC)"新模式,加强基层卫生服务的核心地位,可以探索低负荷高精度生理信息获取的科学方法,新模式将围绕个人及家庭健康需求组织服务,通过电子工具和数据共享,实现与上级医疗服务和社会服务的一体化整合。

全息数字人时代的到来为时不远,类似GPS与互联网技术的起源和应用。1958年底美国国防部开始研究GPS系统仅仅局限于美国海上船只的海上定位,20世纪90年代技术发展进步之后应用于导弹的精确制导,成本下降之后应用于普通百姓的日常出行定位导航。互联网技术也有类似发展经历,1969年底美国军方只是想把4个点的军方作战资料的电脑组成网络,到1979年发展到美国军方电脑基本上全部联网,技术进步稳定之后推广到高校计算机系统的联网,这就是有名的教育网由来,今天互联网已经成为我们生活和各行各业工作的必备工具,为信息化时代及信息时代的真正到来奠定了坚实的技术基础。类似于GPS和互联网技术的起源和应用发展,美国和俄罗斯军方关于人体生命体征监测技术已经走在时代和全球的前列,21世纪初美国军方和俄罗斯就可以实现人体全生命体征的无创连续监测及非接触远距离生命体征感知,并应用于伊拉克和阿富汗战场的实际作战,以及太空人的生命和健康安全保障。

在实际单兵作战环境下,如果一个士兵头部或某个部分受伤,体征监测云平台在几秒钟之内能够立即监测到,在几分钟之内可以派直升机带领相关医疗救护专业人员飞扑现场急救,为挽救受伤士兵提供宝贵的时间,真正可做到:"医生未到、信息先行"。健康科技在军事和太空领域的率先应用,与GPS和互联网如出一辙,必将在人类健康领域大放异彩,促进全人类健康素养和全社会健康产出的无限提升,为人类健康做出特殊贡献。

四、全息数字人是数据与信息相互激发激增时代

在全息数字人时代,为了做好信息技术基础设施建设规划,确保国家基础性战略资源安全,需要对未来发展做一个测算,测算的主要参考依据:

1. 北京市户籍居民的平均寿命 82.03 岁,平均健康寿命 61.40 岁,北京市居民带病生存或伤残失能年龄为 20.63 年。

2. 国际有关机构统计,中国的数据总量将以年均 50% 的速度增长,预计到 2020 年将占全球的 21%。

3. 当前全球互联网数据量为 1.2Zbit,预计到 2018 年为 1.6Zbit。

4. 上述预测的 2020 全球数据量 44Zbit,主要指日常生产生活数据,没有对医疗领域数据做专业统计。有机构预计,到 2020 年全球医学影像大数据就超过 100Zb,由于中国每年临床诊疗人次高达 80 亿(超出全球人口数量),加上中国医药卫生事业快速发展,中国的医学影像数据可能将占其中的一半。

基于上述测算依据,针对个人一生可能产生的健康医疗大数据,初步分析如下:

1. 针对个人以基因组、蛋白组、转录组、表观遗传组、代谢组等为核心的生物医学大数据,如果每年测量仅一次,仅单次测量基因组为几百 Gbit 数据,若包括蛋白组、转录组、表观遗传组、代谢组等其他生物医学数据,单次高通量测量超过 Tbit,一生数据将高达 100Tbit。

2. 针对个人的疾病救治过程中的临床大数据,一次全身 PET-CT 产生 10Gbit 数据,包括临床及药物信息,每次疾病诊疗的临床过程至少将产生超过几百 Gbit 数据,以北京人的 20.55 年疾病年限为计算,每月检查一次计算,每个北京人其 20.55 年的疾病伤残生存期将产生 205Tbit 数据量。

3. 以全息数字人为目标,针对以生理、心理、行为、环境、营养等为内容的健康大数据,每人每日产生数据量至少产生数几 Gbit 数据量,一生将产生 300Tbit 数据。

显然,上述三类数据都是依据最保守情况做的基本分析,每个人一生仍将产生超过 605Tbit 数据,这不包括信息交互所产生的数据量(但是,任何信息在使用过程中都必然要发生交互,否则难以发挥其存在的价值)。

为了追求人类更健康更长寿的目的,上述数据不可避免地要发生多层次多方位的交互:

1. 生物大数据

假设每人一生仅有一次生物医学大数据服务于临床疾病会诊或科学研究,在全国医疗或科研机构发生一次数据交互,全国每年将产生超过 1000Zbit 的数据量。

2. 临床大数据

以北京市 2000 万人口其疾病伤残年来计算,在疾病伤残年内以每人每年到过 3 家医院为计算(每年每月仅到一家医院),北京市基于分级诊疗和协同医疗平台而产生的医疗机构之间年信息交互量将超过 Pbit 数据量。全国一年的临床数据交互将超过 1000Zbit。

3. 健康大数据

若每人为了自己的健康因素,包括自己的行为、心理、环境等数据,假设仅与专业机构、家庭之间有交互信息,若每月与专业机构发生一次交互,每周与一位家庭成员发生一次交互,每人一生因为交互需求将产生 Pbit 数据量。全国每年因健康信息的交互又将产生超过 1000Zbit 数据量。

据此,全息数字人时代,每人一生将产生 605Tbit 数据(这还不包括任何必要的数据交互),全国每年将产生超过 1000Zbit 的交互数据量(这还不包括这些数据的二次使用和复制衍生等),如此难以预计的健康医疗大数据快速产生和发展,将对我国乃至全球的信息基础设施建设是一个巨大挑战,也必将为我国医疗事业和健康产业发展带来世纪机遇。

五、全息数字人时代的机遇和挑战

(一)对现有信息基础设施的技术挑战

全息数字人成为现实生活中的必备科技消费品的时代,将具备以下基本技术条件:

1. 一人、一物、一事、一地

都有唯一标识的电子识别读写码。

2. 状态感知和信息计算能力

都实现突破性飞跃。

当前全球互联网的数据量为 1.5Zb,而医学影像数据量已经达到 100Zb,这些健康医学数据全部加载到互联网之后,对互联网技术必然是一次重大的自我重新革命机遇,对当前基于硅基的存储能力,及基于硅基的数据读写速度都是一个不可回避的技术挑战。

(二)对科学思维方式方法的变革

人们对大数据的第一印象,基本上就是多繁杂乱,大数据是金山,需要把这座"金山"建起来、管起来和用起来。各国都把大数据视为"未来的新石油",是国家财富的宝库,是科技创新的工具,是可多样化重复性永不枯竭开采的战略资源,更是知识发现的源头。有了大数据,今天的科学方式,已经由过去完全以测量、理论为基础,以精确计算为手段,探索必然世界的逻辑关系,转变为未来的科学模式:我们可能更多依赖数据驱动,发展大规模简算模式,探索自然界存在的各种关联关系。

以全息数字人为愿景的健康医疗大数据,是国家基础性战略资源。如同简单的腕表,一个人带腕表就是个人隐私问题,但是若一亿人都带腕表,将形成巨大的健康产业,汇聚全国人民基本生理信息的健康大数据,这些数据的深度挖掘应用,既可用于帮助人们治病的新药物研发,也可用于应对国家战略利益争夺的生物武器研发,健康医疗大数据是蕴藏巨大源头创新的科技资源库,更是科技创新的工具,涉及生命安全、生物安全和战略安全,建设国家健康医疗大数据,担负国家使命,其所有权必须归国家所有。其应用发展,必须保障国家战略安全和群众隐私安全,加强规范治理。

大数据时代,正是其巨大的未知科学价值,人人都是大数据科学家不切现实,但是需要人人都具有科学思维方式以应对时代的变化,这是大数据时代赋予我们人人都需要践行的新使命。

(三)对健康医疗服务的机遇

在未来全息数字人时代,健康医疗大数据涵盖生物、临床、心理、行为、社交、环境、商业等与人类健康活动具有直接或间接相关性的所有数据源,新模式新技术新服务正在改变人们就医模式和健康理念,对未来生物医学和健康科技发展,具有不可替代的作用。

1. 推动基础医学向系统化转型

随着生物分子和基因水平的高通量测序新技术群的快速发展产生,为生物基因组学、蛋白组学、药物组学等基本生物资源信息库构建提供了可能,但是也引发了科学方法和科学思维的变革。过去以"测量"为基础的"还原论"和"解剖学"医学基础研究,必然转向以数据驱动为基础的医学基础研究。因此,健康医疗大数据是重大原始创新的源头,为医学基础研究提供了科研新工具,更为我们未来探索健康本质提供了科技基础资源库。基础研究成果可转化为应对疑难疾病和罕见疾病的诊疗提供科学支持,并构建生物医学信息交互安全可信网络,在确保国家生物国防安全前提下,形成跨部门健康医疗数据资源共享共用格局,推进价值创新、新药研发、数据交易、增值服务等新体系发展,形成高端辐射效益。

2. 推动临床医学向个体化转型

疾病的发生和发展是一个原因不确定的多因素合力发展的过程,是偶然中的必然过程。大数据也引发过去研究必然关系(causal)理论研究向研究数据间是否存在关联(casual)关系转变,把健康与医学数据融合及个体与环境数据融合的健康医疗大数据,为探索偶然中的必然提供了可能性和可行性。正因为大数据的科学方法基础与疾病的发生发展机制相互天然吻合,依赖融合和清洗、统计和挖掘等数据处理技术,可为个体化临床诊疗提供快速准确的临床决策支持,也为智能医疗提供了科技支撑,有望解决过去医生根据病人自诉及观察而存在的信息不完整、决策困难等问题。临床研究成果可转化为推动"三医联动"和"分级诊疗"等国家新医改政策的落地落实的工具,构建专科专病和系统整合资源库,及中医药现代化大数据库,包括远程手术机器人等人工智能技术,实现以网络共享方式推进优质医疗资源下沉,上下协同夯实基层卫生服务能力,实现医疗关口前移。

3. 推动医疗服务向均等化转型

健康医疗大数据为健康长寿提供了优质化服务平台,以应对高度个性化的健康刚需。因为大数据以统计为方法,以发现关联规律去探寻偶然中的必然关系为目的,是推动医疗服务均等化和健康服务普惠化的有效工具。大数据由过去有限模式的精确计算时代,转变为无限模式的大规模简算时代,为大规模的医疗和健康数据的融合汇聚及挖掘分析提供了可能性,也是推动医疗和健康数据融合的技术抓手。成果可以转化为构建定向采集和公共开放平台的各类健康大数据,为应对健康服务"私人定制"提供科学理论支持。发展可穿戴、移动医疗及人工智能等新技术,便捷汇聚来自各方的信息源,而且能够让群众自发形成有效的数据开发应用机制,让大家都有机会在平台上贡献数据,也能利用和使用数据,在隐私保护和信息安全允许范围内,构建各种各样健康应用商店,形成大健康产业发展的龙头枢纽效应,为群众健康长寿愿望提供多样化多层次的健康服务。

健康医疗大数据是国家基础性战略资源,必须始终坚持以"国家所有、全民共享"为核心宗旨,必须始终坚持以安全性和适用性为根本前提,构建应用发展的安全保障体系,是确保我国生物国防安全和国家人口健康安全的战略需要。健康医疗大数据是跨界融合平台、健康产业舞台、科研聚集纽带、人才培养摇篮、战略前沿阵地,是国民经济新动能,是民生发展新抓手,是国家安全新支柱,更是服务群众健康长寿愿望的人民幸福工程。

(四) 对产业发展和健康新经济的推进

根据国际针对大数据从生产、流通和挖掘 3 个过程属性分类:

数据价值(data as a service):类似原材料生产、流通和销售过程,类似数据金矿,数据库。

信息价值(information as a service):类似原材料加工过程,价值创造过程,知识库。

服务价值(answer as a service):类似加工之后的提纯,是知识大发现的工具和创新源头。

根据应用频次,对健康医疗大数据分类如下:

1. 从大数据存在和使用状态来分类:

活数据:1 年内被使用过、激活或流动过至少一次数据。

醒数据:5 年内被使用过、激活或流动过至少一次数据。

睡数据:20 年内被使用过、激活或流通过至少一次数据。

暗数据:100 年内未再被使用、激活或流通过至少一次数据。

2. 从数据的产生和发生源头来分类,可分为人自身数据,人周围环境数据,人与环境的交互数据。

健康医疗大数据的基本收益呈现多重循环叠加格局,数据与土地都是战略资源,但是数据可多用途重复使用,例如:

网络流量:管道价格可测算。以中国移动当前 0.29 元 /M,每个用户每天使用 500M,每天 145 元,流量 10% 分成 14.5 元。若有 10 万用户,每天纯流量收益 145 万。

交易用途:信息价值不可估。Vanderbilt 大学 2014 年 3000 名患者信息经过清洗脱敏之后,以 8000 万美元许可(license)给一家制药公司挖掘研究。

建设收益:工具产品市场化。一套医学影像系统及云平台产品及维护维修超千万。

数据增值:服务收入超预测。基于数据开展的各项医疗和健康新业务:如为医疗机构用户、医疗设备/部件产业用户提供云端存储、协同应用、在线培训、辅助诊断、数据共享和设备监控等服务,取得服务收入等。

第三方收益:医保控费收益分成、社会征信收益分成、医药研发支撑服务、上下游产业服务、投融资平台服务等技术和市场服务的衍生收益。

因此,数据所产生的流量收费、业务收费,还有增值费用,有任何可能的第三方收益分成等,将是多重收益分成。而且这些数据与土地不同,可永无止境的重复使用,而且永不枯竭,只会越来越多。是重大创新的源头,更是新价值创造的工具。

我们国家健康服务的供给问题还是很突出,我们建设健康医疗大数据,旨在推动供给侧改革。以体温数据为例,依靠信息技术实现体温连续监测,可为疾病诊断和流行病学调查提供重要依据。此外,为破解医改难题,全球各国包括世界卫生组织,都不约而同想到信息共享。美国计划 2024 年建成"Learning Health System"系统,实现临床协同,科卫协同,院内外融合的大健康大卫生体系,并在健康服务方面,依靠信息技术群,突破医院围墙,推进医疗服务的扁平化。美国对医疗领域信息化产品管理,比医药器械还严格,对企业需要授权,对产品需要认证,而医药和器械仅仅需要临床认证。美国对违规企业和产品列入禁入黑名单,对行业进行严格治理和规范。正是因为这样的严格措施,美国 2008 年只有 9% 的医院是电子病历,2015 年年底已经高达 96% 医院采用了严格标准化的电子病历,为整合医学和精准医学发展构造了临床基础资源库。而我国电子病历经过多年发展,依然呈现多小散乱差的现状,短期无法改变。全息数字人为引领的健康科技发展,为我们提供了技术手段包容过去,规范未来,实现行业的全面治理,并加强隐私保护和信息安全。

(五) 对健康教育和人才培养的挑战

健康教育是促进全息数字人时代医疗事业和健康产业无缝融合的最佳途径,也是最优质的健康医疗服务技术平台,是落实总书记"最好的医生是自己"的技术手段(图 4-3)。到 2050 年中国 65 岁以上老年人口比例将达 33.3%,远

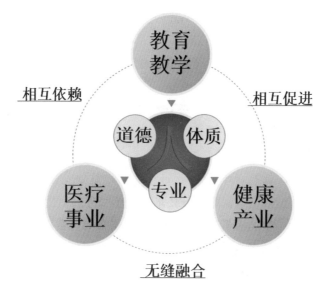

图 4-3　健康教育是医疗事业与健康产业融合纽带

超美国的 20%。中国现有确诊慢性病病人 2.6 亿,慢性病死亡人数占总死亡人数的 85%。人口老龄化形式全球最严峻、重大慢性病人口基数大,因此人的行为和生活方式是影响健康的主要因素,健康教育最大的难处在于改变人们已有的生活和行为习惯,要求行为干预,当前缺少对行为干预效果的有效评估技术手段,全息数字人正是为这个难题破解提供了抓手,以全息数字人为抓手,可促进健康医疗行为的入脑入心。

　　当然,比健康教育更难的是跨界跨学科人才培养,未来全息数字人时代,需要大量具有创新精神的复合型人才不断涌现,依托我国拥有丰富的临床病例资源和健康人群资源优势,通过科学家们群策群力,通过对各方面相关数据的融合分析以及深度挖掘和利用,完全有可能在全息数字人引领的健康医疗大数据研究方面实现弯道超车,为满足人民群众日益增长的健康医疗需求做出更大贡献,并且有可能成为引领健康产业成为国民经济重要支柱产业的重要引擎,推动我国健康医疗大数据的研究水平向国际领跑的方向发展,落实国家的战略部署(图 4-4)。

（六）对健康科技发展的新机遇

　　健康是人类最普遍最根本的需求,人民健康是民族昌盛和国家富强的重要标志。随着经济社会的发展,尤其是我国人口老龄化快速发展,我国国民对

世上最难的教育：健康教育，因为要求改变行为方式
比健康教育更难的是：交叉与跨界人才的复合型培养

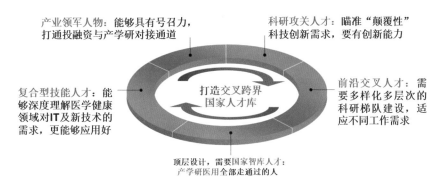

产业领军人物：能够具有号召力，打通投融资与产学研对接通道

科研攻关人才：瞄准"颠覆性"科技创新需求，要有创新能力

复合型技能人才：能够深度理解医学健康领域对IT及新技术的需求，更能够应用好

打造交叉跨界国家人才库

前沿交叉人才：需要多样化多层次的科研梯队建设，适应不同工作需求

顶层设计，需要国家智库人才：产学研医用全部走通过的人

•国家研究院：培养前沿交叉人才、开展科技攻关、及新型国家智库建设
•国家开发大学：培养产业跨界领军人才，复合型技能人才，及终身职业教育

图 4-4　跨界跨学科人才培养是国家战略急需

健康的需求快速增长,人们在希望"好看病、看好病"的同时,更加关注疾病的预防、个体功能的完善、健康状态的良好,以及健康寿命的延长。2016 年 8 月召开的全国卫生与健康大会上,习近平总书记明确指出,要"把以治病为中心转变为以人民健康为中心,关注生命全周期、健康全过程"。关注疾病前的健康管理和疾病中的风险调控,将是新科技新产品应对群众健康需求的有效手段。北京大学黄安鹏课题组在健康科技领域开展了探索性前沿性研究,对我国健康科技产业发展具有重要的引领和示范意义(图 4-5)。

六、全息数字人是人人追求健康长寿的共享成果

全息数字人,旨在把感知和智能技术推进健康科技发展,高水平健康服务架构在信息网络之上,实现优质医疗资源和医学智慧在线共享,以及提供全天候在线模式的新型健康服务,引领万亿健康新产业(图 4-6)。

习近平总书记强调要把人民健康放在优先发展的战略地位,并从"大卫生、大健康"的理念出发明确指出,"人民群众不但要求看得上病,看得好病,更希望不得病,少得病"。落实总书记指示,如何更好地从源头上消除影响健康的各种隐患,如何更好地提供全方位、全生命周期的健康服务,实现从治已病向治未病的转变,迫切需要发展全息数字人为引领的健康科技,构建群众可

我国无创血糖样机成功研发，引领和示范意义凸显

既是应对重大民生问题，更是高精尖科技的代表，
健康产业又可能引爆我国高科技的集中呈现，民生和经济的大发展

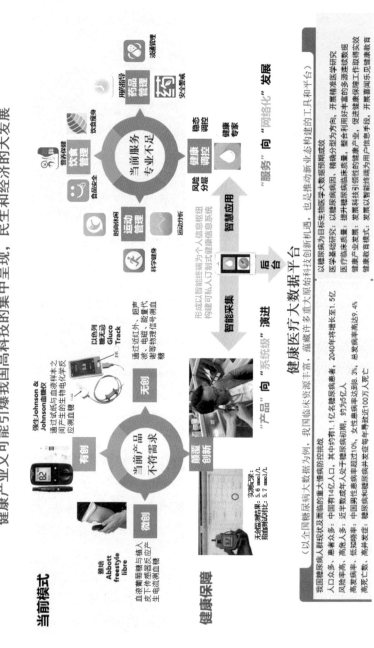

图 4-5 无创血糖监测智能硬件和糖尿病风险防控大数据云平台

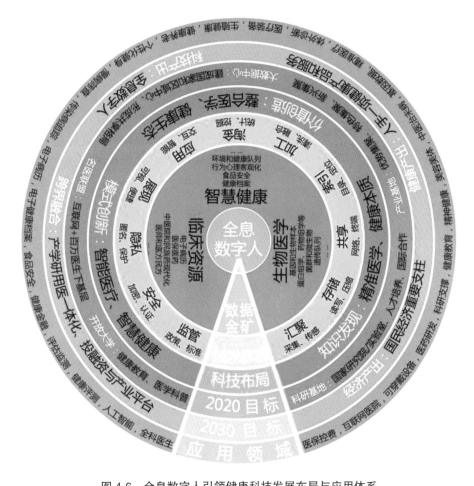

图 4-6　全息数字人引领健康科技发展布局与应用体系

获得的具有实效的健康保健体系。现代人的健康内容涵盖范围广、需求多层次，具体包括：躯体健康、心理健康、心灵健康、社会健康、智力健康、道德健康、环境健康等，越来越多的共识认为，仅仅关注发病后的治疗，总体效果差，健康危机只能越演越烈，形势在倒逼。我们唯有抓住战略机遇期，突破现有医学理论框架和医疗救助传统局面，以全息数字人为健康科技愿景，推进医疗事业和健康产业无缝融合和全面发展，面向新需求新战略打造跨界融合的新局面，力争在 5~10 年内的"健康产出"的具体"小"目标为：

医疗领域：电子病历能够真正实现标准化，各家医疗机构能够实现互联互通互操作。

健康领域：健康档案实现电子化，健康档案真的可以"活起来"，可随时随

— 77 —

地随需管理和调控自己的健康状态。

健康教育：以群众喜闻乐见的艺术形式，取得深入人心的教育效果，帮助群众能够主动积极克服健康生活方式上的惰性倾向。

以全息数字人为引领，出发点服务老百姓，开展政策制定、平台建设、健康教育和科研攻关。我们未来的蓝图：支持发展以精准医学和整合医学为方向的智慧型医疗，发展面向全面健康和全民健康的智能化服务，以及发展健康产业，打造健康经济。一切为了人民的健康，促进全社会生产力提升。

所有的技术手段都在为人类工作，由人类主控。全息数字人、人工智能与大数据等颠覆性技术不断涌现，为医疗领域创新提供了机遇，同时也是挑战，我们只有以积极的姿态、全心的投入去迎接这股势不可挡的科技浪潮，在和谐同进的前行中与科技共舞，才能使科技更好地服务于人类、造福于人类。

（金小桃　黄安鹏）

第五章

健康医疗大数据发展存在的问题与挑战

目前我国健康医疗大数据虽然已经具备了一定的基础,但在全球范围看我国的发展仍处于起步阶段,在发展过程中仍面临着一系列问题与挑战,这需要我们在实践过程中逐步解决,为推动健康医疗大数据的发展营造良好环境。

一、数据共享开放程度较低

我国健康医疗大数据的共享开放程度低主要体现在以下两个方面:

(一)数据质量不高

首先,现阶段各地各医疗卫生机构的信息化建设参差不齐,数据积累存在偏差和残缺,部分数据来源于人工记录,数据的表达、记录本身也具有不确定性。其次,目前数据多为静态数据,分析预测有滞后性,可穿戴设备多为消费级,数据精度不够、数据真实性和实用性较低。最后,健康医疗大数据需要整合多方数据,不同数据间的标准不统一,且数据以非结构化为主,整合处理难度大。以上这些都造成了目前整合之后的数据质量不理想,数据质量有待进一步提高。

(二)数据共享与开放不畅

以往我国的医疗信息化建设缺乏顶层设计和统一规划,因此相应的数据资源分散在不同的机构信息化系统及数据库中,而他们彼此之间由于文化差异、利益关系等原因缺乏合作共享机制,各自独立。同时国家层面缺少统一权威的数据采集、存储、共享与分析平台,数据整合能力较弱,各部门之间很难实现数据共享、数据互补更新,数据的"流动性"和"可获取性"较差,数据碎片化较为严重。另外国家也未建立统一的国家健康医疗信息分级开放应用平台,数据开放程度较低,已有数据的价值难以发挥和展现。

二、数据应用水平不高

首先,健康医疗大数据的类型以非结构化、半结构化居多,大量的非结构化数据颠覆原来分析的基本范式。海量的非结构化、半结构化数据如何进行高效存储,并加以结构化处理,进而进行有效管理和分析,发现数据背后的规律,这需要新的处理技术、新的算法、新的分析思维和手段,这给我们提出了新的巨大挑战。

其次,由于数据共享开放程度低,在一定程度上影响了数据资源的利用,以至于数据被束之高阁,造成了资源上的极大浪费。虽然我国发展大数据具有强劲的应用市场优势,但是医疗领域自身的复杂性决定了健康医疗大数据应用的门槛较高。我国目前的健康医疗大数据发展存在应用领域不广泛、应用程度不深等问题。目前的应用更多是经营管理上的应用,而临床辅助诊疗、个性化健康管理、精准医疗等领域应用深度不够,难以让百姓感受到健康医疗大数据带来的改变与惊喜。另外健康医疗与养生、养老、家政等行业的协同发展较弱,还未形成健康医疗大数据完整的产业链与生态系统。

三、支撑保障体系尚不完善

(一)法律法规不健全

目前我国没有出台针对健康医疗大数据应用发展的专项法律法规、配套政策及监督机制等,造成数据的归属权与使用权不明确、数据共享开放的管理制度缺乏、数据应用准入与退出机制尚未建立等问题。另外,我国现行法律对隐私权的保护较为滞后,仅在一些相关的法律中有些零散的规定,我国尚未出台统一的保护隐私信息的法律法规,对于侵犯隐私的惩罚机制没有具体规定,对隐私权的保护以及侵害隐私权的诉讼也没有形成专门的法律制度。这些都制约了我国健康医疗大数据的健康发展。

（二）标准规范不完善

目前我国已经建立一系列卫生信息标准，但是随着互联网医疗、医疗可穿戴设备、智能健康电子产品、健康医疗移动应用等领域的发展，目前已有的标准已经不能满足要求，需要进一步完善细化。另外，由于长期以来我国对标准的推广应用主要采取宣传培训等软性方式，缺乏政策层面的刚性要求和必要的激励、约束措施，同时健康医疗大数据标准应用管理组织体系不够健全，地方与国家级标准管理工作缺乏衔接，导致国家标准落实情况不好，部分标准还未真正落地应用。

（三）安全与隐私保护薄弱

在健康医疗数据逐渐共享与开放的过程中，传统的安全防护手段无法跟上数据量非线性增长的步伐，数据安全防护会暴露众多漏洞，容易造成网络攻击、数据泄露、病毒攻击等一系列问题，信息安全将面临更大的挑战。另外，在对个人健康数据进行采集、存储、使用和共享的过程中，个人健康数据会与一些网络行为、社交信息整合到一起，这时常规隐私保护手段会显得比较薄弱，容易造成隐私泄露，对个人的生活造成不良影响并且带来更加严重的危害。

（四）复合型人才缺乏

健康医疗大数据是生物医学与信息技术、数据统计、管理等学科相结合的交叉学科，因此需要跨学科、跨领域的高、尖、精的健康医疗信息化复合型人才。而目前我国缺乏相关统一的国家人才培养战略，还未建立与产业发展需求相适应的多层次、多类型的人才培养体系。我国很少有高校设置生物医学与大数据技术相关的交叉专业，人才培养没有与产、学、研相结合。同时对于人才的保留措施不完善，造成人才的频繁流动，难以形成知识积累。因此造成目前我国健康医疗大数据信息化复合型人才供给与存量不足，数据应用缺乏人才推动的困境。

（赵飞　尹新　兰蓝）

第六章

健康医疗大数据发展的基本原则与目标

《指导意见》一方面作为国家大数据战略在健康医疗细分领域的落地性政策,秉承自十八大以来的发展理念,坚持以人为本,在保证安全可控的基础上,鼓励各界力量发挥自身优势,创新融合,共同促进健康医疗大数据的发展。另一方面健康医疗大数据的发展必须从基础做起,需要以国家和省级全民健康信息平台为中心,向外围和纵深拓展,并不断完善相应的法律法规和标准体系,最终形成适应我国国情的健康医疗大数据应用发展模式。

一、健康医疗大数据发展指导思想

深入贯彻落实党的十八大和十八届三中、四中、五中全会精神,牢固树立并切实贯彻创新、协调、绿色、开放、共享的发展理念,按照党中央、国务院决策部署,发挥市场在资源配置中的决定性作用,更好发挥政府作用,以保障全体人民健康为出发点,强化顶层设计,夯实基层基础,完善政策制度,创新工作机制,大力推动政府健康医疗信息系统和公众健康医疗数据互联融合、开放共享,消除信息孤岛,积极营造促进健康医疗大数据安全规范、创新应用的发展环境,通过"互联网 + 健康医疗"探索服务新模式、培育发展新业态,努力建设人民满意的医疗卫生事业,为打造健康中国、全面建成小康社会和实现中华民族伟大复兴的中国梦提供有力支撑。

《指导意见》的出台既是五中全会提出实施国家大数据战略的延续,也是大数据战略在健康医疗领域的指导性政策。健康医疗大数据的发展在满足人民群众多样化的健康需求的同时,也将推动健康医疗产业走向创新、协调、开放、共享的新阶段。

《指导意见》提出"要发挥市场在资源配置中的决定性作用,更好发挥政府作用"。健康医疗大数据作为国家重要的基础性战略资源,在发展的过程中必须充分发挥政府的引导作用,确保健康医疗大数据的应用服务于人民利益、公共利益、国家利益。同时市场作为健康医疗大数据开发的主体之一,也要发挥其在资源配置上的决定性作用,通过创新的机制实现政府和市场的协同。

《指导意见》还提出要"强化顶层设计,夯实基层基础,完善政策制度,创新工作机制",从三大发展方向构建我国健康医疗大数据发展框架。首先以数据的融合与开放为主线夯实发展基础,数据的融合开放不局限于政府健康医疗信息,也包括多元化的公众健康医疗数据;其次以应用的安全规范为基调完善政策制度,尤其应重视信息安全和隐私保护;第三以"互联网＋健康医疗"为手段创新服务模式,解决群众最为关心的问题。最终使健康医疗大数据的应用与发展为打造健康中国、全面建成小康社会和实现中华民族伟大复兴的中国梦提供有力支撑。

二、健康医疗大数据发展基本原则

坚持以人为本、创新驱动。将健康医疗大数据应用发展纳入国家大数据战略布局,推进政产学研用联合协同创新,强化基础研究和核心技术攻关,突出健康医疗重点领域和关键环节,利用大数据拓展服务渠道,延伸和丰富服务内容,更好满足人民健康医疗需求。

坚持规范有序、安全可控。建立健全健康医疗大数据开放、保护等法规制度,强化标准和安全体系建设,强化安全管理责任,妥善处理应用发展与保障安全的关系,增强安全技术支撑能力,有效保护个人隐私和信息安全。

坚持开放融合、共建共享。鼓励政府和社会力量合作,坚持统筹规划、远近结合、示范引领,注重盘活、整合现有资源,推动形成各方支持、依法开放、便民利民、蓬勃发展的良好局面,充分释放数据红利,激发大众创业、万众创新活力。

健康医疗大数据具有巨大的社会和经济价值,但在实际开发过程中需要遵循一定的原则,《指导意见》分别从发展核心、发展规范和发展方式3方面提出了健康医疗大数据的基本发展原则。

（一）坚持以人为本、创新驱动

将健康医疗大数据应用发展纳入国家大数据战略布局,推进政产学研用联合协同创新,强化基础研究和核心技术攻关,突出健康医疗重点领域和关键环节,利用大数据拓展服务渠道,延伸和丰富服务内容,更好满足人民健康医疗需求。

1. 以保障人民健康为出发点

健康医疗大数据的开发要始终以保障人民健康为首要目标,增加人民群众在健康医疗大数据开发过程中的"获得感",做到让健康数据"多跑路",让人民群众"少跑腿"。通过"互联网＋健康医疗"等手段增加医疗服务的可及性和便捷性,提高资源的配置效率和公平性,开发更为个性化、有层次的健康医疗服务,构建预防、治疗、康复和自我健康管理的一体化电子健康服务。

2. 以多方联合创新为驱动力

健康医疗大数据的发展离不开创新,这其中包含多种类型的创新。首先从技术层面要加快大数据挖掘、分析、建模等核心技术的自主研发能力;其次从学科层面要抓住癌症、心脑血管疾病等医疗负担最重、对人民群众健康影响最大的临床领域;第三从应用层面要鼓励抓住健康医疗服务的痛点,创造新的服务模式;第四从产业层面要推动基于大数据的产业转型和升级;第五从管理层面要发挥政府的引导作用,建立适合健康医疗大数据发展的新型体制机制。因此只有政产学研用联合协同创新,才能实现健康医疗大数据的全面发展。

（二）坚持规范有序、安全可控

建立健全健康医疗大数据开放、保护等法规制度,强化标准和安全体系建设,强化安全管理责任,妥善处理应用发展与保障安全的关系,增强安全技术支撑能力,有效保护个人隐私和信息安全。

1. 安全可控是发展前提

健康医疗大数据是极为敏感的隐私数据,在共享数据的过程中,首先要保护患者的隐私,保护数据的安全。只有在确保安全的情况下行业才能健康有序地发展。

2. 规范有序需多方保障

首先要通过国家立法的形式予以规范,通过法律法规使健康医疗大数据产业的发展置于系统性的国家法律体系约束之下;其次要根据健康医疗大数据的内涵建立新型数据安全体系,从顶层设计角度统筹规划,建立权责明确的责任管理制度,加强应用安全风险评估和防范;第三是需要建立健康医疗大数据发展的标准体系,为整个市场做好标准制定工作,指导大数据产业的健康发展;第四从技术层面强化安全保密措施,坚持自主可控,保障信息系统安全、稳定、高效运行。

(三)坚持开放融合、共建共享

鼓励政府和社会力量合作,坚持统筹规划、远近结合、示范引领,注重盘活、整合现有资源,推动形成各方支持、依法开放、便民利民、蓬勃发展的良好局面,充分释放数据红利,激发大众创业、万众创新活力。

1. 推动多元化合作

健康医疗大数据需要政府和社会的通力合作。首先从政府层面以现有全民健康信息平台为基础,积极推动数据资源的整合与共享,并在一定的标准规范下进行有序的开放,为健康医疗大数据的开发应用奠定基础;其次通过政府主导社会众包的方式,鼓励社会资本积极参与健康医疗大数据的基础建设和应用开发,充分发挥市场在资源配置和模式创新方面的优势,实现健康医疗大数据领域政府应用与社会应用相融合。

2. 释放大数据红利

《指导意见》几乎涵盖了医药、金融、物流、养老、保险、教育、健身等主要的行业产业领域,健康医疗大数据的开放和应用将加速相关行业的转型升级,有助于形成新业态和新经济增长点,推动健康产业成为国民经济发展的重要支柱。

三、健康医疗大数据发展目标

到 2017 年底,实现国家和省级全民健康信息平台以及全国药品招标采购业务应用平台互联互通,基本形成跨部门健康医疗数据资源共享共用格局。到 2020 年,建成国家医疗卫生信息分级开放应用平台,实现与人口、法人、空间地理等基础数据资源跨部门、跨区域共享,医疗、医药、医保和健康各相关领域数据融合应用取得明显成效;统筹区域布局,依托现有资源建成 100 个区域临床医学数据示范中心,基本实现城乡居民拥有规范化的电子健康档案和功能完备的健康卡,健康医疗大数据相关政策法规、安全防护、应用标准体系不断完善,适应国情的健康医疗大数据应用发展模式基本建立,健康医疗大数据产业体系初步形成、新业态蓬勃发展,人民群众得到更多实惠。

根据健康医疗大数据发展规律,《指导意见》制定了两步走的发展目标。

(一) 第一步

2017 年底,实现国家和省级全民健康信息平台以及全国药品招标采购业务应用平台互联互通,基本形成跨部门健康医疗数据资源共享共用格局。

夯实健康医疗大数据基础。在大数据发挥作用之前,最先起步的是大数据的融合贯通。根据《关于加快推进全民健康信息化建设的指导意见》中 4631-2 全民健康信息化体系架构,国家全民健康信息平台将通过与省级平台的对接,覆盖全国 32 个省级单位的全员人口信息、疾控直报信息、中医药信息和基础健康信息的互联互通,并整合国家本级现有数据资源构成国家健康医疗大数据中心,实现"1+6"的全民健康保障信息化工程总体建设思路,实现共用资源和服务的集约化建设。同时通过对接全国药品招标采购业务应用平台初步实现以三医联动为核心的跨部门健康医疗数据共用格局,国家全民健康信息平台实现以平台为中心的数据汇集、整合与共享,为健康医疗大数据应用夯实基础。

(二) 第二步

到 2020 年,建成国家医疗卫生信息分级开放应用平台,实现与人口、法人、空间地理等基础数据资源跨部门、跨区域共享,医疗、医药、医保和健康各相关领域数据融合应用取得明显成效;基本实现城乡居民拥有规范化的电子健康档案和功能完备的健康卡,统筹区域布局,依托现有资源建成 100 个区域临床医学数据示范中心,健康医疗大数据相关政策法规、安全防护、应用标准体系不断完善,适应国情的健康医疗大数据应用发展模式基本建立,健康医疗大数据产业体系初步形成、新业态蓬勃发展,人民群众得到更多实惠。

第二步目标对数据资源结构、安全规范体系、产业发展前景三方面进行了规划。

1. 数据资源结构逐步完善

首先以国家全民健康信息平台为中心,将数据范围从健康医疗领域扩大到与人口、法人、空间地理等基础信息的交换共享,将以互联网医疗为代表的新型健康监测数据纳入健康医疗大数据体系,三医数据联动基本实现;其次依托现有资源建成 100 个区域临床医学数据示范中心,其中在国家层面围绕心脑血管、肿瘤、老年病、儿科等重点疾病学科建设 20 个区域临床医学数据示范中心;31 个省(自治区、直辖市)根据现有资源情况,选择有代表性、有数据基础、有积极性的 2~3 家大型医疗机构开展区域临床医学数据示范中心建设;第三在此基础上建成国家健康医疗信息分级开放应用平台,以居民健康卡为媒介实现对个人全生命周期健康信息的管理。

2. 安全规范体系初步建立

到 2020 年,健康医疗大数据的应用将变得更为规范,分类、分级、分域健康医疗大数据开放应用政策规范逐步形成,"分级授权、分类应用、权责一致"的管理制度将逐步建立,有针对性的法律法规体系、标准体系、安全体系将逐渐完善。

3. 大数据产业体系初步形成

健康医疗大数据的应用与发展将为健康医疗领域带来新业态,从基础的数据处理等核心技术领域,到以"互联网 + 健康医疗"为代表的新型服务模式,再到与之相关联的智能医疗设备共同组成符合我国国情的大数据产业体系,与大健康产业全面渗透融合。健康医疗大数据产业的发展要从人民群众迫切需求的领域入手,重点推进网上预约分诊、远程医疗和检查检验结果共享互认等便民惠民应用,推动基于大数据的新型家庭医生签约服务,成为推进医改的有力支撑。

(孟 群 赵 飞 尹 新 兰 蓝)

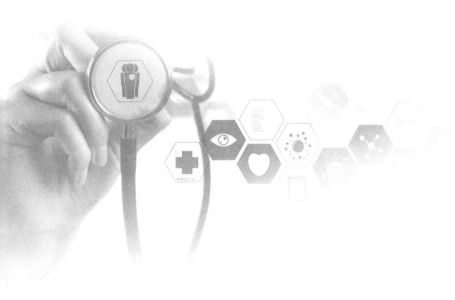

第二篇　重点任务和重大工程篇

第七章

夯实健康医疗大数据应用基础

在"十二五"全民健康信息化总体框架基础上,继续建设完善国家、省、地市和县四级全民健康信息平台,实现公共卫生、计划生育、医疗服务、医疗保障、药品管理、综合管理等六大业务应用协同共建纵横联动;有效整合和共享全员人口信息、电子健康档案和电子病历三大数据库资源,稳步推动全民健康数据资源共享开放;全面普及应用居民健康卡;形成覆盖各级各类卫生计生机构高效统一的网络;全面夯实健康医疗大数据应用发展的基础。

一、加快建设统一权威、互联互通的全民健康信息平台

(一) 全面建成互通共享的国家、省、市、县四级全民健康信息平台

1.《指导意见》原文

实施全民健康保障信息化工程,按照安全为先、保护隐私的原则,充分依托国家电子政务外网和统一数据共享交换平台,拓展完善现有设施资源,全面建成互通共享的国家、省、市、县四级全民健康信息平台,强化公共卫生、计划生育、医疗服务、医疗保障、药品供应、综合管理等应用信息系统数据采集、集成共享和业务协同。

2. 现状与问题

"十二五"以来,按照"制度先行、统筹设计、强化应用、互联共享、业务协

同"的原则,全民健康信息化建设不断加强,在强化卫生与健康服务决策、深化医药卫生体制改革、推动卫生计生事业发展等方面提供了有效手段,发挥了重要作用。为了积极推进全民健康信息平台应用,"十二五"期间,中央支持卫生计生信息化专项建设资金126.7亿元,地方投入623.8亿元,有效推动了全民健康信息网络框架的建设。通过积极推广省统筹区域全民健康信息平台建设经验,2017年底实现国家、省、地市、县四级全民健康信息平台联通全覆盖,信息安全防护能力不断提升。建立和完善了信息安全管理制度,强化信息安全防护体系建设,保障系统运行安全和信息安全。

虽然我国全民健康信息平台建设取得了一定成效,但与新形势、新要求相比,仍然存在诸多亟需解决的问题,主要包括:

(1) 缺少统一规划,系统建设独立分散:现有的卫生数据资源在各自的体系内部对于相关政策的制定、应急指挥辅助决策以及提高公众服务质量上确实发挥了积极的作用。然而,由于各个数据体系都是面向某个具体业务领域或者工作流程,因此,没有考虑数据体系之间的交互问题。虽然独立模式的数据体系可以减少对外界的依赖程度,但是,随着人口健康信息系统不断开发和投运,会导致一系列的问题,独立和分散的建设又会形成众多"信息孤岛"和"信息烟囱",上述问题在国家和省级层面尤为突出,已经成为制约全民健康信息化发展的障碍。随着贯彻落实科学发展观,政府决策对数据和信息的需求也在不断增加。如果数据和信息分散在各个信息系统中难以综合利用,必然对信息服务效率和效果产生影响。特别是由于缺乏信息整合机制,还可能导致造成数出多门、相互矛盾的现象发生,无法满足行业管理和科学决策的需求。

(2) 标准各异,信息化程度低:在现有的独立模式下,各个信息系统都有自己的标准体系,系统之间缺乏统一的标准,随着新业务数据的增加,将会造成数据库众多,升级维护困难、资源浪费的局面。每增加一套新业务数据,就要相应增加一整套的相关支持设备,如数据库、发布设备等,这在数据量较少的情况下,管理员可以进行维护,一旦业务数据量增加,在不同的系统、数据库、服务器之间来回奔跑,将会成为管理员的噩梦。同时由于模式独立,不太可能在每个数据体系上都建立自己的数据安全备份机制,从而造成数据资源的整体安全性降低。由此可见,独立模式运行的卫生资源体系所造成的数据重复和冗余,缺少容错及恢复能力,不能形成一个信息整体,这在某种程度上已经成为全民健康信息化向更高层次发展的瓶颈。

（3）共享程度较低，互联互通不足：目前由于现有全民健康数据体系的独立性，每种体系都有自己的一套数据库和数据格式，这就造成了体系之间的数据无法共享，出现数据孤岛。虽然就单个体系而言，数据库的设计也许是正确的，但是从全局看，各个体系之间存在着数据冗余，从而会导致某个体系的数据改变，其他体系与之相关的数据也要跟着改变，造成了不必要的数据维护。不仅浪费了存储空间，而且增加了数据同步的难度。之所以如此，有技术上的问题，主要是缺少全国统一的卫生行业数据共享标准规范；有立法上的问题，我国至今还没有保证卫生行业数据共享的法律法规；有利益分配上的问题，包括知识产权保护以及数据与服务价格政策等方面的问题，这些问题都造成了卫生数据资源共享程度较低，业务系统重复建设的现状。

（4）信息资源利用率不高：由于缺乏统一标准，系统之间难以共享，这在一定程度上影响了信息资源的利用率，以至于许多花了很大代价收集的数据却束之高阁，造成了资源上的极大浪费。

以上情况表明，建立综合全民健康信息平台实现异构系统互联和协同，通过信息交换和共享平台的方式解决卫生信息分散、资源难以共享和利用的问题，已经成为目前卫生信息化建设的一项迫切任务。

3. 解读

要以实施全民健康保障信息化工程为契机，按照安全为先、保护隐私的原则，充分依托国家电子政务外网和统一数据共享交换平台，拓展完善现有设施资源，全面建成互通共享的国家、省、市、县四级全民健康信息平台，实现卫生计生行业内部和跨部委跨部门的信息共享和交换，强化公共卫生、计划生育、医疗服务、医疗保障、药品供应、综合管理等应用信息系统数据采集、集成共享和业务协同。

国家卫生计生委于2013年3月启动编制《全民健康保障信息化工程需求分析报告》编制，历时近4年开展全民健康保障信息化工程申报，至2017年1月《全民健康保障信息化工程初步设计方案及投资概算报告》获得国家发展改革委批复。

（1）全民健康保障信息化工程建设目标：本项目的建设目标是以服务医改、保障和改善民生、惠及最广大人民群众健康为出发点，依托国家电子政务外网和现有信息化基础，以城乡居民电子健康档案、中西医电子病历和全员人口信息为核心，综合运用云计算、大数据、新一代移动互联网等新兴信息技术，有效整合卫生计生信息资源,实现跨地域、跨部门的信息共享、上下联动、医疗医保医药协同,从而有效提高我国卫生计生服务能力、综合监管能力和信息服务能力,促进多部门合力解决社会突出问题,满足人民群众多层次多样化的健康需求。

通过国家全民健康信息平台直接与32个省级全民健康信息平台、44家委属管医院信息系统的对接,建立统一的数据采集与交换通道,实现数据采集效率最大化,解决数据多头重复采集的资源浪费现象。同时,利用统一的数据采集与交换平台实现各业务应用系统之间的互联互通,实现跨域的信息共享与业务协同。

在国家全民健康信息平台中建设以全员人口、健康档案、电子病历三大基础数据库为核心,包括全口径业务共享数据、外部共享数据以及决策支持数据的国家全民健康信息资源中心。利用主数据管理手段,实现高质量、权威性的卫生计生信息资源建设和管理;通过信息资源目录、信息服务接口和组件等多种途径开放信息资源为各业务应用服务;提供对信息资源生产和利用的动态监测与综合分析,实现信息资源建设更好的投资效益比。

有效整合各部门分散的卫生计生信息资源,形成全国统一完整的具有基础性、基准性、权威性的主索引数据库、全员人口信息、居民电子健康档案及电子病历数据库,实现居民健康信息的跨部门、跨区域共享和利用,全面、真实、权威地掌握我国居民的健康状况和卫生计生活动情况,从而加强各政府部门对卫生计生行业的联合监管,并通过政务信息公开为居民提供更加便捷、多样的健康信息服务。

通过建设全国统一的居民健康主索引,实现全国居民健康档案的统一管理和信息共享,使各部门在本部门业务范畴内对居民提供卫生计生服务时,可以通过居民健康主索引掌握该居民在整个卫生计生活动中的所有真实记录,并与其他部门协同互动,从而提升卫生计生服务质量和效率。

基于国家全民健康信息资源中心的高质量大规模个案数据,通过开展国家层面的大数据基础分析,支撑卫生计生业务领域专业化主题分析,支撑政府部门对卫生计生行业的分析、评价和决策支持。利用大数据技术,对居民健康信息和卫生计生活动信息进行信息资源基础分析,通过统计分析报表、各类图形等方式,从关键指标、统一维度等方面,提供面向领域的趋势分析,支撑部门分析社会问题,提高履职效能。实现数量、结构、规模等基础统计分析,重点突破运用数学算法和模型实现的趋势分析。

(2) 全民健康保障信息化工程的一期建设任务

1) 标准体系建设——标准规范体系是实现全民健康信息化的重要基础工作。标准规范体系可以确保有效地开发和利用全民健康信息资源,是全民健康保障信息化工程建设顺利开展的必要条件,是确保各信息系统间的互联、互通、互操作等的基础。全民健康保障信息化工程标准规范体系建设主要内容包括:总体标准、应用支撑标准、应用系统标准、信息基础设施标准、信息安全标准和工程管理规范等6大类44项标准。

2) 全民健康保障信息化工程基础设施建设——在现有信息基础设施基础上,完善和建设基础信息设施,为全民健康保障信息化工程提供奠定坚实、可靠的基础。建设内容主要包括:

① 国家健康医疗资源数据中心及各业务应用平台的主机、存储、系统软件建设——完成国家健康医疗资源数据中心、中医药业务应用平台、疾病预防控制业务应用平台(备份中心)、综合监督业务应用平台、国家食品安全风险评估业务应用平台、人口统筹管理业务应用平台等六个运行在电子政务外网上的国家健康医疗资源数据中心(业务应用平台)的主机、存储、系统软件等相关基础设施建设。完成运行在互联网上的,支撑医疗与健康公众服务门户的基础设施建设,以及全民健康保障信息化工程的同城异地备份中心的基础设施建设。

② 网络及联网工程——依托国家电子政务外网,完成国家人口健康数据中心及6个业务应用平台的网络设备采购,完成国家人口健康数据中心与10个试点省级平台、44家委属管医院联网。基于互联网,完成支撑全国预约诊疗监管与服务平台和医疗与健康公众服务门户的联网及网络建设。

3) 全民健康保障信息化工程信息资源建设——建设全民健康信息资源库总体框架,主要包括:基础信息资源库(人员基础信息、机构基础信息、主索引信息、健康档案索引及摘要信息、电子病历索引及摘要信息、数据字典、相关标准等),共享信息库(用于委内及部委之间的信息共享),统计分析数据库,全民健康信息分析数据仓库,各业务系统运行的业务库等。

4) 应用系统建设——按照以人为本,三医联动,中西医并重,多部门共享协同的要求,从中西医协同的公共卫生管理、综合业务管理和绩效考核、健康医疗公共服务、基本药物制度运行监测评价、人口统筹管理和综合管理6大领域,在国家层面(即中央投资部分)共规划了1个应用支撑系统,6大信息系统,本期共建设37个信息子系统,见表7-1。

表7-1 应用系统一期建设内容

序号	应用分类	一期建设内容
1	综合管理信息系统	卫生政策综合分析与决策支持信息子系统(一期)
2		卫生计生人力资源综合管理信息子系统(含住院医师规范化培训等)(一期)
3		财务监管信息子系统(一期,含公立医院经济运行监管)
4		中医药综合管理信息子系统(含政务协同、项目监管、广告监管)
5	公共卫生管理信息系统	传染病动态监测信息子系统(一期)
6		慢性病及危险因素监测信息子系统(一期)
7		免疫规划监测信息子系统(一期)
8		精神卫生监测信息子系统(一期)
9		健康危害因素监测信息子系统(一期)
10		疾病预防控制与爱国卫生资源管理服务信息子系统(一期)
11		监督员和监督协管员网络培训信息子系统
12		卫生计生监督信息报告信息子系统
13		食品安全风险监测报告信息子系统
14		食品安全国家标准管理信息子系统
15		儿童保健信息子系统(一期)
16		妇女保健与计划生育技术服务信息子系统(含妇女健康管理与服务,围生保健服务与管理,妇幼保健资源管理与服务,母婴保健法律证件管理系统等)(一期)
17		妇幼健康综合管理子系统(一期)
18		基本公共卫生服务项目管理信息子系统(含妇幼重大公共卫生服务项目管理)
19		突发公共事件卫生应急指挥信息子系统(含中医)
20		出入境突发公共卫生事件监测处置信息系统(国家质检总局35个直属检验检疫局配套工程项目)
21	医疗健康公共服务信息系统	健康服务门户(含预约诊疗信息共享与监管子系统)
22		中西医电子病历、健康档案共享查询服务信息子系统(一期)
23		中药品种基础数据服务信息子系统
24		中医临床业务基本信息共享服务信息子系统
25		中医养生保健监管与服务信息子系统

序号	应用分类	一期建设内容
26	医疗健康公共服务信息系统	中医药专科专病信息服务信息子系统
27		中医药经验传承服务信息子系统
28		中医药标准服务信息子系统
29		血液管理信息子系统
30	基本药物制度运行监测评价系统	基本药物制度监测评价信息子系统（一期）
31		药品采购供应监测信息子系统（一期）
32	卫生服务质量与绩效评价系统	医疗资源监管与服务信息子系统（一期）
33		医疗质量管理信息子系统（含医院感染监测、医疗质量管理与控制、委属管医院监管与服务）
34		基层医疗卫生服务及绩效考核评价信息子系统（一期）
35	人口统筹管理信息系统	人口与计生服务管理应用系统
36		人口信息校核与服务引导系统
37		人口决策支持应用系统

5）安全保障体系建设——按照"整体合规、资源可控、数据可信、持续发展"原则和三级等保的相关要求，建立有效的身份认证、授权管理、责任认定机制；建立健全信息安全监测系统，防范网络攻击、病毒入侵、网络泄密和数据泄露，提升信息安全能力，确保全民健康保障信息化工程各系统安全、稳定运行。

（3）全民健康保障信息系统总体架构：在统一的网络基础设施支撑下，以标准规范体系和安全保障体系为保障，部署统一的全民健康保障数据库，建立统一的目录服务和数据交换体系，搭建统一的 SOA 应用支撑平台，为公共卫生、医疗服务、医疗保障（新农合）、药品供应保障、计划生育、综合管理六大类业务提供支撑。整个系统统一标准规范，统一安全管理实现统一的医疗信息服务门户。

全民健康保障信息系统总体架构如图 7-1 所示：

（4）全民健康保障信息化工程数据中心总体部署：全民健康保障信息化工程数据中心总体部署架构如图 7-2 所示：

全民健康保障信息化工程在物理拓扑上结合卫生计生行业信息化发展现状，国家卫生健康委对全民健康保障信息化工程数据中心与网络建设方案进

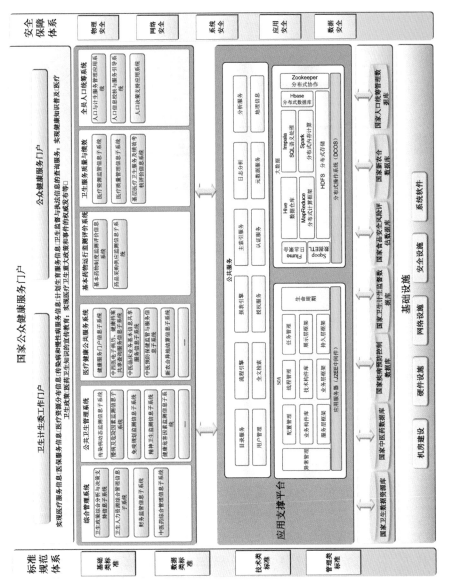

图 7-1　全民健康保障信息系统总体架构

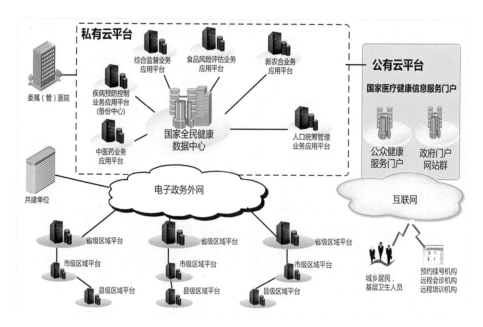

图7-2　全民健康保障信息化工程数据中心总体部署架构图

行统筹考虑。全民健康保障信息化工程在物理拓扑上共包括1个数据中心，6个业务应用平台，1个备份中心。1个数据中心为国家健康医疗资源数据中心，6个业务应用平台为：中医药业务应用平台、疾病预防控制业务应用平台、综合监督业务应用平台、食品风险评估业务应用平台、新农合业务应用平台和人口统筹管理业务应用平台，1个备份中心为全民健康保障信息化工程备份中心（物理位置位于疾病预防控制业务应用平台机房）。

4. 案例

浙江省全民健康信息化建设

（1）建设目标：根据《浙江省全民健康信息化建设发展"十三五"规划》要求，到2020年，浙江省全面建成实用、共享、安全的全民健康信息服务体系，形成一朵集成、开放、共享的"浙江健康云"，建成一张横到边、纵到底的"健康信息应用网"，人人拥有一份连续、动态、实用的居民电子健康档案，打造一个全方位、一站式的"健康服务门户"，建立一套标准、安全的信息化发展保障体系，信息化综合能力能适应卫生计生事业发展、公众健康信息服务和健康产业发展需要，信息化应用与建设水平继续保持全国前列，为实现人人享有基本医疗卫生服务和全民健康服务目标提供有力的信息化支撑和保障。

(2) 建设内容:《浙江省全民健康信息化建设发展"十三五"规划》中提出了 10 项主要任务和 4 项重点工程的建设。10 项主要任务是:①完善信息基础支撑框架;②强化电子健康档案应用;③推进县域医疗卫生信息一体化;④加强医疗信息资源上下联动;⑤强化医防信息高效协同;⑥加快计生妇幼信息融合应用;⑦推进药品管理系统优化升级;⑧发展中医药信息特色服务;⑨促进供给模式创新发展;⑩提升行业治理大数据应用水平。4 项重点工程是:①分级诊疗信息化支撑工程;②生育健康信息化服务提升工程;③智慧医疗惠民工程;④医院信息综合监管工程。

(3) 建设进展及成效

1) 全民健康信息化机制先行保障:2014 年机构改革过程中,浙江省卫生计生委专门成立了规划与信息化处,明确其负责卫生计生信息化规划、标准和安全规范的职能。

2) 全民健康信息标准不断完善:浙江省在国家卫生计生委制定的行业标准的基础上,根据本地需要,制定并发布了《浙江省电子健康档案信息系统功能规范》等十余项信息交换技术、字典及业务规范等标准规范,指导各地开展相关系统建设。

3) 全省信息化基础架构已具规模:浙江省已建立了覆盖全省 11 个市 90 个县(市、区)的卫生业务虚拟专网,300 多家医疗卫生机构直接接入,基层医疗卫生机构分级接入(图 7-3)。

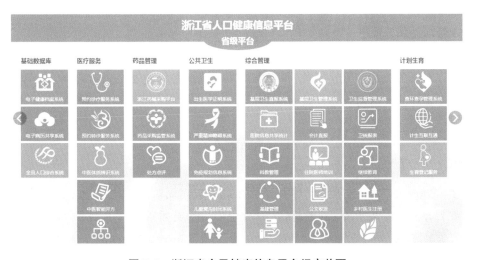

图 7-3　浙江省全民健康信息平台门户首页

4) 区域卫生信息平台互联通:省市县三级全民健康信息平台的架构已经形成,全省11个市级全民健康信息平台建设全面开展。

5) 居民电子健康档案整合共享发展:浙江省90%的县已建立了区域电子健康档案系统,68%的县档案数据存于本级平台,60%的县档案数据已上传至省级平台,全省已建立居民电子健康档案4566万份,建档率达94.59%。

6) 基层医疗卫生信息化实现大发展:近几年,以建设国家发改委"基层医疗卫生机构管理信息系统"等项目为契机,全省基层医疗卫生机构信息化真正实现了"强基层"。

7) 公共卫生信息系统边发展边整合:疾病防控、妇幼保健、食品安全风险评估、卫生监督现场执法、血液安全管理、卫生应急指挥等系统建设和应用得到进一步完善。

8) 医疗资源共享助推应用服务:浙江省预约诊疗服务平台为广大群众提供多渠道、多类型、高效的预约诊疗服务,截至2017年12月,该平台共计接入省内医院260余家,已注册实名用户逾660万名,成功预约2040.46万余次,预约成功率超过70.83%。

9) 卫生计生综合管理应用推陈出新:基于各个区域卫生信息平台和各大数据库,开展统计分析和数据挖掘,提升了卫生计生管理和科学决策能力。

10) 智慧医疗便民服务不断拓展:2016年,"浙江智慧医疗"入选《中国卫生》年度"推进医改、服务百姓健康"十大新举措。目前,全省42%的地区已能通过健康服务APP或微信公众号提供预约挂号、排队叫号、智能导医和报告查询等便民服务。

11) 互联网健康信息服务创新探索:近年来,浙江省卫生计生委为促进健康信息服务业更好更快发展,推动浙江省健康服务业走在全国前列,积极开展了互联网健康信息服务模式的探索。

上海市"医联工程"

2005年,上海率先进行市级公立医院管理体制改革,探索"管办分开",成立上海医院发展中心(以下简称"申康中心")。针对医疗信息割裂、临床信息不能共享、业务缺乏协作等问题,申康中心借鉴国际先进经验,设计应用医疗信息化平台,实现医院间信息的共享,让孤立的资源流动起来,疏通有限的医疗资源提供协同服务[1]。

上海临床信息交换共享平台建设情况如下:

(1) 设计思路:区域医疗信息共享与协同服务是欧美等发达国家医疗信息化的前沿课题。申康中心在充分研究美国等国际标准与规范,学习借鉴英国、加拿大、新加坡和中国香港地区经验建设的基础上,面对原有系统存在的困难,提出了建设市级医院间医疗信息互联互通、实现共享的设计思路[2,3]。一是以统一就诊卡建立个人电子诊疗档案为切入点,方便患者就医;二是以医院互联互通、构建区域信息平台为核心,实现跨院信息共享和业务协同;三是以电子档案跨院调阅和医疗智能提醒为重点,有效减少重复检验检查及用药,提高医疗质量与安全。

(2) 基本情况:申康中心在项目建设过程中遵照总体规划、分步实施、拓展创新等原则,积极应用信息科技,于 2006 年 10 月在全市市级公立医院中启动建设临床信息交换共享平台,即"医联工程";于 2008 年 12 月实现了 23 家市级医院接入,基本实现市级医院间的互联互通和临床信息共享[4,5]。基于已建成的医联平台之上继续深化应用,2010 年 7 月,医联重复项目智能提醒上线;2011 年 9 月,医联预约服务系统上线;2012 年 12 月,医联扩联成功接入 11 家共建共管医院和郊区 4 家新建三级医院,实现了 38 家市级医院的全覆盖;2013 年 6 月,启动建设市级医院运营监管平台;2014 年 6 月,医联植(介)入医用耗材平台上线;2014 年 7 月,实现医联门诊跨院一站式付费服务,开始部署医联云健康"智慧就医"O2O(Online To Offline)服务平台。

(3) 建设成效:迄今,"医联工程"已建成国内最大样本量的医疗信息库。截至 2016 年 12 月,"医联工程"已汇集 4.26 亿份就诊记录,其中完整建档人群 8058.74 万人次,包括患者基本信息、处方 21.09 亿条,检验检查报告 2.78 亿份,案首页 2242.1 万份,出院小结 735.79 万份,影像数据累计达 1210TB。申康中心依托信息化技术,以实现区域协同医疗服务为目标,打破医院间的连接

[1] 杨宏桥,刘希华,王虹,等.构建顶层体系结构推动医疗信息化建设[J].中国医院管理,2009,29(4):65-67.
[2] 王艳军,郝慧琴,董海原.从新医改的角度解析区域医疗服务信息平台建设内容的定性研究[J].中国药物与临床,2011,11(10):1119-1123.
[3] 于广军,高解春.公立医院改革的国际比较研究[J].中国医院院长,2007(9):39-42.
[4] 申康模式:改革探索医联工程[J].中国信息界(e医疗),2010(2):14-15.
[5] 高解春,于广军,杨佳泓,等.上海市级医院医联工程项目的建设成效与深化前景[J].中国医院,2010,14(10):12-14.

屏障,使隔离孤立的信息资源流动起来[①]。

通过技术与管理的深度融合,使创新成果更多转化为惠民利民和医疗临床服务的有效举措,为全面推进市级公立医院综合改革提供有利支撑。

(孟 群 徐向东 赵 飞 兰 蓝)

(二)创新管理模式,推动生育登记网上办理

1.《指导意见》原文

创新管理模式,推动生育登记网上办理。

2. 现状与问题

截至 2016 年年底,31 个省(自治区、直辖市)和新疆生产建设兵团均全面实行生育登记服务制度。

进一步简化优化服务流程。在登记地点上,夫妻可在任意一方户籍所在地、现居住地乡镇和村居办理,明确现居住地和户籍地具有同等职责,湖南、陕西还可在夫妻单位所在地办理。在登记方式上,完善服务手段,综合运用入户采集、预约服务、网上办理、办事采集、信息系统采集等多种方式,打通服务群众最后"一公里"。在办理时限上,符合条件且材料齐全的,现场办理可即时办结,网上办理 3 个工作日内办结。精简材料,能够从全员人口数据库、妇幼保健等系统获取信息的,不再要求提供。

利用信息化手段,创新为民服务方式。22 省通过自主开发或在全员人口信息库中增加生育登记功能,搭建省级生育登记服务平台。15 省建立省级卫生计生信息共享机制。12 省研发网上办事系统,江西、贵州、陕西等 3 省研发手机 APP 软件,开展"互联网+"生育登记,服务对象足不出户、任意时间均可在线申请办理。上海、湖北、重庆等 3 省将群众自主登记与卫生计生服务相结合,通过信息共享,由计生干部在系统中完成生育登记。北京、河北、福建等 3 省将生育登记服务单生成二维码、数字代码等方式,推送民政、社保部门,便于校验;天津、湖北等省取消纸质生育证明,与生育保险系统信息互联同步,群众办理生育保险不再提供计生证明,省时省力省人,极大方便群众。

协同推进,确保服务增效。17 省把生育登记服务纳入目标责任制考核,

---

① 庞涛.走在区域信息化前列的上海医联工程[J].中国信息界(e医疗),2013(10):117.

河北各县(市)建立计划生育服务回访中心,跟踪评估,推动作风转变,提高服务质量。宁夏协调专项资金,每登记一户补助10元工作经费,2017年提高到15元。重庆进行生育登记服务群众可免费进行唐氏综合征基因筛查。上海、贵州等地居民可网上自助打印或异地打证。广西将生育登记纳入诚信计生协议范围,引导群众自觉主动进行登记。河南以生育登记为切入点,探索卫生计生多证合一,推进生育登记、婚检、孕检、孕产期保健、儿童保健、预防接种等有机结合,提高了工作效率,受到群众和基层工作人员的欢迎。

同时,生育登记服务也存在一些问题。

(1) 网上登记率不高:受传统观念制约,部分群众认为网上材料缺乏公信力和法律效力,加之对网上办证系统比较陌生,网上办理普及性不高。部分省份还没有建立网上登记平台,少数基层干部年龄偏大,对人口数据库和登记系统操作不熟练。北京反映,40%网上登记因资料不详、填写错误等原因,导致登记失败。

(2) 信息核实困难:人口流动频繁,省之间生育信息掌握难、核查难。国家互联互通生育登记数据库显示,流入地发出的协查信息,反馈率仅为69.31%。各地自主开发的生育登记服务平台,未实行统一标准,向国家报送整合中存在不畅通的问题。部分省级生育登记平台尚未建成,各类卫生计生信息无法互联互通,生育登记质量难以保障。

(3) 生育登记含金量不高:群众进行生育登记后,除国家和地方免费提供的妇幼保健服务项目外,没有附加服务项目。群众主动登记意识不强,对生育登记服务单(证)没有需求的群众登记积极性不高。

3. 解读

生育登记服务制度是计划生育管理方式的重大改革,是维护群众合法权益,解决群众"办证难"问题的具体举措。它的前身是生育服务证制度,《生育服务证》在计划生育控制人口过快增长阶段发挥了极其重要的历史作用,但也出现了一些弊端。为解决群众办证难问题,国家卫生计生委认真贯彻落实党中央、国务院关于建设服务型政府的决策部署,积极推进计划生育服务管理改革。2013年取消了一孩生育审批和生育服务证;2016年印发《关于做好生育登记服务工作的指导意见》,对生育两个以内孩子的,实行生育登记服务。

目前,各地按照《中共中央 国务院关于实施全面两孩政策改革完善计划生育服务管理的决定》要求,出台了生育登记服务实施细则和办法。通过不设前置条件、简化流程、精简材料、一次性告知、首接负责制、代办制等一系列实实在在的便民利民措施,切实维护群众利益。通过生育登记服务的不断推进,实现了计划生育工作从注重结果管理向注重服务质量转变、从被动审批向主动服务转变,推动了计划生育服务管理创新,赢得了群众的信任,密切了干群关系。

4. 案例

湖北省生育登记服务信息系统

湖北省充分发挥信息化优势,实现精准登记、精准服务。通过生育登记服务信息系统,夯实人口基础信息,为全面两孩政策顺利实施提供基础数据;及时了解孕产情况,增强服务针对性和有效性,进一步提高孕产妇生育全程服务的精准化水平。

(1)加强信息融合,实现共享采集:加大人口基础信息共享平台、计划生育便民办证平台、村居在线服务平台等计划生育业务信息系统应用的力度,实现五级联网、在线管理、在线服务,基层专干在日常工作中主动掌握群众新婚、怀孕、生育、入户和办证信息。将生育登记与信息化应用相结合,依托卫生计生信息系统和公安、民政、人社等信息系统共享应用开展信息登记,实现信息共享采集。

(2)将生育登记与随访服务工作相结合,实现入户采集:由乡镇(街道)计生干部或村(居)专干主动登记,在日常工作中主动掌握群众新婚、怀孕、生育、入户和办证信息,村居专干、村医和网格员主动上门定期和不定期随访服务,通过村居在线服务平台实现信息入户采集,乡镇计生办实时审核后及时更新到全员人口信息库。也可以由群众通过门户网站提交登记信息,或到户籍地、现居住地乡镇或村(居)现场登记。

(3)生育登记与群众自主登记和计生便民服务相结合,实现办事采集。在群众自主登记、便民办证、母婴保健、儿童预防接种、居民健康卡发放等服务中实现信息办事采集,群众通过门户网站提交的信息和全员人口库录入的怀孕、生育信息将自动对接到便民办证系统中的生育登记模块中。生育登记模块对接受的信息进行分类,生成当年生育、在孕、孕情消失、未孕已登记4类名单,引导基层开展针对性服务和管理。

(4)以生育登记为切实点,促进基层改革转型:以建设"智慧计生"为抓手,充分利用多年来形成的基层网络和信息化应用优势,开展计划生育"一卡通""一证通""一网通"试点,依托居民健康卡,实现"一卡两通十项功能",依托居民身份证实现"一证通"、依托互联网实现"一网通",将生育登记服务、证件办理与母婴保健、儿童预防接种、居民健康卡发放等工作有机结合起来,减轻了基层专干工作负担,提升了工作效率,进一步转变工作理念思路和工作方式方法,加快推进计划生育服务管理改革。

(赵飞 兰蓝)

(三)消除数据壁垒,建立共享通道

1.《指导意见》原文

消除数据壁垒,畅通部门、区域、行业之间的数据共享通道,探索社会化健康医疗数据信息互通机制,推动实现健康医疗数据在平台集聚、业务事项在平台办理、政府决策依托平台支撑。

2. 现状与问题

如前所述,我国的全民健康信息化建设已经初见成效,由于缺乏顶层设计和统一规划、不同医疗机构之间的利益难以有效平衡、医疗数据管制等原因,区域和机构之间往往存在着难以逾越的数据壁垒。数据间的共享、融合通道不畅通,使得健康医疗数据大多是碎片化的。这种分割式、碎片化、不连续的数据罗列在一起,只是样本,使得许多依赖于数据多样性和完整性的关联分析无法进行,导致健康医疗大数据的应用范围和价值都大打折扣。

健康医疗大数据除了医疗行业内的数据,还广泛存在于工信、民政、公安、社保、食药监等诸多领域。因此,还要整合分散在不同部门之间的海量数据。但是现状是各部门、各领域都建立了垂直的信息系统和内部网络,可以实现纵向从国家到省、市、县的数据互通。但是由于各部门的信息化建设自成体系,出于部门利益和信息安全等一系列考量,部门更加倾向于对数据严加保护而不是对外共享,这使得跨部门和跨领域的数据整合与共享十分困难。

同时,健康医疗大数据除了在医疗机构和公共部门内部流转外,还包括了由各类第三方检测中心、健康医疗终端和应用所采集的社会化数据。现状是由于缺乏统一的数据采集标准和规范的接口,大量的社会化数据散落在各机构和各终端当中,形成了大量的数据孤岛,与全民健康信息平台无法有效整合,阻碍了社会化健康医疗大数据的利用与创新。

由此可见,数据壁垒是现阶段限制健康医疗大数据价值变现的首要因素,而医疗机构、部门、行业的割据又加剧了数据壁垒的恶化。由于缺乏统一、权威的信息平台,不同的医疗机构之间、不同部门之间都存在数据割裂。数据壁垒的问题,对于我国利用大数据改善医疗服务质量、降低医疗费用、推动互联网医疗产业健康发展都产生了极大的阻碍。

3. 解读

《指导意见》将"坚持开放融合、共建共享"作为发展健康医疗大数据应用的三大基本原则之一,在重大任务和重大工程中,明确要建立"统一权威、互联互通的全民健康信息平台"。其中,统一权威是基础,互联互通是保障。只有将各类数据源有效整合和汇聚到平台上,确保平台数据的真实性、全面性、准确性、实时性和完善性,全民健康信息平台的统一权威才能够得以实现。

加强信息标准化是消除壁垒,畅通部门、区域、行业之间的数据共享通道,完善人口健康信息服务体系建设的核心基础。构建全国集中、权威、统一的健康医疗大数据平台是探索社会化健康医疗数据信息互通机制,推进健康医疗大数据应用的重要保障。

(1)制定相关管理服务办法:为消除数据壁垒,国家卫生计生委正在制订"健康医疗大数据管理服务办法",强化对健康医疗大数据的使用和交换,探索构建健康医疗大数据交易平台及数据使用收费机制和价格机制的研究;负责制定健康医疗大数据开放共享的工作机制,建立"分级授权、分类应用、权责一致"的管理制度,统筹建设健康医疗大数据信息资源目录体系和共享交换体系;规范健康医疗大数据应用领域的准入标准,建立大数据应用诚信机制和退出机制,制定大数据挖掘、应用和双创的行为规范。

县级以上卫生计生行政部门(含中医药行政部门,下同)是健康医疗大数据管理服务的主管部门,负责计划、建设、应用、监控本行政区域健康医疗大数据管理服务工作;应当建立健康医疗大数据的应用发展制度,要求有关单位依法依规利用有关信息,提供安全的信息查询和复制渠道,严格按照隐私保护和安全要求,做好数据使用和销毁过程中的痕迹管理;应当加强对本行政区域内各责任单位健康医疗大数据管理工作的日常监督检查,对本行政区域内各责任单位健康医疗大数据应用工作的指导监督,提高健康医疗大数据的服务和管理能力;应建立约谈、通报制度,相关单位和个人在健康医疗大数据应用、健康医疗大数据系统建设维护和技术支持等过程中,违反相关规定造成不良后果的,主管部门或责任单位应当对其予以约谈、通报;情节严重、违反国家法律法规的,依照国家有关法律法规追究其法律责任。

各级各类医疗卫生服务机构为本单位本区域内健康医疗大数据管理的责任单位,进行健康医疗大数据管理服务应当按照法律法规的规定,遵循医学伦理原则,保证信息安全,保护个人隐私;应当根据本单位健康医疗大数据管理的需求,设立相应的健康医疗大数据管理部门和岗位职责,建立"分级授权、分类应用、权责一致"的管理制度,建立或者利用相应的健康医疗大数据管理系统进行支撑。应严格执行相关标准和程序,做到标准统一、术语规范、内容准确;采集的数据应当符合业务应用和管理要求,保证服务和管理对象在本单位信息系统中身份标识唯一、基本数据项一致,所采集的信息应当严格实行信息复核程序。责任单位应当具备符合国家有关规定要求的数据存储、容灾备份和管理条件,按照国家统一规划统一管理和运营;应当加强对健康医疗大数据的存储、管理和应用等,并强化对健康医疗大数据跨境流动的管理。健康医疗大数据应存储在境内安全可控的服务器上,不得在境外的服务器中交换与存储;应当结合服务和管理工作需要,及时更新与维护健康医疗大数据,确保信息处于最新、连续、有效状态;应当做好健康医疗大数据安全和隐私保护工作,按照国家网络安全等级保护制度要求,加强建设健康医疗大数据相关系统安全保障体系,制定安全管理制度、操作规程和技术规范,保障健康医疗大数据的安全;责任单位发生变更时,应当将所管理的健康医疗大数据完整、安全地移交给主管部门或承接延续其职能的机构,不得造成健康医疗大数据的损毁和丢失。

(2) 推进互联互通标准应用落地:标准的应用管理是标准全生命周期的重要环节,标准测评是推进标准贯彻实施的有效抓手。为此,国家卫生计生委在研发卫生行业信息标准、建立卫生信息标准体系基本框架的基础上,制定了一整套具有自主知识产权的标准实施评价体系,包括标准符合性测试规范、测评方案,以及独立的测试系统实验室环境和统一的测评管理信息系统,并组织开展测评试点工作,有力地推动了健康医疗信息互联互通。下一步将以互联互通和信息共享为突破口,在国家卫生计生委统一规划部署下将选择有条件的省开展分级测评工作,促进标准落地应用,实现基于标准的信息互通共享。在已完成的测评技术体系成果基础上将全面加强标准测评工作,制定相关政策性和技术性文件,从政策和制度层面加强信息标准在业务领域的贯彻应用,为促进标准应用提供制度保障。

(3) 构建健康医疗大数据平台:在国家、省、市、县四级全民健康信息平台基础上构建国家级的健康医疗大数据平台。平台建设不仅要打破传统的信息部门管理机制,整合信息孤岛和信息烟囱,实现跨区域、跨机构、跨层级的数据共享与交换。还要突破医疗体系内部,消除卫生计生、工信、民政、公安、社保、环保、食药品监管等部门的壁垒,建立跨部门、跨行业的数据互联共享通道,将分散在不同机构的健康医疗数据整合为一个逻辑上的信息整体,真正实现跨部门数据资源的密切配合和统一归口,满足与其相关各种机构和人员的需要。

按照"政府主导、市场运作、联合创新、共建共赢"的原则,平台还要积极"探索社会化健康医疗数据信息互通机制",推进来自可穿戴设备、智能健康电子产品、健康医疗移动应用等的数据资源规范接入,引导广大企业积极参与,扩大全民健康信息平台的数据覆盖范围,共同推动国家健康医疗大数据基础设施建设和应用发展。

2017 年 4 月以来,在国家卫生计生委支持下三大集团公司——"中国健康医疗大数据产业发展集团有限公司""中国健康医疗大数据科技发展集团公司"和"中国健康医疗大数据股份有限公司"相继成立,标志着国家健康医疗大数据平台建设已经启动。根据国家卫生计生委的要求,平台将承担全国健康医疗数据的收集、上报、定位存储和安全管理等功能。项目启动后,集团公司要按照"1+5+X"的国家试点总体方案明确工作任务和时间节点,推动厦门等试点地区国家大数据项目早日开工建设,为全国提供可复制、可推广的经验和模式,推动健康产业尽快成为国民经济的重要支柱产业。

未来全国将建立 10~15 个健康医疗大数据的科研、开发、创新中心,并联合清华大学、厦门大学等院校,建立若干个健康医疗大数据研究院。

(4) 推动实现健康医疗数据在平台集聚、业务事项在平台办理、政府决策依托平台支撑:"数据在平台集聚"仅仅是基础。我们需要进一步依托平台所积聚的珍贵数据资源真正发挥平台数据的价值和优势。

打通数据通道后,依据大数据平台聚集的医学大数据资源,构建临床决策、疾病诊断、药物研发等支持系统,拓展公共卫生监测评估、传染病疫情预警等应用,为临床、科研、卫生的行业治理、管理决策、惠民服务、产业发展提供数据、应用、科研、生态、安全等服务。

在服务于百姓方面,不断增强百姓的"自主健康"服务体验,充分发挥让健康数据"多跑路",让人民群众"少跑腿",在互联网健康咨询、预约就诊、预约挂号、诊间结算、医保联网异地结算、移动支付、随访跟踪等便民惠民方面，给百姓带来更加便捷的应用服务，提高百姓的获得感，满足人民群众多层次、多样化的健康需求。

在服务于企业方面，为医疗机构和企业提供数据交换共享、数据安全治理及数据运营维护等服务，推动健康医疗大数据融合共享、开放应用，促进大健康产业汇聚和生态发展。鼓励和规范有关企事业单位开展健康医疗大数据创新应用研究。依托国家电子政务外网和统一数据共享交换平台形成健康医疗服务类信息的交换共享枢纽和一站式服务窗口，推动业务事项在平台办理。构建政、产、学、研、用联合创新体系，推动医药、金融、物流、养老、保险、教育、健身等产能潜能释放，带动健康产业加快升级，有利于推动万众创业、大众创新更大发展空间。

在服务于政府方面，通过采集和分析公共卫生、计划生育、医疗服务、医疗保障、药品供应、综合管理等数据，实现实时对辖区内医改、药品、费用等进行监测。通过大数据对决策过程进行建模、分析，将预测结果作为政府决策的参考依据，提高政府决策过程的科学性。同时，还可利用大数据对政策效果进行评估，避免因为人为决策和片面数据造成的重大损失。

可以说，《指导意见》描绘了一幅我国健康医疗大数据发展的路线图，首要而基础的任务就是依托各级全民健康信息平台，实现健康医疗大数据从多渠道、多来源的共享和汇聚；其次是在集中、统一的"大数据资源池"之上，发展包括行业治理、临床科研、公共卫生、数字化智能设备等应用。实现上述路线图，最重要的就是消除数据壁垒，建立畅通的数据共享通道，只有这样健康医疗大数据才能真正形成。

4. 案例

英国国家医疗 IT 项目（NPfIT）

英国为促进整个国家医疗卫生服务体系的现代化，2002 年开始启动覆盖全英国的国家医疗 IT 项目（national program for IT，NPfIT），目的是建立统一的国家级全民健康医疗数据中心，实现患者的健康医疗信息可在全国范围内进行共享，让医生、患者能够获得最好的医疗信息服务体验。项目计划用 10年时间建立起覆盖英国每一个公民的全生命周期健康医疗数据库。

NPfIT 项目采用集中式的技术架构，以实现居民健康信息的统一管理。

NPfIT 建设的电子健康记录（electronic health records，EHR）系统采用集中式架构，将英国分为 5 大区域，由 CSC 联盟、BT 健康伦敦、埃森哲和富士通联盟 4 大地方 IT 服务商负责区域卫生信息化建设。每一位患者都拥有本地医疗详细记录和概要记录。医疗详细记录存于本地系统中，包含有患者过去和现在的身体状况、健康评估、治疗和护理计划等完整信息。这个详细的电子病历信息将通过数据共享系统在本地的医疗机构中实现共享。这意味着如果患者如果在不同地区接受过治疗，他可能会有多个详细信息记录。患者概要记录通过提取详细记录中的数据而形成，主要包括用药史、过敏史和重要的医疗干预措施。本地系统会自动上传重要数据到骨干网（Spine），存储患者概要记录。Spine 是存储患者概要记录的全国性中心数据库。患者有权利选择不上传数据，但是英国医疗服务体系（national health service）仍然收集了相当数量的数据资源。

NPfIT 项目使英国医疗体系的信息化和数字化走在了世界的前列，英国医疗体系的服务质量和效率都得到了很大的改善。更加重要的是，基于 NPfIT 所汇聚的海量数据资源，NHS 得以开展一系列大数据应用与分析。目前，英国数据战略委员会已经就 NHS 的数据进行整理，并制定了分类开放标准，包括：整体数据，如家庭医生数据、医院数据、护理数据、药房数据、社区服务数据等；个人数据，如医疗报告、病人诊断报告等。这些数据对医学研究、医药制造以及全英乃至全球的健康医疗服务体系，都有着极其重要的价值。

（尹新　赵飞）

二、推动健康医疗大数据资源共享开放

（一）打通数据资源共享通道

1.《指导意见》原文

鼓励各类医疗卫生机构推进健康医疗大数据采集、存储，加强应用支撑和运维技术保障，打通数据资源共享通道。加快建设和完善以居民电子健康档案、电子病历、电子处方等为核心的基础数据库。

2. 现状与问题

目前,纵观世界各国的健康医疗大数据发展进程,积极推动数据资源的共享开放已经成为各国普遍采取的举措。健康医疗大数据作为国家重要的基础性战略资源,在安全的前提下进行开放和共享,能够充分发挥数据资源潜力、释放价值,对于推动我国健康医疗大数据事业的进步具有十分重要的作用。

历经多年的信息化建设,我国的全民健康信息化已经卓有成效,各级医疗机构都积累了规模庞大的数据资源,但仍然存在数据资源不全、标准化不足、数据安全和隐私保护等问题,阻碍了数据共享和开放的步伐。

(1) 数据量大,类型复杂:健康医疗大数据包括医疗服务、临床实验、居民的行为与健康管理以及政府的人口与公共卫生数据,涵盖人的全生命周期,就个人而言需具有完整、动态、连续的健康档案,因此数据量巨大,据统计 2020 年全球的健康医疗数据将超过 40ZB。此外,数据的结构日益复杂,除了部分信息系统产生的结构化数据之外,还包括大量的非结构化数据,如医学影像、病理检查和基因检测等数据,给数据的采集、存储、分析、处理、传输等带来巨大挑战。

(2) 信息采集不足,收集渠道不畅:健康医疗数据的来源应该包括医院、科研机构、政府、企业和个人等,但是现阶段我国健康医疗数据更多来源于医疗机构内部,涉及的互联网以及个人自主健康管理的数据较少。此外,由于体制机制的原因,目前各系统、平台相对独立,缺乏合理接口,大数据收集的渠道不畅,导致采集与应用存在一定程度上的脱离。

(3) 共享开放有待提升:我国的健康医疗大数据面临的主要问题是数据质量不高、数据共享开放水平较低。这主要因为我国的医疗机构"不愿、不敢、不会"共享与开放数据。所谓"不愿",指的是有些医疗机构将数据视为自己的私产,担心一旦将数据共享开放,自身的利益会受到损失,又无法看到明显的收益;所谓"不敢",是因为健康医疗数据涵盖了大量的个人隐私等信息,一旦泄露,风险极大;所谓"不会",指的是政府和医疗机构不知道如何开放数据,包括如何开发数据接口,如何进行数据的清洗和匿名化处理等诸如此类的技术性和规范性问题。

(4) 标准落地需要加强:目前我国已经建立了卫生信息标准体系和卫生信息标准管理体系,开发和颁发了 208 项卫生信息标准,基本满足了我国卫生健康信息化建设的基本需要。但是随着互联网医疗、医疗可穿戴设备、智能健康电子产品等应用及产品的发展,目前已有的标准需要进一步完善细化,并开发针对数据开放共享等数据标准。另外,由于长期以来我国对标准的推广应用主要采取宣传培训等软性方式,缺乏政策层面的刚性要求和必要的激励、约束措施,同时健康医疗大数据标准应用管理组织体系不够健全,地方与国家级标准管理工作缺乏衔接,因此国家标准落实情况不好,部分标准还未真正落地应用。

(5) 数据安全面临挑战:随着互联网医疗的快速发展,我国的医疗行业正在从传统的医院内走向医院外的互联网生态格局,医院拥抱互联网已成必然的趋势。在这样的背景下,在医疗信息逐渐开放共享的过程中,数据安全也将面临更大的挑战。近几年,国内外患者隐私泄露的事件时有发生,给医院和患者都带来了巨大的损失。安全问题已经成为发展健康医疗大数据迫切需要解决的问题。

3. 解读

《指导意见》提出要"鼓励各类医疗卫生机构推进健康医疗大数据采集、存储"。首先,在数据采集和存储的过程中,应当坚持标准统一、一数一源、多元校核的原则,逐步实现信息系统统一接入,规范数据采集,确保数据质量,杜绝多头采集和重复采集,确保数据资源的客观性、真实性和准确性。其次,各级医疗机构应当充分运用新信息化技术来强化数据采集和存储能力,包括:努力探索物联网和移动互联网技术在临床医疗和医院运营中的各项应用,积极推进 RFID 技术在医疗保健、公共卫生、药品、血液等方面的跟踪治理;充分发挥云计算的资源按需扩展优势,探索并打造区域医疗信息化云平台,减少重复建设,推进区域医疗数据中心共建共享。同时,应当重视基层健康医疗数据的收集,不断加大边远乡村和基层的医疗卫生信息化投入,逐步实现基层医疗卫生信息化和数字化,完善基层数据库建设。

为了打通数据资源共享通道,《指导意见》进一步提出要"加强应用支撑和运维技术保障"。各级医疗卫生机构应该基于区域全民健康信息共享平台和相关行业标准,建立各类数据资源共享应用,包括跨区域、跨机构的临床协同工作系统、电子病历共享系统、医学影像检验检查结果共享系统、药物不良反应监测结果共享系统等,通过应用夯实医院与政府部门、医院与医院、医院与科研机构、医院与第三方检验检测机构等多个主体之间的数据交换和共享基础。

健康医疗大数据作为国家重要的基础性战略资源,各级医疗机构都应该将数据作为一种资产看待。在加强应用支撑的同时,医疗机构应当强化对数据资源的运维和安全保障工作。一方面,医疗机构应当建立起严格的数据质量管理维护机制,定期检查、评估各阶段数据质量及安全可靠程度,保证数据质量,具体措施可包括元数据质量管理(校验数据的真实性和完整性)、过程质量管理(存储、传输、集成、分析、应用质量)等,目标是建立起可衡量、可持续的数据质量管控机制。

另一方面,医疗机构需要大力加强数据资源的安全保障,应当从物理安全、网络安全、主机安全、应用安全和数据安全等方面入手,立足于现有成熟的安全技术,以"自主、安全、稳定、可控"为原则,建立紧密联系、相互协同的安全技术防护体系。同时,健康医疗大数据应当实行分级分类存储,责任单位应当具备符合国家有关规定要求的数据存储、容灾备份和管理条件,建立可靠的数据容灾备份工作机制,定期进行备份和恢复检测,确保数据能够及时、完整、准确恢复,实现长期保存和历史数据的归档管理。

"加快建设和完善以居民电子健康档案、电子病历、电子处方等为核心的基础数据库",就是要求各地区、各机构切实加强以电子健康档案、电子病历和电子处方为核心的信息化建设工作,不断完善基础数据库,汇集数据资源。各地的医疗机构在区域总体设计、统一标准的前提下,从源头上夯实健康医疗大数据的发展基础。

4. 案例

杭州市智慧信息平台建设

近年来,杭州市建设智慧信息平台,并通过开展以下几个方面的工作,实现医疗机构之间的诊疗信息交互和共享,为医疗协同服务提供技术支撑,提高诊疗效率和水平,助力实现智慧医疗。

(1)搭建市县全民健康信息平台:杭州市于2012年启动区域全民健康信息平台建设,体系架构和技术标准遵循国家标准和省标准,目前市级平台已与杭州市所有市属医院及区、县(市)平台(数据中心)实现对接,采集包括医院门诊、住院、体检、检验检查等在内的24大类业务数据,提供各类服务139项,注册机构44家,注册人员28 534人。杭州市卫生信息平台还通过杭州市目录交换平台,共享了市民卡系统、医保系统的部门数据,与杭州市产时出生证系统、市级计免系统、基层医疗机构区域信息系统(包括 HIS、LIS、体检等)业务应用系统进行了无缝连接。通过信息共享,15 万名儿童计免接种信息进入健康档案,9 万多产妇产时信息进入健康档案。

(2) 建设健康档案管理系统:社区卫生信息系统建有居民个人健康档案、慢性病管理、儿童保健管理、围生保健管理、健康体检管理、老年人管理、重症精神病管理、婚检管理及血脂管理等 9 大模块 72 项功能,系统应用已覆盖全市 217 个社区卫生服务中心和所有的社区卫生服务站(村卫生室)。目前,杭州市已完成电子健康档案建档 800 万份、高血压档案 64 万份、糖尿病档案 15 万份、孕产妇档案 15 万份、儿童档案 27 万份,建档率和规范管理率均达 90.9%。

(3) 实现区域信息互通共享:基于杭州市区域卫生信息平台,区域内实现了集中式的电子健康档案共享和分布式的区域医疗影像共享。市属医院医生工作站嵌入电子健康档案调阅模块,经授权的医生在医生工作站只要插入患者的市民卡,其个人基本情况、疾病史、过敏史等信息以及诊疗数据都能实时调阅。同时,市属医院之间、市属医院与下城区、余杭区之间影像数据已实现共享,医生通过共享系统可以查阅患者在本院及其他医院拍摄的影像资料,医生开检查单时如果病人此前已有同类检查将会发出提醒,在确保医疗安全的前提下避免重复检查,节约患者的医疗费用支出和时间成本。一年来调阅量达 108 971 次,提醒重复检查 81 972 次。居民也享受到了区域信息互通共享的成果,登录杭州市居民健康互动平台,可以自助查询自己的健康档案,登录市属医院检验、体检报告查询系统,可以足不出户查询检查体检报告,截至目前,该系统接受市民总查询次数达 113 万次。

(4) 开展卫生信息互联互通标准化等级测评工作:2014 年杭州市获批成为国家区域卫生信息互联互通标准化成熟度测评试点城市,杭州市卫生和计划生育委员会通过国家第二批测评,测评结果为四级甲等(地市级)。杭州市第一人民医院同时成为国家医院信息互联互通标准化成熟度测评试点医院,并通过第二批测评,测评结果为四级乙等。

(5) 推进智慧医疗发展:在实现医疗机构之间的诊疗信息交互和共享的基础上,以"全城通"应用、"全人群"受益、"全自助"服务、"全院通"结算为方向,推进了智慧医疗应用的广泛覆盖,为人们提供更丰富的医疗资源和更便捷、智能的医疗服务,更有效地满足人们对医疗健康服务的迫切需求。自 2012 年以来，杭州已有 250 万参保人员开通市民卡"智慧医疗"诊间结算功能，累计 627 余万人次的门急诊患者享受到便利，按人均至少节约 1 小时计算，全社会降低时间成本超过 627 余万小时。网上检验、体检报告查询系统服务总人次 95.3 万，保守估算至少有 10% 的人群免除专程到医院取报告单的来回奔波，按人均至少节约 2 小时计算，全社会降低时间成本近 20 万小时，而且缓解了交通压力。建设远程会诊平台、双向转诊平台，推动优质资源纵向流动，促进分级诊疗体系建立。"智慧医疗"的发展带动了产业经济发展，2013 年以来的数据显示，市民卡账户医疗应用充值总额达 3.7 亿元，交易金额 3.1 亿元，资金沉淀率平均在 16% 左右。

福州市健康医疗"两个平台"建设

福州作为第一批健康医疗大数据中心与产业园建设国家试点工程的落地城市，出台了《福州市健康医疗大数据资源管理暂行办法》，并积极探索建设"国家健康医疗大数据平台（福州）"和"国家健康医疗大数据安全服务平台（福州）"，切实推进实施健康医疗大数据共享开放，形成新业态、新模式，树立示范标杆，并取得突破性成果，为国家重点工程的推广和发展做出贡献。

（1）出台《福州市健康医疗大数据资源管理暂行办法》：为全面推进大数据发展和应用，规范健康医疗大数据信息采集、加强数据管理、优化共享开放、提升开发应用价值、保障数据安全，推动健康医疗大数据资源进行规范管理，结合福州市实际情况，福州市人民政府制定了《福州市健康医疗大数据资源管理暂行办法》。遵循"一数一源"原则，建立健康医疗大数据资源目录，编制健康医疗大数据采集标准规范，做好规范更新、畅通资源通道、规范采集流程、保证数据质量。提供包含数据共享和开放开发的数据资源服务，建立健康医疗大数据共享机制、明确共享内容。健康医疗大数据按照开放类型分为普通开放类、授权开放类和暂不开放类。建立健康医疗大数据采集、加工、使用、安全管理等考评机制，做到标准统一、术语规范和内容准确。

（2）建立统一、权威的国家健康大数据平台（福州）：它是以大数据、大健康、大发展为主题，是支撑和落地健康医疗大数据中心与产业园建设国家试点工程的核心系统和服务平台。截至 2017 年 4 月 23 日零点，接入二级以上公立医院 37 家，占比 80%。接入区域内人口 571 万人。在安全为先、保护隐私的原则下，主要提供数据服务、应用服务、科研服务、生态服务和安全服务 5 项基础服务,目的是惠民、惠企、惠政。

惠民主要为老百姓提供智能健康服务。目前可以提供针对老百姓的电子健康档案,进行个人的健康管理。平台初步整合了福州的人口资源数据、电子病历、健康档案等医疗数据,未来将陆续采集基因数据、穿戴设备等,利用大数据分析、人工智能、可视化技术真正地从人的全生命周期进行健康监测,给每一位老百姓提供智能健康画像,对每个人的健康状况以及潜在的健康风险提供智能建议。

惠企主要实现应用服务,其核心是实现数据共享开放,即提供数据服务。平台在数据服务的底层要对数据全生命周期做数据的治理、数据脱敏和数据清洗,配套发布的《福州市健康医疗大数据资源管理暂行办法》,以及梳理出的数据资源目录、一系列落地指南,为临床、科研、卫生的行业治理、管理决策、惠民服务、产业发展提供数据共享、开放、开发服务。例如在科研服务方面,平台可为科研机构提供智能分词和检索服务,其中智能分词技术可以帮助应用人员应用自然语言进行数据检索和分析。

惠政主要服务于政府,提供监测与监督服务。可以进行实时监测辖区药品和费用,平台通过采集和融合分析福州市的公共卫生、计划生育、医疗服务、医疗保障、药品供应、综合管理等系统数据,实现实时对辖区内医改、药品、费用等进行监测。

(3) 建立国家健康医疗大数据安全服务平台(福州):该平台提供对健康医疗大数据全生命周期的安全管理,主要由安全融合系统、安全管控系统、安全应急系统组成。

安全融合系统主要是从不同维度汇聚国家平台安全动态,针对不同的维度进行安全细节分析。比如对于设备安全、数据安全、资产安全,包括安全事件进行分级分类,对相关的不同安全的状态都有不同的监测。

安全管控系统,主要针对融合分析出来的安全状况,对于整个数据中心不同的设备、安全点、风险点都有自主相应的监控,能够及时发现安全风险,而且方便安全管理人员快速实施安全策略。

安全应急系统,通过应急预案、资源,协同相关的安全服务人员进行安全事件的快速处置、决策和执行。

通过上述 3 个系统的建设,构建了自主可控、多级联动,聚合式的安全服务平台,为健康医疗大数据的共享和开放保驾护航。

(尹 新 赵 飞)

（二）建立密切配合、统一归口的跨部门数据共享机制

1.《指导意见》原文

> 建立卫生计生、中医药与教育、科技、工业和信息化、公安、民政、人力资源社会保障、环保、农业、商务、安全监管、检验检疫、食品药品监管、体育、统计、旅游、气象、保险监管、残联等跨部门密切配合、统一归口的健康医疗数据共享机制。

2. 现状与问题

在医疗领域方面，部分信息化发达地区已经逐步建立起医疗、妇幼、公卫等信息系统，基本实现从出生到死亡的所有健康信息，如门诊、住院、体检、妇幼、社区、疾控、慢性病、血液、检验、医学影像等。但目前多领域信息共享性存在不足，信息和实物的共享受制于空间和关系两大要素，导致多元数据无法融合，存在患者重复就医、医生重复看病、重复检查，既给患者增加了沉重的负担，延误了治病的最好时机，又浪费了有限的医疗资源。

（1）信息系统建设地区发展不平衡：由于各医疗机构在经济及技术实力上的不同，导致了现阶段各等级医院信息化建设参差不齐，三级医院基本已完成以电子病历五级标准的信息化建设，正逐步向以集成平台为核心的架构发展，而二级及以下医院现阶段仍处于初步完成信息化全面覆盖，甚至于仍缺少诸如 PACS、EMR 等信息系统，因此无法形成患者在院内的医疗数据全电子化，无法为居民健康档案提供全面的数据资源。相对于医院信息化而言，现阶段公共医疗卫生服务体系信息化建设仍处于起步阶段，公共卫生数据电子化上传能力更为匮乏。

（2）缺乏统一的数据标准：在不同医院，甚至同个医院不同的信息系统之间的数据接口因信息服务商的不同，接口标准各不相同，要在同个医院实现数据接口标准化的统一都困难重重，更何况医院之间，部门之间了。而居民健康档案数据涉及多个部门、多种业务，各部门间使用的业务系统的技术架构、数据标准、业务流程均完全不相同，甚至于部门系统使用年限较久，并未参考现阶段最新的行业标准字典进行更新，导致了各系统间数据无法有效的集成与整合。

（3）建设缺乏整体规划：大数据共享平台系统建设缺乏整体规划，各领域

信息管理职能分散在各部门,在系统建设和信息资源开发利用方面,缺乏整体规划和对信息资源的有效整合,信息系统建设还处于分散、相互独立的阶段;建成的信息系统各自为政,由于标准不统一、应用软件多样,造成信息整合困难,软件硬件重复投资。

(4) 信息资源的共享利用程度低:目前的健康医疗数据存放基本是各部门各自掌握自身数据,存放于各自服务器或主机中,在信息管理系统建设方面缺乏必要的沟通和协调,各自系统建设处于各部门自行发展的阶段,尚未建立有效的信息共享机制。各部门间很难实现数据共享,数据互补更新,缺乏统一的发布平台,各项数据缺乏统一的整合,很难做到数据的完整、统一和挖掘分析应用,影响了大数据信息资源的综合开发利用,不能满足健康医疗大数据信息应用的普遍需求,造成信息共享程度低,信息"孤岛"现象严重。

同时,各委办局在实际管理工作中均需要各方面的地区综合性数据,而这些综合性的数据目前往往存在于多个部门的业务应用系统中,由于地区各种经济和社会信息资源分散存储,各部门或各系统的数据库相互分离,数据共享交换机制还没有形成,各委办局的数据需求不能全面满足。

3. 解读

建立密切配合、统一归口的跨部门健康医疗数据共享机制势在必行,能够实现"让健康数据'多跑路',让人民群众'少跑腿'"。同时,数据共享机制的形成建立在实现数据标准化,打破各部门壁垒的前提下。集合相关领域数据,通过制定统一的数据交换与共享标准,建设统一的数据共享与交换平台和统一的接口系统,可以避免重复投资,降低接口的复杂性,有效实现各部门之间的数据共享与数据交换,消除"信息孤岛",实现跨部门间数据资源的互联互通。

因此,由国家整体规划,建立大数据中心,整合全国的医疗卫生计生信息资源,将各省市健康信息平台升级为全国性健康医疗数据汇聚平台,是实现数据标准化的最佳路线。推进政府、企业、高校和社会对于数据资源共同开发与应用,鼓励开放与共享机制、形成多方主体参与、多种手段并用的数据高效采集汇聚、分析挖掘及产品应用机制(图7-4)。

(1) 建立跨部门的数据采集汇聚机制:目前的医疗体制下,数据分别储存在医疗体系内部各部门、单位各自的信息系统中。可在各部门设立多种形式的客户端,在健康医疗行业的整体数据架构下,利用原本独立运作的多个数据

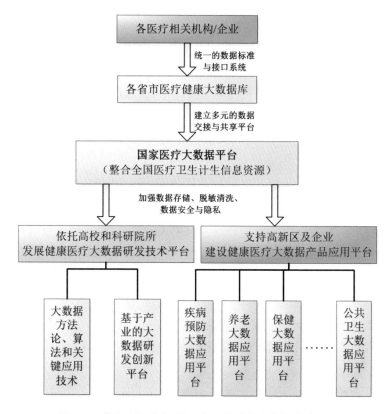

图 7-4　建立密切配合、统一归口的跨部门数据共享机制

库来接受发自客户端的各类数据。将数据统一采集抽取到统一标准的大数据产业服务中心内,形成基础的数据源。

数据接入层通过采用 ESB 总线形式,将所有系统通过标准化的接口方式无缝的接入到大数据库中,以保障数据采集的全面性、高效性及准确性。同时,这种数据接入方式确保接入系统数据集的透明化,便于后期拓展数据来源。

采用系统工具对数据源进行统一管理,建立一个综合、全面的数据管理中心。在支持基本查询和信息处理工作的同时,数据管理中心将用以进行后期的数据挖掘与决策分析。

(2) 建立多元的数据共享机制:构建多元数据采集网络,综合政府、医疗、社会及互联网等不同渠道数据,建设各省市健康医疗大数据库。将脱敏后的数据供给符合准入标准的第三方机构和企业,允许他们对医疗数据进行深度采集,并将其数据资源汇集入医疗数据,丰富各省市健康医疗大数据库中的数据量和数据种类,为建立各项专题分类数据库做准备。

（3）健全数据更新纠错机制：加强数据清洗对比与错误纠正，强化质量控制以确保数据的准确性、完整性、可用性与可追溯性。按照统一标准进行数据收集，然后进行数据清洗、标准转化，汇聚到国家健康医疗大数据平台。对尚无标准的信息系统建设，制定暂行的地方标准，同时加强卫生计生行业信息标准规范的执行审查机制，实施行业标准监管，制定数据开放共享的管理制度和使用规则，实现行业间、部门间的数据交换，形成数据资源质量提升的良性循环。

（4）发展健康医疗大数据研发技术平台：大力引进具有大数据专业知识与健康医疗知识的人才及机构，依托高校和科研院所，探索建立数据科学驱动行业应用的模型；在数据中心数据开放或可接入的基础上，布局健康医疗大数据前瞻性研究，通过协同创新，探索研究大数据方法论、算法和关键应用技术；建立一批基于产业的大数据研发创新平台，加强数据存储、清洗挖掘分析、数据可视化、数据安全与隐私保护、机器学习等大数据技术。积极突破大数据关键技术，形成一批具有知识产权的、可运用的大数据软硬件产品、系统和解决方案，完善大数据中心功能，发现产业发展方向，培育高端智能、高可用性的产业发展新业态。

（5）开发健康医疗大数据产品应用平台：在上述基础上，支持研发专题大数据库、搜索引擎、大数据分析挖掘、数据可视化等基础软件产品；结合智能化设备，开发基于大数据应用的大数据存储设备、大数据一体机、新型移动终端、高性能图形芯片等硬件产品；通过政、产、学、研协作、示范应用等方式，打造健康医疗相关的面向疾病预防、养老、保健、公共卫生、旅游等重要民生服务的大数据应用平台。

4. 案例

福建省居民健康档案信息平台

（1）建立全省统一的居民健康档案数据库：福建省在全省统一发放"一卡通"社保卡，作为医疗机构的就医挂号及支付介质，实现全省就医"一卡通"，并在此基础上于2010年，建立省、市两级的居民健康档案信息平台。该平台在全省居民健康档案信息系统中建设了居民主索引记录，用于汇集居民在全省不同医疗机构的健康医疗数据，健康医疗数据按全省统一标准进行汇集，初步建成居民健康档案数据库。

（2）实施统一规划部署确保数据融合：由于采用全省统一规划、统一数据标准建设，各地市的居民健康档案信息可以汇总到省级平台，形成全省统一的居民健康档案数据库。居民健康档案数据的使用，也是通过社保卡作为实名验证的介质，居民通过实名认证，可以查阅自己的健康档案，或者授权给相关健康医疗服务人员，使用其健康档案数据。福建省统一建设居民健康档案的初步经验表明，全民健康大数据的采集建设，一定要由国家统一规划、统一部署实施，才能保证各地采集的数据，是按照统一的标准进行，在全国范围内所采集到的健康数据，能够根据居民的主索引信息进行汇总，并且做到数据的规范性、一致性、完整性。

（洪文兴　曾念寅）

（三）建立全国健康医疗数据资源目录体系

1.《指导意见》原文

> 建立全国健康医疗数据资源目录体系，制定分类、分级、分域健康医疗大数据开放应用政策规范，稳步推动健康医疗大数据开放。

2. 现状与问题

信息化的核心是信息资源开发利用，而信息资源目录体系的建设则是信息资源开发利用的重要基础之一。建立健康医疗数据资源目录体系，就是对我国现阶段健康医疗数据资源进行全面、系统梳理，厘清有哪些数据、数据在哪里、如何获取数据和数据怎么用等问题，以便通过对资源目录的编目、注册和发布，对资源目录的查询、订阅和推送，以及对资源目录的统计、维护、监控等，促进健康医疗数据资源的共享利用。

健康医疗是一个数据高度密集的行业，随着近年来移动通讯、云计算、物联网和人工智能等新兴技术快速融入健康医疗领域，使得数据的来源和采集方式大为扩展，数据的存储与处理技术更加高效，数据量呈爆发式增长并快速积累、数据规模非常庞大、数据类型更加复杂多样[1]。只有建立全国健康医疗数据资源目录体系，制定相应的政策要求和管理规范，才能推进互联互通、规

---

① 李岳峰. 卫生大数据的分析框架与技术［J］. 科学通报，2015（25）：2396-2403.

范标准、安全可控的全国健康医疗大数据开放应用。当前,我国健康医疗大数据开放与应用还处于起步阶段,出台了一批健康医疗大数据信息标准,确定福建省、江苏省及山东省、贵州省、安徽省为健康医疗大数据应用发展试点省份,启动健康医疗大数据中心和产业园建设国家试点工程,同时江苏、福建、广东等地区也建立了健康医疗大数据开发研究园区,这些举措在充分利用健康医疗大数据资源,为健康医疗大数据今后发展奠定了良好基础,并发挥了实际作用。但是,我国在健康医疗大数据开放应用方面缺乏政策规范,在新型业务开展和技术保障方面缺乏新的配套管理规范与监管手段,各方对健康医疗大数据的服务需求与日俱增,但其管理归属不明确,责任不到位,管理机制不健全,服务边界不清晰,存在无法可依、有法难依、无序发展等风险,使得健康医疗大数据的深层次应用与开放难以快速突破。

3. 解读

编制健康医疗数据资源目录需要理清数据资源的底数,明确大数据环境下数据资源的范围、内容、责任部门、所在位置等问题;同时还应明确数据资源的共享信息需求,包含向上级主管部门共享、不同机构间共享、公众共享等,为科学编制健康医疗大数据资源目录提供依据。根据我国健康医疗数据资源收集、管理需求,首先确定健康医疗大数据资源目录元数据[①],实现对大数据资源的多维度、标准化表达,其次结合公共卫生、计划生育、医疗服务、医疗保障、药品管理、综合管理等传统的 6 大业务领域和新型业态发展情况,设计健康医疗大数据资源分类框架,最后梳理总结各类型资源具体内容,按照类目、亚目、细目和信息资源 4 个层次建立全国健康医疗数据资源目录体系,并根据我国卫生信息领域对象标识符编号规则进行编码。

推动健康医疗大数据开放应用,需要制定相应的政策要求和管理规范,从政策层面明确健康医疗大数据资源的共享规则,有利于数据资源的规范化组织、利用与管理,以满足不同用户对信息资源的应用需求。建立全国统一的数据资源目录管理环境,提供数据资源的注册、审核、编目、发布、查询等功能服务,对数据资源进行分类、分级、分域的科学管理。要本着"积极促应用、稳妥保安全"的两手抓策略,各级政府部门、医疗卫生与相关行业机构以及相关企

---

① 李荣艳,梁蕙玮,曲云鹏,等. 我国政府信息资源元数据标准研究[J]. 图书馆学研究,2012(11): 42-46.

业要各司其职、各负其责,在实践中不断探索,逐步建立和完善各类规范、标准和有效监管机制。借鉴国外成熟的标准与规范,探索适合中国实际情况和行业发展需求的相关标准制定、修订工作流程与机制,制定分类、分级、分域健康医疗大数据开放应用政策规范。通过制度、技术标准、规范和监管手段,严格规范大数据应用、开发、挖掘和应用行为,稳步推动健康医疗大数据开放。

(孟 群 李岳峰 杨龙频)

(四)建立健康医疗移动设备与应用的数据规范

1.《指导意见》原文

> 探索推进可穿戴设备、智能健康电子产品、健康医疗移动应用等产生的数据资源规范接入全民健康信息平台。

2. 现状与问题

以健康医疗大数据为基础的全新医疗模式和以家庭、社区为终端的健康医疗服务是未来医疗发展的方向。健康医疗大数据以3类巨量级数据为基础,分别为:居民健康数据、诊疗过程数据、医院管理数据。随着移动互联网、物联网、智能医疗设备技术的发展,各种智能可穿戴设备、智能健康电子产品、健康医疗移动应用不断产生巨量健康医疗数据,包括:用户生命体征、生活习惯、诊疗信息等。这些数据为以健康医疗大数据为基础的医疗模式发展提供了可能。

目前,通过可穿戴设备、智能健康电子产品、健康医疗移动应用等终端获取的居民健康数据在数据资源规范方面还存在不足,严重阻碍健康医疗大数据平台的实施,主要体现在以下4个方面[1]。

(1)数据准确性欠缺:移动健康医疗产品可分为健康监测类和病理检测类,健康医疗行业的专业性以及对数据准确性的高要求成为可穿戴设备、智能健康电子产品、健康医疗移动应用顺利接入健康医疗大数据平台的阻碍。如何确保监测数据的准确性和数据分析的可靠性,是移动医疗设备面临的技术难题。这类设备与产品主要通过传感器获取人体相关信息,但行业内用于移

---

[1] 全国信息技术标准化技术委员会大数据标准工作组、中国电子技术标准化研究院. 大数据标准化白皮书(2016版),2016.

动医疗设备的传感器技术正处于发展阶段,标准有待统一,精度有待提高,如何保证采集数据的可靠与准确是亟待解决的难题。例如,市面上多数用于记录跑步/行走距离的手环类设备,只需摆动手臂即可"欺骗"系统;此外,市售的无创血糖、血压、血氧采集设备的准确性尚不能达到医疗级水平。

另外,"个体化"对于健康医疗数据尤为重要,但我国尚无统一的数据收集规范与数据真实性验证规范。目前,现有移动健康医疗设备与应用通常无法保证在提取数据的"个体性"与"唯一性"。例如:一个家庭健康医疗设备通常同时为家庭中的多个成员服务,如果缺少相应的身份验证(识别)的环节,采集到的数据将混在一起,为后续的数据处理带来巨大困难。

(2) 数据规范碎片化:数据标准化与规范化是健康医疗大数据融合的基础,有助于提高效率和质量,便于实现多种设备与产品的整合,降低应用开发的复杂度,也便于相关生态链的拓展。目前,生产移动医疗设备的企业往往根据各自经济利益出发,所提供的可穿戴设备、智能健康电子产品、健康医疗移动应用产品大多存在数据服务封闭与数据孤岛现象,难以实现数据共享,不能形成开放的生态环境。我国尚缺乏用于智能可穿戴设备、智能健康电子产品、健康医疗移动应用的一系列相关国家和行业标准。

(3) 数据传输协议缺乏标准:智能健康电子产品、可穿戴设备作为移动互联网新的端口接入设备,在与其他智能设备交互数据时,涉及数据传输协议的标准化问题。市面上智能可穿戴设备、智能健康电子产品、智能健康医疗终端所采用的数据传输协议多种多样,如 IEEE 11073-104XX 规范、Bluetooth Health Device Profile 等。只有使用兼容统一的数据传输协议,才能实现更广范围的互联互通与数据的标准化。

(4) 信息安全存在隐患:智能可穿戴设备、智能健康电子产品、智能健康医疗应用会采集用户的个人数据、健康数据、诊疗信息。但目前缺乏统一的信息安全标准,同时广泛使用的相对不安全的数据传输方式、移动通信技术和无线网络技术也会造成隐私数据的泄露。

3. 解读

为了实现智能可穿戴设备、智能健康电子产品、健康医疗移动应用产生的数据资源接入健康医疗大数据平台,应该制定相应的规范与标准,包括以下4

个部分[①]。

（1）健康医疗大数据基础标准：制定来源于智能可穿戴设备、智能健康电子产品、健康医疗移动应用的数据总则、数据术语规范；建立数据元、数据元值域代码、参考数据模型等基础性标准。

（2）健康医疗大数据数据规范：为来源于智能可穿戴设备、智能健康电子产品、健康医疗移动应用的数据制定相关技术规范，包括数据质量和数据处理标准。数据质量标准主要针对数据质量提出具体要求和相应指标规范，确保数据在采集环节中的质量，包括质量评价与质量检测标准；数据处理标准主要针对数据的收集、预处理、身份验证等方面进行规范。

（3）健康医疗大数据接入规范：为产生健康医疗大数据的智能可穿戴设备、智能健康电子产品、健康医疗移动应用等相关技术产品和应用平台制定数据接入规范，包括：产品测试规范、数据传输协议、数据加密协议、数据验证方法、结构化与非结构化数据库规范等。

（4）健康医疗大数据安全隐私规范：在传统的网络安全和系统安全基础上，制定用于智能可穿戴设备、智能健康电子产品、健康医疗移动应用等健康医疗大数据安全隐私规范，包括数据权限、隐私保护、数据安全等。

4. 案例

医疗级运动传感器

近年来，用于心脏病的植入式医疗装置不断发展，如：心脏起搏器、埋藏式心脏复律除颤器、植入式神经刺激器等，这些装置可大幅改善慢性心绞痛患者的生活质量，有效延长心脏病患者的生命。利用植入式医疗设备为其他慢性病患者进行辅助治疗，是医疗器械行业发展的重要方向之一，如：糖尿病、高血压、癫痫、震颤等。然而，植入式医疗设备需要以医疗级的运动监测传感器作为基础。

2015 年，国外一家半导体企业推出一款用于三级植入式医疗设备的医疗级 3 轴加速度计，并通过了美国食品药物管理局（FDA，U.S. Food and Drug Administration）的认证。这款 3 轴加速度传感器可实现活动监测及姿势感测等功能，可集成到各种可穿戴、移动式医疗器械中。这种具备医疗级精度的医

[①]　金兴,王咏红.健康医疗大数据的应用与发展[J].中国卫生信息管理杂志,2016,13(2):187-190.

用传感器,是可穿戴、植入式智能医疗设备对接健康医疗大数据平台的基础,对移动医疗设备向专业化方向发展具有重要意义。

大数据平台与智能血压计助力"百万血压筛查工程"

目前,我国每年因心血管疾病死亡人数约 350 万,占总死亡人数的 41%,居各类死因首位。高血压是我国心血管疾病的首要危险因素,我国高血压患者人群已过 2.7 亿,但高血压的知晓率、治疗率和控制率分别仅为 46%、41% 和 14%[①]。因此,市场上出现众多血压计产品。

2015 年,中国高血压联盟等单位组织的"百万血压筛查工程:中国高血压筛查与防控惠民行动"正式启动。项目利用了互联网、大数据平台以及智能血压计技术,为患者建立永久的血压健康档案,可对患者血压状况进行分析、统计、报告。其中,采用 CFDA 认证的智能血压计产品可通过扫描患者身份证或健康卡确定患者身份,测量数据通过内置 SIM 卡(GPRS)传输到大数据平台中的个人血压健康档案,保证了血压数据的准确性、唯一性、连续性。

保证健康医疗数据的连续性并准确建立数据与患者的对应关系,是大数据平台实现数据分析、连续动态监测、疾病防控的基础。这类智能血压计产品是移动医疗设备在健康医疗大数据领域的一种很好的尝试。

(李迎新　黄　河)

---

① Wang J, Zhang L, Wang F, 等 . 中国高血压发病率、知晓率、治疗率和控制率的全国性调查结果 [J]. 中华高血压杂志, 2015(3):298.

第八章

全面深化健康医疗大数据应用

依托重大工程,深入推进健康医疗大数据在健康医疗行业治理、临床和科研、公共卫生等领域的应用,培育健康医疗大数据应用新业态,研制开发数字化健康医疗设备,是落实《指导意见》和《"十三五"全国人口健康信息化发展规划》的重要举措,是健康医疗大数据应用从蓝图变成现实的关键。

在健康医疗行业治理上,大数据可服务于医改监测和居民健康状况评价,推进医疗评估监测体系广覆盖、基本公共卫生服务均等化、健康医疗数据统计精准化,促进区域卫生资源合理布局,协同推动医疗服务价格和药品价格改革。在健康医疗临床和科研上,通过建立临床医学数据示范中心可促进原创性生命组学大数据研究和生命组学数据的临床转化应用,利用基因芯片与测序技术推动精准医疗,有效支撑新药研发,整合共享临床和科研数据资源,发展基于大数据的临床辅助决策系统。在公共卫生领域,应用大数据技术建立健全业务信息系统,优化完善系统功能,整合多维多源数据,促进机构间的业务协同和信息共享,可极大提升公共卫生监测、评价、决策能力,支撑传染病防控、突发公共卫生事件预警与应急响应、健康危害因素和疾病危险因素监测,普及健康生活方式。同时需要积极培育健康医疗大数据应用生态圈和产业链,重点解决健康医疗大数据的存储、分析、安全隐私保护等关键技术,采用多种方法挖掘健康医疗大数据的价值,通过法律法规和技术手段保护健康医疗数据安全和个人隐私。创新业务模式,推进健康医疗与养生、养老、家政等服务业协同发展,更好地满足人民群众的健康医疗需求。在数字化健康医疗智能设备研发方面,要抓住机遇,聚焦以人工智能、机器人、可穿戴设备、中医健康设备等为代表的医疗器械研发创新,促进健康医疗智能装备产业升级。

一、推进健康医疗行业治理大数据应用

（一）重要数据精准统计和预测评价

1.《指导意见》原文

加强深化医药卫生体制改革评估监测，加强居民健康状况等重要数据精准统计和预测评价，有力支撑健康中国建设规划和决策。

2. 现状与问题

目前医药卫生体制改革（以下简称"医改"）监测重点收集居民健康状况、公立医院改革、分级诊疗推进、全民医保体系完善、药品供应保障、卫生人才建设、基本公共卫生服务均等化、卫生信息化建设、健康服务业发展 9 个方面的数据。其中，居民健康状况指标包括人均期望寿命、5 岁以下儿童死亡率和孕产妇死亡率等，主要通过 10 年一次的人口普查或不定期的抽样监测等方式进行统计和预测；其他 8 个方面数据来源于各相关业务系统的常规统计，是各地市级行政部门收集、报送或各医疗卫生机构产生数据的汇总。医改监测指标涵盖了医改目标、医保体系、基药与基层新机制改革、相关领域改革等内容。

按照国家医改评估框架和指标体系，采用国家医改监测重点收集数据和国家卫生服务调查等数据，对前期医药卫生体制改革效果进行评估。目前我国医改评估所使用的初步框架[①]，包括一级指标 3 个、二级指标 12 个、三级指标 42 个，这些指标综合考虑到我国医改监测与评价指标体系和部分地区卫生系统绩效评价指标体系，符合系统性、代表性、可操作性、可比性的筛选原则。

使用我国医改评估初步框架和医改前后的数据，对我国医疗体制改革重点领域的投入和活动进行评估。通过纵向比较方式，从整体上掌握各级医疗机构及区域诊疗制度实施进展情况。

问题主要表现在以下几个方面：

[①] 贺蕾,姚强,蔡敏,等.医药卫生体制改革效果评估框架及指标体系研究[J].中国卫生信息管理杂志,2014(5):468-473.

（1）医改监测收集重点指标尚需扩展：跨部门的医改评估大数据收集有助于增强医改项目进展监测评价能力。目前国务院医改办监测的169个指标中，针对卫生计生部门主导的医改工作进展监测指标达151个，由其他部委如财政、人社、民政等主导的改革相关工作（包括资金投入与使用、城乡基本医保制度覆盖、医疗救助制度运行等）纳入监测的指标仅18个，数量不够多，程度不够深。同时，由于人力和财力的限制，目前监测仅能得到全国慢性病规范管理人数，尚不能得到全国慢性病总人数，不能全面反映慢性病规范管理的程度。

（2）医改监测评估方式有待完善：一是采取纵横结合的评估方式。我国拥有大量的卫生计生系统数据，包括医改监测、国家卫生服务调查、国家卫生统计信息网络直报系统、全员人口及疾控、妇幼、监督等各业务系统的数据。除了纵向比较的方式外，还需在医改评估框架下应用健康医疗大数据开展地区间的横向比较，增强对中长期的医改效果评估，推动中期医改效果和最终目标实现。然而，目前的评估框架可供分析的数据维度有限，需要进一步跨时间、跨地域进行大数据关联分析，以揭示数据背后所隐藏的潜在规律，发现医改效果突出或有待加强的重要因素，从而为下一阶段医改目标设定和政策制订提供依据。二是采取阶段性与年度评估相结合的方式。国家医改评估框架中有14个指标来自于国家卫生服务调查，而该调查每5年开展一次，建议该评估框架和指标体系的应用作为医改阶段性评估。来自于医改监测和卫生统计直报系统的指标可纳入医改年度评估指标。

（3）重要数据精准统计和预测评价的保障制度仍需加强：重要数据精准统计和预测评价的数据来源于不同的职能部门和相应的调查，如基于人群的卫生服务调查、卫生总费用核算调查、满意度调查、常规卫生统计数据网上直报、医疗保障相关数据收集等。而不同部门、不同调查对同一指标的指标定义、计算方法、数据来源、收集方法、调查范围、分组因素等各个方面在理解上可能存在差异，因此，部门间必须加强沟通协调，统一监测与评估指标定义，并在保证评估框架整体稳定性的基础上，根据医改目标和重点工作的变化，适时调整评估框架和指标。

3. 解读

《中共中央关于制定国民经济和社会发展第十三个五年规划的建议》提出的推进健康中国建设新目标，是对人民群众健康需求的积极回应，而医改是满足人民群众健康需求的根本手段[①]。自2009年以来,我国新一轮的医改总体上取得了良好成效,某些领域取得了重要的突破性进展。9年来,医改经历了从原来针对具体领域、具体问题进行改革的模式,到国家医疗卫生事业全面系统改革的转变。健康医疗大数据推进医疗评估监测体系广覆盖。加强健康医疗大数据利用与决策支持,以服务居民健康为根本出发点,强调居民是全民健康信息化建设的关键受益方,研究、挖掘尽可能便捷、丰富的功能,建立健康医疗大数据管理和应用中心,使健康医疗大数据建设真正服务于民。完善居民健康状况数据的收集和存储,增强医改评估监测能力。加快推进健康危害因素监测信息系统和重点慢性病监测信息系统建设。到2020年,传染病动态监测信息系统医疗机构覆盖率达到95%。基于感知技术和产品的新型健康信息服务逐渐普及,覆盖全人口、全生命周期的全民健康信息服务体系基本形成,健康医疗大数据应用发展在实现人人享有基本医疗卫生服务中发挥显著作用。

健康医疗大数据推进基本公共卫生服务逐步均等化。随着经济社会发展和健康保障水平的不断提高,全生命周期的健康服务需求日益增长,居民医疗卫生服务的需求日益多元化,对于高端多样化健康医疗服务的需求快速增加,医疗卫生资源将愈加难以应对包括人口老龄化在内的医疗卫生服务需求快速增长的需要,资源分布和配置不平衡、不合理的状况更加剧了上述矛盾。建立健全医改大数据监测评价机制,制订规划纲要任务部门分工方案和监测评估方案,并对实施进度和效果进行年度监测和评估,适时对目标任务进行必要调整,用大数据技术支持公立医院改革和推进分级诊疗发展,驱动公共卫生服务资源逐步均等化。

健康医疗大数据推进健康医疗数据统计精准化。继续加强基层卫生信息系统建设,发挥网底基础支撑作用,健全全民医保体系完善、药品供应保障等的指标体系,丰富医改数据统计方法[②]。公共卫生领域应建立以个体全生命周期为单位的公共卫生信息系统和健康医疗大数据中心。加强医疗机构、基层卫生机构、公共卫生机构信息系统的互联互通,为区域卫生协同、医联体等业务提供基础,加强临床数据的信息共享和数据分析利用。

---

① 国务院办公厅《国务院办公厅关于印发深化医药卫生体制改革2016年重点工作任务的通知》(国办发〔2016〕26号)[DB/OL].http://www.gov.cn/zhengce/content/2016-04/26/content_5068131.htm.

② 中国医学科学院.中国医改发展报告.2009~2015[M].中国协和医科大学出版社,2015.

健康医疗大数据推进医疗卫生服务现代化。选择具备条件的地区和领域先行推进健康医疗大数据应用试点。整合健康管理及医疗信息资源,推动预约诊疗、线上支付、在线随访以及检查检验结果在线查询等服务,积极发展远程医疗、疾病管理、药事服务等业务应用。加强临床医学大数据应用发展工作。进一步完善国家药品供应保障综合管理信息平台和省级药品集中采购平台规范化建设,完善药品采购数据共享机制。

4. 案例

四川省分级诊疗大数据监测评估平台

四川省分级诊疗大数据监测评估平台是基于大数据的分级诊疗监测评估系统,同时能够提升区域健康医疗信息化水平。大数据监测评估平台综合运用关联分析、预测手段和服务延伸等功能,聚焦医改监测任务与卫生计生重点政策,为分级诊疗制度监管、卫生计生事业规划、重点学科建设提供了可靠依据。

(1) 聚焦分级诊疗制度实施:利用病案首页数据库、新农合数据库和基层医疗卫生机构管理信息系统数据,主要采用基本信息评价、现场检查评价和时间序列分析等数据分析方法,利用 3000 余万条病案首页数据,成功绘制出全省 1821 万患者流向、20 多种重点监测与常见慢性疾病病种分布、2015 年到 2017 年 400 多亿基金使用等动态情况图,医疗卫生主管部门能够得到立体精准的患者画像,清晰地了解患者转院或跨级就诊的原因。四川省异地患者就诊流向如图 8-1 所示。通过县域内就诊率、就诊费用和治疗效果等数据分析,不仅为主管部门全面管控基层医疗服务能力提供决策支持,还可将其中挖掘出的有用信息开放给患者,引导患者在县域内就诊。

(2) 缓解医患关系

聚焦全面二孩政策后的妇幼服务供需缺口,关联 1 亿余条全员人口、新增人口数据及近 10 年医疗资源与卫生服务、新农合等相关系统数据,预测全面二孩政策实施后儿童新增人口、患病人数及所需资源,为促进妇幼资源合理配置,解决产科、儿科医务人员工作负担过重等问题提供理论基础与科学依据,对形成科学合理就医秩序、缓解当前医患关系具有现实意义[①]。

---

① 数据来源:四川省卫生与计划生育信息中心与电子科技大学大数据研究中心.

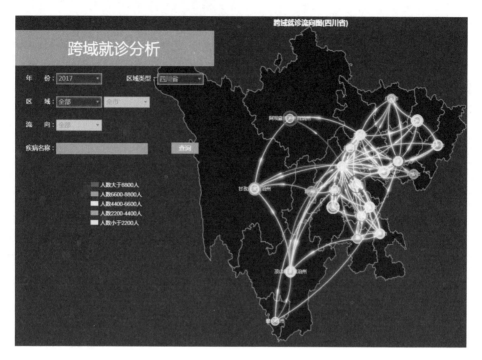

图 8-1　四川省异地患者就诊流向图

（邱　航　余海燕）

（二）健全医院评价体系

1.《指导意见》原文

综合运用健康医疗大数据资源和信息技术手段，健全医院评价体系，推动深化公立医院改革，完善现代医院管理制度，优化医疗卫生资源布局。

2. 现状与问题

建立科学合理的医院评价体系是推动公立医院改革的有效手段，可以通过明确改革与发展的目标及价值趋向引领医院的发展，指导和规范医院的改革实践和管理过程，引导其回归公益性与社会性。

我国目前的评价体系主要面临两大问题：第一是评价指标在科学性上仍有欠缺，主要表现在评价指标不能全面体现医院整体运营水平，如较为强调建筑面积、床位规模、仪器设备等容易量化的硬件条件,对医疗服务质量等软实力仍缺少科学的可量化的衡量标准。同时指标体系更强调产出,因此对结果的评价要大于过程,而服务过程本身是连接管理体制与服务结果的重要纽带,也是公立医院社会职责的集中体现。第二是评价体系缺乏广泛的适用性。由于缺少大范围的数据支持,指标设计缺少统一性和适用性,尤其在服务质量方面缺少成熟的评价体系,因此各地在操作过程中评价标准和权重各不相同,导致评价结果缺乏可比性。

现代医院管理制度是指建立在医院功能结构科学合理的基础上,能够有效改善医院管理,提高医院运行效率,保障医院公益性质的符合行业发展规律的一系列制度,既包括微观层面的医院运行管理制度,也包括宏观层面对医疗卫生资源的科学筹划。当前我国医院层面在质量、运营、信息、人力资源等方面的管理手段和方法尚有较大提升空间,在医院内部的信息化建设方面,HRP系统的普及程度远不及 HIS 系统,部分医院的数据仍停留在手工处理阶段。无法实现院内数据有效集成,从根源上影响了数据的利用价值。宏观区域医疗卫生资源布局上同样存在着资源布局结构不合理、补偿机制不完善、资源利用效率低下等问题。数据化、智慧化是落实现代医院管理制度的重要方法,也是我国医疗卫生管理实现跨越式发展的重要手段。

3. 解读

建立科学客观的医院评价体系。科学的评价体系应该坚持以病人为中心,以持续性提升质量为核心,对公立医院的改革起方向性和指引性作用。通过对健康医疗大数据的挖掘,发现与结果真正相关的过程变量,寻找更为符合客观规律的评价标准,如基于病种对比的医疗服务能力分析和基于 DRGs 的医疗服务绩效分析等,使评价体系能真实反映医院的实际运营水平。同时健康医疗大数据分析还有助于根据医院不同的定位和职能划分,更科学地确定相关指标的权重,形成多层级分类别的指标体系,在兼顾医院多元化发展目标的前提下,使评价体系具有更广泛的适用性和统一性,从而引导医院更好地发挥相应的社会职责,不断提升管理水平。同时,全民健康信息化的发展也在促进医院评价向客观性发展。借助对健康医疗大数据的分析和挖掘,可使对医疗机构的评价从主观性评价转变为更客观和可量化的认识和评价,在客观科学的大数据分析基础上,进一步发展第三方评估机制,进行多方位、多元化的综合性评价,形成长效的评价及反馈机制。

围绕支付体系深化公立医院改革。公立医院改革的核心是支付制度的改革,健康医疗大数据在医疗服务价格调整方面具有重要作用。通过采集与清洗医院的成本核算数据,可建立成本要素支持库,并对医疗服务项目进行成本核算与标化。根据定价的不同规制(项目、病种或DRGs)建立不同的定价模型,进行价格测算。政府借助区域卫生信息平台跟踪监测调整后的医疗服务价格执行情况,并不断优化修正。医保经办机构掌握各医院诊次、床日、各病种和各DRGs病组的真实成本后,可对医保支付方式的改革作出决策。政府财政部门同样可根据区域的标化成本数据,开展针对医院的病种补助,针对"政策性亏损",无保本点的病种进行补助,缓解公立医疗机构压力。

推动医院开展精细化管理。现代医院管理制度需要依托物联网和互联网技术构建数字化管理系统,精准监控诊疗服务、物资保障、经费管理等数据,实现精细化管理。如在全面成本核算方面,按照医院管理要求建立数据分析模型,进行统一的数据查询、统计和分析,医院内部的各类数据经过核算后形成有价值的成本数据,开展成本控制,从而为医院管理提供有效决策。另外在医疗质量持续改进方面,遵循PDCA管理循环的理念,通过健康医疗大数据挖掘能够有效提升发现问题的能力,并根据问题对质量安全影响大小、现有条件能否解决、干预后所导致负面影响、干预措施消耗成本、指标敏感性等综合性因素,找到最优的解决方案。总之,健康医疗大数据能基于现代医院管理框架,推进实现品质提升、风险管理、绩效考核和成本控制之间的动态平衡。

促进区域卫生资源合理布局。在医院实现数据化、系统化管理的基础上,各地政府借助区域医疗资源监管平台,将医疗卫生资源监管与医疗机构绩效评价有机结合。根据监管意图,政府将医疗资源监管内容划分为不同的监管主题,医疗机构向监管平台上传的数据真实反映医疗资源的运营状况,作为政府对各类医疗资源绩效评价的依据。政府根据区域医疗资源监管平台收集的数据,对医疗机构做出绩效评价,激励医院管理者加强医疗质量,提升管理与运营效率。

引导群众有序就医。长期以来,医患之间的信息不对称一直是医患矛盾主要来源,而且由于信息孤岛的存在,在大部分时候患者无法真正了解自身的病情。在大数据医疗时代,医疗的所有信息公开透明,并可以在社会大数据中对比,这将逐步消除患者与医疗机构间的信息不对称,一方面可以方便患者了解医疗知识与技术,主动参与医疗决策,另一方面也可以引导患者根据自身情况以及医疗机构的综合情况,选择合理的就医路径,从而引导患者有序就医。

4. 案例

安徽省县级公立医院监管平台及商业智能(BI)系统

根据《关于深化医药卫生体制改革的意见》《关于县级公立医院综合改革试点的意见》,安徽省县级公立医院监管要求与卫生信息化建设要求,由省医改领导小组整体协调,省卫生厅牵头,与其他六委办厅(发改、财政、人社、物价、药监、编办)联动,加快推进县级公立医院信息化建设,建立全省统一的监管平台,通过省级监管平台与指标体系建设,实现七个委办厅对县级公立医院业务动态监管。

根据发改委、卫计委、财政厅、人社厅、物价局、药监局、编制办公室等部门监管的需求,需建立一套完整的指标分析体系,通过业务梳理,形成医院经济运营、财务、成本、医疗保障、医疗质量、医疗服务、国家基本药物、人力资源、国有资产、医生行为等多个指标监测体系,并建立指标数据库。根据监管指标,通过省级监管平台,进行多元化的报表分析展现,以及横纵向对比、综合性的决策分析等,实现对各项指标的多维度分析,按医院经济运营、医院财务、医院成本、医院医疗保障、医疗质量、医疗服务、国家基本药物、医院人力资源、医院国有资产等主题展开,使监管者掌握相关业务的动态变化。

县级公立医院监管平台及商业智能(BI)系统整体分为3个层次。第一层次:统一和规范公立医院运营管理、临床管理信息系统,以及其他业务系统,从数据源头规范和标准抓起,确保数据集成平台采集的业务和经济数据具备统一标准。第二层次:建立功能强大的数据交换平台,建设规范数据标准、标准 ETL 交换工具、卫生资源数据库、系统管理平台,达到标准数据、统一交换、数据模型的目标。数据库是实现监管平台功能的关键。一方面,要建立各类字典的统一编码、数据标准、传输标准以及业务指标的行业标准,为统一和规范经济数据做交换标准;另一方面,根据省卫生计生委的监管内容建立面向业务主题的数据模型,即监管指标体系,安徽省的县级公立医院监管指标包括经济运行、财务指标、成本水平、国有资产、人力绩效、医疗保障、医疗质量、基本药物、医疗服务9个主题的605个指标,满足七委办厅多元化动态监管需求(图8-2)。第三层次:通过统一门户管理,提供专业而灵活的卫生资源主题分析监管模型,同时具备可扩充性,最终达到卫生资源管理的具体应用目标。

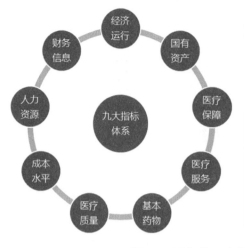

单位		指标项
省发改委		605个
省财政厅		297个
省人社厅		4类
省物价局		9类
省药监局		10个
省编制办		15个
省卫生厅	人事处	4个
	规财处	125个
	法规处	84个
	妇社处	5个
	医政处	42个
	药政处	135个
	中医局	247个
	合医办	16个
	药材中心	4个

图 8-2　县级公立医院监管平台指标体系

BI 管理系统建立了以政府卫生行业管理者的视角,以分析对象为主体,延伸到分析方法的专业分析模型;提供了智能分析和仪表盘分析功能,按照思维逻辑逐层分析每个分析对象,决策者可以通过相关指标的组合及时掌握医院运作的状况以及各指标完成情况(图 8-3)。

BI 系统内置行业指标的平均值,包括全国平均值、区域平均值、各省平均值。为医院管理者或卫生主管部门提供了与其他同类区域或全国水平的比较,分析所管理的医院在地级市内、省内甚至全国所处的位置,从而对自身清晰定位。

（尹　新）

（三）加强医疗机构监管

1.《指导意见》原文

加强医疗机构监管,健全对医疗、药品、耗材等收入构成及变化趋势的监测机制,协同医疗服务价格、医保支付、药品招标采购、药品使用等业务信息,助推医疗、医保、医药联动改革。

2. 现状与问题

党的十八届三中全会发布了《中共中央关于全面深化改革若干重大问题的决定》,要求进一步简政放权,发挥市场在资源配置中的决定性作用。近期

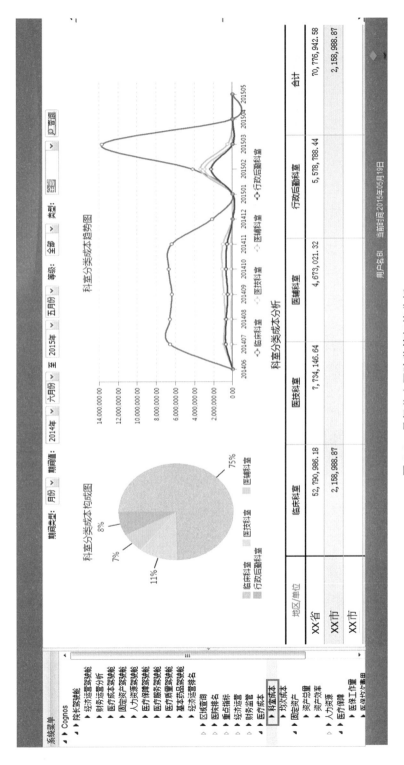

图 8-3　县级公立医院监管智能分析

国务院常务会指出,缩小政府定价范围,实行公开透明的市场化定价,有利于维护生产者和消费者合法权益,以合理的价格信号促进市场竞争,破除垄断。会议确定要充分考虑竞争条件和对市场、社会的影响,以逐步有序的方式,改革价格形成机制,疏导价格矛盾,同时要完善监管措施,维护良好价格秩序。规范药品和医疗服务价格市场,加强药品和医疗服务价格管理是贯彻落实会议要求,推进药品和医疗服务价格改革、规范药品和医疗机构价格行为、维护患者合法权益的重要措施,对完善医疗机构补偿机制、减轻患者医疗费用负担具有十分重要的意义。

医疗服务价格监测。2000 年,国家计委、原卫生部、国家中医药管理局三部委联合颁布了《关于印发全国医疗服务价格项目规范(试行)的通知》(计价格〔2000〕1751 号),同时发布了《全国医疗服务价格项目规范(试行)》,覆盖 4170 项指标。2012 年,国家发改委、国家卫生计生委、国家中医药管理局三部委联合颁布了《全国医疗服务价格项目规范(2012 年版)》(发改价格〔2012〕1170 号),同时也发布了《关于规范医疗服务价格管理及有关问题的通知》,覆盖 9360 项指标,旨在针对全国各省市的医疗机构在医疗服务中所实行的价格加以监管。目前各省级卫生计生主管部门按照《全国医疗服务价格项目规范(试行)2001 年版》《全国医疗服务价格项目规范(2012 年版)》,制定了省级的医疗服务价格项目规范和价格,用于指导本省医疗服务价格收费与管理。为加强医疗服务价格监测,国家卫生计生委统计信息中心会同国家卫生计生委财务司,于 2016 年建立了国家医疗服务价格监测信息系统,首期实现了对 108 家大型医院医疗服务价格的监测,2017 年建设所有省级的医疗服务价格监测信息系统,覆盖 500 家大型医院(含中医院)。

药品集中采购及价格监测。国家基本药物制度得到巩固完善,药品流通领域改革力度不断加大,药品供应保障体系逐步健全。《国务院办公厅关于印发建立和规范政府办基层医疗卫生机构基本药物采购机制指导意见的通知》(国办发〔2010〕56 号)要求搭建省级集中采购平台,市(地)及以下不设采购平台,为政府建立的非营利性网上采购系统。《国务院办公厅关于完善公立医院药品集中采购工作的指导意见》(国办发〔2015〕7 号)提出,坚持以省(区、市)为单位的网上药品集中采购方向,实行一个平台、上下联动、公开透明、分类采购、全程监控等措施,加强药品采购全过程综合监管,切实保障药品质量和供应;并要求实现国家药品供应保障综合管理信息平台、省级药品集中采购平台、医院、医保经办机构、价格主管部门等信息数据互联互通、资源共享。目前,国家卫生计生委已经建立了国家药品供应保障综合管理信息平台,全国 31 个省(自治区、直辖市)均已实行了以省为单位的药品集中采购。省级药品集中采购平台建设及隶属情况如表 8-1 所示:

表 8-1　省级药品集中采购平台建设及隶属情况

平台隶属部门	省份数量	省份
省级卫生计生部门下属的药(械)采购中心	12	北京、河北、山西、内蒙古、江苏、浙江、安徽、江西、四川、西藏、青海、新疆
省政府办公厅下属的政府采购中心或公共资源交易中心	3	吉林、辽宁、广西
省国资委下属公司性质的药品交易所	2	广东、重庆
省政府直属的公共资源交易中心	5	山东、河南、湖南、贵州、甘肃
省财政厅下属的政府采购中心	1	黑龙江
市人力资源社会保障局下属的药品采购中心	2	天津、上海
省食品药品监管局下属的药品采购中心	1	陕西
省政务服务中心下属的公共资源交易中心	1	海南
省公共资源交易管理局下属的公共资源交易中心	1	云南
三保合一	1	福建
其他	2	湖北、宁夏

3. 解读

坚持医疗、医保、医药联动改革。按照腾空间、调结构、保衔接的要求,统筹推进管理、价格、支付、薪酬等制度建设,提高政策衔接和系统集成能力。

协同医疗服务价格改革。积极稳妥推进医疗服务价格改革,在确保公立医院良性运行、医保基金可承受、群众负担总体不增加的前提下,按照总量控制、结构调整、有升有降、逐步到位的要求,降低药品、医用耗材和大型医用设备检查治疗和检验等价格,重点提高诊疗、手术、康复、护理、中医等体现医务人员技术劳务价值的项目价格,加强分类指导,理顺不同级别医疗机构间和医疗服务项目的比价关系。所有公立医院取消药品加成,统筹考虑当地政府确定的补偿政策,精准测算调价水平,同步调整医疗服务价格。通过规范诊疗行为、降低药品和耗材费用等腾出空间,动态调整医疗服务价格。价格调整要重点提高体现医务人员技术劳务价值的诊疗、手术、护理、康复和中医等医疗项目价格,降低大型医用设备检查治疗和检验等价格,并做好与医保支付、分级诊疗、费用控制等政策的相互衔接。通过综合施策,逐步增加医疗服务收入(不含药品、耗材、检查、化验收入)在医院总收入中的比例,建立公立医院运行新机制。放开特需医疗服务和其他市场竞争比较充分、个性化需求比较强的医疗服务价格,由医疗机构自主制定。

协同药品价格改革。按照政府调控和市场调节相结合的原则,完善药品价格形成机制。完善以省(区、市)为单位的网上药品集中采购机制,落实公立医院药品分类采购,坚持集中带量采购原则,公立医院改革试点城市可采取以市为单位在省级药品集中采购平台上自行采购,鼓励跨区域联合采购和专科医院联合采购。做好基层和公立医院药品采购衔接。建立与开展分级诊疗工作相适应、能够满足基层医疗卫生机构实际需要的药品供应保障体系,实现药品使用的上下联动和相互衔接。取消药品加成(不含中药饮片),通过调整医疗服务价格、加大政府投入、改革支付方式、降低医院运行成本等,建立科学合理的补偿机制。

加强信息系统建设和信息采集及监测。协同医疗服务价格、医保支付、药品招标采购、药品使用等业务信息,强化价格、医保、采购等政策的衔接,坚持分类管理,加强对市场竞争不充分药品和高值医用耗材的价格监管,建立医疗服务和药品价格信息监测和信息公开制度,制定完善医保药品支付标准政策。逐步建立以成本和收入结构变化为基础的医疗服务价格动态调整机制,通过规范诊疗行为、医保控费等降低药品、耗材等费用,严格控制不合理检查检验费用,为调整医疗服务价格腾出空间,并与医疗控费、薪酬制度、医保支付、分级诊疗等措施相衔接。加强国家药品供应保障综合管理信息平台和省级药品集中采购平台规范化建设,提高药品集中采购平台服务和监管能力。加强合理用药和不良反应监测,对价格高、用量大、非治疗辅助性等药品建立重点监控目录,开展跟踪监控、超常预警。

加强信息共享和信息公开。健全全国医疗服务和药品信息公共服务平台,公开价格、质量等信息。开展处方点评,加强信息公开和社会监督。强化医疗服务价格和药品价格行为监管,健全采购信息采集共享机制,建立健全医疗服务价格和药品价格信息监测预警和信息发布制度,积极引导行业组织和市场主体加强诚信建设,自觉维护市场价格秩序。

4. 案例

国家药品供应保障综合管理信息平台

国家卫生计生委统计信息中心已经建立了国家药品供应保障综合管理信息平台(以下简称"国家药管平台"),并于 2015 年底与全国 31 个省(自治区、直辖市)的药品集中采购平台实现了互联互通。

实现各省对全国其他省份中标价格的查询。国家药管平台收集了各省以往发生的药品招投标信息,建立了标准化的药品中标价格数据库,各省可随时登录平台,查询其他省份的中标价格,有力支撑了各省开展新一轮药品集中采购工作。截至 2016 年 5 月,各省通过登录国家药品综合管理信息平台散在查询的中标价格信息累计达 14.6 万条,批量查询的中标价格信息达 30.4 万条。

实现管理部门、药企动态了解各省药品集中采购情况。国家药品综合管理信息平台门户网站(域名 cdsip.nhfpc.gov.cn)及时汇集了各省药品集中采购的全部工作动态信息,包括各省集中采购工作的启动、进展、挂网、备案采购药品、耗材目录、企业名称变更,中标企业与中标价格等结果公示、部分产品价格等信息的公示,极大方便了管理部门、药企了解全国各省集中采购进展情况。

实现不良记录集中在线查询。国家药品综合管理信息平台设置的"不良记录转载"专栏,及时汇集并转载全国各地的药品生产经营企业的不良记录或诚信问题,扩大企业违规运营、恶意中标等行为的曝光范围和违规成本,大大增强了"不良记录"的震慑力,为企业的诚信自律和反商业贿赂发挥重要作用。自平台上线以来,共转载 102 条不良记录,涉及商业贿赂、供应假药、劣药,企业资质注销、停产整改以及产品供应不到位等内容。

发布全国统一的药品分类编码与基本数据库。为实现平台数据的标准化,便于今后数据的利用,原国家卫生计生委统计信息中心于 2015 年建立了全国统一的药品分类编码与基本数据库,解决了药品集中采购过程中各有关部委编码不统一、各省编码混乱、信息共享难以实现的难题。建立了基本数据库编码维护机制,不断更新追加新增药品数据。目前基本数据库涵盖了 17 万多条药品记录,占食药监局批准药品总数的 98%(有的药市面上没有流通)。基于统一标准分类编码的影响力,国家发改委价格监测中心、商务部分管药品流通信息监测的中国医药商业协会等机构,要求共享编码方案并采纳国家卫生计生委的药品基本数据库。

发布药品交易价格十分位切点价格数据库。利用各省上传的药品集中采购数据，构建了药品十分位切点价格数据库，将药品价格从低到高排序，按10%的成交量切分，形成每一种药品品规的全国价格变化情况数据库，各省可用以比较并了解本省采购价格在全国的位置(图8-4)。

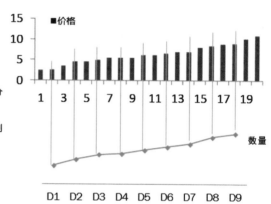

采取统计学中十分位数的计算方式

□排序，将各药品一定时间内所采购的所有药品的价格由低到高进行排序，不区分价格来源省份和招标类别

□切点，以总采购量为基数，用9个点将其分为10等份

□这9个点对应的价格称为十分位数，由小到大记为D1，D2，D3，……，D9，D5就是价格中位数

图8-4 药品交易价格十分位切点示意图

实时了解全国药品交易价格、配送等情况。互联互通后，国家药品综合管理信息平台实时获取在省级平台上采购的全国每一家公立医院药品订单、配送、入库、结算的信息，可以实时了解药品的成交价格、相同药品的全国价格排序、成交金额、不同企业的配送率等情况，大大提高了药品采购的透明度，并为国家卫生健康委、国家药检局、发改委等提供数据服务。

(赵 飞)

二、推进健康医疗临床和科研大数据应用

(一)建立临床医学数据示范中心

1.《指导意见》原文

依托现有资源建设一批心脑血管、肿瘤、老年病和儿科等临床医学数据示范中心，集成基因组学、蛋白质组学等国家医学大数据资源，构建临床决策支持系统。

2. 现状与问题

近年来,基因组、蛋白质组、代谢组、宏基因组等多种生命组学技术突飞猛进,多种罕见病的致病基因被发现,复杂疾病的遗传易感因素、遗传修饰基因被确认,基因与基因、基因与环境、宿主与微生物菌群之间的交互作用及机制被进一步阐明。生命组学发现的与疾病发生发展紧密相关的新基因、新蛋白和新型小分子物质加速变为产品,逐步应用到临床,在疾病的诊断、治疗、预后判断、预测预警等方面发挥重要的作用。

生命组学给医学带来了深刻的改革。传统中医的"望闻问切"是对患者整体判断,现代西医通过影像学、病理学,将疾病认识发展到器官和细胞水平。目前,基因组、蛋白组等生命组学带领我们进入到疾病诊治的分子水平。生命组学提供了很多传统检测手段无法得到的个体化信息,包括基因突变、蛋白结构或功能异常等,这些分子水平的异常是患者发生疾病的真正原因,通过针对病因进行靶向治疗,既往的不少"绝症"变得可治疗,甚至可治愈。生命组学正在逐步改变现有的临床知识体系,在多个心血管疾病以及肿瘤疾病,以往的根据病理表型的分类方式被修正,根据患者的基因型进行分类和治疗是新的趋势。生命组学也改变了疾病与健康的界定,通过遗传检测或者新型蛋白标志物的检测,可以预测疾病的发生、发展,对于高危的易感人群早期干预,可以减缓甚至阻止疾病的发生,真正实现"治病于未病"。

在生命组学促进医学发展的同时,现阶段也存在一些问题。

(1) 目前很多的基因组、蛋白组的基础研究都是在西方人群中完成,中国缺少自己的原创性数据。鉴于东西方在饮食、文化和遗传背景上的巨大差异,在西方人群中发现的与疾病相关的基因组、蛋白质组的数据,在对中国人群中不一定适用,甚至会有相反的作用。因此,我国亟需本土的原创性生命组学大数据研究,中国的疾病应由中国人通过自己的力量解决。

(2) 将生命组学数据应用于临床是一个跨学科、跨专业的综合命题,需要有多个学科的专业人才通力合作。临床方面包括内外科医生、护士、病理学、影像学专家,生物学方面需要遗传学、分子生物学科学家,也需要遗传咨询师、心理医生等提供的辅助。如何组织这样一个人才队伍,培养出一批既懂临床、又懂科研的复合型人才,是目前迫切需要解决的问题。

(3) 生命组学的科学研究与临床转化的实际应用之间存在巨大的鸿沟。生命组学进展迅速,大量的新型标志物、新的疾病相关基因层出不穷,但是临床转化相对缓慢,真正能够用到临床的生命组学成果依然很少。如何促进生命组学成果的临床转化,使生命组学的发现融入到现有的临床决策体系中,尽快让患者受益,是下一步的努力方向。

3. 解读

针对上述问题,我们国家明确提出,依托现有资源建设一批心脑血管、肿瘤、老年病和儿科等临床医学数据示范中心,集成基因组学、蛋白质组学等国家医学大数据资源,构建临床决策支持系统。这一决策应时应景,意义重大。

依托现有资源建成 100 个区域临床医学数据示范中心,其中在国家层面围绕心脑血管、肿瘤、老年病、儿科等重点疾病学科建设 20 个区域临床医学数据示范中心;31 个省(自治区、直辖市)根据现有资源情况,选择有代表性、有数据基础、有积极性的 2~3 家大型医疗机构开展区域临床医学数据示范中心建设。

临床医学数据示范中心应该包括两方面的内容,一方面是基础科研,即建设临床队列和生物样本库,从基因组学、蛋白质组学等多方面研究疾病的发生、发展和转归,建立新的疾病预测、预警模型;另一方面是临床应用,使用现有的基因组学和蛋白质组学研究成果为临床服务,制定标准,引领临床转化。这两方面相互支持,相互促进,缺一不可。科学研究是临床转化的前提,没有原创性的科学研究数据,临床转化就是无源之水,无本之木。临床应用是科学研究的最终目的,一切临床型基础研究最终的落脚点都是临床应用,不以临床转化为目的的基础科研没有前途,也没有意义。

临床医学数据示范中心是联系其基础科研与临床转化的桥梁,是承载上述两项重要任务的主体,是研究型医院的高级形式。要把临床医学数据示范中心建设好,以下几点是关键:

(1) 建设高质量的临床研究队列:我国是疾病资源大国,针对严重威胁国人健康的重大心脑血管疾病、肿瘤、老年病和儿童疾病,建立临床研究队列是临床医学数据示范中心的首要任务。临床医学中心应根据不同疾病的特点,对每一个患者进行全面、精准的疾病表型评估,鉴别疾病亚型,完成入组登记,建设一个长期、稳定、可持续跟踪、能够不断有科研产出的高质量的临床队列。

(2) 建设高水平的生物样本库:生物样本库是基因组、蛋白组、代谢组等所有生命组学的研究基础。临床医学数据示范中心在建立研究队列的同时,应建立相应的生物样本库,应用规范的流程、专业的人员、精细的管理、严格的质控采集、保存和使用生物样本。

（3）从临床需求出发，以临床问题为导向，组织生物学家、遗传学家与临床医生组成的复合型科研团队，经过严密的顶层设计，利用基因组、蛋白质组最新技术检测临床队列的生物样本，将生物组学大数据与临床表型大数据相结合，产生高质量的原创性科研成果。

（4）将已有的生命组学成果与临床实践相结合，通过临床试验考察生命组学新指标的临床价值，促进生命组学成果向临床应用转化，制定行业标准，将新指标真正用起来，并融入临床决策支持系统。

4. 案例

北医三院基于大数据的集成平台协同与数据融合利用

北京大学第三医院（以下简称北医三院）是国家卫生计生委主管的集医疗、教学、科研和预防保健为一体的现代化综合三级甲等医院。随着医疗卫生服务需求的不断增长，以及医药卫生体制改革的不断深入，医院各项业务均得到快速发展。20个科室进入国家临床重点专科建设项目，现有10个国家重点学科。现有信息规模信息点21 090个，设备机房21个，网络交换机395台，无线网络全院覆盖，业务系统上百个，业务协同通过全院级集成平台，并实现了基于大数据Hadoop的全量数据中心。

经过长时间技术调研，北医三院选用基于Hadoop大数据技术方案，对全院历史数据进行采集、清洗后集中存储，形成全量数据中心，同时通过集成平台对院内主要业务进行标准化改造，实时进入数据中心，使得关键业务在数据中心保持实时性（图8-5）。数据中心对数据进行逻辑串联后，分别生成以患者就诊为中心的临床数据中心、以科室运营为中心的运营数据中心和以人财物为核心的资源中心。并陆续基于数据中心上线一系列服务于运营、质量、临床、科研相关的应用系统，为建设服务型、研究型的智慧医院打下坚实基础。

信息平台建设完成后，通过数据中心从各个业务系统进行数据整合和清洗，累计抽取历史数据17亿条，40TB，主要业务数据时间跨度在10年以上。在信息平台上线前，系统间相互调用接口达400多个，一方面容易导致数据不一致，另一方面可能导致关键业务系统，如HIS等锁表假死甚至宕机。通过上线平台，一些以流程触发的关键业务，改造为靠集成平台推送消息达到实时互联，以查询触发的数据调用，改造为直接从数据中心实时对外服务接口获取

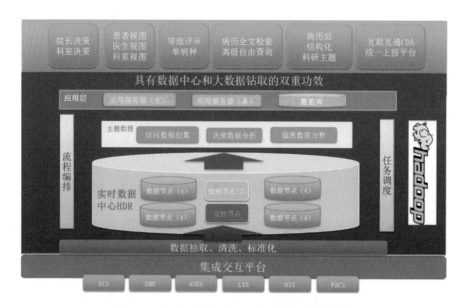

图 8-5 北医三院数据中心的大数据架构部署

数据,通过大数据存取技术,使得并行访问效率得到大幅提升,极大地减轻了HIS等业务系统的压力的同时,有效保证了数据的完整性和一致性。自信息平台上线以来,目前已经通过消息改造,实时业务推送数据达30多种,有多个系统由原来的系统间相互查询调用,改为基于数据中心对外实时服务接口进行查询,在查询效率上和数据完整性上,都有了本质的提升。数据中心是基于数据统一存储,方便临床等应用调阅。比传统关系型数据库效率提高20倍。

患者统一视图,基于医院数据中心的数据的整合展现型应用,通过嵌入门诊医生站、住院医生站、电子病历系统、医技系统等业务系统,设置不同角色查看权限,为临床医生提供了患者就诊的全景视图信息浏览。全院历史病历文书,结合临床术语和专业词库,进行分词和后结构化处理,形成病历索引。医生通过病历检索工具,可以对全院历史病历文书等非结构化文本,通过关键字进行全文检索。临床决策支持系统,采用大数据机器学习技术,对全院历史病例进行特征聚合,形成不同病种的临床画像,在医生进行正常诊疗过程中,结合后台知识库,实时提供当前患者的诊疗建议,给医生提供不同诊疗选项,有效提升医生的诊疗准确性和针对性。

科研平台以临床数据中心CDR为基础,建立以临床科研需求为导向的科研数据平台,实现对临床数据的深层次利用。结合电子病历模板改造,制定标准数据元、数据组合数据集。对于临床业务系统中无法产生的数据,则辅助以临床试验电子数据采集系统(EDC)进行补充采集。院外社区或出院患者辅以微信随访系统。临床数据中心是核心,结合电子病历模板、EDC采集系统和微信临床随访平台,共同打造的科研平台。通过科研大数据平台,在数据中心实现数据有效归集和清洗后,建立生物样本数据中心和专病数据中心,实现全院科研一体化管理。通过数据中心和科研大数据平台的建设,北医三院的科研水平必定再上一个台阶(图8-6)。

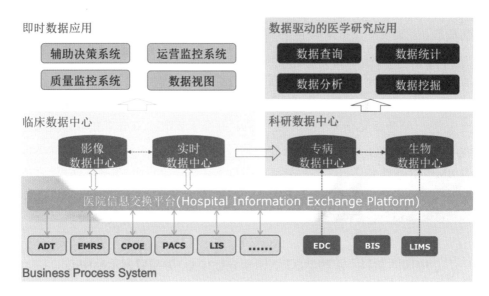

图8-6　北医三院临床科研一体化应用平台

中国医学科学院阜外医院血栓性疾病诊治中心

中国医学科学院阜外医院血栓性疾病诊治中心荆志成教授组织团队,围绕中国人肺动脉高压遗传机制进行了系统研究,取得多项原创性成果,并成功进行了临床转化。

1998年,荆志成教授在临床上首次发现中国肺动脉高压具有家族聚集性。2000年,中国医学科学院阜外医院开始建立中国肺动脉高压临床队列和生物样本库。经过近20年的积累,研究队列已经入选各类肺动脉高压患者5000余人,遗传性肺动脉高压家系40多个。2002年,第一次报道了中国遗传性肺动脉高压家系的临床特征。2004年,首次发现中国家族性肺动脉高压患者存在BMPR2基因突变。2012年,完成了中国肺动脉高压患者BMPR2突变谱的初步筛查,发现14.5%的特发性肺动脉高压患者以及53.5%的家族性患者均携带BMPR2突变。2013年,第一次阐明ALK1和ENG是中国毛细血管扩张症相关肺动脉高压的主要致病基因,可以解释71.4%的患者病因。2016年,荆志成教授团队与全球多中心合作,整合大样本BMPR2突变对肺动脉高压临床表型的原始数据的系统分析,进一步明确了BMPR2基因突变对患者基线表型和预后的危害作用。通过全基因组测序或全外显子组测序,该团队发现了数个全新的肺动脉高压可能致病基因和遗传修饰基因,将特发性肺动脉高压患者基因突变检出率从14.5%提高到30.3%。

这一系列原创性的基础研究初步阐明了中国人肺动脉高压的遗传特点,明确了遗传在肺动脉高压发生发展中的作用。2013年起,中国医学科学院阜外医院建立肺动脉高压遗传检测和咨询平台,将基础研究成果向临床转化。近3年来,阜外医院血栓中心已经为全国30余家医院、700余名肺动脉高压患者及其亲属提供了遗传检测和遗传咨询,发现117名患者和27名患者家属携带BMPR2基因突变。这些对肺动脉高压患者的遗传检测,明确了病因,为疾病的治疗和危险分层提供了重要依据。为遗传性肺动脉高压患者的家庭成员提供遗传咨询,实现了无症状家属的早期预警,并为家庭生育提供指导。

中国医学科学院肿瘤医院(国家癌症中心)肿瘤数据示范中心

国家癌症中心肿瘤数据示范中心以现有的肿瘤标准化信息资源为基础,应用互联网技术,已经初步形成具有数据整合、综合分析、专业应用、数据共享等多种功能的标准化数据示范中心。依托现有医院的肿瘤数据信息,通过构建网络平台,建立完善的、智能化的、示范性的数据中心,实现各医院肿瘤数据的相互连接与传输,发挥示范作用。

数据示范中心制定标准化肿瘤数据定义与接口规范,对肿瘤领域的EMR、HIS、PACS、LIS数据统一采集、整合、分类和标记,运用分布式技术存储多源异构的疾病数据,构建主索引,对大数据进行快速查询调用,实现数据的共享功能。数据库包含临床路径数据库,临床基因数据库,影像数据库,电子病历数据库,基因、蛋白组学数据库。可以按时间、空间、人群、疾病种类进行分析,根据肿瘤大数据对比,提供肿瘤临床辅助决策。建立完善的肿瘤数据采集和上报网络,监测国内肿瘤发病情况,掌握肿瘤疾病的发病趋势和变化,为制定相应的国家肿瘤防治计划提供决策依据。通过肿瘤大数据的采集、清洗、挖掘、上报4个环节,为医疗卫生监管、健康管理决策支持、行业创新提供强有力的数据支撑。

数据示范中心整合基因组、蛋白组学数据,并研究疾病基因组的数据分析流程,优化基于GATK流程的国际通用基因组测序分析软件。具体包括:进行基因组生物序列比对,实现数据质量校验,基于单倍体的变异检测,以及检测质量评估。蛋白质组学主要涉及两方面:一是表达蛋白质组学的研究,二是功能蛋白质组学的研究。目前主要集中在前者,其支撑技术有双向凝胶电泳、质谱和生物信息技术,后者主要有免疫沉淀、蛋白质亲和纯化、酵母双杂交系统、蛋白质芯片等技术。虽然蛋白质组学带来了比基因组学更富于功能性的研究方法,但蛋白质组学技术仍存在许多不足,还需不断深入研究,将蛋白质组学与基础肿瘤学、临床肿瘤学等多学科结合,以不断产生新的生物分子靶标,可为肿瘤的早期诊断、靶标治疗、新药研发和预后提供解决方案。

数据示范中心形成肿瘤临床决策支持系统,该系统基于前期的大样本肿瘤诊断及治疗数据,结合专业知识和诊疗模型,延伸打造触发后续个性化预防方案或治疗方案的检测工具。通过事先定义好的规则实时监视病人的相关信息,一旦规则中的前提条件得到满足即触发相关规则,采取规则中规定的行动,对诊断或治疗提供决策支持。也可以通过对结构化的电子病历进行大数据挖掘,构成决策分析模型,并通过学习不断调整模型。系统将根据当前所接收到的实例问题的相似性确定输出,即使当环境信息不十分完全时,仍然可以通过计算得出一个比较满意的建议,帮助医生对患者进行分类,通过数据支持给出不同治疗方式的建议及预后评估。同时可以极大地提高医学数据的测定和分析过程的自动化程度,从而大大提高工作速度,减轻人员的工作强度,并减少主观随意性。

北京大学肾脏疾病研究所肾脏疾病生物样本库

北京大学第一医院肾脏内科暨北京大学肾脏疾病研究所定位为肾脏病防治的临床研究中心和肾脏疾病转化研究平台。自20世纪80年代开始,在临床研究的基础之上,着手建设以肾脏病患者的肾脏病理标本为核心的临床样本资源库,目前已建成不同肾脏疾病的生物样本库。现有肾脏活检组织约30 000份,血、尿、DNA样本约15 000份,肾脏病队列患者约5000例。已主导开展多项大型的国内外多中心的合作研究,包括慢性肾脏病(CKD)、急性肾损伤(AKI)和腹膜透析等,合作单位达146家,最大限度地整合和利用临床数据资源,促进科技创新和科研成果转化,为建立和完善我国肾脏病的防治策略,并为医疗卫生部门制定相关政策提供了重要依据。此外,在健康医疗大数据蓬勃发展的形势下,北京大学肾脏疾病研究所发起倡议构建中国肾脏疾病数据网络(CK-NET),基于来自真实世界的肾脏疾病诊疗数据、通过与人工智能技术的深度融合,推动开展高水平的科学研究、参与并助力国家肾脏疾病防控策略制定、培养肾脏疾病大数据跨界人才。

在多年积累的肾脏疾病大数据资源和生物标本资源基础上,北京大学第一医院肾脏内科暨北京大学肾脏疾病研究所针对我国常见的肾脏疾病开展了结合基因组学研究、支持临床精准治疗决策的系列研究。例如,利用大型数据库和生物标本库资源优势开展常见肾炎-IgA肾病全基因组关联分析(GWAS)的协作合作研究,鉴定了中国人IgA肾病发病的易感基因,进而精细定位了补体调节蛋白H因子相关蛋白(CFHR1 CFHR3及CFHR5)是IgA肾病的致病基因,并阐明了其参与发病机制。在此基础上开展了IgA肾病诊疗策略的研究,首次证实了糖皮质激素联合RAS阻断剂可以降低蛋白尿减少肾衰风险,该结果作为重要依据写入著名的KDIGO国际肾小球肾炎指南。在此基础上作为发起单位主导了包括澳大利亚、加拿大、印度、马来西亚等亚太国家在内、目前国际上IgA肾病领域最大的随机双盲对照研究(TESTNG研究),成为中国研究者发挥国际影响力、主导国际多中心研究的典范。

此外,利用广泛的合作网络,开展大量研究明确了肾脏重大疾病的疾病特征、疾病负担和发病趋势。例如在国际顶级医疗期刊发表研究结果,显示中国成年人CKD的患病率为10.8%,已经成为常见的慢性疾病;该研究为制定肾脏疾病相关政策提供了依据。此外,还揭示我国住院患者中每年有至少300万新发AKI患者,其中78.7%被漏/误诊,40%的患者肾功能未完全恢复而慢性化。在以上研究的基础上,开展了基层医疗机构肾脏疾病临床决策支持的落地探索:率先建立了由三级综合医院和社区医疗卫生服务机构共同组成的CKD管理模式并撰写相应的规范手册,在北京市20多个社区进行推广,管理CKD高危人群及患者2万余人次。此外,建立了腹膜透析北方协作组,联合华北地区20余家医院,建立标准化的腹膜透析患者管理和随访系统,并实现全移动端的患者数据信息管理。

(计　虹　王晓建　洪文兴)

（二）推进基因技术的应用

1.《指导意见》原文

推进基因芯片与测序技术在遗传性疾病诊断、癌症早期诊断和疾病预防检测方面的应用，加强人口基因信息安全管理，推动精准医疗技术发展。

2. 现状与问题

中国基因芯片与测序技术产业在 2014 年之前处于无监管状态，基因检测设备基本依赖进口，基因检测服务主要是无创产前筛查。考虑到行业发展的规范化，国家于 2014 年 2 月叫停基因检测仪器、诊断试剂和相关应用软件等产品应用。2014 年 12 月，国家卫生计生委医政医管局发布《开展高通量基因测序技术临床应用试点工作的通知》，明确申请试点的基因测序项目(如产前筛查和产前诊断、遗传病诊断、肿瘤诊断与治疗、植入前胚胎遗传学诊断等)，湖南、北京、广东、重庆等地区的多家单位成为试点单位。2015 年 1 月发布的《关于辅助生殖机构开展高通量基因测序植入前胚胎遗传学诊断临床应用试点工作的通知》审批通过了 13 家医疗机构开展高通量基因测序植入前胚胎遗传学诊断临床试点。2016 年 10 月，国家卫生计生委正式取消高通量测序无创产前筛查的 109 家临床试点，要求筛查和诊断机构须取得新的执业许可证，表明具有产前检测资质的所有医院和检验所原则上都可以开展无创 DNA 产前筛查。

目前已知的遗传性疾病已经超过 7000 种，大部分为单一基因缺陷导致，多数为隐性遗传，会带给后代一定的患病风险。针对这类遗传模式的疾病进行产前筛查与诊断，可以大大降低新生儿患病风险，并能尽早给予患病儿童合适的治疗方案，提高他们的生活质量。由香港中文大学卢煜明教授建立的无创产前胎儿基因筛查（NIPT，图 8-7）技术，已在 90 多个国家广泛应用。该技术可以筛查 21 三体、18 三体、13 三体，能够降低染色体疾病造成的出生缺陷。中国人 60% 的耳聋都是可以诊断的遗传性耳聋，目前已经在 20 余个省市开展利用基因芯片进行新生儿致聋基因筛查，接受筛查的新生儿总数已超过 170 万，已发现耳聋基因携带率 4.59%，药物性耳聋携带率达到 2.5‰。

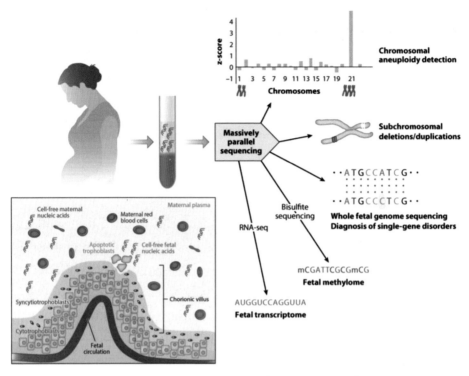

图 8-7　基于大规模平行测序的 NIPT 应用概览 [1]

孕妇外周血中含有胎儿的游离 DNA,通过大规模平行测序分析之后,可以用于检测胎儿染色体非整倍体疾病的发生、鉴定染色体水平缺失与重复、单基因遗传病诊断、胎儿 DNA 甲基化和转录组研究等。

基因芯片与测序技术在肿瘤方面的应用范围较广,如肿瘤易感基因检测、患者的分层诊断、肿瘤药物靶点检测等。癌症早期诊断是基因芯片与测序技术在肿瘤研究方面的重要应用之一,目前已有报道利用 CTC、ctDNA 早期监测癌症,如通过血浆 DNA 中的甲基化序列变化,能够检测到癌症患者的肝肿瘤和淋巴瘤,以及孕妇胎盘中的遗传异常 [2];通过尿液检查 Y 染色体中特异性甲

① Wong F C,Lo Y M. Prenatal diagnosis innovation:genome sequencing of maternal plasma [J]. Annual Review of Medicine,2016,67(1):419.

② Sun K,Jiang P,Chan K C,et al. Plasma DNA tissue mapping by genome-wide methylation sequencing for noninvasive prenatal,cancer,and transplantation assessments [J]. Proceedings of the National Academy of Sciences of the United States of America,2015,112(40):E5503.

基化位点有望实现前列腺癌的无创性液体检测[1]。这些检测技术通过多中心临床研究进行验证,在不久的将来可望用于肿瘤的早期诊断。

基因信息安全问题不容忽视,保护基因组隐私的法律基础还不完善。国家卫生计生委已于2014年颁布了《人口健康信息管理办法(试行)》,2015年发布了《人类遗传资源采集、收集、买卖、出口、出境审批行政许可事项服务指南》,但并未对通过网络形式获取信息并使用进行规定。应尽快出台正确使用和分享基因组信息的法律法规,以避免可能出现的因为遗传和基因组信息泄露对个体造成不必要的伤害和损失的情况。加快研发保障人口信息安全的技术是保护个人隐私的根本。

尽管基因芯片与测序技术的应用对人们的生活与健康意义深远,并已经取得长足的发展,但仍面临诸多问题。广泛应用的二代测序技术容易出现错误累积、短读长亦无法满足更高的科研需要,基因芯片与测序技术结果的分析标准不统一,可比性欠佳;疾病的发生发展具有种群特异性、异质性等,受遗传基因和环境因素的共同影响,需要大样本的研究,同时基础研究与临床之间的有效沟通不足,限制了疾病研究及临床应用的发展;目前中国的基因检测公司有200多家,检测设备与试剂混乱、检测人员资质不一、收费混乱,缺乏统一标准;检测结果面临疾病和个体性别是否告知、心理恐慌、个人隐私安全等伦理问题,亟需国家政策的规范与监督。

3. 解读

基因组学突飞猛进的发展与测序技术的发展密不可分,测序技术的进步带动人类对生命本质现象的了解和基因相关产业的发展,提高人类健康水平。虽然二代测序技术成本下降,广泛应用,但其自身的局限性要求研发新一代临床应用的生命组学技术。研发临床用单细胞组学技术,发展和完善单细胞基因组、转录组、表观基因组高通量测序技术和方法;建立单细胞的快速分离、捕获、提取、培养与精准表征系统;利用单细胞技术进行癌症血液检测,肿瘤干细胞、肿瘤特定区域、特定功能细胞研究,以及在胚胎植入前诊断和筛查,生殖细胞研究中的应用。研发个人隐私保护技术,从大数据的安全漏洞着手,运用数据溯源、角色挖掘、身份认证等保护技术,通过数据库防火墙、个人隐私信息脱

---

① Yao L, Ren S, Zhang M, et al. Identification of specific DNA methylation sites on the Y-chromosome as biomarker in prostate cancer [J]. Oncotarget, 2015, 6(38): 40611-40621.

敏、数据库加密、增强访问控制和使用审计等方面进行个人隐私的保护,同时对用户数据的采集、存储、使用以及管理制定相应的标准、规范,以及监管政策,全面保护大数据安全与隐私。

开展多种慢性病病因学及发病趋势研究,对于疾病的干预和控制意义重大。我国关于环境暴露、疾病诊断和治疗的标准相当一部分采用了国外数据,然而我国居民的遗传背景、生活习惯和环境暴露方式与国外存在较大差异。因此,简单将国外研究结论指导我国居民疾病诊断与治疗缺乏科学依据。目前,公用的人类参考序列基因组依然是基于欧美人群的参考序列,用于中国人群研究会导致疾病分析诊疗的结果不准确。需要通过建立中国不同区域自然人群队列,收集基因组数据,建立中国人群参比数据库。通过不同区域重大疾病专病队列研究,与自然人群队列比较,根据病种的需要整合转录组学、表观基因组学、蛋白组学、免疫组学及代谢组学等信息,实现更为精确和精细的疾病分类、分型,挖掘有潜在临床应用价值的,可用于疾病的预防、诊断、治疗和预后判断的靶点,为我国患者精确诊断和精确治疗的标准化提供依据。

为适应精准医学发展,保护中国医疗大数据的主权,加强基础科研与临床医生的合作,建立多维、动态、多层次的生物医学大数据汇交、管理、分析、共享和应用技术平台。各地大型医院都在建立医疗大数据中心,需要将分散在各地、高度异构的医疗数据进行互连互通与标准化整合共享,服务于精准医学研究。通过医疗大数据平台完成对数据的收集之后,如何将这些数据转化为临床可用的信息,需要对数据进行标准化的处理利用。对于如火如荼的基因检测行业,应充分调研各实验室的管理情况及需求,针对调研内容,形成实验室样品处理、实验室管理、检测结果的质量控制、结果预测的准确性、检测结果的咨询与解释等行业规范及国家标准,指导基因检测行业的发展,真正惠及人类大众。

为推进基因技术应用,保障行业发展,国家需要制定相应的伦理规范。参考全球范围内现有的个体化治疗和精准医学的有关政策和法规,从伦理学、法学、社会学以及人类学角度进行研究,为政府制定符合中国国情的、可行的精准医疗政策法规提供伦理、法律和社会的支持。重点包括:跨系统样本和数据交换安全和共享;患者和受试者个人信息和隐私保护;基因检测临床应用和服务的操作程序、伦理与法律规范和监督;基因检测、遗传咨询,以及建设专家委员会的伦理规范和模式;精准医疗相关医疗保险精确给付的政策研究。

4. 案例

中国人群精准医学研究计划

中国科学院北京基因组研究所中国人群精准医学研究计划已经启动，进行建立职业人群队列及精准医学研究、代谢类疾病、恶性肿瘤的队列研究，建立基因组健康档案并展开知情同意的慢性病预测预警。本研究计划开展人群设计和基线数据采集，并争取未来纳入国家研究计划，最终为我国不同地区和环境的精准医疗事业奠定可长期观测追踪的高水平研究基地，为更大范围的普惠和精准医疗提供范式。目前，部分职业人群队列数据已经分析完毕，检测报告也在制定中。

结合中国人群精准医学计划，为推动形成海量生物组学大数据储存、整合与挖掘研究体系，北京基因组研究所生命与健康大数据中心（BIG Data Center, http://bigd.big.ac.cn）于 2016 年 2 月 29 日正式成立，其发展目标为面向我国人口健康和社会可持续发展的重大战略需求，围绕国家精准医学和重要战略生物资源的组学数据，建立海量生物组学大数据储存、整合与挖掘分析研究体系，发展组学大数据系统构建、挖掘与分析的新技术、新方法，建设组学大数据汇交、应用与共享平台，力争建成支撑我国生命科学发展、国际知名的生命与健康大数据中心。

生命与健康大数据中心建成了面向国家大数据发展战略的多层次生物组学数据资源系统，包括具有自主知识产权的基因组数据汇交、管理与共享系统原始组学数据归档库（Genome Sequence Archive, GSA, http://gsa.big.ac.cn）、围绕国家重要战略资源的基因组数据库（Genome Warehouse, GWH）、基于测序数据的基因表达数据库（Gene Expression Nebulas, GEN）、基于中国人群以及国家重要物种群体的基因组变异数据库（Genome Variation Map, GVM）、基于全基因组 DNA 甲基化图谱的表观基因组数据库（Methylation Bank, MethBank）以及基于大众审编（Community Curation）的生命科学维基知识库（Science Wikis），初步形成我国生命与健康数据汇交与共享平台，建立海量生物组学大数据储存、整合与挖掘分析研究体系，发展组学大数据系统构建、挖掘与分析的新技术、新方法，具备可服务于全球的基因组数据共享网络（图 8-8）。

GSA 功能等同于美国 NCBI 的 Sequence Read Archive（SRA），自 2015 年 12 月上线以来，国内 39 个研究机构近 200 个研究课题已经把他们的数据汇

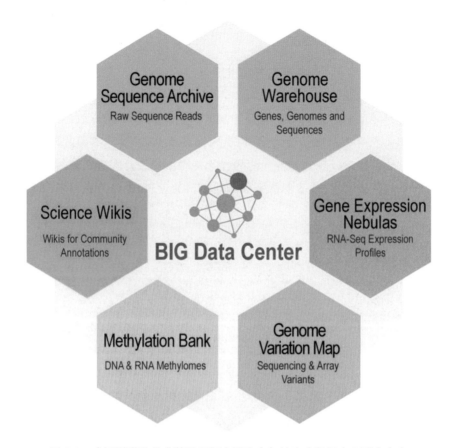

图 8-8　中国科学院北京基因组研究所生命与健康大数据中心研究内容

交到 GSA 平台[①]。更加令人欣喜的是,该系统也得到了国际上的认可,美国科学院院报 PNAS、Cell Research 等多个期刊已经发表了汇交到 GSA 的学术论文。中国科学院北京基因组研究所生命与健康大数据中心团队题为"The BIG Data Center:from Deposition to Integration to Translation" 的研究论文被国际学术期刊《核酸研究》(Nucleic Acids Research)在线发表。该研究成果的发表是国内首次以数据中心为模式,整体发布我国生命组学数据资源建设情况,标志着生命与健康大数据中心建设取得实质性重要进展,也标志着我国建设综合性基因组数据资源获得国际同行认可。打破了国际三大数据中心(NCBI、EBI、DDBJ)长期对全球生物数据的主导地位,使得约占全球 40% 的中国的生

---

① Members B D C. The big data center:from deposition to integration to translation [J]. Nucleic Acids Research,2017,45(D1):D18.

物组学数据可以提交到属于中国人自己的并能得到国际认可的数据库系统，从而保障了数据的主权。

BIGD 还刚刚建立，需要得到政府部门的资助和用户群体的支持，才能不断发展壮大，为建立我国国家级的生物信息中心奠定基础。BIGD 已经发起中国基因组数据共享倡议(http://bigd.big.ac.cn/gsds/index.jsp)，呼吁尽快形成中国基因组数据集中管理和共享机制，目前已有 1117 人支持该倡议，同意将科研项目产出的基因组数据放于 GSA 统一管理。在国际合作方面，BIGD 于 2016 年底举办生物信息大数据讨论会，NCBI 和欧洲分子生物学网络组织 (European Molecular Biology Network，EMBNet) 等机构的学者应邀参加，与中心成员交流生物信息研究、开发、服务的经验。此外，中心聘请了 NCBI、EBI、DDBJ 等国际著名生物信息中心的资深人士担任科学顾问，并于 2017 年春节前召开了第一届国际科学顾问委员会会议。以上这些举措，都是在扩大 GSA 的影响力，推动形成海量生物组学大数据储存、整合与挖掘研究体系，为实现生物大数据的深度挖掘奠定基础。

（方向东）

（三）药物研发大数据应用

1.《指导意见》原文

围绕重大疾病临床用药研制、药物产业化共性关键技术等需求，建立药物副作用预测、创新药物研发数据融合共享机制。

2. 现状与问题

医药产业是当今世界竞争最激烈和发展最快的高新技术产业之一，其快速增长的最大动力来自于创新药物，"创新→产出→回报→投入→再创新"的良性循环是其生存和发展的必由之路。随着现代生命科学技术的发展，全球创新药物的研究发生了重大变化，其发展特点和趋势主要表现为：生命科学基础研究不断发现新靶点、创建新模型；多学科交叉渗透及各种新理论、新方法集成与综合加速；新技术、工艺、剂型和辅料等的广泛应用。这都深刻地改变了创新药物研究思路和方法使其研发呈现出高科技含量、高投入、高风险、高附加值的特点。

目前我国医药产业总体经济效益低下，所生产药物 95% 以上为仿制药，凸显医药产业研发及创新能力弱的事实。此外,加入 WTO 后,医药知识产权受到严格保护,再加上跨国医药公司纷纷在华建立研发中心,收购我国新药领域早期研发成果,争夺优秀人才,使得我国医药研发和产业发展面临严峻的挑战。值得欣慰的是,经过数十年建设和发展,我国已初步奠定了医药研发人才、技术、条件、产业和经济 5 方面的基础。此外,发展医药产业受到地方政府普遍重视,地方政府和企业医药研发投入力度不断加大。特别是国家科技重大专项新药研制的实施,将为切实加强我国新药创制领域的总体布局,推动我国医药经济增长模式转变,实现从"医药大国"发展为"医药强国"的重大战略产生强大推动力。此外,近几年来外资企业从事药物研发的外包服务机构越来越多,这给我国医药企业研发也提供了一个新的思路和途径[①]。目前虽然各种创新药不断涌现并相继投入市场,但临床真正有需求的药物却很多得不到满足,新药研发已进入一个怪圈,研究者重论文而忽视临床需求[②]。

3. 解读

新药研发,已经离不开大数据的支撑。大数据已成为药物研发领域的关键因素,对于大数据的拥有及正确的应用将成为今后药物研发竞争的重点所在。未来新药研发不能为了创新而创新,应更多从临床需求出发,侧重医治花费巨大且在较长一段时间内严重影响患者及其家庭的正常工作和生活的疾病,一般包括:恶性肿瘤、严重心脑血管疾病、需要进行重大器官移植的手术、有可能造成终身残疾的伤病、晚期慢性病、深度昏迷、永久性瘫痪、严重脑损伤、严重帕金森病和严重精神病等重大疾病新药的研发。探索临床与新药开发相结合的机制,医生熟知需求,获得化合物后可根据需要科学快速地进行成药性预试验,根据临床需求和标准开展临床前研究,并与企业合作扩大创新药物的市场,项目分段评估和投入,医院拥有新药证书,企业拥有生产许可证,上市后,医院与研发企业共同开发新药市场,按销售额分享收益,同时还有利于继续开展上市后的研究。

创新药物的产业化是我国医药研发从仿制型向创新型过渡的过程中首

---

① 张步振,王建华,毕宏,等. 云南省医药产业研发现状及发展思考[J]. 西南国防医药,2011,21(4): 429-430.

② 医药经济报. 别为创新而创新! 新药研发应找准临床需求[EB/OL].[2017 年 2 月 18 日]. http://health.huanqiu.com/healthindustry/2015-04/6149357.html.

要解决的问题,也是我国发展创新医药产业的重要环节[①]。形成药物产业化基础性共性关键技术研究机制,加大投入,落实管理机构,对整个行业或产业技术水平、产业质量和生产效率发挥迅速的带动作用,产生巨大的经济和社会效益。探索"校、企、政"三方新型合作模式,促进学校和企业协作的广度、深度,以达到双赢的目的。在互惠互利的前提下找准对接点和合作模式,加强院校、学校和企业深度合作,充分调动各方在设备、人才、技术等方面的资源优势,建立"产、学、研"的高级合作形式[②]。

在药物研发早期获得足够的数据,创建有效的开发流程,针对有希望的产品优先分配资源,提高研发效率,降低失败风险。通过大数据分析,提高效率,缩短周期,降低风险,节约成本;利用化学结构数据,帮助研发者快速确立化学结构或有针对性进行结构改造;利用深度学习、虚拟筛选数据,快速分析药物临床前实验,找出有效的目标药物;利用临床试验数据,快速建立药代动力学模型,评估疗效,预判不良反应,加快临床试验速度。大数据的建立需要综合多方力量才能实现,必须以开放合作的方式,共同打造服务于新药开发的数据平台。

4. 案例

北京大学医学部药品上市后安全性研究中心

北京大学医学部整合公共卫生学院,药学院,北京大学第三医院联合成立了"北京大学医学部药品上市后安全性研究中心",针对药品上市后的安全性(副作用)及数据共享机制开展系列研究。研究中心通过对我国主要类型电子医疗数据结构特点进行调查,并使用大型电子医疗数据库开展药物流行病学方法学研究,同时尝试构建适用于主动监测的通用数据模型,为制定适合我国国情的药品上市后研究方法学指南,围绕创新药物和规划中强调的基本药物、中药注射剂、高风险药品开展安全性评价,建立我国药品上市后安全性主动监测系统提供可靠的方法学支撑和理论依据。

首先是对电子医疗数据库的评估和利用。对包括城镇职工医疗保险数据

---

① 崔景柏.创新药物产业化的整合策略研究[D].天津大学,2007.
② 任红兵、王艳艳、魏增余,等."校企政"合作建设药物研发共性技术中心的探索与实践[J].中国药房,2014(29):2689-2691.

库(全国抽样数据库)、区域医疗信息平台数据库和研究机构自建电子病历数据库在内的电子医疗数据库进行调查,评估其在药品上市后研究中的可用性,并且将其与国外现行的药品上市后主动监测系统所使用的数据模型进行比对,为我国建立自己的主动监测通用数据模型提供参考。其次,以耐多药肺结核治疗药物为突破口,尝试建立适用于我国电子医疗数据的通用数据模型,为今后组建上市后主动监测系统,完成上市后主动监测相关数据的融合共享提供实践经验。此外,基于具体临床问题(例如糖尿病治疗药物安全性评价等),使用国内现有大型电子医疗数据库开展方法学研究,为制定适合国情的大数据时代的药品上市后研究方法学指南提供理论基础与科学依据,对保证人民用药安全具有重要意义。

(兰　蓝)

(四)加强临床和科研数据资源整合共享

1.《指导意见》原文

充分利用优势资源,优化生物医学大数据布局,依托国家临床医学研究中心和协同研究网络,系统加强临床和科研数据资源整合共享,提升医学科研及应用效能,推动智慧医疗发展。

2. 现状与问题

目前我国在医疗信息化领域的持续投入已初见成效,具有较强生物医学研究能力的医疗机构及院校具备了临床数据电子化采集、整合、存储及初步分析的能力。与此同时,以基因测序行业为代表的生命科学研究蓬勃发展,处于国际先进国家的行列,形成了数据量庞大、组学类型丰富、涉及病种及患者众多的生物组学数据。特别是 2015 年底开始启动的国家重点研发计划精准医学项目,进一步促进了大规模病例登记及临床队列研究的实施,以地域上均衡布局的多个国家临床医学中心为核心,构建协同研究网络,对各地域自然人群、常见慢性疾病、恶性肿瘤及罕见病等领域的临床数据与生物组学数据的整合进行系统化的支撑。

我国具有显著的生物医药数据资源优势,为大数据产业的发展提供了必要条件。在临床及生物数据标准化、多组学数据融合分析、暴露组及医学时空数据整合、自然语言处理及表型组构建、复杂组学数据相关性的分析与基于真实世界数据的知识体系构建等方面,政府部门、学术界、产业界呈现出"齐头并进、相互促进"繁荣局面,产出了众多创新性的研究成果,在智慧医疗领域做了大量的探索。

临床和科研数据资源整合共享还存在以下问题:

(1) 数据共享机制不完善:生物医药大数据的规模优势有赖于数据的充分共享来实现。目前数据在各机构、各研究组、各企业间的共享存在众多壁垒,原因之一是共享机制不完善。目前难以明确在数据共享过程中涉及的权利、责任和获益的划分,这是世界范围内生物医药大数据发展所面临的普遍问题。特别是与患者隐私安全及数据使用的伦理相关的问题,是我国目前亟待在政策层面解决的难题。全国性数据协作网络,意味着海量数据时时刻刻通过网络从海量的机构被收集、传输、共享、存储和检索,对运算规模、存储规模、物理传输网络规模都是极大的挑战,需要有分布式数据系统的完整设计。这不但要突破很多关键技术,还要将这些技术进行集成、进而搭建成完整的系统。此外,服务方面的协作也是重中之重,需要设计严密的协作逻辑,如数据采集与共享逻辑、内部聚合服务逻辑等,并在大量的应用中不断完善。国外已有如eMERGE[①] 等计划制订一整套的操作方案,而我国类似规模的尝试仍处于起步阶段。

(2) 本体及术语标准缺失:实现生物医药大数据的量的积累并不困难,但如何提升质量,促进高级别的数据分析利用是目前的难题之一。其中的核心要件之一是各类组学数据的中文本体系统和术语标准。我国在 ICD 方面的工作取得了一定的成就。但在更深层次的临床信息、生物组学信息的术语管理方面,与世界先进水平存在一定的差距。目前国家卫生计生委支持的关于检验数据互联互通规范的工作是这方面的有益尝试。在临床术语、表型组术语、生物组学术语、各术语体系的本地化及面向产业的企业级术语服务平台建设等方面还需要进一步加大力量。

(3) 公共测试开发平台欠缺:生物医药大数据的技术突破离不开公共测试数据集的建立和开放。例如,正是基于美国疾病预防控制中心建立的流感监测公共数据集,才支撑了众多技术研发企业开发流感发病预测模型,产

---

① Rasmussentorvik L J,Stallings S C,Gordon A S,et al. Design and anticipated outcomes of the eMERGE-PGx project:a multicenter pilot for preemptive pharmacogenomics in electronic health record systems[J]. Clinical Pharmacology & Therapeutics,2014,96(4):482-489.

生重大的临床效益。又如,基于 eMERGE 数据协作体系构建的 PheKB 数据库[①],为基于临床自然语言处理技术开发的表型组构建算法提供了公开的测试平台,使得不同的企业和技术团队可以根据不同医疗机构的临床信息特点设计开发新的算法,并得到评分和验证。以一定的人工提取校验为成本构建不同方向的国家级公开测试平台是提升生物医疗大数据产业创新能力的重要基础。

(4) 质控体系不健全:临床表型数据与其他生物组学数据在共享融合过程中,质控体系建设至关重要。多中心来源的数据存在尺度、维度、粒度、质量不同的问题,需要对组学数据采集阶段、临床与组学融合分析阶段、多个基因组数据库融合阶段等一系列步骤进行质量控制,包括数据格式、数据质量、参考基因组版本、参比数据库版本、关联分析中个体样本质控、标记物质控及缺失填补效果评估等。必须构建全过程、全维度的多生命组学质控体系,才能保证生物医药大数据对产业发展的核心支撑能力。否则,数据分析产生的结果可能会出现重大偏差。在质控体系的建设方面,一方面缺乏高质量参比数据库,另一方面缺乏高质量质控体系建设本身相关的技术解决方案。

(5) 临床应用有待提升:在高度追求个体化的精准医学时代,临床医生充分考量患者在基因、环境及生活方式中存在的个体差异以达成最有效的疾病治疗和预防。新的医疗模式的核心理念是统合与人体健康及疾病预防相关的多个维度的数据,从而对人体的疾病状态和发展过程进行更相近的描绘和更为透彻的理解。生物医药大数据为生物学家、临床医生、流行病学家及医疗卫生政策制定专家提供了有效的工具,使得数据驱动的决策制定成为可能,并最终对患者及整个人群产生有益影响。生物医药大数据的重要应用方向包括群体层面的疾病预防及诊疗体系的评价、特定疾病的机制阐释、个体患者的疾病诊疗决策支持等。我国目前在这方面的应用研究及临床实践尚处于探索阶段,临床医生的接受程度尚处于较低水平,缺乏具有广泛示范效应的成功案例。近期在国家罕见病注册系统进行的临床表型信息采集,并辅以生物信息学分析以提升罕见病诊断效力的研究,及在复旦大学附属儿科医院进行的药物基因组学数据临床部署等工作是初步的探索。

---

① Kirby J C,Speltz P,Rasmussen L V,et al. PheKB:a catalog and workflow for creating electronic phenotype algorithms for transportability[J]. Journal of the American Medical Informatics Association, 2016,23(6):ocv202.

3. 解读

生物医药大数据的应用需要经历"数据 - 信息 - 知识 - 行动"的过程。构建标准并基于战略互操作性及隐私管理规范进行数据共享是进一步增大数据量的重要手段;计算科学、机器学习领域的进步是从数据中提取知识的关键技术支撑;与临床信息进行深度整合、在真实世界证据及统计学体系的支持下产生新的知识是医学大数据应用的主要方向;而使用这样的知识改变疾病的诊疗体系,提升人类健康则需要政策法规、医学伦理、医生及患者教育、制药和 IT 等产业界共同参与等一系列要件。

充分利用优势资源,优化生物医学大数据布局。我国健康医疗事业的发展已经进入大数据时代。近年来,国家制定了一系列规划和政策以推动医学大数据应用技术的研发建设,通过发展医学大数据整合管理、互联互通、互认共享、分析检索、标准规范、隐私保护等技术,实现医学科学基础研究的突破和技术创新,建设打破部门和机构"信息孤岛"的互联互通数据共享平台,促进基于医学大数据的医学新知识发现,强化医疗新技术、新策略和新设备的研发和推广应用。进一步推进生物医药大数据产业的发展需要对目前的优势资源进行梳理、分析及进一步优化,从而将优势资源转化成资源优势,优化生物医药大数据的布局。根据国际上较为成功的经验,此类资源的优势主要体现在以下方面:数据量大;数据质量和标准化程度高,全部或部分经过校验;临床信息丰度及准确度高,具有明确的随访信息;在个体水平实现了临床信息和生物组学信息的关联;具有完善的团队内协作机构数据共享机制及患者知情同意的管理体系;具有一定的数据安全管控机制。满足上述全部或大多数条件是优势资源的评估要素。而围绕优势资源进行相应资源的布局,包括政策及资金支持、科研支持、人才支持等,是开拓我国生物医药大数据发展新局面的重要途径。

依托国家临床医学研究中心和协同研究网络。在上述的优势资源评估要素中,大部分需要依赖高水平医疗机构的日常工作和相关科学研究实现。国家临床医学研究中心是重要的依托之一。数据是其日常临床工作和所承担的大量生物医学研究的重要产出,数据质量相对高,质控体系相对完善,对其进行整合、优化及共享可以在短期内获得重要的优势资源。此外,目前国家支持了众多以专科或专病为主题的研究协同网络。这些网络的临床信息采集一般以表单形式为主,结构化程度高。大量研究设置了双重校验、原始数据上传核对等机制,质控严格。且此类研究协同网络一般采用国际先进的组学分析技术和手段,在组学数据的生成、质控、解读、分析等方面均采用较高的标准,是进行生物医学大数据资源建设的理想来源。

系统加强临床和科研数据资源整合共享。随着高通量测序技术的不断发展和组学数据的日益积累,临床数据和包含组学数据在内的科研数据资源的整合共享是必然的发展趋势。以规模化的人群队列为基础,以临床大数据和组学大数据为基石,根据重大复杂病种的研究需要整合基因组、转录组、蛋白组、免疫组、代谢组及表型组等多层次信息,抽提疾病的组学特征谱,并寻找组学特征谱与疾病早期筛查、分类分型、疗效评价、预后评估等临床应用之间的关联,从而为患者的精准诊断和精准治疗提供依据,目前已成为国际医学大数据领域和转化医学研究的前沿热点。临床数据与科研数据的融合分析技术面临着两大关键问题:一是如何有效地整合不同层面的组学大数据,对应多层次数据整合与建模技术。二是如何有效地基于海量数据发现组学特征与表型特征的关联,如基因型与表型特征的关联以及组学特征与诊断、用药等临床信息之间的关联等,具有显著性的关联将可能转化为具有临床应用价值的预测评估模型。在整个过程中需要高度强调"系统化"的概念。利用人工智能、自然语言处理、统计推断及基因组学前沿技术,研究电子病历数据的结构标准化技术、高维数据处理及融合算法以及临床信息与组学数据融合技术等关键问题,为研究复杂疾病诊断和治疗等新方法提供帮助和指导。此外,也要注意构建质控系统、术语标准系统、评测系统等重要组件,为临床数据与科研数据的融合共享提供支撑。而政策法规、医学伦理、医生及患者教育、制药和 IT 等产业界共同参与等方面也是不可忽视的系统层面的工作。

提升医学科研及应用效能,推动智慧医疗发展。通过医学大数据的支持,发展基于大数据的临床辅助决策系统,从传统的经验决策方式逐渐转变为具有海量数据、信息、知识支持的科学决策方式,将有利于提升临床决策的正确性和可靠性,减少医疗事故的发生。解决医学大数据个体化应用的核心技术难点在于利用机器学习和临床决策支持系统(clinical decision support system,CDSS),整合多个维度的数据,为医生和患者提供精细化、个体化的诊疗指导。这在各类肿瘤及高血压、糖尿病、抑郁症等各类非肿瘤性慢性疾病的诊治过程中均具有极为广阔的应用前景。

4. 案例

中国国家罕见病注册系统

罕见病是当今医学重大瓶颈问题,其研究具有独特的科学、社会学、伦理学价值。结合临床表型与组学信息的创新诊断方法可以实现某些罕见病的早期诊断和干预,有效改善疾病预后。罕见病研究对新药研发也起到支撑作用,在解释药物作用机制、发现常见疾病治疗靶点、探索创新性治疗方法、推动制药产业发展上均具有重要意义。由于罕见病患病率低且随访困难,病例注册登记系统及大型队列的建立对罕见病的临床服务和研究至关重要。

中国医学科学院北京协和医院牵头建设的中国国家罕见病注册系统(www.nrdrs.org),目前已纳入 20 余家国内重要临床医学中心,计划在 5 年内共同完成 50 余种罕见疾病的 5 万例病例登记。临床信息的采集表单采用通用的互操作性标准构建,在术语层面引入 ICD、LOINC、CHPO 等对遗传疾病分析至关重要的术语体系,采用高标准的测序平台采集基因组学数据。所登记病例的临床信息采集一般以表单形式为主,结构化程度高,具备术语控制能力。该系统设置了双重校验、原始数据上传核对等机制,质控严格。在基因组学数据的生成、质控、解读、分析等方面均采用较高的标准,未来将形成重要的罕见病临床研究、孤儿药研发、遗传学研究的生物医学大数据平台。

通过机制创新,该系统以覆盖全国的罕见病临床服务网络为基础,在临床诊疗服务中完成病例注册、队列建立及随访。在信息平台建设过程中,纳入罕见病研究的重要术语体系,并与国际先进的罕见病研究网络的技术规范接轨,提高数据标准化程度、可交互性,提升数据挖掘的潜力。通过原始资料采集及表单式信息采集结合的模式提升临床数据的质量,借助统一的测序及生物信息学分析平台严格控制组学数据的质量,在此基础上纳入专业的数据监察机构,实现高水平的数据质量控制,为后续的科学研究提供强有力的支撑。本系统将首次获得中国人群特异性的罕见病基本信息,为罕见病相关政策提供依据,系统性阐释中国人群疾病机制,提高罕见病诊疗总体水平,助力新药研发,推动相关健康产业进一步发展。

中国新生儿危重病注册系统

复旦大学附属儿科医院新生儿医学中心作为国家儿童医学中心重点建设内容,将改善新生儿健康作为突出的焦点问题。2010 年,复旦大学附属儿科医院牵头,启动了"中国新生儿危重病注册系统",目前纳入研究体系的 100 余家国内重要临床妇幼医学中心,在过去的 6 年内共同完成 20 余种新生儿危重疾病的 50 万例病例登记。在今后的 5 年时间,将进一步聚焦新生儿危重病的临床数据整合,基于"中国新生儿基因组计划",整合遗传 - 环境致病因素,形成新生儿常见遗传病分子基因诊断(质谱 + 二代测序)- 临床表型(代谢 + 生化 + 电生理 + 影像)- 临床随访的新生儿危重病临床诊疗和随访注册登记系统。

该系统登记病例的临床信息采集一般以表单形式为主,采用通用的互操作性标准构建临床信息采集表单,在术语层面引入 ICD、LOINC、CHPO 等对出生缺陷、早产、感染和窒息等重要疾病分析至关重要的术语体系,采用高标准的测序平台采集基因组学数据。本研究设置了双重校验、原始数据上传核对等机制,质控严格。在基因组学数据的生成、质控、解读、分析等方面均采用较高的标准,未来将形成重要的新生儿危重病临床研究、孤儿药研发、遗传学研究的生物医学大数据平台。

(朱卫国　弓孟春)

三、推进公共卫生大数据应用

(一) 提升公共卫生监测评估和决策管理能力

1.《指导意见》原文

加强公共卫生业务信息系统建设,完善国家免疫规划、网络直报、网络化急救、职业病防控、口岸公共卫生风险预警决策等信息系统以及移动应急业务平台应用功能,推进医疗机构、公共卫生机构和口岸检验检疫机构的信息共享和业务协同,全面提升公共卫生监测评估和决策管理能力。

2. 现状与问题

目前,支撑国家公共卫生监测评估和决策管理的信息系统有中国疾病预防控制信息系统、国家免疫规划信息系统、严重精神障碍信息系统等。其中中国疾病预防控制信息系统(网络直报系统)是疾病预防控制领域最基本、最核心的业务应用信息系统,于 2004 年建成,其中包括法定传染病报告、突发公共卫生事件管理、艾滋病综合防治、结核病管理、鼠疫防治管理、流感监测、症状监测、职业病与职业卫生信息监测系统等 22 个业务子系统。用户覆盖 6.8 万各级各类医疗卫生机构,在册实名授权用户 14.6 万。该系统由中国疾病预防控制中心统一部署,实行国家、省、市、县属地分级用户权限访问控制管理。2011 年 1 月,升级改造后的网络直报系统 2.0 版正式投入运行。

公共卫生业务信息系统存在的主要问题是个体的健康医疗信息未能真正汇聚成人群健康信息,缺少公共卫生大数据应用的基础。究其原因,一是现有信息系统尚未覆盖所有业务领域,已有信息系统功能不能完全满足业务需求[1]。二是数据交换和信息共享能力不足,业务的条块化分割,数据采集来源单一,信息孤岛、信息烟囱等问题较严重。三是疾控机构与医疗机构的业务协同有待加强。基于区域全民健康信息平台和居民健康档案、电子病历的医卫协同仍处于小范围试点应用阶段,未能全面推广应用。

在口岸公共卫生风险预警决策信息化建设方面,口岸公共卫生风险监测预警决策系统于 2016 年 10 月上线运行。该系统依托大通关业务专网及其数据中心搭建系统运行环境,建立全球公共卫生风险、口岸检出输入性公共卫生风险、国际通航交通工具、决策指挥信息 4 个数据库群,以及业务监管、风险预警决策、公共服务 3 大平台[2]。

支撑公共卫生应急业务的信息系统主要有突发公共卫生事件网络直报系统和突发公共事件卫生应急指挥决策系统。前者具备实时、在线报告辖区内突发公共卫生事件并对事件进行实时监控和分析的功能。后者能够实现对本级突发公共事件卫生应急有关资源信息的有效管理,突发公共卫生事件的动态监测,提供专业预警信息,为领导提供决策依据和命令指挥工具,为卫生应

① 马家奇,赵自雄.中国疾病预防控制公共卫生信息化建设与展望[J].中国卫生信息管理杂志,2016(13)1:18-21.
② 陈卫军,杨清双,孙龙祥.口岸卫生检疫风险监测预警决策系统医学媒介生物本底调查子模块的建立[J]口岸卫生控制.2016(20)2:8-11.

急部门的业务人员和专家提供形势研判信息与分析手段,以及通讯和命令指挥等支持。

3. 解读

公共卫生信息系统是国家全民健康信息化6大业务信息系统之一,是以全民人群健康信息为基础,支撑国家公共卫生业务工作,保障人民群众健康的重要手段。要按照"填平补齐"的原则,以业务需求为导向,有效应用大数据技术,新建业务信息系统和升级改造已有系统。同时充分利用居民健康档案、电子病历、全员人口信息3大基础数据库,依托区域全民健康信息平台,强化数据的统一采集和分散利用,加强系统整合和多元数据交换共享,联结信息"烟囱"和"孤岛"。在建设内容上,重点建设传染病动态监测、慢性病及其危害因素监测、免疫规划监测、精神卫生监测、健康危害因素监测、疾病预防控制与爱国卫生资源管理与服务等6大疾控核心业务应用信息系统。在建设层级上,公共卫生业务信息系统以国家和省两级建设与部署,多级机构全覆盖应用为基础,以区域全民健康信息平台公共卫生业务功能模块建设为重点。在部署模式上,以覆盖全国的云平台部署为基础,对具备条件的地区逐步过渡到分布式部署。在信息采集上,国家统一制定基本数据采集标准,各省适当扩充采集数据项,依托区域全民健康信息平台,以3大基础数据库为基础从数据源头一次采集数据,并根据不同的数据需求,纵向上提供县区、地市、省直至国家同步利用;横向上将数据抽取分拣到各业务应用子系统。也可在省级建立云平台,统一部署业务系统。

在建设传统的公共卫生监测信息系统的同时,必须认识到大数据、"互联网+"可能引起的公共卫生监测的变革。"互联网+"将有助于获得更加完整、准确、及时的人群健康信息,政府部门和公共卫生机构需要着眼长远,改变传统的公共卫生监测思维,主动拥抱互联网,主导互联网企业建立合作共赢的新业态,以获得人群健康数据用于公共卫生评估和决策。

4. 案例

区域全民健康信息平台公共卫生综合应用试点

中国疾病预防控制中心于2012年12月启动了区域全民健康信息平台公共卫生综合应用试点工作。试点地区之一浙江省宁波市鄞州区已实现从区域到市、省、国家传染病和慢性病数据实时交换共享。鄞州区的区域全民健康信息平台联通了 2 家综合性公立医院,3 家专科医院,24 家乡镇卫生院、284 家农村卫生服务站和疾控、妇幼等公共卫生机构,以居民电子健康档案为核心整合了计划免疫、妇幼保健、慢性病直报、传染病直报等公共卫生业务应用。基于区域卫生信息平台,可以实现公共卫生各业务领域间、公共卫生与其他行业间的业务协同和信息共享服务,实现跨行业、跨领域的联合推进,具体实践体现在以下几方面:

一是居民健康档案的动态精细化管理。居民健康档案是许多公共卫生工作的基础。利用区域信息平台,给居民健康档案带来了全新的管理模式。该区的居民健康档案,从内容上涵盖居民的基本信息、健康习惯、医疗就诊、检查检验、健康体检、预防接种等多个方面,同时在时间维度上记录下每条信息的动态变化情况,居民在区域范围内任何一次医疗行为,都会将该居民的信息与健康档案比对,以确保及时建档和档案信息的更新。

二是数据的实时采集传输。鄞州区信息平台采用了数据采集时间可配置设定,实现了分时分流数据汇总的功能,对医疗卫生数据根据其属性进行分类,实时采集疾病诊断、突发公共卫生事件信息等关键数据,即时采集交换影像协同诊断、区域预约诊疗等临床诊疗信息。对不同类型的数据遵循"所用即所得"原则进行不同处理。鄞州区作为公共卫生数据采集交换平台试点项目县,组织包含疾控、医疗、社区卫生、区域卫生在内的管理与服务机构,通过网络构建、分级平台部署、业务系统改造、接口调试等技术方案实施,建立了传染病、慢性病、死因等报告数据从报告机构到市、省和国家公共卫生管理信息系统的传输通道,取得了成功的经验。

三是优化公共卫生协同工作流程。该区探索建立了一套基于区域卫生信息平台的上下联动的公共卫生服务流程,为临床医生、社区责任医生、防保科、公卫工作者、疾病控制中心工作人员提供相应的工具软件,在其各自工作岗位上各负其责协同开展公卫工作。以慢性病协同管理为例,门诊医生在接诊过程中发现高血压患者,系统立即弹出高血压报卡,医生填报的电子报卡信息会即时汇总到防保科医生的工作台(提示有新增报卡),防保科审核后信息会即时汇总到区疾控中心同时下发到该患者所在社区的责任医生,该责任医生工作桌面上会提示有新增高血压患者信息,责任医生进行管理,制订管理方案,管理信息会即时汇总到该居民的健康档案,区疾控中心的工作人员从平台可以监管社区责任医生对该高血压患者的疾病管理情况。

四是提升公共卫生服务质量和水平。鄞州区充分利用区域卫生网络,搭建了多个公共卫生领域的应用系统。该区创新性地将冷链运输车和23家乡镇社区卫生服务中心联网,通过自主研发的系统对疫苗实行全程智能化监控,为每支疫苗建起动态的"电子身份证"。此外,还可以通过系统追溯任何一个冰箱的历史温度、警告信息以及追踪送苗途中车辆轨迹和温度。使疫苗从生产、流通、运输、储存直至配送给医疗机构、接种的全过程都处于监控之下,大大提高了疫苗管理的质量和效率。

在应用效果上,目前鄞州区124万常住居民的电子健康档案建档率达到了96.75%,高血压患者总体发现率由2008年的7.7%提高到2012年的12.42%;糖尿病的规范管理率从86.2%提高到95.90%;健康行为的形成率由实施前的79.8%提高到实施后的97.6%。高血压和糖尿病知晓率分别由68.37%提高到97.66%,由70.58%提高到95.59%。实现了由疾病管理向健康管理的转变。

中国疾病预防控制信息系统大数据应用

中国疾病预防控制信息系统自2004年投入应用以来,已存储个案信息1.5亿条,存储容量7.73TB,并以每年近1000万条个案信息的速度递增,为疾病防控工作提供基础信息,发挥着无可替代的作用。近年来,中国疾控中心积极探索利用大数据技术,基于传染病监测报告数据开展大尺度的传染病实时统计和传染病动态监测大数据分析。

大尺度实时统计是对全国范围内的传染病个案数据进行实时动态的时间、空间、人群、疾病四个维度的统计,其实施难度主要体现在加工后的实时统计数据达到5000万条/年,并需对全国各级别用户提供任意时间段的汇总统计,统计量达到8000万亿条/年。大尺度实施统计的实施技术路径如图8-9所示。

传染病动态监测大数据分析通过专门的分析平台实现了传染病监测的动态空间分布、核密度聚集性探测、以及时间序列监测预警等分析应用。为传染病的科学防控提供智能化的决策支持技术手段。通过动态空间分布可监测患者发病分布及流动情况,通过核密度分析可探测传染病聚集性发病的变化情况,通过时间序列及移动百分位数阈值可动态对传染病的发生作出预警。传染病监测大数据分析原理如图8-10所示。

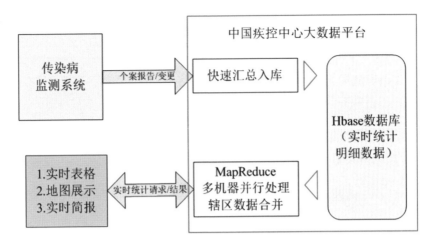

图 8-9 大尺度传染病实时统计实施技术路径

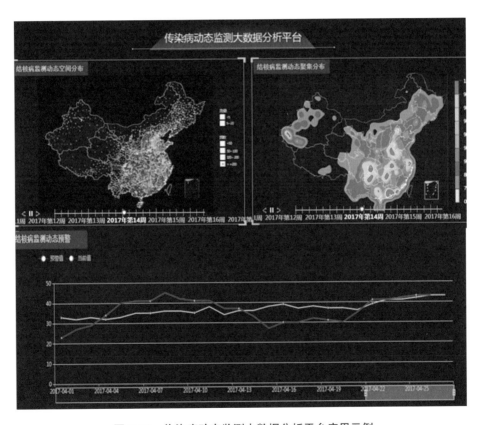

图 8-10 传染病动态监测大数据分析平台应用示例

（马家奇 赵自雄）

（二）提高突发公共卫生事件预警与应急响应能力

1.《指导意见》原文

　　　整合社会网络公共信息资源，完善疾病敏感信息预警机制，及时掌握和动态分析全人群疾病发生趋势及全球传染病疫情信息等国际公共卫生风险，提高突发公共卫生事件预警与应急响应能力。

2. 现状与问题

2002 年起，中国疾病预防控制中心采用移动百分位数法建立传染病自动预警概念模型，研究不同传染病预警阈值，并于 2006 年建立了国家传染病自动预警信息系统（China Infectious Diseases Automated-alert and Response System，CIDARS）。该系统于 2008 年 4 月在全国试运行，向各级疾病预防控制机构推广使用。2010 年 12 月，预警系统的模型进行了较大改进[①]。CIDARS 以法定报告传染病监测数据作为暴发探测的数据来源，将我国高度关注的疾病，以及可引起暴发且需要立即采取响应措施的疾病纳入预警系统。截至 2017 年 6 月，该系统可对 34 种法定报告传染病提供预警，在预警方法上，15 种疾病采用固定阈值法，19 种疾病采用时间模型法（包括移动百分位数法、累积和控制图法、聚集性疫情法三种方法）。在预警信号的发送和响应上，CIDARS 通过手机短信推送平台将探测到的疾病异常增加或聚集信号以手机短信的方式及时发送给所在县（区）疾病预防控制机构[②]。

近年来，传统公共卫生监测信息之外的社会网络公共信息资源日益广泛地应用于突发公共卫生事件预警。症状监测、舆情监测得到重视并开始在一定程度上应用于突发公共卫生事件预警。如中国疾病预防控制中心依托国家重大科技专项课题建立了包括发热呼吸道综合征、腹泻综合征等五大病征的监测系统，覆盖全国多个省份。我国部分城市也探索建立了基于病例症状、学校缺课、药品销量等数据源的症状监测系统。2010 年，中国疾病预防控制中心建立了公共卫生网络舆情监测系统，基于互联网信息采集技术和数据挖掘技

---

① 杨维中. 传染病预警理论与实践[M].北京:人民卫生出版社,2012.

② 杨维中,兰亚佳,李中杰. 传染病预警研究回顾与展望[J]. 中华预防医学杂志,2014(48)4:244-247.

术,实时动态监测新闻门户、论坛、博客、微博、贴吧等相关互联网站点,及时掌握网络上的舆情热点[①]。

3. 解读

社会网络公共信息资源极为丰富,为利用大数据技术实现敏感疾病和突发公共卫生事件的早期预警提供了多来源、多维度的数据。未来,利用以互联网公共信息为代表的多源信息和大数据技术,开发更加准确、及时的预警模型,以及加强预警信息的及时传递与发布等将进一步提升医疗卫生机构的突发公共卫生事件预警与响应能力[②]。一是互联网大数据,如网络搜索引擎,新闻报道,以及微博和微信等自媒体披露的信息。二是自然因素大数据,如气象、地理、环境、生态、植被、动物媒介分布等数据。三是社会因素大数据,如人口、农业、食品、家禽家畜饲养等数据。同时在专门的传染病和突发公共卫生事件报告数据的基础上要充分利用实验室检测数据、影像数据、医疗费用数据、药品消费数据等医疗大数据,以及林业、农业、教育、质检、检验检疫等机构的专业监测数据。要充分利用不同数据源的优势,应用大数据技术实现信息的集成、初步筛选和自动分析,及时发现可能的突发公共卫生事件并预警。要利用大数据技术加强多源数据的集成分析和综合研判,建立灵敏、可靠的预警模型,加强信息分析和发布,完善现有预警机制。

大数据时代的突发公共卫生事件预警除数据来源的多样化外,另一个显著特征是数据量和分析方法的变化。传统的抽样调查数据将被庞大多维的总体数据替代,基于流行病学和统计学的分析方法将被大数据分析方法替代,突发公共卫生事件预警与互联网和大数据的结合将更加紧密。

4. 案例

全球公共卫生情报网络

全球公共卫生情报网络(global public health intelligence network,GPHIN)。GPHIN 是一个安全的基于互联网的早期预警系统,它监控全球的媒体来源,实时采集疾病暴发和具有公共卫生意义的信息[9]。加拿大政府和 WHO 于

---

① 　郭岩,万明,朱丹燕.公共卫生网络舆情监测系统设计与实现[J].医学信息学杂志,2011(32)8:6-9.
② 　马家奇.公共卫生大数据应用[J].中国卫生信息管理杂志,2014,(2):174-177,181.

1997 年开始建设 GPHIN，1999 年投入使用，2004 年，GPHIN 第二代正式发布。目前 GPHIN 系统能够通过 9 种语言监测全球公众可获得的媒体信息。信息被不间断地收集，相关联的信息被自动归类，这些信息通过自动处理和人工分析结合的方式过滤并分类后提供用户访问。在监测的内容上，GPHIN 追踪疾病暴发、传染病、食品和水污染、生物恐怖、暴露于化学品、自然灾害等事件。GPHIN 已逐渐能够关注任何可能造成国际疾病暴发的新闻事件，无论是自然发生的还是人为生物恐怖事件。作为一个早期预警系统要尽可能提高获取信息的广度和时效性，尽可能给用户带来范围更宽泛的信息提醒，使提醒时间接近潜在疾病暴发时点。因此 GPHIN 产生的报告关注的重点不仅仅包括传染病暴发，还有许多可能跟疾病相关联的特色信息[1,2,3]。

（马家奇 赵自雄）

（三）整合环境卫生、饮用水等多方监测数据

1.《指导意见》原文

整合环境卫生、饮用水、健康危害因素、口岸医学媒介生物和核生化等多方监测数据，有效评价影响健康的社会因素。

2. 现状与问题

目前国家建立的健康危害因素相关信息系统主要有职业病与职业卫生监测信息系统、全国饮用水水质卫生监测信息系统、空气污染人群健康影响监测信息系统，以及地方部分地区建立的相关监测系统。其中职业病与职业卫生监测信息系统主要采集全国各类职业病确诊病例、疑似病例、农药中毒病例的个案信息，用人单位有毒有害作业工人健康监护汇总数据、各职业病诊断机构和鉴定办事机构诊断和鉴定工作情况汇总数据。全国饮用水水质卫生监测信息系统主要采集生活饮用水基本情况、水质监测能力报告、水质监测结果报告等信息。

---

① Global Public Health Intelligence Network [OL] http://hc-sc.gc.ca/ahc-asc/alt_formats/pacrb-dgapcr/pdf/pubs/intactiv/gphin-rmisp-eng.pdf.

② Global Public Health Intelligence Network [OL] http://www.michigan.gov/documents/mdch/Session_101_-_Global_PH_Intelligence_Network_-_Brodie_254928_7.pdf.

③ 陈强,郭岩,万明.全球公共卫生情报网及对我国的启示[J].医学信息学杂志,2011(32)8:2-5.

　　口岸医学媒介生物包括鼠、蚊、蝇、蜚蠊、蜱、螨、蠓、蚤等,媒介生物监测主要采集医学媒介生物种群和密度监测(数量、种群构成、分布、季节消长趋势、侵害状况等)、环境孳生地、病原学、抗药性监测等信息。

　　多源监测数据整合存在的主要问题是现有信息系统业务覆盖面窄,不能实现数据共享、业务协同,难以支撑数据整合。由于条块化的业务分工限制,普遍存在监测数据分散、重复、效能不高的工作状态,更谈不上集成多源数据形成大数据提供健康危害因素评价。

3. 解读

　　健康危害因素监测数据的整合包括职业病、医用辐射、国家(城市、农村)饮用水、空气污染(雾霾)、公共场所健康危害因素、农村环境健康危害因素、学校卫生信息,产出饮用水水质合格率、合格饮用水人口供应率、空气污染超额死亡率、空气污染医院超额就诊比率、放射诊疗监测合格率、中小学生常见病检出率、中小学生因病缺勤率等指标,通过多种方式向公众发布,提供多个统计维度的查询,满足公众的健康信息需求。利用区域全民健康信息平台或已建立的健康危害因素监测信息系统集成健康危害因素相关数据,应用物联网技术,接入个人健康监测数据,为公众提供云到端的动态信息服务,实现环境与健康相关风险评估信息的个性化提醒、查询、干预等健康信息交互服务和公共卫生决策支持。

　　病媒生物监测数据的整合主要包括鼠、蚊、蜱、跳蚤、恙螨、白蛉、钉螺等主要病媒生物种类、分布、种群动态和杀虫剂敏感性等数据,以及生态学、抗药性和病原学等监测数据。构建病媒生物监测大数据应用平台。充分集成现有的各级各类媒介生物监测系统,重点加强口岸病媒生物检验检疫系统的信息集成,建立和完善覆盖全国的病媒生物监测系统。通过集成大数据平台的分级应用,研究病媒生物与传染病流行的关系,确定病媒生物控制阈值,为病媒生物传播传染病的风险评估、预测预警、控制规划、效果评价等提供数据和决策依据,实时指导传染病的防控。

4. 案例

美国国家环境健康追踪体系

　　美国国家环境健康追踪体系(National Environmental Public Health Tracking,

NEPHT)主要追踪环境危害、相关疾病以及其他相关信息等3个方面的重要数据,它不仅是数据监测平台,更是一个环境健康综合数据整合平台。NEPHT由美国疾控中心主导,卫生健康机构、学术机构、环保部门、社会组织、政府部门等多部门合作。疾控中心从各部门收集数据并整合后与各部门进行有效共享。NEPHT采集的数据如下:①环境危害因素。包括大气污染、地表水及饮用水污染、有毒物质及废弃物污染、室内空气污染、社区环境以及气候变化数据。②健康效应因素。包括癌症、心脑血管疾病、呼吸系统疾病等。③其他相关因素。包括人群的社会经济特征、生活环境与所处背景、对环境危害因素的暴露行为模式等。NEPHT在数据整合时制定元数据标准,利用相同的格式存储数据。NEPHT在美国各地区均有成功应用的实例,典型的应用包括利用可视化工具快速识别风险区域、利用连续监测数据支持长期流行病学研究与支撑区域环境健康管理政策制定等[①]。

(马家奇 赵自雄)

(四)整合传染病、职业病等多源监测数据

1.《指导意见》原文

> 开展重点传染病、职业病、口岸输入性传染病和医学媒介生物监测,整合传染病、职业病等多源监测数据,建立实验室病原检测结果快速识别网络体系,有效预防控制重大疾病。

2. 现状与问题

中国疾病预防控制信息系统于2004年投入应用后,中国疾病预防控制中心在其基础上相继建设了艾滋病综合防治信息系统、结核病管理信息系统等重点传染病监测和管理系统,以及职业病与职业卫生信息监测系统。艾滋病综合防治信息系统能够实现对艾滋病病人和病毒感染者的跟踪、治疗、干预、转归、质控和评价的全过程动态管理,同时外延至高危人群和高危行为的监测与干预,抗病毒药品管理、检测咨询等。结核病管理信息系统实现了各级结防机构和各级医疗对结核病人发现、追踪、建档和治疗的全过程管理,同在对结

---

① 班婕,杜宗豪,李湉湉. 美国国家环境健康风险追踪体系及其启示[J]. 中华预防医学杂志,2016,(50)6:550-553.

核病病人实行减免费治疗的过程中记录和管理结核病病人的相关门诊信息、病案信息、经费信息、发药信息等，实现全国统一管理。职业病与职业卫生信息监测系统具备用人单位、尘肺病报告、职业病报告（含职业病中毒事故）、农药中毒报告、有毒有害作业工人健康监护卡、作业场所职业病危害因素监测等信息的采集和统计分析功能。在媒介生物监测上，我国的鼠疫防治管理信息系统具备宿主动物监测和媒介监测功能。

重点传染病监测系统的主要问题是结核病管理信息系统、艾滋病综合防治信息系统等以病例为基础的监测系统均为条块化系统，客观上形成了多个信息"烟囱"，无法实现数据交换共享，不同监测系统的数据难以整合，更无法形成更大价值的大数据资源。在实验室病原检测结果快速识别网络体系建设上，已建立的系统通常围绕单个病原体开展，缺乏多病种、多层次的大数据平台[①]。

当前，口岸输入性传染病监测与国家传染病报告信息系统尚未实现数据交换，口岸向疾控中心报告发现的传染病疫情还处于纸质报告传递阶段，卫生检疫部门在上报信息后，不能及时考核和评价报告质量，造成口岸传染病监测信息的可信度、利用率都较低[②]。

3. 解读

整合多源监测数据的基础是监测模式的改变和监测信息系统的整合，即从以单一疾病监测管理为中心向以病人全程监测管理为中心转变，从条块化的单病种监测和病次监测向病人全生命周期监测转变，充分利用居民健康档案、电子病历和全员人口信息库3大基础数据库，依托区域全民健康信息平台，通过建立主索引的方式，以人为中心整合多源监测数据，建设传染病动态监测信息系统和健康危害因素监测信息系统，加强与外部数据的共享交换，实现分布式大数据计算与应用。

传染病病原快速识别能够起到传染病诊断"一锤定音"的作用，在及时发现和处置传染病暴发，应对新发和不明原因疾病，了解不同传染病发病情况和病原体变异水平上发挥重要作用。实验室病原检测结果快速识别网络体系建设一是构建符合云计算数据存储规范的数据资源库。应用大数据存储技术和

① 马家奇. 公共卫生大数据应用[J]. 中国卫生信息管理杂志，2014（2）：174-177.
② 宋晓峰，刘海江，毛文光，等. 出入境人员传染病监测现状与思考[J]. 实用预防医学. 2015，（22）10：1278-1280.

方法,整合、改造和重新构建分散的病原数据库。二是建设基于大数据结构的具备病原体检索、比对、分析等功能的业务信息系统和交互服务系统。

4. 案例

全国细菌性传染病实验室分子分型监测网络

全国细菌性传染病实验室分子分型监测网络(PulseNet China)于 2004 年 9 月成立,是一个以脉冲场凝胶电泳分型技术为基础、结合其他分型技术以及菌株信息和流行病学信息的网络监测平台,旨在建立中国细菌分子分型监测的网络体系。PulseNet China 网络集实验室监测和流行病学调查溯源为一体,实现传染病监测和预警。实验室通过病原菌分子分型监测分析,发现分子分型特征型别簇,提出预警信息,根据实验室信息开展流行病学调查和溯源,进而发现和应对细菌性传染病的暴发流行。PulseNet China 实验室采用标准化的细菌实验室分子分型技术,依托 PulseNet China 中心实验室分型数据库和查询平台以及信息系统平台,通过分布于各地的网络实验室收集致病菌,即时开展分型分析及遗传特征比对、通过及时报告反馈,发现特征型别的簇,提出预警信息,进而结合流行病学调查发现暴发关联,发现细菌性传染病暴发流行,特别是发现散在分布于不同地理区域的暴发关联,查找危险因素,明确传播途径,追溯传染来源。PulseNet China 同时也是亚太区病原菌实验室监测网络和国际网络的重要组成部分,与这些网络相联系,通过对全球范围监测信息的查询和比对,进而掌握相关传染病病原菌的流行情况和病原特征[①]。

(马家奇　赵自雄)

(五) 推动疾病危险因素监测评估和妇幼保健、老年保健、国际旅行卫生健康保健等智能应用,普及健康生活方式

1.《指导意见》原文

推动疾病危险因素监测评估和妇幼保健、老年保健、国际旅行卫生健康保健等智能应用,普及健康生活方式。

---

① 李伟,崔志刚,阚飙. 中国细菌性传染病分子分型实验室监测网络 -PulseNet China[J].疾病监测,2011,(26)1:1-4.

2. 现状与问题

健康是人全面发展的基础,是社会的第一资源,是社会文明最重要的标志之一。随着我国社会经济的发展和人们生活方式的改变,工业化、城市化、老龄化、生活方式和社会转型、环境恶化、自然灾害、全球化等因素对我国居民的身体健康带来了巨大影响。过去30年间,我国居民的死因构成发生了巨大变化:与20世纪90年代相比,传染性、营养不良性及母婴疾病死亡占总死亡的比例由8.2%降至5.4%,以恶性肿瘤、慢性阻塞性肺部疾病、心脑血管疾病、糖尿病等疾病为主的慢性病死亡所占比例由76.5%上升到82.5%,慢性病已成为我国国民健康的最大威胁[①]。

究其原因,主要有以下3点:一是不健康的生活习惯,导致了我国近年来心脑血管病、高血压、糖尿病和肿瘤等慢性病发病率的快速增长;二是国民健康素养匮乏,2009年12月公布的我国首次居民健康素养调查结果显示,我国居民具备健康素养的总体水平仅为6.84%;三是疾病及其危险因素的监测评估工作仍存在一些问题,如监测网络覆盖面窄,报告管理系统自动化程度低、缺乏统一平台,监测内容不够全面,漏报严重,管理监督机制不健全等。

因此,我们迫切需要认清问题所在,并采取一系列切实的行动,拓展疫情报告网络,加强信息系统建设,发展综合监测,健全报告管理和监督机制,建立信息交流和反馈机制,加强队伍建设,提高疾病监测的整体水平。用科学的手段推动疾病危险因素监测评估和妇幼保健、老年保健、国际旅行卫生健康保健等智能应用,普及健康生活方式。

目前,妇幼健康信息工作基本形成了"一个架构(妇幼健康管理信息系统)、两条主线(出生医学证明和产妇分娩信息)、三个网络(妇幼卫生年报、妇幼卫生监测、妇幼机构监测)、项目和试点平行推进"的业务工作格局,为妇幼健康事业科学发展提供了坚实的信息支撑,为调整完善生育政策发挥了重要的保障作用。2009年,开展了全国妇幼健康信息化建设规划与设计,研究制定了《国家级妇幼健康信息平台建设规划与实施方案》。2003年以来,先后编制了《中国妇幼保健信息系统标准》《全国妇幼保健机构信息工作管理规范》、《妇幼保健信息系统基本功能规范(试行)》和《妇幼保健信息系统网络支撑平台技术指南(试行)》《基于区域卫生信息平台的妇幼保健信息系统建设技术解决

---

① 陈竺. 全国第三次死因回顾抽样调查报告[M].北京:中国协和医科大学出版社,2008.

方案》《妇幼保健服务信息系统基本功能规范》《妇幼保健基本数据集标准》等重要标准规范,为妇幼健康信息共享、系统联通奠定了基础。

基于公共卫生管理的区域妇幼健康信息化建设存在的问题主要体现在以下几个方面:①各级妇幼保健机构信息化发展水平参差不齐,区域妇幼健康信息平台建设不够完善。特别是国家级和大多数省级妇幼健康信息平台尚未构建,国家及各省市层面缺乏信息统一采集、资源整合管理,无法为国家卫生计生委及其他政府部门提供及时、准确、权威的指标数据与决策信息。②国家虽然制定了妇幼健康信息化顶层设计和技术标准,但部分妇幼保健机构规划布局缺乏前瞻性,重复建设较为严重,部分地方在信息化建设过程中信息系统标准符合度低,存在业务管理条块化分割,信息来源多元化管理等问题。③国家需要的核心业务管理指标,多以网络直报方式采集,各系统间数据难以共享,存在信息孤岛、信息烟囱等问题。④服务于妇幼人群的智能化、便捷化应用目前还在探索试点中,尚未形成一定的体系与规模,需要国家层面统一规范与推广。

3. 解读

应用大数据技术监测疾病危险因素。人类生活的自然、社会环境中存在许多疾病危险因素,与居民身体健康和疾病的形成有各种复杂的关联关系。大数据技术可在3方面有效监测疾病危险因素,降低疾病风险。①健康医疗大数据技术可动态掌握居民与健康有关、特别是危害健康的生活方式和行为习惯;②大量的临床实践数据可用于研究疾病危险因素对居民健康的危害程度,从中发现疾病的流行现状和变化趋势;③针对个体或群体进行的疾病危险因素精确评价和实时监测可用于制定科学的疾病预防控制策略和措施,以此进行有效的健康干预,降低疾病危险因素暴露水平,达到提高居民健康水平的目的。

实现妇幼保健业务应用大数据的核心内容是尽快建立与完善全国妇幼健康信息化体系,从国家层面制定统一的业务与信息标准规范,指导各级妇幼保健机构开展妇幼健康信息化建设工作。具体实施方案与措施如下:建立与完善国家、省级妇幼健康信息平台,推进市、县级信息平台建设,逐步形成覆盖全国各级妇幼保健机构的妇幼健康服务与管理的信息化体系。持续开展妇幼健康信息管理的政策机制、标准规范等工作研究。推广妇幼保健智能应用,提高妇幼保健过程中的服务便捷性与公众感受度。

加快大数据技术与老年保健深度融合。发展并完善老年健康保健服务是全社会的责任。大数据分析技术可与社会老年保健工作深度融合,在养老服务中融入信息化健康医疗理念,加强医疗机构与养老机构的业务协作与服务支撑,建立基于系统实现机构联动、就诊预约、健康促进、数据分析、医养结合等创新的养老机构运行模式,提高社区为老年人提供日常护理、慢病管理、康复护理、健康保健等服务的能力。

联通国际旅行卫生健康保健业务数据。近年来,国际经济文化交流与沟通日益紧密,居民国际旅行的流行程度也不断提高,这对我国国际旅行卫生健康保健事业提出了更高的要求。应利用大数据与相关信息化技术发展完善包括全球传染病疫情信息智能监测预警、口岸精准检疫在内的口岸传染病预防控制体系和种类齐全的现代口岸核生化有害因子防控体系。具体表现在如下3个方面:①建立国际旅行卫生保健中心共享平台,整合连接各地区国际旅行卫生保健中心的业务数据,实现各中心间数据互联互通、资源共享。通过数据共享加快业务的办理,提高预防保健能力,保障国际旅行者安全出行。②完善国际旅行与健康信息网络。提供及时有效的国际旅行个性化健康指导以及预警信息推送,建成国际一流的国际旅行健康服务体系,保障出入境人员健康安全。③建立基于源头防控、境内外联防联控的口岸突发公共卫生事件应对机制,健全口岸病媒生物及各类重大传染病监测控制机制,主动预防、控制和应对境外突发公共卫生事件。

4. 案例

厦门公共卫生信息综合服务平台(区域BI)

建立全体市民终身健康档案。该平台通过对个人健康信息的组织,在时间域、空间域和健康状态3个方面,突破了行政管辖区域和不同医疗卫生单位的限制,居民在互联网可及之处都能管理与利用自己的健康档案,既实现了自我保健管理,也实现了真正意义上的区域协同医疗、终身健康管理、一体化网络医疗和健康信息无国界。

共享区域内医疗保健资源信息。通过该平台,门诊、住院、体检、社区保健、妇幼保健等医疗保健信息在区域内医疗卫生保健机构间实现了真正的共享。对居民而言,医疗保健信息共享使其无需携带有关纸质记录便可就医,避免了重复检查和重复开药,降低了就医费用。对医疗卫生机构而言,医疗保健信息共享让医护人员在患者授权的情况下实现了患者信息的实时调取,这样既便于医护人员及时掌握患者病史和诊疗的整体情况,减少误诊或误治,也为提高医疗服务质量创造了条件。对政府而言,医疗保健信息,尤其是检查、检验信息的共享,既降低了医疗支出,也减少了政府和医疗机构对大型设备重复投资造成的浪费,提高了卫生资源的整体使用效率。该平台提供了健康信息共享、协同医疗平台转诊、会诊、代理检验、检查等服务,居民可充分利用大医院的医疗资源(如专家资源、设备资源等),改变了医疗资源投入与配置不合理、不平衡的状况,节约了政府和医疗机构的投入,有助于逐步改变大医院拥挤不堪,基层医疗卫生机构无人问津的状况,为解决"看病贵、看病难"问题提供信息帮助。

采集全市医疗管理信息。该平台自动收集全市医疗保健机构的有关信息,使卫生行政管理部门可以详细、及时了解全市的医疗卫生状况,提高应对突发公共卫生事件的能力。标准化的健康档案与临床信息一体化的联动更新机制满足了社区收集重点疾病信息的需求,提高了政府管理公共卫生的科学决策能力。系统能及时监控到大处方、大额病历及不合理用药等各类异常情况,使得卫生管理机构能及时对类似情况进行核查与管理,加大了对医疗机构医疗行为的监管力度。

创新医疗卫生服务管理理念和模式。该平台在医疗卫生服务及管理理念和模式上均有重要创新,发展出可以单项或多项移植推广的新模式,实现了5个创新:

(1) 观念与管理模式创新:以人为本,站在广大人民群众的角度而不是医疗卫生业务工作的角度来思考问题,采用政府挂帅并主导设计、医疗卫生机构参与、公司承担软件编译的模式建设厦门市民健康信息系统。

(2) 协同医疗服务模式创新:建立了军地之间、医院之间、医院与社区卫生服务中心之间的协同检查、检验工作流程,双向转诊模式和患者共享信息的安全管理办法等。

(3) 政府监管模式的创新:系统能实时更新区域内的卫生资源,及时监控区域内的大处方、大额病历及不合理用药等各类异常情况,能从各医疗保健机构中自动采集各种多发疾病信息并自动分析,在流行疾病数量接近或超过警戒线时发出警报,为卫生管理部门决策提供依据。此外,系统还支持向广大群众发布健康信息及预警功能等,推动公共卫生管理模式创新。

(4) 全面健康管理模式的创新:系统在患者就诊时自动将就诊相关信息收

入标准的国家居民健康档案中,居民标准化健康档案与临床信息一体化的联动更新,确保了健康档案的可用性,创新了健康档案建立与更新模式。

(5)一系列具体运营理念的创新:包括医院托管社区和双向转诊机制,全市统一的预约门户与就诊流程的创新,采用预交金模式、再造就诊缴费流程。

(周立平　邱　航　余海燕　洪文兴　曾念寅)

四、培育健康医疗大数据应用新业态

(一)加强健康医疗海量数据存储清洗、分析挖掘、安全隐私保护等关键技术攻关

1. 意见原文

加强健康医疗海量数据存储清洗、分析挖掘、安全隐私保护等关键技术攻关。

2. 现状与问题

目前健康医疗数据的关键技术现状如下:

(1)健康医疗数据存储呈现多源异构且爆炸式增长:健康医疗数据目前主要集中存储于某一个或几个存储节点上。IT设备高效、稳定和可靠是采集和存储健康医疗大数据的基础。数据存储方式主要包括在线存储、近线存储、脱机存储和站外保护等。临床数据仓库通过临床数据标准化、结构化表达、组织和存储,进而开放各种标准的、符合法律规范和安全要求的数据访问服务,为医院的各类信息化应用提供一个统一、完整的数据视图。存储的健康医疗数据类型包含结构化(HIS/LIS/EMR)和非结构化数据(PACS)。以数字和符号形式存在的结构化数据仅占20%。而如医嘱、PACS影像、基因等图像或文本数据等非结构化数据不仅占到80%,而且增长速度是结构化数据的15倍。

(2)健康医疗数据清洗的需求迫切:大数据的价值挖掘除了基于底层数据,更多的是使用经过清洗的数据。数据清洗常经过多个维度、多个来源、多种结构的数据汇聚之后,对数据进行抽取、转换和集成加载[1]。因健康医疗数据

---

① 卿苏德,吴博. 大数据时代亟需强化数据清洗环节的规范和标准[J]. 世界电信,2015(7):55-60.

搜集过程中的数据录入方式、数据类型多样化,多种数据接口在数据格式、传输协议、接入环境上存在较大差异。通过网络爬虫等新兴技术获取的健康医疗数据,除了具有其他行业大数据共有的 4V 特征,自身还具有时空性和隐私性等特征[①],这些特征使得包括一致性检查、无效值和缺失值处理等技术在内的数据清洗过程更加复杂。

(3) 健康医疗数据产业处于初级阶段:以大数据产业链带动健康医疗产业全面升级,促进健康医疗大数据的利用与应用创新,能够培育交叉融合的新业态和经济增长点。虽然我国目前正在建立国家医疗卫生信息分级开放应用平台,并建立适应国情的应用发展模式,但健康医疗大数据产业尚处于初级阶段,其在各领域的政、产、学、研、用联合创新体系尚在构建之中。健康医疗大数据服务大都处于初级业态,仍需要推动健康医疗大数据产业聚合和协同发展。其一,虽然积累了越来越多的数据,数据量逐渐形成规模,但"烟囱"状况没有得到明显改善,没有实现数据有效融合和关联。其二,健康医疗数据多以院内数据为主,主要由医疗机构产生,而院外数据(包括可穿戴设备等)仍然呈碎片化状态。其三,缺乏健康医疗大数据标准和安全、隐私保护标准。总之,在完善的网络安全和数据安全系统保障下,推动健康医疗大数据融合共享、开放应用,发展相关产品和服务、国际领先的核心龙头企业、综合试验区、开源社区等[②],将促进相关产业汇聚和生态发展。

(4) 数据安全和隐私保护逐渐受到重视:EMR 系统存储病人相关信息,在整个诊疗过程中可能需要被多次调阅,其数据的安全性和系统访问效率影响整个医疗流程和医生工作效率。法律法规规范和约束利益相关方行为,保护居民个人信息安全和隐私。《执业医师法》《护士条例》等相关法规定不得泄露患者的隐私。《"健康中国"2030 规划纲要》《新一代人工智能发展规划》等政府文件以及《网络安全法》的出台为健康医疗数据安全法律支持奠定了坚实基础。数据安全相关技术研究方面也有所进展,如信息安全等级保护、访问控制策略、数据脱敏技术、数据加密算法和密文搜索方案等。

问题主要表现在以下几个方面:

(1) 健康医疗数据存储需要新的技术手段:健康医疗行业应用系统复杂,每类应用对存储系统的需求千差万别。构建的存储系统需要涵盖多种应用需

---

① 颜延,秦兴彬,樊建平,等. 医疗健康大数据研究综述[J]. 科研信息化技术与应用,2014,5(6):3-16.
② 工业和信息化部关于印发大数据产业发展规划(2016—2020 年)的通知(工信部规〔2016〕412 号).

求,特别是采用对象存储方式的大量非结构化数据,并且需要进一步保证关键数据的备份和容灾。海量健康医疗数据的大集中存储、最快查询、关键数据保护、存储优化等都是亟待解决的难题。传统的存储模式是将数据集中存储于某一个或几个存储节点上,存在两个关键缺陷:一是性能瓶颈,全人群健康医疗大数据中心是一个需要为多部门、多系统提供数据服务的平台,内部数据处理、分析挖掘的数据量大、读取频繁,传统集中存储系统性能被卡在"机头"上,也无法线性扩展。二是存储成本高,传统的存储架构单位存储容量成本较高,存储大量非结构化健康医疗数据,价值密度低、容量大,采用传统的存储模式将耗费大量成本。

(2) 健康医疗数据清洗和融合充满挑战:医院信息化水平参差不齐,信息孤岛普遍存在。医疗数据主要存在于专业医疗机构中,如医院、诊所、社区医院、体检机构等,数据资源分散,通常不能在机构间共享。健康医疗数据清洗除了更正、修复一些错误数据之外,还需要对数据进行归并整理和融合,并储存到新的存储介质中。其中,掌握数据的质量至关重要。健康医疗数据清洗和融合标准体系滞后。各机构通常有自己的信息化系统,且不同厂商的设备标准也不一样,使得数据之间常常无法进行直接的比较。建立统一的标准,整合所有的数据集,建立一体化协同的医院信息平台,降低共享数据的技术门槛是发展的趋势。

(3) 健康医疗数据分析手段不成熟:目前,对健康医疗数据的利用大部分还停留在关注数据的精确性而非关联性的阶段。传统分析挖掘技术先通过在较小的数据样本集学习,验证分类、判定"假设"或"模型",再泛化到更大的数据集。在数据维度和规模增大时,所需资源呈指数级增长,应对 PB 级以上的大数据还需研究新的方法。数据科学强调与社会科学的深度交叉融合,要做到高效利用大数据,涉及机器学习、人工智能等多个方面,这对现在的技术提出了挑战。

(4) 数据安全和隐私保护面临极大挑战:健康医疗隐私保护存在诸多隐患,如相关法律制度、标准规范仍不健全完善;健康医疗数据的访问控制策略缺少患者的参与,未实现个性化隐私保护;健康医疗数据去隐私化面临广泛多样性攻击;大数据知识挖掘存在预测和泄露潜在隐私信息的风险。

3. 解读

分布式大数据存储是海量健康医疗数据管理的基础。分布式存储具有健全的安全机制,如 HDFS 的存储副本系数是 3,副本则分别存放在本地机架节点或另一节点,以及不同机架的节点上。能很好地实现数据安全、可靠存储,甚至是在线存储和离线访问,通过列存储、粗粒度索引等多项大数据处理技术,结合大规模并行处理架构高效的分布式计算模式,完成对分析类应用的支撑。

多源异构数据清洗和融合是复杂健康医疗数据分析的重要保障。提升数据质量的重要途径是纠正健康医疗数据文件中可识别的错误,其数据清洗技术常采用的策略包括自动算法实现、专门编写的应用程序实现、人工实现等。数据清洗常采用的方法包括空缺值填充、孤立点识别、噪声消除、数据纠正和正则化处理等,还常需要对数据格式、语义进行转换处理。既包括与健康医疗特定应用领域无关的数据清理,也包括与其有关的问题数据处理。同时在数据整合过程中,通过 Hadoop 生态等相关大数据技术或协议将分散存储在医疗信息系统、可穿戴设备和公共卫生信息系统的健康医疗数据迁移到大数据中心平台。根据标准体系,对出现多义性、重复、不完整、违反业务或逻辑规则等问题的数据,进行大规模清洗、管理、配置和调度,并制定相关数据治理框架和服务标准[①]。

大规模高性能数据挖掘是健康医疗数据洞察的重要手段。健康医疗数据分析挖掘是开放的,采用开源、开放的分析挖掘工具才能让更多的行业企业、科研机构、医疗机构参与到数据的合作研发和应用中,避免被某个或者某几个固定的企业专有技术锁定,变成一个封闭的生态系统[②]。分布式并行数据处理可以进行离线批处理、流式实时处理和复杂迭代的内存计算[③]。同时,需综合运用统计学和数据挖掘技术,采用多元化方法来对大规模数据做多粒度、多尺度决策分析,如统计特征分析描述主题现状;分类、聚类、关联规则、回归、预测、信号处理、仿真等机器学习算法挖掘深度知识;深度学习、联合认知框架等智慧认知技术构造类人的统一感知和发现能力。

完善的法律法规和有效的技术手段是保护健康医疗数据安全和个人隐私的关键。一方面是健全法律法规。大数据分析挖掘可通过患者资料推断其生

①　COSR 编写组 . 数据服务框架[M]. 中信出版集团,2016.

②　迈尔 - 舍恩伯格,库克耶盛杨燕,周涛 . 大数据时代:生活、工作与思维的大变革:Big data a revolution:that will transform how we live,work,and think [M]. 浙江人民出版社,2013.

③　孙大为,张广艳,郑纬民 . 大数据流式计算:关键技术及系统实例[J]. 软件学报,2014,25(4):839-862.

活规律、职业特点,作为医疗相关工作者应尊重并保护其隐私,更不能利用这些信息谋利;同时,须完善有针对性的个人信息保护法来平衡信息自由流动和个人信息保护[①]。另一方面是采用更先进的技术手段。认证、授权、数据访问控制、机密性、差异性隐私、完整性、数据审计等方式提供 Hadoop 集群数据安全;健康医疗数据隔离与访问控制、剩余数据删除、用户卷访问控制、存储节点接入认证、数据加密、备份与恢复、数据完整性等方式提供云资源池数据安全;数据发布匿名保护技术、社交网络匿名保护技术、数字水印技术、数据溯源技术、角色挖掘、风险自适应的访问控制等技术保障数据安全和保护隐私。

4. 案例

医保审核监管大数据解决方案

立足于健康医疗大数据,医保基金的大数据监管可解决医保欺诈、过度医疗和浪费现象等问题,保障基金安全并提升区域医疗信息化水平。依托电子科技大学大数据研究中心等相关机构,运用包括案例推理、医疗行为模式分析、诊疗方案分析、医患网络扩散分析等在内的数百种大数据模型,构建自适应学习引擎,对医保结算数据、诊疗数据以及经办数据等进行综合分析处理和深度挖掘,有效地识别存在于医保数据中的伪造材料、挂床、串换药品、串换项目、医疗行为异常、过度医疗、药品滥用等欺诈就医行为。通过推进药品疗效分析、用药方式分析、疾病分组分析、诊疗方案分析、疾病谱分析等大数据手段,在不影响疗效的情况下规范医生的用药行为、诊疗行为,抑制医疗费用不合理增长。医保审核监管大数据解决方案如图 8-11 所示。

这一解决方案所构建的"防""审""挖"三层防护体系,考虑到事中到事后的全员和全流程,从规则到大数据对基金实现了全方位监管、智能审核和决策支持。

(1)预防不合理费用发生:通过医保医院端前置审核系统,实时采集医院端的医疗行为过程数据,并对医疗行为进行基于医学规则和大数据分析的双重审核,实时提醒违规行为,从费用源头控制医保基金的流失与浪费。构建关键指标体系,对医疗机构的基金消耗、均次费用、药占比、材料占比等关键指标

---

① 黄尤江,贺莲,苏焕群,等 . 医疗大数据的应用及其隐私保护[J]. 中华医学图书情报杂志,2015,24(9):43-45.

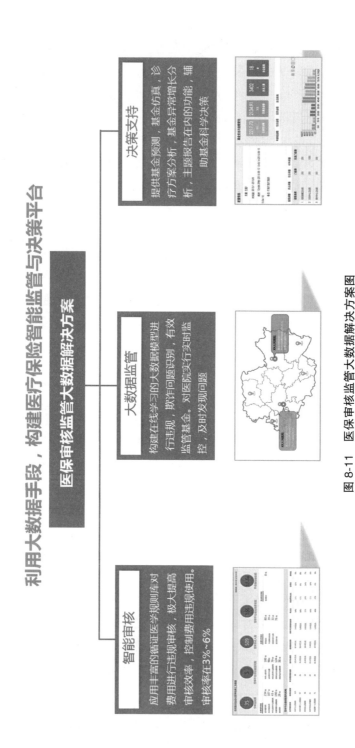

图 8-11 医保审核监管大数据解决方案图

进行实时监控,对存在基金消耗过快、平均住院天数过高等高风险行为的医疗机构进行更早的监管介入,保障基金安全。倒逼医疗机构提升管理水平、规范医疗行为、减少潜在的基金违规支出操作。

(2) 智能审查违规费用:利用超过600万条细则的医学规则库(由医保政策、临床规范、用药指南等构成,包括但不限于阶梯用药、重复收费、药品禁忌、超频次等规则),对结算数据实现逐单、全量、毫秒级的审核,智能化识别不合理、不合规的医疗行为。

(3) 深度挖掘欺诈骗保行为:运用包括医疗行为模式分析、诊疗方案分析、医患网络扩散分析等在内的数百种大数据模型构建的自适应学习引擎对医保结算数据、诊疗数据以及经办数据等进行综合分析处理,深挖骗保欺诈行为。解决存在于医保中的诸如伪造材料、挂床、串换药品、串换项目、医疗行为异常、过度医疗、药品滥用等欺诈就医行为。

该方案已经在多个地方的医保部门以及卫生计生部门部署使用,累计覆盖医保、新农合参保人1.08亿,分析的医疗报销明细数据超过数十亿条,涉及处理的诊断、药品、护理、手术、患者、医师等特诊超过2万项,医保欺诈检出率达3%~6%。

(邱　航　余海燕)

(二) 积极鼓励社会力量创新发展健康医疗业务

1.《指导意见》原文

积极鼓励社会力量创新发展健康医疗业务,促进健康医疗业务与大数据技术深度融合,加快构建健康医疗大数据产业链,不断推进健康医疗与养生、养老、家政等服务业协同发展。发展居家健康信息服务,规范网上药店和医药物流第三方配送等服务,推动中医药养生、健康养老、健康管理、健康咨询、健康文化、体育健身、健康医疗旅游、健康环境、健康饮食等产业发展。

2. 现状与问题

健康服务业以维护和促进人民群众身心健康为目标,主要包括医疗服务、健康管理与促进、健康保险以及相关服务,涉及药品、医疗器械、保健用品、保健食品、健身产品等支撑产业,覆盖面广,产业链长。包括制造经营和服务活动两个大类。制造经营是指产品的生产经营,例如药品、保健品、中药材、医疗器械、医用材料、化妆品、食品饮品、设备等。服务活动是指医疗服务、健康管理、休闲健身、营养保健、人才服务、咨询服务等领域的服务。《国务院关于印发服务业发展"十二五"规划的通知》(国发〔2012〕62号)将"健康服务业"定义为包括"基本与非基本医疗卫生服务、多层次的医疗保障体系、医疗护理、健康检测、卫生保健、中医医疗保健、康复护理、健康管理教育与培训、健康咨询、健康保险、康复医疗服务等诸多方面"。《国务院关于促进健康服务业发展的若干意见》(国发〔2013〕40号)指出"加快发展健康服务业,是深化医改、改善民生、提升全民健康素质的必然要求,是进一步扩大内需、促进就业、转变经济发展方式的重要举措,对稳增长、调结构、促改革、惠民生,全面建成小康社会具有重要意义。"

2013年文献显示,我国因为供给能力和需求能力不足被抑制的医疗服务需求和保健需求总规模达6400多亿元,其中医疗服务需求4400多亿元,保健需求2000多亿元[①]。社会对健康医疗产业的需求还未得到充分满足。近年来该产业发展势头强劲,规模不断壮大(图8-12)。

老龄化的加剧也推动了这一势头的发展。2015年我国60岁以上的老年人口将达到2.04亿,占总人口的14.12%;2025年达到2.8亿,占总人口的18.47%;2050年达到4.12亿,占总人口的27.43%。其中,80岁以上高龄老人

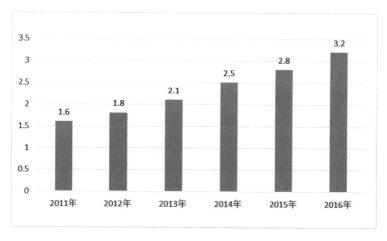

图8-12 我国大健康产业规模(万亿元)

---

① 任静,张振忠,王云屏,等.我国健康产业发展现状研究[J].卫生经济研究,2013(6):25-28.

将达到 8451 万人,占老年人口比重的 20.51%[①]。由此可见,尽管我国的健康服务业刚刚起步,但未来市场前景广阔。

我国健康医疗业务形成了 4 大领域:以医疗服务机构为主体的医疗服务,以药品、医疗器械以及其他医疗耗材产销为主体的医药生产制造业,以保健食品、健康产品产销为主体的保健品产业,以个性化健康检测评估、咨询服务、调理康复、保障促进等为主体的健康管理服务业。随着新技术的不但深化应用,新兴业态不断涌现,健康领域新兴产业包括养老产业、医疗旅游、营养保健产品研发制造、智慧医疗器械研发制造等迎来大的发展。总体而言,产业呈现出"健康医疗关联与辅助产业协同发展"这一关键业态(图 8-13)。

大数据支撑下的健康医疗关联与辅助产业协同发展,主要体现在以下几方面:

(1) 养老领域应用:基于大数据分析技术,在养老服务中融入信息化健康医疗理念,加强医疗机构与养老机构的业务协作与服务支撑,基于系统实现机构联动、就诊预约、健康促进、数据分析、医养结合等创新的养老机构运行模式,同时提高社区为老年人提供日常护理、慢病管理、康复护理、健康保健等服务的能力。

(2) 健康医疗服务应用:慢性病管理方面,基于健康档案、互联网技术、智能设备与大数据应用的整合,更全面深入地从家庭、个人、营养、运动等多角度关怀慢病患者,通过构建"三师共管"的慢性病管理服务体系,为慢性病患者提供健康评测、健康宣教、健康促进、健康督导等服务,帮助慢性病患者享有更好的生活环境。在个性化健康管理方面,基于健康档案,更全面深入地从社会、心理、环境、营养、运动的角度对每个人进行全面的健康保障服务,在数据安全和隐私保护的保障措施下,实现个人健康数据的个人管理和共享,帮助并指导人们成功有效维护自身健康。

(3) 公共卫生管理领域:在疾病监控方面,基于健康医疗大数据分析不同人群就医特征,推测与人群生活方式密切相关的疾病源,或某类疾病的易感人群,进而提供准确和及时的公众健康咨询;对于传染疾病的控制,可快速检测传染病,进行全面的疫情监测,降低传染病感染风险。

(4) 检验流程服务领域:在第三方医学检测方面,支持第三方医学检测

---

① 张再生,王乃利.老年健康产业发展现状、规划与对策探讨[J].人口学刊,2001(2):18-24.

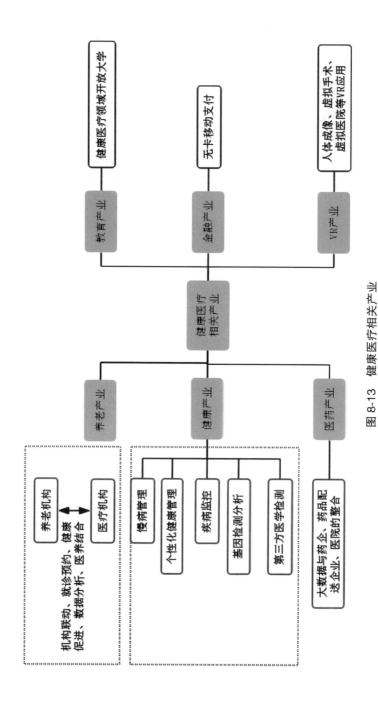

图 8-13 健康医疗相关产业

技术开发和服务模式创新,培育第三方医学检测机构,优化配置医学检测技术、设备以及人员等资源,提高检测的稳定性、先进性和精确性,健全医学检测报告互认制度,加强医学检测数据管理,促进第三方医学检测行业规范化、标准化、市场化发展。

(5) 医药研发与产业链:基于大数据与临床诊疗数据的整合,可实时或近乎实时地分析临床需求,制定研发方向,收集不良反应报告,对药物进行重新定位,不断确定药品的适应证和副作用,促进药物改进;通过基因检测分析,促进"精准药物"的研发,为患者提供更有效的药物治疗。基于大数据与药企、药品配送企业、医院的整合,实现药品生产、配送、使用全流程合理规划,实现多方共赢。

(6) 培训与教育领域:建设健康医疗领域开放大学,交流共享权威案例,通过健康医疗大数据论坛交流经验、知识及健康理念。推动健康医疗大数据人才的培养,构建产学研一体化大数据发展保障体系。

(7) 金融领域:构建基于健康医疗大数据的金融保障可信体系,推行无卡移动支付,引入第三方支付产品,在信用评价基础上,推广一定额度内先诊后付费的新型就诊模式,最大化方便患者。积极推进医保异地结算、商业保险在线支付,解决患者燃眉之急。

大健康产业是朝阳产业,但目前仍存在一些制约健康产业健康发展的因素。主要有以下几点:

法律法规仍需完善。涉及数据的所有权、使用权等数据归属问题;涉及患者隐私保护和数据共享权限的问题。互联网条件下的医疗服务于质量安全之间的矛盾带来的一系列法律法规问题。

行政主体不到位,部门监管存在真空,这是新型医疗服务模式与传统的治理管理体制不相适应的问题。当前我国对健康公共设施投入不足,健康产业法规不完善,相关标准体系滞后,出现了一定程度的医疗信任危机,食品安全、保健品过度宣传等问题严重,导致消费者对中国健康产业的信心不足。

技术基础薄弱,个性化服务不足。健康行业产品创新不足,仿制现象频发,缺乏高端产业孵化和服务平台;并且大多数健康厂商规模较小,企业研发力量薄弱,缺乏对竞争力产品、核心技术、健康服务传播路径等的系统整合,不能通过提供完整的健康解决方案和成功的商业模式让消费者真正持久的拥有健康。

消费者对健康服务业缺乏了解。

3. 解读

积极鼓励社会力量创新发展健康医疗业务。健康医疗业务是从解决健康医疗领域的业务需求提出的,并非健康医疗产业。促进健康医疗业务发展,重点分析需求,增加供给总量,调整供给的结构,根据大数据应用的结果进行资源配置。根据健康中国共建共享的理念,可多措并举发展健康医疗业务,放宽市场准入,鼓励社会资本、境外资本依法依规以多种形式投资健康医疗产业,加快落实对社会办医疗机构在社保定点、专科建设、职称评定、等级评审、技术准入等方面同等对待的政策,使社会力量成为健康医疗业务发展的重要力量。

促进健康医疗业务与大数据技术深度融合。随着计算机科学和信息技术的快速发展,健康医疗信息化的普遍应用,在医疗服务、健康保健和卫生管理过程中产生了相关海量数据集,形成了健康医疗大数据。通过大数据技术可促使健康医疗服务理念大变革,从传统医院健康医疗服务模式向以互联网、物联网技术为基础的服务模式转变和过渡。通过结合智能终端设备区域性健康云平台,以创新服务模式和社区医疗服务人员为支撑,为大众健康提供更有力的服务保障。

加快构建健康医疗大数据产业链。尽快制定促进健康医疗大数据应用发展的政策措施,推动健康医疗服务模式的变革。构建健康医疗大数据标准体系,探索健康医疗大数据交易新模式,试行健康医疗大数据采集新模式,建立健康医疗大数据共享新模式,加强区域健康医疗服务资源整合。

推进健康医疗与养生、养老、家政等服务业协同发展。随着生活水平提高,广大群众对健康服务的需求持续增长。健康服务业包括医疗护理、康复保健、健身养生等众多领域,是现代服务业的重要内容和薄弱环节。通过健康医疗大数据的发展,为养生、养老、家政等服务行业提供数据支撑、决策指导,促进其服务水平提高;反之,服务行业能够为健康医疗提供重要数据来源,促进健康医疗大数据发展。两者互惠互利,协同发展。

开发居家健康信息服务新模式。随着经济社会的发展和人们生活水平的提高,我国已经逐步步入老龄社会。由于我国人口众多,人口老龄化呈现出基数大、增长快、程度高的特点。人口老龄化快速推进,高龄人口增多,空巢老人照顾困难等社会问题日益突出。要解决这个问题,应积极利用互联网信息化技术,以信息技术为支撑,提供综合的健康保障服务。

推动健康医疗保健等多产业融合。纵观产业发展趋势,健康产业及其相关产业将继续保持较为高速的增长,同时,产业融合和产业形态交织将为未来5~10年健康产业发展提供强大动力。未来产业发展有两大趋势:一是产品形态的多样化、多元化,传统的健康产业仅仅是给病患提供诊疗、护理等服务,而未来的健康产业有着更为广阔的发展空间,包括中医药养生、健康养老、健康管理、健康咨询、健康文化、体育健身、健康医疗旅游、健康环境、健康饮食。二是新兴的产业形态正在不断变化,养老、保健和中高端医疗器械等代表未来发展方向的业界形态在国内已初见雏形,并且聚集了足够强大的产业技术力量和资本力量,是一个非常好的发展契机。

4. 案例

互联网医疗健康服务平台

基于移动互联和健康医疗大数据应用,依托区域全民健康信息平台积累的健康档案数据,为居民提供有公信力的个人精准健康管理和医疗健康相关服务,推动"健康城市"建设,构建医疗机构、医疗从业者、合作伙伴、用户多方共赢的生态圈。互联网医疗健康服务平台通过统一平台、统一门户、统一终端和统一服务体系的模式,构建整体业务框架,为人民群众高效提供优质医疗健康服务,平台架构如图8-14。

统一平台是指统一的互联网＋健康医疗平台,作为各级医疗机构、医生、患者、第三方机构的综合服务和运营服务平台。平台通过对接医疗机构的信息系统,实现对基础诊疗服务的数据支撑;同时与区域卫生信息平台、妇幼保健信息平台、基层卫生信息平台等区域性的卫生信息系统进行数据共享和交互;与医生集团、医师协会、上级专家建立业务协同,远程指导的合作关系。

统一门户是指为市民打造统一的"互联网＋健康医疗服务"平台门户,提供预约挂号、互联网门诊、检验检查开单、报告查询、药品配送、在线随访等

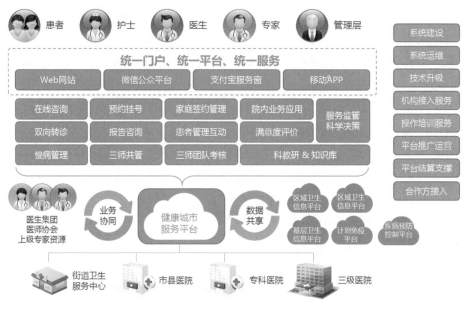

图 8-14　互联网医疗健康服务平台

功能。

　　统一终端是指为医务人员量身定制统一的医疗服务管理 APP，为患者提供多渠道的统一应用入口，如 APP、微信公众平台、支付宝服务窗等，方便医患有效连接和互动。

　　互联网＋健康医疗服务平台提供以下服务：

　　院内诊疗流程的全程智能移动化。深入挖掘和利用现有医疗信息建设成果，将院内诊疗过程中患者须知信息和业务办理等全面通过手机端实现，如预约挂号、分诊叫号、智能导诊、医技叫号、医技预约、门诊及住院预交金充值、住院床位预约、各类报告和诊疗信息的查阅等，以尽可能地缩短各诊疗环节的患者等待时间，方便患者便捷高效就医，全方位提升就医体验。

　　完善基于慢病管理的互联网医疗全程服务。实现针对慢病的预防、治疗、护理、教育、管理等功能，同时配合家庭医生签约、三师共管服务体系，更好地引导患者强化自我管理、改善生活习惯。实现集团化医院的互联网医疗健康全程服务。在建设的"互联网＋医疗健康服务平台"基础上，接入集团内医疗资源，成立集中的检查检验诊断中心、专病管理服务中心。患者所需要的咨询、挂号、就诊、复诊、药品配送、康复、回访、家庭医生签约、三师共管、健康管理、增值医疗等一体化的服务均可依托互联网＋健康医疗平台和线下集团内各级实体医院完成，实现区域内各级医疗资源的线上线下业务联动协作，推动分级诊疗和公共卫生服务的改革实践。

（程　龙　尹　新　洪文兴　曾念寅）

五、研制推广数字化健康医疗智能设备

1.《指导意见》原文

支持研发健康医疗相关的人工智能技术、生物三维（3D）打印技术、医用机器人、大型医疗设备、健康和康复辅助器械、可穿戴设备以及相关微型传感器件。加快研发成果转化，提高数字医疗设备、物联网设备、智能健康产品、中医功能状态检测与养生保健仪器设备的生产制造水平，促进健康医疗智能装备产业升级。

2. 现状与问题

医疗器械的研发水平是衡量一个国家医疗科技创新和综合实力的重要标志。与发达国家相比，我国医疗器械产业在新技术创新能力方面还存在较大差距，医疗器械产品整体创新能力不足，中低端产品领域的仿制及改进产品较多，原创性产品少；高端医疗器械领域，我国除少数技术处于国际领先水平外，医疗器械的总体研发水平还处于发展阶段，大量高端医疗器械依赖进口。

随着现代传感器技术、网络通讯技术、自动化技术、仿生工程技术、生命科学技术、生物信息技术、人工智能技术的快速突破，新一轮科技革命和产业变革正在孕育兴起。先进制造技术与新一代信息技术不断融合创新，催生了现代医疗技术向数字化、智能化、网络化方向发展，技术创新体系日益成熟，以健康医疗大数据为基础的新型医疗体系面临快速发展的战略机遇期，为我国医疗器械领域实现"弯道超车"提供了条件与机遇。发展以人工智能、机器人、可穿戴设备、中医健康设备为基础的医疗器械创新是我国医疗器械产业发展的客观需求，符合我国提升自主创新能力，加快推进经济转型升级，构建国际竞争新优势的战略部署。

3. 解读

当前全球医学科技迅猛发展,医疗方式变革和组织方式重构,对提高精准度、提高效率、增加附加值、降低使用成本的需求越来越强烈,推动了人工智能、增材制造、机器人、互联网、物联网、生物传感器等技术向医学领域的渗透,促进了医疗方式向数字化、智能化、网络化的方向发展。此外,随着经济不断快速发展,我国社会结构、经济结构以及人们的生活方式都发生了一系列的变化,人们对于健康的需求已由简单且单一的疾病治疗,向疾病预防、医疗保健和健康促进的方向转变,促进了与健康管理和养生保健等相关的产品与设备的发展。《指导意见》围绕健康医疗大数据这一国家战略,在数字化健康医疗智能设备研发方面提出一系列重点任务,意味着国家将重点支持发展如下产业领域:

医学人工智能技术。随着科学技术的发展,人工智能技术在医疗诊断中的应用将越来越重要、越来越广泛。医学人工智能是人工智能发展出来的一大分支,它将为医学诊疗问题提供新的解决方案,并有望在生物技术、药物挖掘、医学影像、医院管理、可穿戴设备、健康管理、辅助诊断、营养学评价、精神健康管理、医疗风险控制和病理学研究等方面取得快速发展。

生物三维(3D)打印技术。3D 生物打印机(3D biology printer,3D Bio-Printer)是一种能够在数字三维模型驱动下,按照增材制造原理定位装配生物材料或细胞单元,制造医疗器械、组织工程支架和组织器官等制品的装备。3D生物打印技术不断发展,在个性化人工器官、人工植入组织、生物医疗器械、个性化治疗装备等领域有着广泛前景。

医用机器人。在计算机技术、微创手术技术及医学影像学等多学科发展的共同推动下,医用机器人的研究和应用得到了很大发展。例如,微创手术机器人具有定位精确、操控灵活、手术精细、分辨率高、防抖动及患者的舒适度高等多方面优势,被广泛应用在眼科、神经外科、心胸外科、肠胃外科和泌尿外科等微创手术领域中;医疗辅助机器人大大降低了医护人员的工作强度;康复机器人能够为患者提供规律性的运动技能恢复训练和神经感知训练,从而提高他们的独立生活能力,改善生活质量。

大型数字医疗设备。数字医疗是把现代计算机技术、信息技术应用于整个医疗过程的一种新型的现代化医疗方式,是公共医疗的发展方向和管理目标。数字医疗设备的出现,大大丰富了医学信息的内涵和容量。从一维信息的可视化,如心电(ECG)和脑电(EEG)等重要的电生理信息;到二维信息,如CT、MRI、彩超、数字 X 线机(DR)等医学影像信息;进而三维可视化,甚至可以获得四维信息,如实时动态显示的三维心脏。这些信息极大地丰富了医生的诊断技术,使医学进入了一个全新的可视化的信息时代。数字化的成像设备,如 CT、MRI、CR、DR、ECT 等,是构成数字化医疗设备的主要部分。习近平总书记曾作出指示:医疗设备是现代医疗业发展的必备手段,现在一些高端医疗设备基层买不起、老百姓用不起,要加快高端医疗设备国产化进程,降低成本,推动民族品牌企业不断发展。高质量、高分辨率、多功能的高端医疗影像设备及诊疗一体化的大型医疗设备,特别是与高端影像设备结合的肿瘤治疗设备及相应的关键技术是重要的发展方向。

智能健康与中医健康管理装备。当前,随着医学模式的转变,慢性病已经代替急性传染病成为危害人们身体健康的祸首。此外,老龄化的加剧,健康相关危险因素的增加以及公众健康诉求的不断扩展,导致中国的医药卫生体制已开始由治疗为主向以预防为主和以健康管理为核心的大健康方向做出转变。健康管理是指对个体或群体的健康状况进行全方位与全周期的监测、分析、评估,提供健康咨询和指导,以及对健康危险因素进行干预的全过程。中医以"防"作为其核心,在健康管理方面具有突出优势。现代中医运用中医学"治未病""整体观念""辨证论治"的核心思想,结合现代健康管理学的理论方法,通过对健康人群、亚健康人群及患病人群进行中医的全面信息采集、监测、分析、评估,以维护个体和群体健康为目的,实现健康管理、健康干预、健康指导等。因此,中医功能状态检测与养生保健仪器设备相关的产品、充分体现了现代医学健康管理的理念,可以为以健康医疗大数据为基础的健康管理提供支撑。

可穿戴设备以及相关微型传感器件。我国人口老龄化造成医疗需求的急剧增长,且我国医疗资源供给严重短缺,为基于移动互联和大数据的可穿戴医疗设备、移动医疗设备的高速发展提供了广阔空间。同时,由可穿戴设备采集的健康医疗数据也是健康医疗大数据的重要来源。可穿戴医疗设备主要包括:智能眼镜、智能手表、智能腕带、智能跑鞋、智能戒指、智能臂环、智能腰带、智能头盔、智能纽扣等,可以检测体温、血压、心率、血糖等体征指标,为慢性病患者的远程监测、远程干预治疗、生活方式管理等提供基础。随着可穿戴设备的不断发展,各种微型传感技术也不断更新。随着 MEMS 技术、微电子技术和纳米技术的发展,微传感器、微执行器、微型构件、生物芯片等器件在基于健康医疗大数据的移动医疗装备、可穿戴健康设备等领域中应用前景巨大。市场对低功耗、多功能、高效率、医学级的微型传感器件的需求不断增强,用于运动感知、环境侦测、化学检测、免疫分析检测的新型医疗级传感器的研发将得到越来越大的支持,包括血糖传感器、血压传感器、心电传感器、肌电传感器、体温传感器、脑电波传感器等生物传感器,加速度传感器、陀螺仪、地磁传感器、大气压传感器等运动传感器、温湿度传感器、气体传感器、pH传感器、紫外线传感器、环境光传感器、颗粒物传感器、气压传感器等环境传感器。

4. 案例

色素性皮肤病计算机辅助诊断

色素性皮肤病(pigmental skin diseases)如黄褐斑、雀斑、色素痣等是一种常见的皮肤疾病,它是由于色素的增加或减少从而引起人体皮肤颜色发生变化。临床上,色素性皮肤病的诊断有一个标准的流程,即医生询问病史、体格检查、实验室检查、诊断与治疗,这一过程对医生临床经验要求较高。此外,随着门诊量的急剧增加,医生需要观察大量的病例和阅读大量的影像资料,其诊断的工作量也难以承受。

电子科技大学大数据研究中心与四川省人民医院对人工智能技术在色素性皮肤病辅助诊断中的应用进行了大胆地探索和尝试,在疾病的早期预测与科学治疗方面具有重要的应用价值。基于深度学习的色素性皮肤病智能识别框架如图8-15所示。

(1)皮肤病变图像预处理:研究人员从互联网及医院临床数据中获取大量色素性皮肤病照片,由于照片拍摄环境和条件的不一致性,首先需要进行预处理操作,包括图像增强、去毛发、边缘检测、图像分割,以便从每幅图像中提取出病灶区域。对预处理后的海量图像集,临床医生将进行标注,并使图像分类到不同的疾病集中,从而形成后续机器学习工作的训练数据集和测试数据集。

(2)基于卷积神经网络的分类模型:通过基于卷积神经网络(convolutional neural network,CNN),利用海量色素性皮肤病图像训练深度学习模型,其本质是建立模拟人脑进行分析学习的神经网络,模仿人脑的机制来解释数据,从而总结出图像里的模式,及发现疾病经由组织传播在外观上所遵循的规律。最后,研究人员构建了测试数据集对该模型进行测试,模型对色素痣、脂溢性角化症、基底细胞癌等色素性皮肤病识别的准确率达80%以上。虽然该结果不

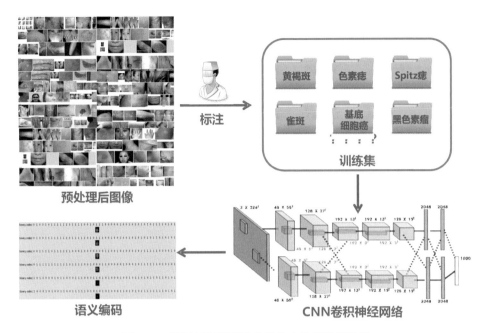

图 8-15 基于深度学习的色素性皮肤病智能识别

能表明皮肤病临床医生将被人工智能所取代,但人工智能将提高人工诊断的效率与可靠度,具有广阔的应用前景。

(3) 皮肤病网络检索系统:在深度学习模型的基础上,开发了皮肤病网络检索系统,如图 8-16 所示。测试人员向检索系统上传拍摄的皮肤病图像,检

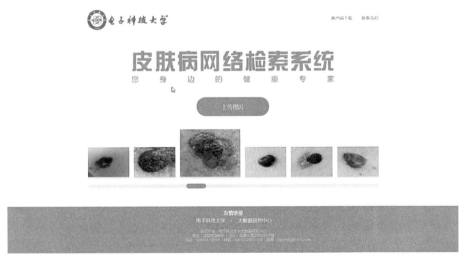

图 8-16 皮肤病网络检索系统

索系统会反馈给用户最相似相关图像,如图 8-17 所示。该系统还会提供皮肤病病因、症状、治疗方法、并发症等参考信息。

检索结果:

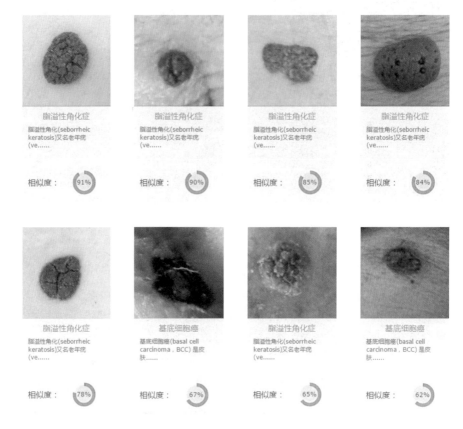

图 8-17 皮肤病网络检索结果实例

基于弱光的健康干预技术

个性化健康管理是健康医疗大数据最重要的功能之一,有效的健康干预技术是健康管理的基础,而相应的健康干预设备则是健康管理成功实施的保障。弱光治疗技术(激光、LED 光)在健康干预领域有其独到的优势。2016 年12 月,《Nature》刊登了由美国麻省理工学院的科研团队发表的关于 LED 照射治疗阿尔茨海默病(老年痴呆)的研究结果[1]。该研究发现,用特殊波长的LED灯照射可有效消除小鼠大脑内的阿尔茨海默病的β淀粉样蛋白,证实了弱光对阿尔茨海默病的治疗与干预有明确效果。

(李迎新　黄　河　邱　航)

---

[1]　Iaccarino H F,Singer A C,Martorell A J,et al. Gamma frequency entrainment attenuates amyloid load and modifies microglia [J]. Nature,2016,540(7632):230-235.

第九章

规范和推动"互联网＋健康医疗"服务

"互联网＋"创新概念为健康医疗产业的发展带来了前所未有的发展契机，也为医疗卫生体制改革带来了新的动力。《指导意见》通过便民惠民、远程医疗和教育培训3个层面，为"互联网＋健康医疗服务"的发展指明了方向。

首先在便民惠民服务方面，要以群众需求为核心，充分发挥互联网连接和智能的特性，优化就医流程，推动医疗健康服务从院内向院外延伸，逐步形成覆盖全生命周期的预防、治疗、康复和健康管理的一体化服务，全面增强群众"自主健康"的服务体验。

其次在远程医疗方面，要围绕分级诊疗的要求，以互联网为手段，以数据共享为基础，以增强基层服务能力为抓手，构建符合学科规律的医疗协同体系，推动健康医疗服务资源的优化配置，促进"重心下移、资源下沉"。

第三在教育培训方面，以国家健康医疗开放大学为基础，以中国健康医疗教育慕课联盟为支撑，创新互联网教学模式和方法，提升医技服务人员的专业水平，增强健康医疗管理人员的管理能力，丰富人民群众的健康知识。

本章的指导思想一方面推动"互联网＋健康医疗"服务的不断发展，另一方面也要在服务质量、信息安全等方面不断规范"互联网＋健康医疗"行为，最终探索建立规范合理的"互联网＋健康医疗"创新模式。

一、发展智慧健康医疗便民惠民服务

1.《指导意见》原文

发挥优质医疗资源的引领作用,鼓励社会力量参与,整合线上线下资源,规范医疗物联网和健康医疗应用程序(APP)管理,大力推进互联网健康咨询、网上预约分诊、移动支付和检查检验结果查询、随访跟踪等应用,优化形成规范、共享、互信的诊疗流程。探索互联网健康医疗服务模式。以家庭医生签约服务为基础,推进居民健康卡、社会保障卡等应用集成,激活居民电子健康档案应用,推动覆盖全生命周期的预防、治疗、康复和健康管理的一体化电子健康服务。

2. 现状与问题

"互联网＋健康医疗"是以互联网为载体、以信息技术为手段(包括移动通讯技术、云计算、物联网、大数据等)与传统健康医疗服务深度融合而形成的一种新型健康医疗服务业态的总称。2015 年,"互联网＋"首次被写入政府工作报告,随后国务院制定的"互联网＋行动计划"将"互联网＋健康医疗"作为11 项专项行动之一进行推广。2016 年以来,国务院陆续出台《指导意见》(国办发〔2016〕47 号)、《关于促进移动互联网健康有序发展的意见》等"互联网＋健康医疗"相关领域指导意见,文件提出要规范和推动"互联网＋健康医疗"服务,创新互联网健康医疗服务模式,探索健康医疗服务新模式、培育发展新业态。

国家卫生计生委、发改委、人社部等相关部委纷纷制定配套落地政策,规范和促进"互联网＋健康医疗"的健康发展。2016 年 11 月,国家卫生计生委发布了《医师执业注册管理办法(征求意见稿)》与《医疗机构管理条例实施细则》,提出了医生执业的区域注册制,即在主要执业机构进行注册,其他执业机构进行备注,并实行电子证照,建立医师执业全过程、动态化和高效能的管理模式,实行注册信息公示制度。明确了"临床检验中心、医学检验中心、病理诊断中心、医学影像诊断中心等"作为独立医疗执业机构的建设标准,并允许在职的医疗机构工作人员开办诊所。

同时,各地卫生计生部门也积极响应国家号召,结合本地的实际情况,探索发展具有特色的"互联网＋健康医疗"应用。浙江宁波、贵州、四川、宁夏银川、新疆等地先后制定了针对"互联网＋健康医疗"的系统建设规范、监督管理办法与项目服务定价方案,并将远程医疗纳入医保报销,为国家制定"互联网＋健康医疗"配套政策起到了重要的借鉴作用。

在宏观政策及技术发展的共同推动之下,我国"互联网＋健康医疗"取得了快速的发展,2016 年中国"互联网＋健康医疗"市场规模达到 223 亿元[①],面向消费者的医药电商(B2C)市场达到 203 亿元,两者预期市场增速均将维持在 40% 左右[②]。健康咨询、预约分诊导诊、移动支付、分级诊疗、健康管理、医药流通、养老康复等领域正出现越来越多的新机制、新应用,面向用户、医生、医院、药企等不同服务对象的多样化商业模式也得到持续探索,尤其在与医保、商业健康险等核心支付方的对接上也取得了突破性进展。

需要强调的是,虽然当前"互联网＋"创新概念在健康医疗领域已得到越来越多的认可,两者的融合也在不断加深,但我国的健康医疗市场仍处在变革之中,其发展的可持续性仍面临以下几方面的巨大挑战:

(1) 服务监管尚不完善:目前针对"互联网＋健康医疗"的监管体系还未完全建立,现有的医疗监管条文面对新型业务模式存在适配性不足的情况,谁来做、做什么、怎么做和谁负责等问题都还未进一步落实。在谁来做层面,在现行医疗卫生制度之下,医生尚不能作为独立的医疗主体,同时其身份仍属于医院的"编制人",国家推行的多点执业制度还有待落实;在做什么层面,我国对线上诊疗行为的合法性没有明确规定,允许开展的线上服务范围也尚未界定;在怎么做层面,目前互联网上的业务形式针对医患双方的身份确认、相关服务参与方的诚信体系、运行质量控制和评估、线上诊疗流程等仍缺乏规范性指导办法,同时网上咨询和诊疗行为规范、医师在互联网平台执业管理规范等也需进一步完善;在谁负责层面,参与"互联网＋健康医疗"服务的相关主体的责任划分还未明确,尤其是基于网络平台的跨区域诊疗行为监管与责任认定还未有明确规定。

(2) 技术保障有待提升:随着互联网＋健康医疗应用的快速发展,我国配

---

① 数据来源:艾瑞《2016 年中国在线医疗行业研究报告》.

② 数据来源:四川省电子商务大数据中心、成都市映潮科技股份有限公司联合发布的《全国医药电商大数据分析报告》.

套的技术保障体系也需要进一步提升,在相应的信息标准、数据互联互通标准、产品质量管理标准等方面都存在欠缺。在信息标准层面,我国已有的标准已不能满足新技术集成的要求,尤其是在数据元、数据集、共享文档功能、信息存储与传输标准、系统平台功能规范等方面亟需研制符合健康医疗领域特点的管理体系和技术标准;在互联互通层面,我国公立医院,尤其是大型三甲医院的医疗数据开放程度相对较低,数据质量有待提升,患者病历数据在不同的医疗机构中无法实现无缝衔接。这一方面是由于缺乏数据交互标准,各类系统之间的数据交换存在人为的技术壁垒和商业壁垒;另一方面则是缺乏数据交互和数据共享的管理规则,各医疗机构之间对病历数据共享的法律责任边界还存在疑虑,数据安全保障技术尚未成熟。在产品质量层面,虽然各类新型软硬件产品取得了一定的技术突破,但其在医疗领域的应用仍有待临床检验。以可穿戴设备为代表的智能硬件在检测结果的客观性、准确性、科学性和规范性上仍有待加强。如部分设备虽然提高了检测的敏感度,但很多生理指标的检测原理偏离了原有的理论基础,其正常值范围并未按照医学规律进行检验和设定,而是采用简单的小样本对应换算的方式获得正常值,这类检测设备对于临床医师正确判断病情、精准指导用药带来了一定隐患。而以健康医疗应用程序(APP)为代表的移动应用技术虽然提升了服务的泛在性和便捷性,但是在数据采集方面的局限性、对数据传输质量的保障、对数据解码再现的保真性等都需要经过实践的检验和专业的评估。

(3)费用支付尚未纳入医保范围:"互联网＋健康医疗"作为一种新生事物,相关的价格形成机制仍处于探索阶段,与支付方的对接尚存在不少难点。虽然部分地区已经开展了不同程度和范围的试点工作,但价格水平参差不齐。医疗领域任何新项目的价格形成都要综合考虑很多因素,包括成本因素、社会接受度、当地的物价水平,同时也必须兼顾公益性和社会责任。由于我国各地的经济发展不均衡,居民的收入水平和对健康的诉求存在巨大的地区差异,这对于跨地域优势的互联网医疗来说带来了统一定价的矛盾,"互联网＋健康医疗"的价格形成机制还需要由市场检验。在费用支付方面,"互联网＋健康医疗"目前尚未形成清晰的业务模式和价格共识,很难获得国家的基本医疗政策支持,而我国医保目前整体运营压力较大,将"互联网＋健康医疗"作为增项纳入医保报销范围,无疑给医保运营提出了更高的要求和挑战。同时,我国商业健康险尚未成熟,尤其是消费型医疗保险在商业健康险中的占比仍处于低位,而"互联网＋健康医疗"与商业健康险的对接也仍处于探索阶段。因此当前"互联网＋健康医疗"的费用主要由患者承担,单一支付结构对其发展形成了一定的不利影响。

(4) 信息安全存在挑战:"互联网＋"促进了医疗服务从院内向院外延伸,健康医疗信息的泛在共享和信息安全隐私保护之间形成了一定的矛盾。我国目前保护隐私信息的法律法规还未能明确哪些信息属于隐私的范畴,哪些信息属于可公开的范畴,同时缺乏对于侵犯隐私的惩罚机制。在信息安全保护制度和技术规范不完善的情况下,电子化的健康医疗数据安全和居民个人隐私都面临重大的挑战。

(5) 产业发展仍需时间:医疗作为社会的刚性需求所承载的商业价值是巨大的,这也是"互联网＋健康医疗"行业投资规模屡次再创新高的原因。但是受多方因素影响,目前能够与核心的诊疗业务进行深度融合的应用还比较少,多数应用的商业模式还处在探索阶段,尚无法实现完全独立运营并营利。同时"互联网＋健康医疗"不能背离医疗行业的公益性和社会责任,实现商业化和行业特性的平衡仍需时间。此外,由于行业仍处于发展初期,百姓、医生、医院、政府、企业等相关方的参与形式与分工责任也尚不明晰,各方共同合作推进行业发展的合作机制还有待探索。

3. 解读

"互联网＋"创新概念在健康医疗领域越来越多地得到大众的认知,基因检测、人工智能、虚拟现实等新兴技术的发展,为"互联网＋健康医疗"行业发展带来更加宽广的想象与发展空间,大众创业的热情也成为"互联网＋健康医疗"的发展重要推动力量。在此基础上,规范市场行为、创造良好有序的发展环境,对鼓励技术创新有着极为重要的意义。为此,《指导意见》将"发展智慧健康医疗便民惠民服务"作为14项重点任务和重大工程之一,对于智慧健康医疗的发展路径和趋势提出了明确的指引。

(1) 政府主导与市场创新相结合:"互联网＋健康医疗"要以医疗和健康为核心,遵循"需求导向,创新驱动"的原则,强化优质医疗资源的引领作用。医疗作为一个以治病救人、健康促进为目标的特殊领域,必须遵循公益性本质。"互联网＋健康医疗"的发展必须以医疗和健康为核心,围绕医改的重点目标和工作任务,以互联网为抓手,依托全民健康信息平台,放大优质医疗资源的社会效益,充分发挥优质医疗资源的引领作用,促进规范化的医疗管理、医学理论、临床路径和常规等通过信息化的手段传递到基层、偏远和欠发达地区,促进分级诊疗制度的有效落实。

我国"互联网＋健康医疗"发展需要政府与社会力量共同努力。任何一个社会领域的健康发展都离不开政府和市场的默契配合,社会力量可以探索各种途径参与"互联网＋健康医疗"的建设。首先在重点人群健康管理、个人健康档案建设等基本公共卫生服务领域,可以采取社会众包政府购买服务的方式开展;其次在涉及深度资源整合的区域"互联网＋健康医疗"领域,可以开展以公私合营模式(PPP)为主的政府与社会合作共建模式,社会力量可以充分发挥在融资、建设、运营管理方面的优势,推动项目快速落地并开展更为市场化的运营,政府则在医疗资源整合、制定医疗服务及医保等相关政策、推动信息共享与开放等方面给予相应支持,共同建设基于互联网的区域健康医疗新型服务模式;除此之外,政府也可通过相应政策引导,鼓励公立医院及医生与社会力量合作,通过互联网开展新型服务,推动优质资源服务能力向基层、向院外延伸。政府在"互联网＋医疗健康"发展中的作用体现在医疗资源整合、制定医疗服务及医保等相关政策、推动信息共享与开放等方面给予相应支持。社会力量的参与一方面可以为"互联网＋健康医疗"的发展带来必须的资金支持,另一方面通过发挥市场在资源配置上的作用,能够为健康医疗服务体系带来新的活力,有效驱动服务模式创新,形成多元化的服务新业态。

(2) 整合资源,优化形成规范、共享、互信的诊疗流程:"互联网＋健康医疗"需以线上线下相结合的方式推动医疗卫生资源整合,线上线下相结合可克服单纯线上服务与单纯线下服务的不足,在保证医疗质量的同时,减少不必要的服务开销,增强服务的可及性和便利性。在"互联网＋"与健康医疗行业不断融合的当下,以技术手段提高医疗资源配置的合理性,已成为"互联网＋健康医疗"发展的核心理念之一。当前我国优质医疗资源缺乏且分布不均衡,互联网作为一个载体,可有效发挥其连接的属性,从而促进资源的合理流动。首先,互联网可突破时间空间的限制,增强医疗资源的可及性;其次,基于人口健康信息平台的支撑,通过区域影像中心、区域心电中心、区域病理中心、区域检验中心、区域远程会诊中心的建立,形成线上线下深度业务协同;第三,用户可以通过线上预约的方式,就近选择线下医院完成就诊治疗,形成就医闭环。医疗资源线上线下的整合不仅能够使优质医疗资源实现跨区域共享,还能带动区域健康医疗水平协调发展,助力分级诊疗制度的有效落实。

在新一代信息技术的支撑下,医生、患者可通过电脑、智能手机、平板电脑等智能终端实现和医院现有系统的无缝对接。在预约挂号环节,患者可通过互联网随时随地查看相关医院专业医师出诊情况,并提前预约医生的门诊,节约导诊和排队挂号的时间,同时,医院也可以根据预约状况安排医生出诊,优化医疗资源配置;在候诊环节,患者可通过移动终端实时查看候诊人数,并根据院内导航快速找到对应的诊室;在检验检查环节,患者利用手机实现诊间缴费,并通过手机随时调取个人的检验检查结果;在院外康复环节,患者可以通过互联网与医生保持有效的沟通,医生可在网上完成随诊,及时调整对应的康复方案,通过这些应用可打通院内院外各个环节,全面提升就医体验(图9-1)。

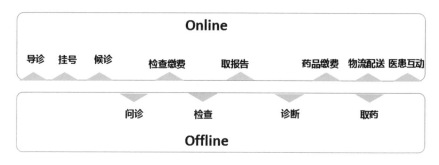

图 9-1 "互联网 + 健康医疗"可优化诊疗流程

(3) 积极探索多样化互联网健康医疗服务模式:"互联网 + 健康医疗"发展需要探索多样化的服务模式。"互联网 + 健康医疗"的发展需要在现有的健康医疗行业发展基础之上,围绕着国家医疗卫生体制改革的重点,培育新的互联网健康医疗服务模式。从目前来看,主要有以下几个方面:

1) 在分级诊疗领域,"互联网 + 健康医疗"可优化医疗资源的布局:分级诊疗作为一种资源配置和管理办法,长期以来一直都存在,新技术时代的到来为分级诊疗制度的建立和服务体系的建设提供了更为有利的支撑。通过管理系统和服务平台的规划、设计、实施和运营,利用信息化手段促进医疗资源纵向流动,提高优质医疗资源可及性和医疗服务整体效率,通过管理系统促进跨地域、跨机构就诊信息共享、远程医疗的运营支撑、质量监管等;通过服务平台的建设和使用,推动二三级医院向基层医疗卫生机构提供远程会诊、远程病理诊断、远程影像诊断、远程心电图诊断、远程培训等服务;同时采用健康医疗大数据等新兴信息技术,发展基于互联网的医疗卫生服务模式,充分发挥互联网、大数据等信息技术手段在分级诊疗中的作用(图9-2)。

2) 在慢性病管理领域,"互联网 + 健康医疗"可带动慢性病管理模式的创新:针对慢性病患者,药物治疗可减轻疾病症状、延缓疾病发展,但是同等重

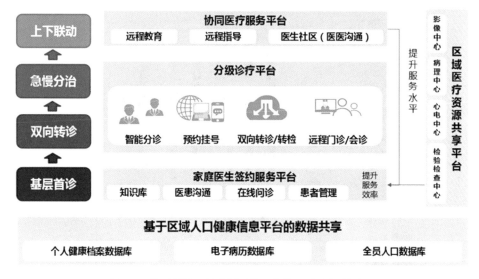

图 9-2 "互联网＋健康医疗"可优化医疗资源的布局

要的是对饮食、运动、作息等日常生活方式进行合理规划和控制。新一代信息技术的发展和普及,创新了慢性病管理模式。首先,物联网技术推动了健康数据监测由被动监测向主动监测与被动监测相结合的方式转化,并且扩宽了健康数据的监测范围,为制定精准化、个性化诊疗方案奠定基础;其次,利用移动互联网及云平台,可以突破地域限制,使得需要长期监测的慢性病患者在家中便可享受快捷、高质量的医疗服务,提高其慢性病管理依从性;再次,大数据技术不断完善慢性病知识库和智能专家系统,使医生拥有诊断参谋、辅助医疗决策,使患者拥有慢性病助手,获得个性化诊疗方案,促进慢病诊治更科学化、精准化(图 9-3)。

3) 在医养结合领域,"互联网＋健康医疗"可促进医疗与养老服务的融合:医养结合模式涉及多个领域,涉及政府、企业、家庭、个人等多个主体,需要用整合的方式来发展养老产业。而"互联网＋"技术在健康医疗领域的应用实现了各方主体的跨界融合。首先,云计算技术可帮助医疗卫生、民政服务、医保社保等多个部门的信息互联互通,实现对资源配置进行优化;其次,在机构、社区、家庭中部署行为感知设备、健康管理设备,一方面,帮助老人了解自身健康状况,辅助医生诊疗,另一方面还能提供实时定位、跌倒自动报警、卧床监测、防丢失、行为智能分析、自助体检、运动量评估、定时亲情沟通等;最后,通过线上线下相结合的服务方式,老人及家人可通过互联网实现个性化服务的订制,

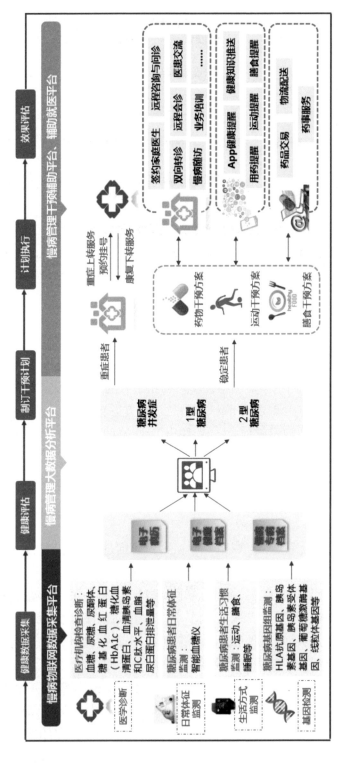

图 9-3 "互联网＋健康医疗"创新慢病管理模式

实现供需双方需求的对接,构建线上线下一体化、多渠道资源整合的医养服务模式(图9-4)。

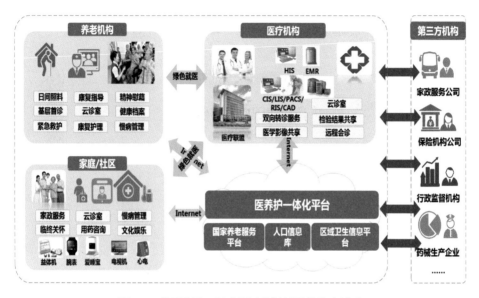

图9-4　"互联网＋健康医疗"创新医养结合模式

4)在康复保健领域,"互联网＋健康医疗"可构建新型康复模式:康复医疗是我国医疗领域的年轻分支,为了应对迅速增长的康复需求,尚处建设初期的康复体系急需通过创新的技术手段实现资源的整合利用。随着"互联网＋健康医疗"的快速发展,康复保健成为了重要的发展领域。首先,康复协同平台实现医疗机构、康复机构等多方之间数据的互联互通,实现整个行业资源的整合与业务协同;其次,通过线上线下相结合(O2O)的模式提供远程康复指导与线下康复治疗的有机结合,并通过组建康复治疗团队的形式,把康复医师的能力最大化;最后,虚拟现实、康复机器人等新技术的应用可以丰富康复服务市场,提供更加专业的服务(图9-5)。

(4)以家庭医生签约服务为基础,推进居民健康卡、社会保障卡等应用集成,激活居民电子健康档案应用,推动覆盖全生命周期的预防、治疗、康复和健康管理的一体化电子健康服务。

"三个一"工程(每个家庭拥有一名家庭医生,每个居民拥有一份动态管理的电子健康档案,一张功能完备的健康卡")的开展是我国医疗卫生体制改革的重要目标,对于加强基层能力建设,转变医疗卫生服务模式,建立基层首诊、

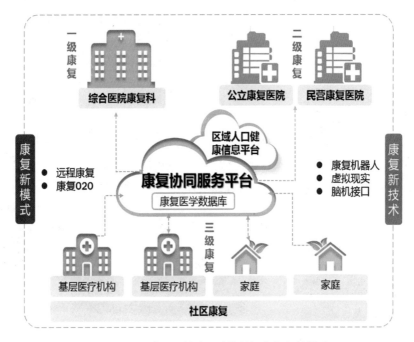

图 9-5 "互联网+健康医疗"创新康复保健模式

分级诊疗制度,实现人人享有基本医疗卫生服务目标,具有重要意义。"互联网+健康医疗"的发展能够助力实现"三个一"工程的发展目标,有效提升社区医疗卫生机构管理效率,完善连续性照顾的过程,促进建立协调性、联动式的医疗服务模式,推动基本医疗服务均等化。

依托居民健康卡和电子健康档案,推动覆盖全生命周期的预防、治疗、康复和健康管理的一体化电子健康服务。以家庭医生签约服务为基础,大力推进居民健康卡、社会保障卡等应用集成,激活居民电子健康档案应用,通过完善的全民健康信息平台,实现区域内签约居民健康档案、电子病历、检验报告等信息共享和业务协同;积极推动医疗协同平台的建设,通过远程医疗、即时通讯等方式,促进基层医疗机构与大医院的互动交流,为签约居民健康体检、健康监测、随访评估、药品配送等提供信息支持服务,从而增强家庭医生服务水平,增加百姓对于家庭医生的认可,进而推进家庭医生签约制的有效落实,推动覆盖全生命周期的预防、治疗、康复和健康管理的一体化电子健康服务。

(5)建立完善的法律法规和标准体系,规范医疗物联网和健康医疗应用程序(APP)管理:目前,我国"互联网+健康医疗"行业整体仍处在发展的初期。为进一步规范和促进互联网健康医疗有序发展,需要从以下几个方面制定配

套制度:

1)建立服务管理体系:对互联网医疗进行分级分类管理,明确互联网健康医疗服务行为的边界,如明确互联网诊疗和一般性健康咨询之间的界限,为规范管理奠定基础。原则上在推动"互联网+健康医疗"的同时,涉及诊疗的部分应加强监管,设定严格的准入标准。在此基础上,出台《推进和规范"互联网+健康医疗"服务管理办法》《物联网和健康医疗应用程序(APP)管理办法》《电子处方应用管理办法》《"互联网+健康医疗"医师准入管理办法》等"互联网+健康医疗"相关专项政策法规,适时修改完善《执业医师注册管理办法(修订稿)》《医疗机构管理条例实施细则》。探索建立一套完整有效、可操作的管理规范体系,对互联网医疗的执业医师采取认证制度,明确互联网医疗执业的责权利,加强过程监管和质量监督,明确医疗纠纷责任主体。

2)建立执业注册和电子证照管理系统:在全国范围内搭建"医疗机构、医师、护士执业注册电子管理信息系统",以及"执业医师、执业护士电子证照管理信息系统"。通过为医疗机构、医师和护士执业办理数字化的执业注册和电子证照的方式,实现对现有医疗卫生资源全过程、动态化和高效能的管理,强化事前事中事后监管。

3)建立标准规范体系:针对数据采集、存储、共享标准等方面制定"互联网+健康医疗"的标准规范体系。需尽快从数据元、数据集、共享文档功能、信息存储与传输标准、数据交互规范等方面完善"互联网+健康医疗"相关的信息标准。针对智能可穿戴设备、智能健康电子产品、健康医疗移动应用等相关技术产品和应用平台制定数据接入规范。

4)加强信息安全与隐私保护:首先需制定专项政策法规,明确健康信息的隐私范围及使用条件,原则上个人健康医疗信息非授权不使用;其次应将互联网平台纳入信息安全等级保护体系,强化健康医疗大数据发展的安全基础;再次要明晰数据所有方、数据采集方、数据持有方等相关主体的责任与义务,并制定信息泄露事件的处罚与整改办法,以保证健康医疗大数据未来的规范化发展。

5)建设多元化支付体系建设:通过试点开展医保在线支付,并以控费为核心探索将更多在线诊疗项目纳入医保支付目录,明确配套的结算办法、定点资格认定及服务流程监管等保障机制;鼓励商业保险参与医疗体系建设。

(6)"互联网+健康医疗"行业发展要具备良好的生态思维:"互联网+健康医疗"需遵循健康医疗行业本质,而医疗是一个产业链很长的行业,涉及服务方、支付方、支撑方等多个主体,每个主体内部又有自己的生态链。"互联网＋健康医疗"并不是简单地将现有服务体系搬到线上,行业本身不能脱离现有健康医疗发展基础而独自存在。因此,"互联网＋健康医疗"的发展需以健康医疗服务为核心,通过"互联网＋"建立一个开放的平台,融合多方资源,形成一个基于互联网的独特的医疗生态,并通过助力分级诊疗落实、重构就诊流程、推动医院协同服务、改变药品保险服务形式等方式,进一步构建健康医疗服务新生态(图9-6)。

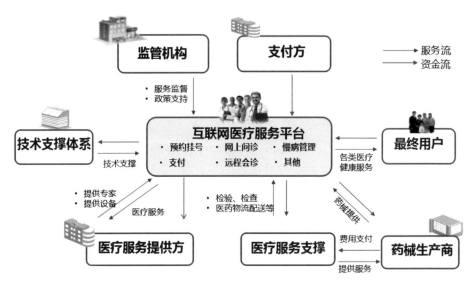

图9-6 "互联网＋健康医疗"生态圈

4. 案例

北京方庄社区——以家庭医生为核心推进分级诊疗

2010年,方庄社区卫生服务中心成为北京市家庭医生项目的首批试点单位,并以此为核心推进分级诊疗新模式。该模式在"家庭医疗"的基础上,通过组建"医护绑定"服务团队和完善信息化建设,强化其初级卫生保健体系(图9-7)。具体而言,方庄社区的工作主要分为以下4步:

(1) 社区中心建立"医护绑定"的一对一服务团队:每个团队由一名全科医生和一名社区护士组成,以医护为主体和责任制绑定的形式完成对签约患者的健康管理。其中,医生负责日常诊疗、健康评估、根据指南系统完成面对面随访等工作;护士则负责加载诊疗信息,健康档案实时更新、对患者的生活方式干预、行为方式指导、针对性的健康教育等工作。

(2) 社区中心搭建居民护理健康平台:平台集健康档案调阅、随访管理、健康评估、健康教育活动记录等功能于一体,实现了与居民健康档案信息平台的互联互通。签约患者登录平台后,可查询自己或家人的诊疗信息、检查检验报告、随访记录、健康评估信息及历次血压、血脂和 BMI 等内容趋势图及指标,并可获取基本健康医疗知识和自己的医生团队健康咨询意见。

(3) 社区中心研发智能化慢性病管理平台:智能化慢性病管理平台的慢性病分析系统可以对团队签约患者实施分层级和分类别的健康管理,并适时提醒团队医生和护士哪些签约患者需要重点优先进行管理。系统中通过嵌入的智能心脑血管疾病防治管理及随访系统,实现慢病随访提示、健康状况分析与健康指导等功能。

(4) 社区中心探索建立基于脑卒中的双向转诊模式:社区中心以社区脑卒中管理为突破口,在方庄社区卫生服务中心与天坛医院神经内科门诊、病房、监护病房间实施脑卒中双向转诊。并依托远程会诊系统和网络双向转诊平台,实现对患者的远程会诊与信息共享。

厦门市——三师共管的慢性病管理模式

2012 年以来,厦门以糖尿病、高血压病等慢病为切入点,通过创设大医院专科医师、基层医疗机构全科医师和健康管理师"三师共管"服务模式,构建"糖友网""高友网"管理载体,创新了慢性病规范化管理和体系化防治工作模式,打造出三师共管、病网融合、区域协同的慢性病管理厦门模式。在此过程中,厦门市充分利用新一代信息技术的特性和优势,有效助力慢性病防控工作的高效实施(图 9-8)。具体而言,厦门市慢性病管理工作主要分为如下 4 步:

(1) 建立慢性病一体化管理软件,实现医院社区一体化管理:厦门市开发慢性病一体化管理软件,将糖尿病和高血压等慢性病患者通过信息化进行分类,并要求大医院的专科医生和社区的全科医生结队,共同掌握慢性病患者的信息,即患者在大医院确诊,再回到社区康复,由专科医生和全科医生共同来负责平时照护。

(2) 社区医院搭建基于分级诊疗的区域协作服务平台:平台与慢性病一体化管理专用软件以及各医疗卫生机构原有的信息工作平台兼容。医院专科医

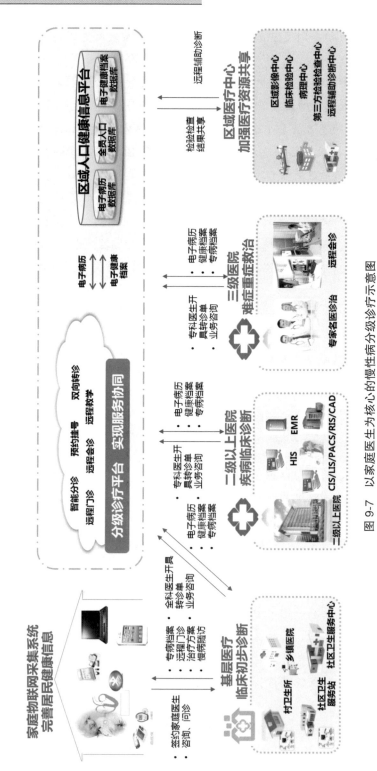

图 9-7　以家庭医生为核心的慢性病分级诊疗示意图

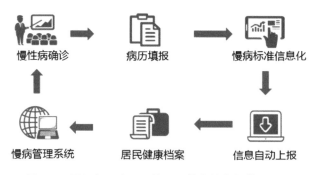

图 9-8 厦门市医院——社区一体化信息化管理流程

生可将病情稳定的慢性病患者通过 HIS 系统转给其所辖社区,社区医生可通过信息平台或医生 HIS 系统,将管理中出现问题需要上转的患者信息转给其专科医生,并由转诊联络员帮患者预约医院接诊事项。平台还为患者提供就诊信息与健康档案共享、重复检查检验智能提醒、远程会诊等多项服务。

(3) 建立基于三师共管的慢性病全程关照网:慢性病全程关照网按病种分为"糖友网"和"高友网",由三级医院专科医生确诊的糖尿病或高血压患者,本人同意并签订协议后纳入"糖友网"或"高友网",接受三级医院专科医生、社区全科医生及健康管理师的全程管理。

(4) 建立"互联网＋"糖尿病智能管理平台:开展六位一体慢性病管理,分别提供糖医大学(面向基层医生的标准化和规范化培训教材)、诊疗管理智能支持评价(以糖尿病防治为基础的决策支持)、专家远程协助支持(为基层医师和健康管理师提供临床病例辅导)、线上线下患者教育教具(通过新媒体帮助患者更好地认识、理解和防控糖尿病)、院内外糖尿病患者大数据(包含糖尿病患者院外血糖监测数据、"三师"干预管理数据和诊疗用药数据等全维度的院内外糖尿病患者数据)以及互联网医院照护处方及服务(基于厦门大学附属第一医院互联网医院下的糖尿病患者非药物照护服务)等 6 项服务。

宁波云医院——社会力量参与创新服务模式

2014 年,宁波市卫生局运用云计算、物联网、互联网等新一代信息技术搭建的一个协同医疗服务的 O2O 平台。依照政府主导、多方参与、市场化运营的原则,探索出一条缓解老百姓"看病难、看病贵",重构健康医疗服务体系,实现科学就医、分级诊疗、家庭医生服务切实可行的路径。

（1）服务模式：宁波云医院搭建了"在线医疗服务平台""协同医疗服务平台""健康管理服务平台"等三大平台，签约的专科医生、家庭医生近千余名；线上共开设了高血压、糖尿病、心理咨询等13个"云诊室"。初步实现了"足不出户看云医、不出社区看名医、医生网上做随访、公共卫生云路径、我的健康我管理"等5大功能：

1）足不出户看云医：基层医疗机构结合家庭医生签约服务，将签约居民从线下服务自动延伸到线上服务，并通过移动互联网得到诊疗报告查询、药品配送服务，在试点的江东区从2016年2月29日到4月底共完成药品配送服务1210人次。二甲以上医院开设医院云诊室，搭建"网上医院"，为复诊的慢性病患者提供在线门诊预约、健康咨询、康复指导、出院后随访等服务。

2）不出社区看名医：结合"双下沉、两提升"，在二级甲等及以上医疗机构建设远程医疗服务中心；在基层医疗卫生服务机构建设基层云诊室，统一利用宁波云医院平台开展远程医疗服务，搭建"网上医联体"，促进形成基层首诊、分级诊疗、双向转诊的就医新格局。患者可以在家庭医生的帮助支持下，不出社区、乡镇连线北京、上海、杭州的名医进行远程会诊。截至目前，试点的江东区已完成450余人次的远程会诊。

3）医生网上做随访：在江东区3个社区卫生服务中心，家庭医生利用云医院平台，开展了对糖尿病、高血压等慢性病患者的网上随访、网上随诊等服务。此举既方便患者又减轻了医生工作量，得到了医患双方的认可和欢迎。

4）公共卫生云路径：以基本公共卫生服务为切入点，提供个性化增值服务，提升妇幼保健服务内涵；充分利用区域卫生信息资源，通过对健康档案数据和健康评估问卷的深度挖掘，为重点人群建立健康评估模型，出具年度个人健康评估报告，使重点人群定期了解自身健康状况。

5）我的健康我管理：针对慢性病患者人数不断上升和人群年轻化的趋势，开展慢性病的日常跟踪管理十分必要。云医院以高血压、糖尿病为主要切入点，推出智能血压仪、血糖仪，持续收集患者血压、血糖等数据，这些数据被发送到用户移动设备上，同时还会上传到云端。责任医生可在第一时间了解到患者情况，及时进行慢性病干预，确保慢性病管理精准和有效。截至目前，已完成血压监测3015人次。

"护＋"项目实现居家养老医养结合。"护＋"是执业护士上门护理的O2O服务平台，将护理服务延伸到家庭的互联网护理项目。"护＋"整合了宁波本地医院的执业护士资源，利用其空闲碎时间，为周边有需要的家庭和居民提供上门护理服务。护理服务包括肌内注射、皮下注射、PICC护理、造口护理、更换女性导尿管、压疮护理6个家庭护理项目，让居民足不出户，即能享有专业的护理服务。全市共有1322名护士自愿参加"护＋"项目，现已完成护士培训、耗材配送、流程梳理、试点运行阶段。

"孕＋"项目实现优生优育增值服务。"孕＋"专注于优生优育细分领域的一站式服务平台，真正实现从线上工具到线下整体生殖医学服务的闭环。"孕＋"针对婚孕期不同阶段用户，推出婚检、孕检、孕期保健、儿童保健等线上服务，主要是解决孕产妇、婴幼儿人群预防保健服务需求，帮助备孕、育儿用户高效率享受优生、优育过程。

(2)地方政策支持：2014年5月，浙江省政府发布《关于促进健康服务业发展的实施意见》，明确提出凡是法律法规没有明令禁入的领域，都要向社会资本开放；凡是对本地资本开放的领域，都要向外地资本开放，民办非营利性机构享受与同行业公办机构同等待遇。同时还提出建设智慧健康和网络医院。

2014年12月，浙江省卫生计生委、发改委、经信委联合印发《关于促进健康信息服务业发展实施方案的通知》，明确探索网上诊疗活动，达到共享优质医疗资源、提升医疗效率的目的。

在以上政策支持下，宁波在云医院建设过程中采取了PPP运营模式，即政府发挥主导作用，通过购买公共服务，吸引社会资本进入医疗服务领域。

2015年10月15日，宁波市人民政府办公厅发布了《关于促进生命健康产业创新发展的指导意见(2016—2020)》，文件提出推进宁波市智慧健康云服务中心及宁波市云医院建设，支持以远程影像诊断、远程会诊、远程监护指导、远程手术指导、远程教育等为主要内容的远程医疗试点，提高医疗机构的诊疗水平和服务能力，促进不同医疗机构间的医疗信息共享、协同医疗和整合服务。

2016年3月21日，宁波市卫生计生委办公室发布了《2016年宁波市卫生计生信息化建设工作要点》，文件将宁波云医院的建设工作作为工作要点之一。

2016年4月5日，宁波市卫生计生委办公室发布了《关于下发宁波市远程医疗服务体系建设实施方案的通知》，文件在远程会诊、远程预约方面做出明确规定。

(3)运营模式：宁波云医院针对居民多元化的健康需求进行多层级个性化的运营。首先在基本公共卫生服务方面，通过政府购买服务的方式开展普适性服务。宁波云医院与宁波市卫计委签订了《政府购买公共卫生服务》采购合同,宁波市卫计委为相应区域居民采购云医院服务,主要服务内容包括:个人健康报告、个性化健康指导及群众实际需求所需增加的其他基本公共卫生服务项目。在服务过程中,宁波云医院可通过授权采集宁波市公共卫生信息平台内的健康数据,结合云医院自身服务数据通过云计算和大数据技术进行梳理、分析和应用,开展个性化的健康管理。

其次在以"孕+、护+、健+"等为代表的增值服务方面,云医院采用更为市场化的运营模式,根据不同重点人群的需求设计相应的服务内容,由居民自主预定并自费接受服务,既满足了居民个性化的健康需求,也充分调动了医护人员的积极性,也为云医院的可持续运营创造了更为有利的条件。同时,宁波云医院也积极与当地商业保险公司开展合作,整合自身服务资源为其打造特定的服务内容,探索从商业健康险角度实现良性发展。

(尹　新)

二、全面建立远程医疗应用体系

1.《指导意见》原文

实施健康中国云服务计划,建设健康医疗服务集成平台,提供远程会诊、远程影像、远程病理、远程心电诊断服务,健全检查检验结果互认共享机制。推进大医院与基层医疗卫生机构、全科医生与专科医生的数据资源共享和业务协同,健全基于互联网、大数据技术的分级诊疗信息系统,延伸放大医疗卫生机构服务能力,有针对性地促进"重心下移、资源下沉"。

2. 现状与问题

国家卫生计生委在 2014 年就对远程医疗做出了明确的定义:远程医疗是医疗机构邀请其他医疗机构,运用现代通信技术、计算机技术及网络技术,为本医疗机构诊疗患者提供支持的医疗活动。因此远程医疗的属性确定为医疗行为,就需要严格按照医疗法规和行业规范来进行管理。

自 20 世纪 90 年代以来,国家不断投入研发资金,研究远程医疗的技术转化和运行模式。随着信息技术和互联网的日趋成熟和完善,远程医疗越来越深入地融合到医院的日常工作中。2010 年以来,中央财政投入 8428 万元,支持 22 个中西部省份和新疆生产建设兵团建立了基层远程医疗系统,并安排 12 所原卫生部部属(管)医院与 12 个西部省份建立高端远程会诊系统,共纳入 12 所原部属(管)医院、98 所三级医院、3 所二级医院和 726 所县级医院,有力推动了远程医疗的发展。2013 年《国务院关于促进信息消费扩大内需的若干意见》(国发〔2013〕32 号),明确提出加快实施信息惠民工程,普及应用居民健康卡,推广远程医疗服务。2014 年《国家发展改革委、国家卫生计生委关于组织开展省院合作远程医疗政策试点工作的通知》(发改高技〔2014〕410 号),提出重点针对制约我国远程医疗发展的政策环境障碍,在远程医疗的操作规范、责任认定、激励机制、价格形成机制、医保支付机制、第三方运行服务机制方面开展试点,为在全国推广应用远程医疗提供实践基础和经验借鉴。同年国家卫生计生委发布了《国家卫生计生委关于推进医疗机构远程医疗服务的意见》(国卫医发〔2014〕51 号),对远程医疗的管理规范、实施程序、责任认定、监督管理等提出指导性意见,3 年来发挥了重要的政策引导作用,为保障远程医疗的健康规范发展奠定了良好的基础。随后,涉及远程医疗的系统建设指南和部分信息技术标准及管理规范相继出台,为我国远程医疗的健康发展提供了政策、技术、行业等多方面保障。

远程医疗的优势和作用已经在全国得到了共识和认可,各地政府、医疗机构及创新技术企业都纷纷投入到远程医疗领域,已经初步形成了集中模式的雏形。归纳现有的远程平台主要有 3 种形式:

(1) 政府主导区域性远程医疗平台:由省、市、县级行政管理机构投资,并通过行政管理手段推动全省各级医疗机构建立专用网络联网,建立统一管理、互通共享的远程医疗服务模式和建设运维机制,优点是整合资源、高效共享。目前有 17 个省市自治区已经完成或正在进行省级统一平台建设。

(2) 医联体模式下的远程医疗平台:大型三甲医院发挥龙头优势,建立区域医联体或专科医联体,利用远程医疗平台,对医联体成员医院和基层医院的医疗服务开展远程帮扶指导,促进协同服务,有利于提升基层医疗资源的应用效率。

(3) 企业投资第三方远程医疗平台:这是目前较为常见的一种建设形式,大型公立医院多采用这种方式,在互联网医疗服务领域尤其常见,企业负责医疗服务平台建设运维,与现有的实体医疗机构合作,通过打通医患双方联系渠道,建立完善合理收费机制,实现多方共赢。

从各地反映情况看,推进远程医疗服务在促进优质医疗资源纵向流动、建立分级诊疗服务体系、优化就医流程、改善患者就医感受等方面起到了一定的效果。但是,目前远程医疗的应用还很不充分,对卫生经济的发展还没有发挥显著的作用,领域发展还存在诸多问题,集中表现在几个方面:

(1) 顶层设计不够完善:远程医疗特别是面向基层的远程医疗服务体系建设,并非一个孤立的系统应用,应该实现与分级诊疗有效结合,打通信息互联互通渠道,形成签约家庭医生、基层医疗、大病救治、远程医疗、预约诊疗、双向转诊、基层康复等完整协同体系。

(2) 基础设施建设不完善:部分省份、多数地级市和县医疗卫生信息化基础薄弱,远程医疗信息系统和管理体系尚未建成,网络覆盖率不高,各信息系统缺乏有效连接,形成信息孤岛,信息不能共享,不具备开展远程医疗服务的基础条件。各地的医院信息化建设基础不平衡,院际之间的信息不对称,数据互通存在数据质量风险隐患。很多地区的医院设备陈旧,信息化程度不高,检查结果很难实现数字化。部分医院缺乏 HIS 和 EMR 及 PACS 等系统,数据无法统一管理。大部分医院虽然实现了医院信息化系统集成,但是很多是局限于院内局域网,无法接入互联网。开展远程医疗过程中需要的病历数据,很难从院内信息系统集成、传输,数据质量无法保障。亟待统一远程医疗技术标准,实现数据质量的管理和监控。

(3) 建设投入大,回报率低:远程医疗系统软硬件费用高,建立远程医疗服务体系成本高、投入大,技术更新换代快,后期运维成本高。但就目前使用情况来看,远远没有达到理想的状态,投入大、使用少、收效低,大部分医疗机构积极性不高,即使建成也成为摆设。

(4) 远程医疗服务应用不足:据统计目前共有 2000 多家二级以上医疗机构具备开展远程医疗服务的条件,但一方面由于远程医疗收费标准较低,不能覆盖运行成本,医疗机构开展远程医疗积极性不高,另一方面由于绝大部分地区未纳入医保报销范畴,患者申请远程医疗的积极性也不高,导致远程医疗服务应用不足,缺乏加强信息化建设的牵引力和驱动力。

3. 解读

《"健康中国 2030"规划纲要》中明确指出:实施健康中国云服务计划,全面建立远程医疗应用体系,发展智慧健康医疗便民惠民服务。到 2030 年,实现国家、省、市、县四级全民健康信息平台互通共享、规范应用,远程医疗覆盖省、市、县、乡四级医疗卫生机构。

中共中央"十八大"以来,医改的基本原则是"保基本、强基层、建机制"。以县级医疗机构为核心的基层卫生体系建设成为医改的重点。远程医疗作为信息和通信技术与临床医学深入融合的典型应用,在医疗体制机制改革中发挥着越来越重要的作用,其应用价值也越来越广泛地得到认可,尤其是在促进分级诊疗、加强医疗协同、提升基层学科建设等方面已经初露锋芒。但是,"互联网＋"在远程医疗领域存在不规范的问题,在实践过程中也面临着阻力。《指导意见》针对远程医疗的发展趋势提出了明确的要求,正确解读《指导意见》的宗旨,建立完善远程医疗应用体系,对于正确引导"互联网＋健康医疗"的发展,促进医疗机构上下协同,推进分级诊疗等医改的大政方针具有重要的意义。

远程医疗应用体系是需要将现代信息技术与医疗现实工作进行有机融合的工作机制,并逐步形成创新的工作模式。现代信息技术的发展突飞猛进,物联网、大数据、云计算、移动通信、人工智能已经成为最热门的研发与应用领域,这些技术在医疗中的需求和应用,还需要经历集成创新和转化的过程,促进技术转化不断修正完善,不断趋向成熟。远程医疗在提升医疗协同工作效率、有效调配医疗资源的同时,也要确保安全有效地保护医务人员和患者的切身利益,保护好每一个人的隐私和数据安全,保障医疗机构和国家的公共利益,当然还要维护医疗卫生行业的公益性本质。

远程医疗应用体系是一个复杂的集成和应用体系,包涵多个领域的内容:

(1) 建立技术支撑体系:远程医疗技术体系需要引进信息化产业的新技术,开展创新和集成,转化成为符合医学诊疗标准的应用技术。健康中国云服务计划已经成为近期国家推行"互联网＋"计划的发展重点,远程医疗需要借助这个良好的发展契机,研究开发云平台和云计算技术,发掘云存储给数据共享带来的便利优势,建设健康医疗资源集成平台,建立符合临床诊疗标准的技术平台。健全基于互联网、大数据技术的分级诊疗信息系统,延伸放大医疗卫生机构诊疗能力。信息技术必须符合远程会诊、远程门诊、远程诊断(医学影像、病理、心电生理)等临床应用的需求,不断融合新技术开发新的临床应用,支撑业务流程畅通,更要提升医疗工作效率、保障数据传输的质量和数据安全。用于支撑医疗业务流程的信息技术平台,要在医疗机构的质量监管下合法运行,技术标准要符合医疗机构的业务管理的基本要求,系统所需要的软件、设备、装置等要遵循国家食品药品监督总局的相关注册管理,保障医疗数据的质量和安全,为临床诊治疾病提供技术保障。

(2) 建立医疗协同体系:远程医疗协同体系需要建立符合医学规律、符合医疗管理规范的运行机制。远程医疗协同体系建设是新医改"建机制"的关键内容之一,将我国现存的碎片化医疗资源整合成为上下协同的医疗体系,在医疗资源总量不足的现状下,有效激发各级医疗资源的效率,通过医疗协同体系让优质医疗资源发挥更大的社会效益,并通过互联网的优势,将优质医疗资源的作用向边远地区、经济不发达地区辐射,促进优质医疗资源向基层下沉。

推进大医院与基层医疗卫生机构、全科医生与专科医生的数据资源共享,是有效保障远程医疗运行质量和提升工作效率的关键举措。一方面需要信息技术支撑机构之间的医疗数据共享,另一方面需要建立合理的医疗协同机制。通过签署协议等方式,按照法律程序来约定医疗协同和数据共享的管理机制、法律责任认定、数据泄密风险防控等。

医疗协同体系要符合学科规律,针对医学诊断、临床会诊等不同特点的业务建立相应的业务模式,充分利用互联网通信的优势建立多学科交叉的协同模式,建立双向转诊的业务协同机制和数据共享机制,数据共享需要有信息互联互通的技术平台支持,保障数据质量。远程医疗需要支持区域医联体、专科医联体、医疗共同体等模式的分级诊疗协同机制。

国务院颁布的《关于推进分级诊疗制度建设的指导意见》(国办发〔2015〕70 号)中明确阐述了医院等级定位和分工的原则,远程医疗的协同体系要遵循分级诊疗原则建立运行机制,整合三级医疗机构的优质医疗资源,辐射和带动基层医疗机构。分级诊疗格局需要三级医院具有相当的医、教、研学科建设水平和能力;需要利用远程医疗建立与二级医疗机构的协同合作机制;配合现行的家庭医师签约制度,让基层一级医疗机构有能力承担慢病管理、健康管理、疾病预防及公共卫生等职能。要完成这样的任务,远程医疗应用体系绝不仅仅是会诊而已,更需要将医疗、教育、科研和重大疾病防控集成在一起,加强医疗机构之间的联动协同,形成体系化、规范化、同质化的医疗照护体系。

(3) 建立人才培养体系:远程医疗需要融合可持续发展的人才培养机制。医学人才的非同质化成为制约远程医疗甚至医学学科整体发展的关键瓶颈问题,其原因与我国住院医师规范化培训尚处于初级阶段、专科医师规范化培训尚处于起步阶段有关系。继续医学教育缺乏有效的机制、缺乏有效的效果评估标准。基层医师的基本功训练不足,三基(基础理论、基本知识、基本技能)素质差,医疗质量呈现非同质化状态。远程医疗建立了优质医疗资源和基层医疗机构之间密切联系的通道和协同机制,可以将基层医师的培训融合在远程医疗的临床协同实践中,寓教于医,结合基层医师申请临床会诊的实例,在会诊指导的同时实现临床专业技能培训,是弥补我国现行继续医学教育能力不足的有效举措。

远程医疗的基本基础是基层医务人员提供有价值的病历资料和检查结果,临床资料的质量需要基层医务人员具备专业的临床技能,在加强基层医师培训的同时,还要注重加强医技人员和护理人员的专业素养培训。健全检查检验结果互认共享机制,首先取决于基层医疗机构的检查结果需要达到专科诊疗的技术标准和操作规程,检查检验结果要符合专科诊疗的基本要求,加强基层医技人员的专业技术培训是提升检查检验结果质量的最有效策略,配合基础设施认证和过程监督管理机制,促进检查检验结果的互认和数据共享。

(4) 建立科研协同体系:"强基层"是分级诊疗的核心,要促进医疗工作重心下移,必须要促进优质医疗资源下沉,靠派送人员身赴基层出诊是不够的,要通过远程医疗体系协同合作,带动基层的学科建设,三级医疗机构建立与基层医疗机构联合协同的学科建设机制,发挥大数据的技术优势,开展临床医学研究的多中心合作。

远程医疗的应用不仅局限于改善医疗照护水平,更重要的价值还体现在提升学科协同水平,利用远程医疗的数据共享机制,建立病历数据的大数据库,对于提升临床研究水平,尤其是针对多中心大型临床研究而言,具有前所未有的价值。因此,科研协同体系是远程医疗应用体系中不可分割的组成部分。

远程医疗的多中心协同能力提供了病历数据互联互通的优势,可以将临床科研融入到医疗协同中,建立全样本入组的临床注册研究数据库,引入大数据管理和分析技术,结合超级计算技术,让数据分析和数据价值挖掘能力大幅度提升,对临床研究中发现复杂的病因学关联关系、凝练成功的临床经验、建立人工智能疾病模型、开发智能化应用工具(软件、平台、装置、设备等)具有非常重要的意义,为开展多因素多水平临床科研提供优良的研究工具。大数据的全样本入组的概念突破了传统临床研究随机抽样的局限性,对改变临床科研方法论具有重要的推动作用。

(5) 建立运营维护体系:远程医疗应用体系需要建立符合经济规律的运营维护体系,顶层设计要考虑到长期持续的自主运行机制,需要引入第三方运行维护机制,弥补医疗机构人员编制不足和人事制度的限制,将服务性职能交付企业承担,建立明确分工、密切合作的业务协同链条。遵循经济规律,建立基于成本核算的价格形成机制,按照服务单元付费的基本原则,建立购买第三方运维服务的支付机制。

远程医疗的运行和维护包含跨领域的内容,涉及信息技术支持、医疗机构之间和医务人员的联络及工作协调、商务运行服务(包括财务结算、收益分配等)、社会资源的引进和转化等。

远程医疗的属性是医疗行为,需要遵循医疗的行业监管,医疗机构需要对所有的医疗行为负责,第三方运行维护过程需要接受医疗机构的监管和指导,保障医疗质量和数据安全及患者隐私,保障系统运行的合规性。

(6) 建立医疗保障体系:远程医疗集成现代先进信息技术之大成,虽然不是直接用于诊断治疗疾病,但是,远程医疗能有效促进基本医疗下沉基层,提高基层群众对优质医疗资源的可及性,是保障基本医疗公益性的有效途径和技术手段,因此,远程医疗应当纳入基本医疗保障体系。

在全民医疗保障的目标引导下,基本医保支付的范围和比例越来越高,加之医疗物价的上浮,基本医疗保险呈现负担越来越重的趋势。远程医疗不但可以帮助基层医疗机构正确完成疾病的诊治,更重要的是建立患者对基层医师的信任,提高基层的就诊率,减少单病种的总花费。另一方面,在远程医疗专家的指导下,基层医疗机构诊治疾病减少了走弯路的机会,提高检查结果互认的比率,减少了重复检查等过度支出的费用,减少了无效治疗、重复治疗、过度治疗的发生几率,是有效减少基本医保资金浪费的手段。利用互联网和信息技术的优势,基于远程医疗互联互通的优势,基本医保可以依托于远程医疗体系建立完善异地转诊直接支付体系,同时加强对异地就诊医保政策宣讲和指导,加强异地医疗的过程监督,对于降低医保支出具有显著意义。各地省级行政主管部门研究制定适合本地情况的远程医疗物价政策和医保支出政策,研究制定激励机制,建立符合市场原则和经济规律的物价形成机制。在不改变现有的地方医保大政策前提下,可以通过支持远程医疗会诊费用报销,实现有效控制异地就诊的医疗费用。

(7) 建立法规保障体系:远程医疗改变了医疗业态多方协同的工作模式,对法律法规的管理提出了更新的挑战。提高医疗资源利用效率,保障医疗质量成为工作的核心重点,也是维护医患双方利益的重要支撑点。需要医疗管理者不断完善政策法规保障体系,研究制定技术标准、管理规范、临床操作规程等系列管理措施。各级卫生行政主管部门需要建立适宜本地的管理办法和操作规程,有效监督管理医疗行为。

远程医疗是一个系统工程,涉及医改的多个方面。体系设计的宗旨是要有效发挥优质医疗资源的示范和带动作用,通过协同机制提升基层闲置医疗资源的利用效率,提升群众对基层医疗的信任度,提高临床规范的推广效率,提升医疗同质化的体系建设。促进分级诊疗,帮助大部分常见病多发病在基层得到正确的诊治,减少无效医疗和过度、重复医疗带来的疾病负担,减少群众外出就医带来的非医疗性就医负担,降低疾病带来的社会总成本。

4. 案例

远程医疗助力分级诊疗的实践与应用
——新疆医科大学第一附属医院

新疆位于祖国的西部,地广人稀、交通线路漫长、优质医疗资源相对集中,新疆医科大学第一附属医院(以下简称新医大一附院)秉承"一切为了各族人民健康"的医院宗旨,本着"以民为本、立足公益、惠及民生"的远程服务理念和"属地诊疗,正确转诊,疑难病例少出疆"的远程服务目标,结合新疆区域地理人文特点、各族群众健康需求以及大型公立医院改革发展方向,依托现代远程网络技术平台,于2008年4月16日成立远程医学中心,以一例包虫病的会诊开启了新疆远程医疗的先河。经过近9年的远程医疗实践应用,基本建成区域医疗协同发展的远程医疗协作网络体系,即联网互动整合医学体系(Connected-Interactive-Integrated Medicine System,CIIMs)。该体系已广泛转化应用于医疗会诊、教育培训、科研协作、新技术传播、医联体合作、临床重大专病防诊治、创伤救助、转诊预约、国际交流等领域,有效实现了疆内外、国内外各级医疗机构间医疗、教学、科研、管理资源的联网互动,推动了优质医疗资源的高效低耗整合利用,初步实现了优势资源辐射天山南北和中亚邻国。

(1)转化应用于疾病防诊治,提升区域医疗服务能力:新医大一附院依托CIIMs,上联国内外知名医院并辐射中亚,下联全疆地州(市)、县级医院及乡镇卫生院、社区卫生服务中心、村卫生室等医疗机构,形成相对统一的区域联动网络体系,面向各级网络医院常态开展远程会诊、远程诊断(病理、影像、心电等)、远程培训、在线手术示范指导、在线查房、在线疑难病例讨论等,截至2017年12月31日,共计远程会诊100 087例,均为实时交互式远程会诊,日均会诊70余例,单日最高会诊量140例,年平均发展速度109.12%,上转率不足10%,

约90%的病患留在属地诊疗。远程会诊的推广应用,提升了基层医疗机构诊断的质量和效率,联动提升了区域诊疗服务能力,保障了区域医疗安全。

(2) 转化应用于教育培训,强化基层人才培养:为更好地满足各级网络医院对远程教育培训的需求,提高远程培训参与度和实效,新医大一附院采取在线点播和在线互动模式相结合、线上培训与线下指导模式相结合等多元化培训方式,依托CIIMs助力基层人才培养。

近年来新医大一附院在线转播西部眼科培训项目、遗传性耳聋基因筛查项目、药品使用与管理培训等项目以及呼吸、心理、泌尿、口腔、感染、护理等各类继教学习班、各种讲座培训1018场次,3000余学时,为喀什、库车、克拉玛依、巴州、伊犁等30多家网络医院培训医、护、技专业人员2万余人次,使广大的医务工作者足不出户享受到三级医院专家授课资源,拓宽了学习培训渠道,以最经济的方式提高了各级医疗机构医务人员业务素质和技能。

(3) 转化应用于医联体合作与双向转诊:医疗联合体(简称医联体)建设旨在更好地发挥三级医院专业技术优势及区域医疗中心的联动作用。新医大一附院在探索医联体合作中,引入现代联网互动新理念,针对集团管理模式、科室托管模式、"组团式"公益帮扶模式等不同的医联体合作模式,将CIIMs常态应用于医联体合作中,助推医联体实效合作。在此基础上依托CIIMs开展双向转诊,为远程会诊后建议转诊患者开通绿色通道,使真正需要转诊治疗的疑难危重患者及时转入三级医院,康复期的患者顺畅转回属地,解决上、下转诊困难的瓶颈问题,探索双向转诊常态化运行模式。

和田地区墨玉县是新医大一附院对口帮扶的地区。新医大一附院以"访惠聚"工作组为契机,在墨玉县人民医院建名医工作室,将远程网络连接至大学和新医大一附院所在的4个驻村点,依托CIIMs构建"省、地市(县)、乡、村"分级服务模式,实现"小病不出乡,大病不出县,疑难危重少出疆"的医改目标。截至2017年12月31日,与对口支援医院开展远程会诊总计8589例,年均909例,建议转诊比例逐年下降,有效提升了墨玉县整体卫生服务能力,使健康扶贫精准有效。

克拉玛依中心医院是新医大一附院较早启动"紧密型学科共建"医联体试点单位。2014年4月新医大一附院全面托管克拉玛依中心医院普外科和骨科,双方依托区域联动分级诊疗远程网络平台,常态开展在线集中阅片、在线教学查房、在线疑难病例讨论、在线手术示范指导等,真正实现了零距离医疗资源联网共享。截至2017年12月31日,与克拉玛依中心医院开展远程多学科疑难病例研讨 1238 例,在线教学查房 197 例,在线集中阅片 579 次,在线手术示范、指导 1015 余小时,使克拉玛依中心医院危重患者收治能力、三四级手术开展能力明显提升,外埠就医患者明显减少,以最低的成本投入产出了最高的管理效益,助推医联体学科建设与实效合作。

(4)转化应用于急救创伤救助,提升区域应急处置能力:为进一步提升各级医疗机构应急救援能力,实现急性创伤第一时间救治,新医大一附院以急救创伤单元为核心,借助 CIIMs 将远程急诊会诊前移至急救·创伤中心,建立 24 小时在线远程应急体系,实时开通在线急会诊、在线救助、在线监护指导,提升区域各级医疗机构对突发社会、公共卫生事件的应急处置能力。该体系 2016 年 9 月全面启动,截至 2017 年 12 月 31 日,在急救·创伤中心接诊急诊会诊共计 444 例,来自 13 个地州 32 家医疗机构,从接诊到应诊平均时间约 27 分钟,急诊应诊时效显著提高,在线指导为急诊患者赢得了宝贵的救治时间。

(5)转化应用于国际合作,发挥区域医疗中心上下联动作用:新医大一附院一方面开通北京、上海、华西等国内名院远程医疗会诊平台,开展跨省区远程医疗合作,解决三级医院疑难危重病例的会诊需求,减少出疆就诊患者;另一方面,定期与哈佛大学医学院麻省总院、霍普金斯大学医院、迈阿密大学创伤中心等国际名院联网交流病例诊治与学术研究,同时发挥"一带一路"战略核心地缘优势,与哈萨克斯坦国立医科大学、国立儿童康复中心、神经医学中心、东哈州盼特休养康复治疗中心;吉尔吉斯斯坦国立妇女儿童保健中心、国立外科中心、国立医学研究院、国立医院等签署合作协议或合作备忘录,搭建与哈萨克斯坦、塔吉克斯坦、吉尔吉斯斯坦等中亚国家的跨境远程医疗服务体系,依托 CIIMs 与国内外知名医院协同辐射中亚共同发展。

综上,新医大一附院基于远程医疗的联网互动整合医学体系的实践应用,从一定程度上实现区域优质医疗资源供应链再造,合理引导优质医疗资源下沉基层,是"互联网＋"医疗的深度有效实践,必将助力我国分级诊疗和新医改进程。

中日友好医院远程医疗

远程医疗在我国的发展历史经历了认知、试验、转化和应用等不同的阶段。自 20 世纪 90 年代中期以来,国家就开始在中日友好医院和解放军总医院(301 医院)等医疗机构开展了试点。2012 年,原国家卫生部建立了"卫生部远程医疗管理与培训中心"（以下简称"远程医疗中心"），依托于中日医院远程医疗中心建设，主要职责就是建立全国远程医疗示范体系，研究制定远程医疗质量标准，建立远程医疗质量控制体系，开展基层医师临床诊治能力培训等工作，成为目前唯一由国家卫生计生委直接管理和指导的远程医疗中心。

远程医疗中心秉持医疗卫生是公益性民生事业的原则，不断探索建设远程医疗协同体系，摸索出以发挥优质医疗资源带动基层学科发展为主要宗旨的"医教研防"一体化学科联合建设协同体系，包含了技术创新体系、专科医疗联合体系、医师研修培训体系、重大疾病临床研究与防控体系、第三方运行维护体系、商业保险支撑体系等，在"互联网＋健康医疗"领域探索出了可复制、可推广、可持续发展的道路。

远程医疗中心在技术创新体系中不断集成前沿信息技术、互联网通信技术、大数据技术等，联合企业自主开发了集现代前沿信息技术之大成的数据综合管理平台，将远程医疗的管理机制引入信息系统，集成了多源异构的数据来源，建立基于私有云为基础的大数据库。先后建设完成高清视频远程医疗系统、2D、3D远程手术示教系统、软件视频系统和远程会诊信息管理系统。支持SDH以太网专线、国际VPN网络、Internet等多种通道，保障专家和邀请方能够随时随地登录平台完成会诊任务、专项培训、学术交流等。在工作实践中不断研制、修正、应用卫生行业信息技术标准，提升技术平台的效率和质量，先后与国内外2000余家医疗机构建立了远程系统对接。加强建设私有云信息安全保障，引入大数据技术团队，开发数据价值。

远程医疗协同体系主要是以综合数据管理为主导的专科运行机制，相继建立了病理远程诊断中心、医学影像远程诊断中心、电生理远程诊断中心；相继建立了呼吸专科医联体、疼痛专科医联体和中西医结合肿瘤专科医联体，并正在筹建更多专科／专病医联体，例如糖尿病、直肠癌、肛瘘疾病、风湿免疫疾病等。

医师研修培训体系是对我国医师规范化培训制度的支撑和补充。远程医疗中心创新开设远程教学查房、疑难病例讨论、专项技术远程培训（手术示教、手术指导、专项教学等），发挥专科专病医联体的作用，形成传帮带的团队协同作用，将专科医师的教育培训融合到医疗实践中，发挥网络优势，以一带多的技术模式，最大程度扩大专家的教学效率、扩大学术影响力。

重大疾病临床研究与防控体系是充分挖掘远程医疗体系的核心价值，远程医疗系统集成了大数据管理分析前沿技术，通过网络通信覆盖到全国的医疗机构,为多中心病例注册研究提供了无所比拟的优势;数字化病历数据为临床科研的数据开发提供了便利条件;大数据和人工智能改变了随机抽样的临床研究方法,让研究结果更加客观化、科学化。同时建立了数据共享机制。

远程医疗中心在国家发改委和国家卫生计生委的领导下,率先探索建立了第三方运行维护体系,建立了基于经济规律的价格形成机制,提高了医务人员智力劳动的价值分配比例,建立了以成本核算为基础的利益分配机制,既保障了运行机制的公益性,又调动了医务人员的积极性,连续2年业务量持续大幅度跃升。

远程医疗推动基本医疗下沉基层,需要医疗保险和商业保险的支撑。远程医疗中心正在与各地省级医保管理中心建立协同关系,利用远程医疗平台对转诊的患者首先开展远程会诊,根据会诊后的诊治效果决定是否转诊,并作为医保报销支付的依据之一。同时还与多家商业保险公司合作,联合开发了商业医疗保险支持远程医疗的会诊费报销支付机制。

(卢清君)

三、推动健康医疗教育培训应用

1.《指导意见》原文

> 支持建立以国家健康医疗开放大学为基础、中国健康医疗教育慕课联盟为支撑的健康医疗教育培训云平台,鼓励开发慕课健康医疗培训教材,探索新型互联网教学模式和方法,组织优质师资推进网络医学教育资源开放共享和在线互动、远程培训、远程手术示教、学习成效评估等应用,便捷医务人员终身教育,提升基层医疗卫生服务能力。

2. 现状与问题

在习近平新时代社会主义思想的指引下,健康中国 2030 对卫生计生事业发展提出了新的历史任务,即以治病为中心转变为以人民健康为中心,坚持预防为主,重视重大疾病防控,重视少年儿童健康,重视妇幼、老年人、残疾人、流动人口、低收入人群等重点人群健康,倡导健康文明的生活方式,关注生命全周期、健康全过程,全面提高人民健康水平。但目前卫生计生人才发展的一些结构性、制度性矛盾仍然突出，人才结构和分布尚不合理，基层人才、急需紧缺专业人才、公共卫生人才以及健康服务人才短缺，这些变化与问题对健康医疗教育培训的服务内容和服务质量均提出了新的要求。

目前国家健康医疗教育培训根据受众的不同可分为3大类，第一类以卫生计生专业技术人员为主体，按照院校教育、毕业后教育、继续教育开展教育培训。

院校教育阶段，目前在建立宏观管理协调机制、强化医学教育统筹管理、完善配套政策保障医学教育改革和推进省委部共建地方医学院校等方面都取得了突出的成绩。但在新形势下，面临的主要问题如下：一是医学专业优质生源供给不足，二是医学教育办学水平参差不齐。

毕业后教育阶段，2013年底《关于建立住院医师规范化培训制度的指导意见》颁布以来，住院医师规范化培训工作迅速推开，取得了显著进展和阶段性成效，制度体系初步形成，培训体系基本建立，目前在培人数达19万余人，2016年新招7万名住院医师，覆盖近80%的临床专业本科毕业生，紧缺专业招收工作取得历史性突破，全科、儿科、精神科招收人数都创历史最高。在先行省市，一批培训结业的住院医师已在各级医疗机构发挥了重要作用。但目前仍然存在政策落地不到位、区域发展不平衡、急需紧缺专业建设薄弱等问题。

在继续教育阶段，继续医学教育覆盖面持续扩大，"十二五"期间，各省（自治区、直辖市）医疗卫生机构继续医学教育覆盖率总体达到100%；各省（自治区、直辖市）卫生技术人员继续医学教育覆盖率总体达到100%，全体卫生计生技术人员履行岗位职责的素质能力明显提高，服务行为和服务质量相应改善；继续医学教育体系建设取得重要进展，各省（自治区、直辖）继续医学教育政策制度、组织管理、培训基地、师资队伍、信息化建设和日常监管等得到切实加强，80%以上的省（自治区、直辖）全面实行继续医学教育信息化管理，并采用远程教育手段开展适宜的继续医学教育活动。与此同时依然存在如下问题：一是以乡村医生、社区全科医生、护理人员等为代表的基层卫生计生工作者受"城乡差距大、观念转变难、政策落实难到位及机制不协调"等特殊因素影响，在业务能力、综合素质的培训及提升上面临一定困难，二是对供给侧的内容建设投入不足，未能建立分层分级针对性培训体系和国家级继续教育资源库，培训效果较差。三是在培训管理上，信息化手段运用不充分，未建立全国范围内互通互联的管理系统，无法基于全员终身学习电子档案进行大数据分析。

第二类以卫生计生管理人员为主体,开展管理能力、政务工作能力等职业化培训。

党的十七大以来,国家卫生计生委认真贯彻落实中央关于大规模培训干部、大幅度提高干部素质的要求,积极推进改革创新,着力增强教育培训的统筹性、针对性、实效性,初步形成了卫生计生干部教育培训良好格局,队伍能力建设和综合素质不断加强。面对新形势新任务,还不同程度地存在发展不均衡、激励约束机制亟待完善、优质培训资源不足和干部学习的针对性实效性不够等问题。

第三类以社会公众为主体,以提高中国公民健康素养为目标开展的健康教育和健康促进。

国家卫生计生委组织开展的第五次全国城乡居民健康素养调查结果显示,中国居民健康素养水平2015年达到了10.25%,公民对健康水平和健康素养有了基本认知。从知识、行为和技能来看,2015年中国居民基本知识和理念素养为20.60%,健康生活方式与行为素养为10.36%,基本技能素养水平13.94%;从主要公共卫生问题来看,2015年中国居民安全与急救素养为45.72%,科学健康观素养为33.82%,健康信息素养为17.08%,传染病防治素养为15.02%,慢性病防治素养为10.38%,基本医疗素养为9.49%。这表明我国公民健康素养水平稳步提升;健康促进的理念得到认可,健康促进工作被提升到了新的高度;健康教育专业队伍和能力得到有效提升,有效调动了各级人员积极性。但目前由于工业化、城镇化、人口老龄化以及疾病谱、生态环境、生活方式不断变化,我国仍然面临健康教育管理体系不够完善、健康优先的理念未被纳入社会经济发展的各个领域、健康教育健康传播方式缺乏创新、健康教育人员专业化水平不够等问题。

3. 解读

(1) 文件主旨与内涵:该段文字的主旨是国家健康医疗开放大学将以全方位、全周期的人民健康为中心,以中国健康医疗教育慕课联盟为支撑,建设国家级教学资源库,构建"人人皆学、处处能学、时时可学"的健康医疗教育培训云平台,实现健康医疗大数据成果全民共建共享。

建立"国家健康医疗开放大学"是国家卫生计生委全面贯彻落实习近平新时代中国特色社会主义思想,贯彻落实党的十九大报告关于实施健康中国战略、优先发展教育事业等重要会议精神,贯彻落实《关于促进和规范健康医疗大数据应用发展的指导意见》(国办发〔2016〕47号)《关于深化医教协同进一步推进医学教育改革与发展的意见》(国办发〔2017〕63号)《"十三五"全国卫生计生人才发展规划》等文件精神,以及实施国家大数据战略,加快建设数字中国,加快推进"互联网+教育""互联网+医疗""互联网+文化",实现健康医疗大数据建设应用成果人民共建共享的重要战略部署,实现让人民少跑腿,数据多跑路。"国家健康医疗开放大学"建设,将对进一步扩大优秀健康医疗教育资源的覆盖面、提升教育培训质量,服务于卫生计生人才培养、医药科技进步、健康传播和健康促进等重要工作意义重大。

"国家健康医疗开放大学"是依托国家健康医疗教育的品牌优势、专业优势、资源优势、平台优势及人才优势,充分运用大数据、云计算等现代化信息化手段,不断集成新媒体、新技术、新资源,为院校师生、卫生计生专业技术人员、管理者、广大人民群众,以及院校、医院、科研院所,非政府组织(NGO)、出版社等机构搭建的一个能够跨单位、跨领域的数字化、立体化、开放式国家健康医疗培训公共服务平台。平台全面拓展"十项服务领域",形成"医学教育全贯穿、学分证书全授予、卫生计生全覆盖、专业科普全打通、能力素质全培养"的数字化信息综合服务体系。

(2)服务领域和工作重点:健康医疗教育培训应以习近平总书记提出的"普及健康生活、优化健康服务、完善健康保障、建设健康环境、发展健康产业"为服务方向,以"全方位全周期、人民为中心、人民共建共享"为服务目标,服务"党、政、教、研、学、产、企、民",形成从受精卵开始到生命结束的全方位、全周期的人民健康服务智能保障体系(图9-9)。

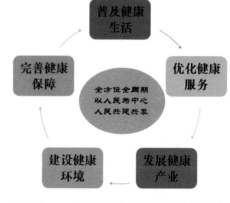

图9-9　健康医疗教育培训服务人民健康智能化体系建设示意图

1)服务医学院校教育,推动医教协同,夯实卫生计生专业人才培养基础:以国家级规划教材为蓝本的富媒体数字教材、医学慕课是开放大学构建终身数字化教育服务体系的重要手段。"中国健康医疗教育慕课联盟"作为"开放大学"的课程支撑组织,前期以服务院校教育为主,并根据"开放大学"建设进程,逐步为毕业后教育、继续教育、干部教育和健康促进等版块提供课程服务。

作为院校教育的有益补充,通过网络医学教育资源开放共享、远程培训、远程手术示教、学习成效评估等新型互联网教学模式,不断完善终身数字化教育服务体系及教学质量评价机制,建立畅通的学分认定和转换通道。

2) 服务于毕业后教育,推动规范化培训,助力医疗卫生统一服务标准的建立与实施:建立毕业后教育学院,探索新型互联网教学模式,充分发挥国家级教学资源库和云平台的优势,实施标准化、规范化的毕业后教育,为目前医疗教育资源分布不平衡、急需紧缺专业建设薄弱等问题提供重要支撑,是提高医疗卫生工作质量和水平的治本之策。

3) 服务于继续教育,基于"终身学习档案"提供以胜任力为核心的个性化培训,推动分级诊疗落实:建设继续教育学院(中国继续医学教育网),服务于继续医学教育实施的全过程,提供以胜任力为核心的、分层分类分专业继续教育内容。特别以基层卫生计生专业技术人员为服务重点,利用慕课、直播、虚拟现实(VR)为媒介,本着优势互补、资源共享、教育公平的原则,大力开展基层医药卫生人才培养工作。同时建立全国继续医学教育管理系统,实现全国继续教育数据互通互联,为实施个性化精准化继续教育提供大数据支撑。

4) 服务卫生计生行政管理、党务工作人员,开展管理能力、政务工作能力等职业化培训:以互联网及移动信息技术等先进手段为支撑,通过新型慕课、在线培训等具体措施,增加卫生计生行政管理、党务工作者从业能力的培训及资格资质培训方面的权威性、便捷性及可及性。同时,国家相关行政职能部门可借助开放大学的通用平台,统一从业能力的考核标准及规范资格资质的评定,实现细致全面、公开透明、公正公平、省时高效的资质考评体系。

5) 服务各级医疗卫生机构院长、校长和所长及中层管理人员经营管理能力提升与职业化培训:建立现代医疗服务管理学院,通过公共服务平台,规范职业化培训标准,开展医疗机构院所长经营管理能力、政务工作能力等方面的职业化培训,提升医疗机构的经营管理水平,优化医疗机构的内部体制,促进建立和谐的医患关系,提升各级医疗机构的服务水平。

6) 服务国民健康知识传播及健康促进行动:健康医疗教育培训云平台在服务国民健康知识传播及健康促进领域,需充分利用移动互联技术,创新开发新产品新服务,为传播健康科普知识、促进民众健康教育注入新的活力,建设互联网时代健康知识传播与健康促进的新业态,通过健康科普型慕课、互动型健康知识库、富媒体电子科普读物、科普手机 APP、健康科普"微网站"等形式,加强健康科普理念、内容等在健康医疗教育培训云平台的跨终端全媒体推送,打造"互联网＋健康"系列产品和平台,将健康知识传播及健康促进工作落到实处,促进全民科普健康素质的提升,真正实现"惠泽民生"的宏伟目标。

7) 服务与卫生计生相关的社会从业人员综合素质与执业资格培训:与卫生计生相关的社会从业人员,如药店销售人员、计生工作人员等的综合素质与职业资格统一培训目前尚不够完善,健康医疗教育培训云平台可利用移动互联网技术,拓展与卫生计生相关的社会从业人员的相关培训,弥补既往培训体系的不足之处,细化培训内容,提升培训质量,从而全面提高与卫生计生相关的社会从业人员的综合素质与执业能力。

8) 服务公共卫生事业相关专业培训。在公共卫生领域相关专业培训具有较大优势。如自然灾害救援、传染性疫情暴发、职业中毒等突发公共卫生应急事件的专业培训可以借助健康医疗教育培训云平台,采用扁平化多元服务方式,紧跟公共卫生领域的前沿和动态,垂直、高效地将公共卫生专业培训传播至各个地方区域和各级医疗机构,以满足公共卫生事业相关人员在应急事件预防、控制、处理方面的知识储备,提升其业务能力,完善继续教育,以达到国家卫生计生委相关机构要求,更好的构建体制完善、素质优良的公共卫生专业人员队伍。

9) 服务大数据应用发展信息化人才工程培训:卫生计生健康大数据的挖掘将会成为未来医药卫生信息技术发展的重要方向。在建设健康医疗教育培训云平台的过程中,努力培养医药卫生专业领域互联网、信息技术相关人才,注重形成专业人才梯队,并且不断深入培训,构建专业的健康大数据信息化人才队伍,以满足未来医药卫生健康大数据分析及应用的需求。

10) 服务卫生计生其他类项目培训:紧密围绕国家卫生计生委各项方针政策及发展规划等工作中心和重点,健康医疗教育培训云平台将服务于卫生计生各类相关项目的培训。将健康医疗教育培训云平台的公共通用平台打造成为各类项目培训的官方平台,汇集项目资讯、发布项目公告、构建项目培训,兼具权威性及准确性,增加培训的互动功能和拓展功能,使开放大学成为卫生计生各类项目培训的新入口。

4. 案例

中国继续医学教育网

中国继续医学教育网(http://www.ncme.org.cn)是"国家健康医疗开放

大学"的重要组成部分,由国家卫生计生委能力建设和继续教育中心主办,于 2016 年 12 月 30 日上线面向全国卫生计生专业技术人员提供继续教育服务。

中国继续医学教育网是运用开放性办学模式构建的国家级继续医学教育服务云平台,按照国家健康 2030 规划各发展阶段对人才队伍的现实需求,坚持科技支撑、创新驱动、需求导向、稳步推进的指导原则,以胜任力为核心提供分专业分层分级的继续医学教育。在优先支持急需紧缺学科、基层卫生计生人员继续医学教育发展的同时,充分发挥"课程资源数字化、学习目标规范化、实训基地网络化、学习成效可视化、职业能力认证管理规范化"五位一体的教学优势,通过提供技术支撑和优质医学教育资源库的保障,以"开放、系统、共享、公益"的方式全面推动引导医疗机构、医学院校、NGO 组织以及社会力量投身继续医学教育事业。

人卫开放大学

人卫开放大学是国家健康医疗开放大学的重要组成部分,由人民卫生出版社有限公司(以下简称"人卫社")主办,2015 年 11 月人卫开放大学上线,2016 年 10 月人卫开放大学开课。

人卫开放大学落实国家医药卫生大数据、传统媒体与新兴媒体融合发展系列政策和卫生计生体制机制改革发展,依托人卫社品牌优势、专业优势、资源优势、内容优势、平台优势、人才优势,在国家中央政府主管部门的指导和支持下,在全国高等医药教材建设研究学组、人民卫生出版社专家咨询委员会的领导下,在中国医学数字教育项目示范基地、中国医学教育慕课联盟、中国医学教育慕课平台的丰富经验和坚实基础上,不断集成新媒体、新技术、新资源,立足医药卫生行业改革和发展,是人卫社建设国家首套医学数字教材 - 人卫慕课 - 人卫开放大学,搭建智慧平台智能服务人民健康"三步跨越、四步迈进"的重要组成部分。将为融合健康大数据、智能服务大健康,提供国家级平台和支撑。

(1) 建设目标:是与医药院校、医药卫生服务单位、相关管理机构、医药卫生出版传媒机构等,在"互联网＋"理念指导下,共同构建基于资源共享、合作管理的建设与运行模式,实现跨单位、跨领域、跨空间的数字化、整合化、开放化的医学教育、健康科普、学术交流的在线学习教育机构。

（2）办学宗旨：围绕中心服务大局。贯彻落实习近平总书记"推动传统媒体和新兴媒体融合发展"重要指示精神，李克强总理"制定'互联网＋'行动计划"的总体要求，和国务院办公厅《指导意见》指示精神，国家卫生计生委等部委贯彻落实《指导意见》要求，教育部《关于推进高等教育学分认定和转换工作的意见》，以及国家卫生计生委、国家新闻出版广电总局、教育部、财政部等相关文件要求，以实际行动全面落实"推动健康医疗教育培训应用"这一重点工作，推动"互联网＋教育""互联网＋医疗""互联网＋出版"的融合发展，畅通学分认定和转换通道，搭建国家公共服务平台，服务医药卫生人才培养、医药科技进步，健康传播和健康促进，发挥开放大学在全民终身学习中的优势，充分运用现代化信息化手段和技术扩大优秀教育资源的覆盖面、提升医药教育质量，推动医药卫生行业改革与发展而设计的数字出版转型升级、融合发展重点工作。

立足自主建设。发挥我国高等教育教学传统优势，借鉴国际先进经验，"校社联合"，在开放大学理事会成员单位中集聚优势力量和优质资源，构建具有中国特色的医学在线开放课程体系和公共服务平台。

注重应用共享。坚持应用驱动、建以致用，着力推动在线开放课程的广泛应用。整合优质教育资源和技术资源，实现课程和平台的多种形式应用与共享，促进教育教学改革和教育制度创新，提高教育教学质量。

（3）发展方向：开放大学的发展方向是全面拓展服务领域，形成"医学教育全贯穿、医学学分全授予、卫生计生全覆盖、执业考培全解析、专业科普全打通、能力素质全培养"的服务国家卫生计生战略的数字化信息综合服务体系。

贯穿服务健康医疗终身教育"互联网＋医学教育"理念，服务学校教育、毕业后教育、继续教育3个阶段，推动健康促进和公共卫生事业快速发展；服务卫生计生执业资格、职称考试培训；服务中华医学会、中国医师协会等各专业学会、协会继续教育及学分授予；服务卫生计生行政管理、党务工作者从业能力培训、资格资质培训；服务各级医疗卫生机构院长、校长和所长及中层管理人员经营管理能力提升与职业化培训；服务其他卫生计生专业人员业务能力、综合素质提升培训；服务公共卫生事业相关专业培训；服务大数据应用发展信息化人才工程培训；服务与卫生计生相关的社会从业人员综合素质与执业资格培训；服务卫生计生各类项目培训；服务国民健康知识传播及健康促进行动。

此外,人卫开放大学将囊括各类医药卫生培训,依法依规为医药卫生专业人员、广大人民群众提供优质高效的、全方位个性化培训,以满足各类人群对于卫生计生培训的需求。

(杜 贤 杨爱平 陈 琳 郭向晖)

第十章

加强健康医疗大数据保障体系建设

　　制定和完善健康医疗大数据应用发展的法律法规,是健康医疗大数据科学发展的基本依据,强化居民健康信息服务规范管理,有利于基层医疗卫生机构信息化系统的规范建立及数据采集的真实有效,明确信息使用权限,切实做好每份居民健康档案个人信息的隐私保护,切实维护相关各方合法权益,以保证健康医疗大数据的实时利用,为科学决策提供最可靠的依据。加快完善数据开放共享支撑服务体系,建立"分级授权、分类应用、权责一致"的管理制度。规范健康医疗大数据应用领域的准入标准,建立大数据应用诚信机制和退出机制,严格规范大数据开发、挖掘、应用行为。加强大数据安全监测和预警,建立安全信息通报和应急处置联动机制,建立健全"互联网+健康医疗"服务安全工作机制,完善风险隐患化解和应对工作措施,加强对涉及国家利益、公共安全、患者隐私、商业秘密等重要信息的保护,加强医学院、科研机构等方面的安全防范。实施国家健康医疗信息化人才发展计划,强化医学信息学学科建设和"数字化医生"培育,着力培育高层次、复合型的研发人才和科研团队,培养一批有国际影响力的专门人才、学科带头人和行业领军人物。促进健康医疗大数据人才队伍建设来满足当前大数据行业的人才需求。

一、加强法规和标准体系建设

（一）制定完善健康医疗大数据应用发展的法律法规

1.《指导意见》原文

制定完善健康医疗大数据应用发展的法律法规,强化居民健康信息服务规范管理,明确信息使用权限,切实保护相关各方合法权益。完善数据开放共享支撑服务体系,建立"分级授权、分类应用、权责一致"的管理制度。

2. 现状与问题

我国互联网健康医疗尽管发展迅速,但仍处于初期阶段。互联网医疗、云医院、移动医疗、互联网医院、"互联网 + 健康医疗"等名词概念缺乏定义,内涵和外延理解不一,缺乏标准、规范和指南。电子健康档案建立后的标准规范化程度还有待加强;各部门之间的数据共享还难以实现;大数据去隐私化,提高分析应用的价值还需要国家层面的指导;数据的安全、隐私保护、应用规范等问题不仅在我国,在国际上也是一个大难点;另外随着远程医疗和移动医疗的开展,精准医疗的进行,我国针对健康医疗大数据的开发利用还需要进一步规范和加强。

健康医疗大数据的采集、共享与应用过程中,数据的所有权、知情权、保存权、使用权以及隐私权等形成了新的权益类型,这些权益已经超出了我国现有法律法规的权益保护适用范围,我国与国际健康大数据规范的不对接也会影响生物医学研究的国际合作。健康医疗大数据的快速发展趋势迫切需要我国有关部门制定或修订相关法规,对数据的采集、清洗、保存和使用等各个环节进行法律约束和监管,对非法数据采集、使用和数据泄露等行为进行严厉打击,并要求数据采集者、保存者、挖掘者和使用者承担相应的法律责任,规避个人隐私泄露、数据滥用或垄断以及人身自由被侵犯的风险。

清楚认识当前健康医疗大数据法律法规面临的问题,对于保障各利益相关方的权益,促进健康医疗大数据规范发展具有重要意义。当前,关于健康医疗大数据相关的法律问题主要集中在以下几个方面:

(1) 缺乏专门的个人信息隐私保护法规:我国没有专门的个人隐私保护法,在宪法第 38~40 条涉及公民隐私不受侵犯的法律精神,民法通则 140 条规定公民的隐私权,侵权责任法里面有一些相关的规定。但均不够具体、详尽。2013 年 6 月,工信部发布《电信和互联网用户个人信息保护规定》,根据《全国人民代表大会常务委员会关于加强网络信息保护的决定》,该文件界定了个人信息的范围,提出个人信息的收集和使用规则、安全保障等要求。但该法规过于宽泛,不能满足健康医疗大数据的信息安全和隐私保护需要。缺乏对健康医疗大数据"去隐私化"保护的法律规范,因此在使用过程中极易泄露患者隐私。

(2) 缺乏数据采集与使用知情同意权相关法规:当前精准医学、移动医疗等各种业态急剧发展,数据采集和使用成为大数据应用的基础。但是我国在数据采集和使用知情权方面尚无明确的法律规定或部门规章要求,各研究机构在工作过程中所采取的方法不一,总体知情同意情况无法考量。法规滞后于生物医学发展,尤其是在基因组研究方面:

1) 基因组数据在个体身份识别、隐私泄露方面的敏感特性使得研究参与者容易因基因信息泄露而遭受诬蔑或歧视。

2) 知情同意书会告知受试者可以随时退出研究,但在基因组与健康医疗大数据研究中,基因组信息一旦被保存于数据库,这种承诺面临极大的挑战。

3) 基因组研究容易产生二次或偶尔发现,有时需要将研究结果告知样本提供者,而在权衡是否应将研究结果告知研究参与者时,需要综合考虑研究者与研究参与者的互惠性、参与者的潜在获益和自主决策权、研究者的法律责任、对研究者的工作负担和告知的潜在风险。

4) 由于历史上发展中国家向发达国家的单向样本和数据外流给社会留下了剥削和不信任的印象,甚至一些人会从民族基因信息安全的政治视角过度保护。

(3) 缺乏数据的互联互通、信息标准化强制性法规。国家健康医疗大数据编码和标准规范没有强制执行的、可操作的政策和具体的实施细则。各地在信息系统建设仍各行其是、标准不一,信息系统无法互联互通、更不用说信息的高效利用,很多已建居民健康档案库被认为是"死档案"。

医疗信息互联互通方面更是难以实现,调研发现,在有信息系统的社区卫生服务中心,需要同时操作多达 7 种互不联通的信息系统:居民健康档案、预防接种信息管理系统、儿童保健系统、妇幼保健系统、疾病医疗门诊/随访系统、药房系统和医保/新农合系统);医院不同科室、医院管理(HIS)与临床检验(LIS)系统之间没有互联互通;政府公共卫生信息平台与医院信息系统各自为政;另外,诸多电商搭建的信息云平台对外界不公开。远程医疗与可穿戴设备的应用还仅限于对个体的短期健康监管,与其他健康信息没有互联,也没有长期的个体和群体健康大数据收集和挖掘规划。

(4) 数据的有效利用难以实现:由于当前健康医疗大数据在采集过程中缺乏统一的标准规范,数据未经标准化处理,数据质量参差不齐,同时数据平台之间无法实现互操作,造成健康医疗大数据的巨大浪费,使其在提高医疗质量、降低医疗成本、支持科研创新等方面无法实现该有的价值。

3. 解读

纵观欧美国家的政策指南制定过程,政策路线图的制定一般是通过该领域专家和部门咨询会的形式产生,政策制定凝聚政府部门和各类机构的集体智慧,并通过公开征集意见的形式综合各利益相关者的立场和观点,这种模式下形成的政策综合考虑了各利益相关者权利与义务,有利于提高政策的合理性和可执行力。这一点,非常值得借鉴。综合分析我国目前健康医疗信息化发展的现状,建议将现阶段的发展目标设定为:制定科学合理的法律规范,提供充分的政策环境,确定相关行业标准。制定开放共享的分级分类管理制度,制定保护个人隐私信息的法律法规框架。

世界许多国家都通过立法将涉及国计民生的各类数据完全公开,我国也应当加快节奏赶上大数据开放的浪潮。按照国际惯例分3个步骤:制定标准和法规;通过法规监管与激励机制落实标准,推动数据共享;为采集、共享和使用电子健康档案营造信任氛围。在大数据相关的法律法规尚未出台之前,为了规范大数据应用发展,国家卫生计生委正在开展《互联网医疗服务管理办法》《健康医疗大数据管理服务办法》《健康医疗大数据安全管理办法》和《健康医疗大数据标准管理办法》等文件起草。借鉴国际相关法律法规进展,我国健康医疗大数据应用应推动以下相关方面的法律法规建设。

(1) 全民健康信息的法律归属与法规保障:通过国家法规明确界定电子健康档案和电子病历的法律归属、全民健康信息化数据和互用性标准相对应的法规和认证机制是保障电子病历互联互通的根本之道。具体来说,应通过法律明确居民健康档案的所有权和使用权,患者本人是电子健康档案和电子病历的所有者,信息采集和存储机构拥有患者知情同意条件下的保管权和使用权,在获得个人知情同意的情况下,医疗机构有义务满足个人对健康信息共享的要求。

(2) 提高执行数据标准规范的法律地位:当前各级各类医疗机构数据难以交换、共享和整合,其中还包括结构性数据缺失、数据质量和标准化程度低。数据难以互联互通,标准不统一是关键。更大的问题是,有了标准没有强制执行,不执行也没有受到相应的惩罚。我国健康医疗大数据编码和标准规范缺乏可操作的强制执行性政策、可落地的实施细则、健康医疗大数据采集与质量评价标准及数据共享机制。提高执行数据标准规范的法律地位,公开数据标准和功能指引,坚决对不执行数据标准和功能指引的机构、企业、单位进行相应的公开处罚。

(3) 信息采集知情同意权:以往的生物样本和健康医疗大数据采集皆由人工操作,在数据采集前,可以征求参与者的知情同意。大数据时代的数据采集一部分是由智能设备自动采集,被采集对象往往并不知情,由于数据的多次开发和反复使用,这种知情和许可制度不再有效。大数据涉及海量的主体,且许多数据不会再次利用,在应用时很难获得所有个体的授权。建立符合我国国情的知情同意方式需要充分考虑我国的文化特色,比如在常规临床实践中,医生通常会将肿瘤等恶性疾病的诊断结果告知患者家属,而非患者本人。如何合理处理,需要结合具体事项具体分析。

(4) 隐私保护法规:基因检测、云平台和大数据、物联网和移动互联网医疗等技术为基础的医学模式变化态势一日千里,而我国在健康医疗方面的个人隐私和数据安全保护法规还是一片空白,为预防新的医疗模式中个人隐私和国家信息安全保护,目前迫切需要借鉴美国 HIPPA 法案等研究制定各种新型医疗行为及相关从业人员的监管办法,保障患者利益及个人隐私,综合权衡如何在保障患者隐私和数据安全的前提下实现数据的有效利用。

(5) 卫生信息数据安全法规:卫生行业的“电子签名”事关数据安全和无纸化病历的实现,缺乏卫生行业的电子签名法律规范和实施细则是我国卫生信息化建设的另一瓶颈。首先,应由卫生主管部门研究制定对诊疗过程标准环节的基本定义和标准,在 2005 年“电子签名法”的基础上建立卫生行业的电子签名应用规范和认证细则。其次,需要考虑电子签名的成本、行业适用性,建立卫生行业的第三方签名服务器和软件,确定电子签名费用成本、费用节约办法和经费来源。

未来的医疗机构主体将趋于多样化,卫生信息储存和传输过程中的安全问题将变得更为复杂,标准规范和政策法规是保证数据安全的基础,国家应组织相关机构联合研究各公立、私立医疗机构等健康医疗数据来源的收集、储存和共享模式,制定云端储存的安全性保障措施。

(6)反基因歧视立法与管理:立法前瞻性。世界各国反基因歧视法律实践对于我们客观认识基因平等权,完善相关立法和公共政策具有一定启迪。随着技术的不断发展,未来有可能在其他社会生活领域出现基因歧视现象,因此基因歧视立法、制度设定和具体实践标准应涵盖前瞻性的所有领域。

设置第三方/权威鉴定机构:在就业、升学、婚姻等各项社会生活中制定基因检测政策制度时,应该由第三方或权威医疗机构开展风险受益评估,比如应由权威鉴定机构界定携带地中海贫血基因等疾病相关基因的个人或族群致病的风险有多大,用人单位是否有权力依此来拒绝录取劳动者。鉴于数据的永久存储有可能给他人隐私带来伤害,我国是否应该立法规定特定数据的保存与使用期限,数据存储者负责到期信息的删除以保护当事人的权益。

(7)远程医疗与移动医疗法规:提高远程医疗法规的行政与法律约束力,进一步由国务院、或由国家卫生计生委、国家发改委和人社部联合研究制定远程医疗管理规范;明确远程医疗的概念与内容,进一步制定远程医疗服务标准,清楚定义哪些服务可以高效、安全地以远程医疗方式开展,哪些类型的医疗服务必须要求医生面对面问诊;制定远程医疗行业规范指南,进一步制定远程医疗中的患者隐私与信息安全保护规范,对远程医疗服务通信平台进行管理;制定合理的远程医疗收费标准、补偿机制和保险制度,进一步由卫生、物价、保险、电信等多部门协同制定不同地区、不同医疗机构和不同医疗服务者的服务价格、保险报销管理办法等。

(8)移动医疗:对于移动医疗的监管,我们应借鉴美国等移动医疗管理经验,出台相关政策、完善现行法律法规,对移动医疗产品的审查、备案、医疗机构与医生资质、医疗纠纷处理和消费者维权等问题予以明确、细致的规定。研究互联网与移动医疗与传统医疗的结合机制,开展卫生经济学与医保制度改革研究。

(9)受试者保护法规

1)法规修订的方式:随着临床研究项目的日趋复杂多样,伦理审查规范也随之不断调整和完善。相关政策的既往修订方式往往是首先由国家监管部门组织相关专业领域的专家和官员依据法规撰写出政策草案,公开发布征求意见稿,然后再根据反馈意见修改后予以颁布。在进一步修订伦理规则过程中应充分听取从业人员和利益相关者的建议。

2）法规修订的内容:首先,国家卫生计生委《涉及人的生物医学研究伦理审查办法》(试行)和国家食品药品监督管理局(CFDA)《药物临床试验伦理审查工作指导原则》都属于部门规章,约束力不强。如果能从国家层面出台更具有行政效力的高阶位受试者保护法律规范,赋予监管主体行政处罚和经费控制权限,则可保障法规的权威性,推动临床研究相关者对受试者保护的重视,并有助于各部门之间的工作协调和标准统一。此外,现有规范过于框架化,伦理委员会在审查过程中的可议空间较大,不同 IRB 的审查质量和结果一致性有参差。法规修订后,建议进一步细化标准规范,使伦理审查更加有章可循。

3）法规修订的实现路径:开展国际受试者保护法规共识与国家顶层管理架构研究:为保证法规的前瞻性和可实施性,建议通过调查研究和模拟验证,对比分析我国现行的政策法规与国际法规共识的差异,特别是对发达国家和国情类似国家的顶层管理架构和法律规范进行研究。其中,各国针对知情同意、生物样本采集、伦理审查效率和模式优化等方面的改革和法规修订,尤其具有借鉴意义。开展有关生物医学研究发展趋势对法规修订要求的研究。

《指导意见》提出,完善数据开放共享支撑服务体系,建立"分级授权、分类应用、权责一致"的管理制度。就是建立数据互联互通共享的支撑服务体系,要围绕如何开放共享建立相应的管理制度。数据开放共享支撑服务体系是大数据应用的关键点,也是实现大数据应用的难点。数据共享是各方的愿望,却难以实现。通常的理由是,隐私保护、数据安全,那么在隐私保护和数据安全保障下是否能够实现数据共享,需要各方深入思考。其中各方的责权利分配是实现数据共享的基础,构建医药卫生服务体系当中的政府机关、企业、信息管理员、质量监督人员、医生(各级、各类)、护士、药师等各个利益相关方均能够明确自己的责权利,根据级别和类别的不同,以患者为中心,授权可用。例如,临床应用,当患者与医生构成医患契约关系,才可查阅患者相关的病例数据。若用于科学研究,需要明确研究的目的和要求,明确数据获得权限,获得数据。

（程　龙　赵艳花）

（二）规范健康医疗大数据应用领域的准入标准

1.《指导意见》原文

> 规范健康医疗大数据应用领域的准入标准,建立大数据应用诚信机制和退出机制,严格规范大数据开发、挖掘、应用行为。建立统一的疾病诊断编码、临床医学术语、检查检验规范、药品应用编码、信息数据接口和传输协议等相关标准,促进健康医疗大数据产品、服务流程标准化。

2. 现状与问题

国家卫生计生委近年来推出了一系列标准和规范。《电子病历基本架构与数据标准》(2009 年),首次制定了我国电子病历业务架构和数据标准的基本框架,对院内信息系统所涉及的大部分业务活动的数据进行了规范,为院内各系统之间交互提出了数据标准;《基于电子病历的医院信息平台建设技术解决方案》(2011 年),提出了建设基于电子病历医院信息平台,以实现医院各信息系统之间的数据共享;《电子病历共享文档规范》(2014 年),进一步规范了医院信息系统之间进行数据交互的数据标准与格式,具有很强的操作性。疾病诊断编码已上升为国家标准 GB/T 14396-2016 疾病分类与代码,药品应用编码已列为 2017 年标准制修订计划。

当前,我国健康医疗大数据还处于起步阶段,发展势头良好,出台了一批健康医疗大数据信息标准,包括部分业务数据集、各类代码和数据接口等技术标准,以及相关业务流程、信息安全等业务规范等。建立了一批健康医疗大数据研究机构,5 个国家健康医疗大数据区域中心建设与互联互通工作试点省已获得批复,江苏、福建、广东等地区也建立了健康医疗大数据开发研究园区,部分院校、科研院所和企业专门成立了健康医疗大数据研究中心等;各地区域全民健康平台的建设,形成了以居民健康档案和电子病历为主体的大数据中心,积累了大量健康医疗数据,同时基于数据直报系统,形成疾控、卫生监督、计划生育、医疗业务、卫生资源和医疗保险信息等多种健康医疗相关大数据资源库。通过课题研究、项目试点实施等多种方式,充分利用健康医疗大数据资源,在支持医疗资源决策分析、医保政策调整、医疗收费标准制定、疾病流行趋势分析和部分病种诊断治疗方案分析等方面,已经发挥了积极而重要的作用。

　　当然,在健康医疗大数据应用领域尚缺乏相关准入标准,"互联网 + 健康医疗"管理办法正在制定过程中。当前,健康医疗大数据的建设方式大致可划分为 3 种类型:区域组织型、专项科研型和企业自建型。区域组织型是在国家统一部署下,由各地卫生计生委或医院集团依托区域全民健康信息平台建立的大数据中心。专项科研型是在国家科研课题支持下,由医学专业机构建立的专科、专病数据采集、共享研究的大数据中心;企业自建型是部分医疗信息企业或互联网医疗企业在向社会提供医疗服务过程中自建的大数据中心等。这些组织形式和大数据库实体都为健康医疗大数据今后发展奠定了良好基础,并发挥了实际作用。同时问题与矛盾也比较突出:一是有数据缺标化。由于部分信息标准缺失、普及率不高和落地效果不理想,许多医疗卫生机构的业务数据信息标准不统一、格式不规范,难以跨机构交互共享利用,导致大数据应用价值难以体现。二是数据散、整合难。由于大部分医疗卫生机构生成的业务数据散在存储与利用于各自信息系统内部,使得许多业务数据有源头、缺乏共享利用机制,难以整合集成为大数据实体。三是需求强、规范弱。健康医疗大数据与互联网医疗前景广阔、发展迅猛,但新型业务与技术缺乏新的配套管理规范与监管手段,存在无法可依、有法难依、无序发展等风险。四是人才梯队缺失。卫生信息领域缺乏大数据人才,更没有形成大数据应用团队,使得健康医疗大数据的深层次应用难以快速突破。

3. 解读

　　在健康医疗大数据应用发展中,要本着"积极促应用、稳妥保安全"的两手抓策略,各级政府部门、医疗卫生与相关行业机构以及相关企业要各司其职、各负其责,在实践中不断探索,逐步建立和完善各类规范、标准和有效监管机制。借鉴国外成熟的标准与规范,探索适合中国实际情况和行业发展需求的相关标准制定、修订工作。通过制度、技术标准和规范以及监管手段,来严格规范大数据应用、开发、挖掘和应用行为,促进健康医疗大数据产品、服务流程标准化。

　　国家卫生计生委负责全国健康医疗大数据标准的统筹规划、组织制定、监督指导评估全国健康医疗大数据标准的应用工作;负责组织制定健康医疗大数据标准体系规划,包括基础类、数据类、技术类、应用类、管理类、服务类以及安全与隐私保护类标准;建立健康医疗大数据标准管理平台,动态管理健康医疗大数据标准的开发与应用,对各级各类卫生计生医疗机构和企事业单位的标准应用情况进行动态监测。

各级卫生计生行政部门和信息化主管部门,依据国家健康医疗大数据标准体系规划,结合本地实际,负责指导和监督健康医疗大数据标准体系在本省域内落地执行;应当强化政府在健康医疗大数据标准实施中的引导和监督职能,建立激励和促进标准应用实施的长效管理机制,充分发挥各类卫生计生医疗服务机构、相关企业等市场主体在标准应用实施中的积极性和主动性;应当建立相应的健康医疗大数据标准化产品生产和采购的激励约束机制,限制不符合标准的产品或技术在卫生计生行业内使用。负责本地区健康医疗大数据标准应用的监督指导评估工作。

由国家卫生计生委统一组织实施,择优确定健康医疗大数据标准起草单位和负责人,提倡多方参与协作机制,由不同单位组成协作组参与标准起草工作。鼓励科研与教育等事业单位、医疗卫生服务机构、相关企业或行业协会、社会团体等参与健康医疗大数据标准制定工作。公民、法人或者其他组织均可提出制修订健康医疗大数据标准的立项建议,并提交相应标准项目建议书。

各级各类医疗卫生服务机构和企事业单位应积极采用健康医疗大数据相关标准,优先采购符合标准的产品,建立健全与标准应用实施相适应的管理机制,为健康医疗大数据标准体系建设和应用实施提供组织保障。在加强健康医疗大数据监管与建立规范方面,一要建立与国家诚信机制相关联的实名认证与资质审核机制,逐步实现医疗机构和医务人员可信电子证照、医学数字身份、电子签名、数据访问控制信息系统等,为健康医疗大数据应用准入守好门、把好关,防范无医疗资质机构或人员违规参与互联网医疗行为和非规定权限人员使用相关健康医疗大数据;二要建立健康医疗大数据应用报备、大数据平台安全性评测与软件安全审查、数据安全事件上报与核查、数据"脱敏"与"去标示化"等制度和管理规范,保障健康医疗大数据的数据防泄露和个人隐私保护;三要建立健康医疗大数据应用与互联网医疗负面清单制度,对不当使用大数据、造成数据泄露、侵犯个人隐私等问题的责任人或机构采取通告、警示和实施监管等措施。

在提高健康医疗大数据信息技术标准应用方面,一是加强国家、行业现有相关标准的普及推广,逐步提高可标化大数据的标准化程度;二是加快研制和出台大数据应用急需的信息技术标准和安全标准,尽快弥补重要应用标准缺项;三是引入和等同采用国家大数据应用先行领域的相关技术标准,扩展健康医疗大数据技术标准体系;四是扩大卫生信息标准符合性测评范围,并对健康医疗大数据应用系统建立标准符合白名单,指导各应用机构选用符合标准的健康医疗大数据技术产品;五是建立和推介健康医疗大数据应用优秀案例库,树立应用典范,提供模式参考。

(李岳峰　杨龙频)

二、推进网络可信体系建设

1.《指导意见》原文

　　强化健康医疗数字身份管理,建设全国统一标识的医疗卫生人员和医疗卫生机构可信医学数字身份、电子实名认证、数据访问控制信息系统,积极推进电子签名应用,逐步建立服务管理留痕可溯、诊疗数据安全运行、多方协作参与的健康医疗管理新模式。

2. 现状与问题

　　近年来,健康医疗大数据网络可信体系建设取得了显著进展。国家卫生计生委出台了《人口健康信息管理办法(试行)》《卫生系统电子认证服务管理办法(试行)》《关于加快推进全民健康信息化建设的指导意见》等相关政策以及相关标准规范,积极推动全行业加强以电子认证技术为基础的网络可信体系建设。众多医疗机构尤其是三级以上医院电子病历系统积极应用电子认证和电子签名技术,保障电子病历合法可信,保证医疗服务行为责任可追溯。疾病预防控制、综合监督等公共卫生信息系统积极建设覆盖全国的信息报告网络可信体系,实现电子实名身份认证和关键业务数据电子签名,保障了疾病防控信息等重要公共卫生数据完整可信。大部分药品招标采购平台积极应用电子认证和电子签名技术,实现招投标各方身份真实可信,药品招投标相关信息完整可信,投标商业秘密信息得到有效保护,招投标行为不可否认。部分全民健康信息平台积极建设以电子认证技术为基础的区域健康医疗数据可信体系,有效解决了身份认证、授权管理、责任认定等方面的安全需求,实现了平台以及与平台互联的各类医疗卫生系统数据安全共享和业务协同,保障了区域内健康医疗大数据安全可控有序利用。积极推动居民健康卡发放与应用,在患者实名身份认证方面发挥了重要作用。

　　面对新的更高的形势要求,健康医疗大数据网络可信体系建设仍存在不足。主要表现在：一是建设的广度不足。据不完全统计，截至目前，使用数字证书实现可信医学数字身份管理和电子实名身份认证的从业人员不到总数的10%，各级各类医疗卫生机构不到5%，远未达到基本覆盖的程度，在健康医疗大数据互联融合的新形势下，按照"木桶理论"，数据的安全往往在"短板"处受到严重侵害，从而严重影响健康医疗大数据全生命周期安全可信。二是建设的深度不足。部分开展网络可信体系建设的信息系统/平台，在各类用户（不仅仅是人员，还有接入设备等）的可信数字身份管理、应用电子签名的关键业务环节等方面没有做到全覆盖，安全强度不高，尚不能形成完善有效的网络可信机制，存在一定的风险隐患，影响健康医疗大数据的共享和利用。三是互信互联互通存在不足。不同的应用系统、不同的可信技术服务提供商在建设网络可信体系方面做法不一，尤其是对数据的电子签名可信处理等方面，缺乏统一的标准规范，影响健康医疗大数据信息互信互联共享。四是一些单位还存在着对网络可信体系建设的认识不到位、网络可信体系建设缺乏总体规划、可信服务保障和风险控制以及应急处置能力不足等问题。

3. 解读

（1）网络可信体系建设的必要性和紧迫性：推进健康医疗大数据网络可信体系建设是国家安全战略要求。《网络安全法》明确提出"国家实施网络可信身份战略"，这是建立国家网络秩序的必然选择，同时强调要加强关键信息基础设施安全防护，加强数据安全保护，有效保护个人信息。《国家网络空间安全战略》也明确提出医疗卫生领域重要信息系统是国家关键信息基础设施，要重点加强防护，同时要建立网络可信体系完善网络治理，打击滥用、侵害个人信息等不法行为。《网络安全法》和《国家网络空间安全战略》为健康医疗大数据网络可信体系建设指明了方向。健康医疗大数据是国家重要的基础性战略资源，健康医疗大数据应用不仅事关百姓健康，也涉及国家安全，需要高度可信的网络空间，建设健康医疗大数据网络可信体系能够确保身份真实可信、数据完整可用、行为责任可溯，这对于建立和维护健康医疗领域的网络秩序，提高网络空间整体安全水平，推动健康医疗大数据应用和全民健康事业发展，具有十分重要的意义。

推进健康医疗大数据网络可信体系建设是健康医疗大数据安全可控、有序利用的必然要求。当前，健康医疗大数据面临的安全形势很严峻，健康医疗大数据非授权泄露事件屡见不鲜，对数据安全防护不足的担心影响到数据的共享、汇聚和利用,数据的完整性和可信度等方面的问题也直接影响数据分析利用结果,关系百姓健康甚至生命,关系国家健康与卫生事业决策。与此同时,健康医疗信息化进入互联融合的关键阶段,各类"互联网+健康医疗"新业态蓬勃发展,云计算、移动互联网和物联网等新技术广泛应用,为健康医疗大数据带来新的挑战与威胁,健康医疗大数据网络可信体系建设刻不容缓,亟需全面推进、大力加强,保障健康医疗大数据产生、采集、存储、共享、交换、使用等全生命周期信息真实完整可信,保证任何建立、修改和访问健康医疗大数据的用户行为可管理、可控制、可追溯,形成健康医疗大数据安全可控、有序利用的良好局面。

(2) 网络可信体系建设目标:健康医疗大数据网络可信体系建设的目标是:在涉及健康医疗大数据应用的各级各类卫生计生信息系统中,实现可信身份、可信数据、可信行为,保证健康医疗大数据全生命周期完整可信,保证任何访问、处理数据的用户行为可管理、可控制、可追溯。一是可信身份,即要实现用户身份真实可靠、权限可控,解决"你是谁,你能干什么"的问题。二是可信数据,即要实现数据全生命周期完整,不被篡改,实现来源数据可信、过程处理数据可信、产生的结果数据可信。三是可信行为,即要实现对数据的访问、处理等行为责任能够追溯,解决"你干了什么"的问题。

(3) 网络可信体系建设内容:健康医疗大数据网络可信体系建设内容包括可信数字身份管理和可靠电子签名服务。各级各类卫生计生信息系统应当选用安全可信的相关产品和服务,统筹建设,实现身份认证、授权管理、责任认定,保障数据完整可信。

1) 可信数字身份管理:针对各级各类卫生计生机构及其从业人员(医护人员、公共卫生服务人员、监督执法人员、管理人员等),各级各类卫生计生信息系统应当建立可信数字身份管理系统,对访问系统的各类用户实现统一身份标识的实名身份注册与管理、安全的电子实名认证、有效的授权访问控制以及行为抗抵赖机制,保证用户任何访问、处理数据的行为可管、可控、可追溯。同时,针对能够访问信息系统的各类服务管理对象(患者、公众等)以及各类网络接入设备等,各级各类卫生计生信息系统也应当对此类用户实现可信数字身份管理。

身份认证。基于个人身份证号、机构社会信用代码等统一身份标识,采用数字证书、居民健康卡、电子证照等安全有效的身份凭证,实现用户实名注册和安全可靠的身份认证,保障用户身份真实可信。逐步实现区域内各级平台、各类信息系统的身份认证系统联动,支撑跨机构跨区域信息共享和业务协同。

授权访问控制。为确保信息资源访问的可控性,避免出现因越权访问或非法访问而导致的信息泄露,需要在加强身份认证保证用户身份真实可信的基础上,根据信息系统的业务逻辑和访问策略,按照最小权限原则,针对不同类型用户合理分配角色和权限,实行严格的授权访问控制。

责任追溯。建立完善用户访问行为审计追踪机制,用户访问系统的行为要日志留痕,关键操作应当实行可靠电子签名,做到行为抗抵赖。

2) 可靠电子签名服务:各级各类卫生计生信息系统应当基于可靠电子签名技术,建立可靠电子签名服务支撑系统,针对业务运行过程中各类健康医疗大数据如电子病历、电子健康档案、公共卫生信息等,实现可靠电子签名,保障数据在产生、采集、存储、共享、交换、使用等全生命周期的完整性,防止被篡改,明确用户访问、处理数据等的行为责任,建立安全可溯的健康医疗服务管理模式。逐步实现区域内各类信息系统／平台信息共享和业务协同时,电子签名数据互联互通。

(4) 网络可信体系建设要求

1) 全面加强网络可信体系支撑条件建设:完善网络可信体系建设标准体系,建立完善适用于健康医疗大数据应用需求的身份认证、电子签名等技术标准规范,尤其是电子病历、电子健康档案等数据的电子签名和安全共享交换相关标准,加强标准应用管理,指导行业各级各类信息系统规范有效建设网络信任体系。完善行业电子认证服务管理体系,建立行业电子认证服务管理平台,加强第三方电子认证服务机构管理,保证电子认证服务规范有序,加强电子认证服务应用管理,保障应用合规、安全,加强电子认证互联互通管理,加快构建形成覆盖全行业的安全、规范、可靠、易用的网络可信服务能力。完善居民健康卡密钥管理基础设施,推动全面普及应用居民健康卡,强化居民健康卡在各类卫生计生服务中的居民身份安全认证功能,实现全国一卡通用。健全网络可信体系建设管理机制,制定完善相关管理制度,强化各级各类卫生计生机构权责,同步规划、同步设计、同步实施,加强监督检查,全面保障网络可信体系建设工作顺利有序开展。

2) 重点推进各级全民健康信息平台网络可信体系建设:全民健康信息平台涉及众多卫生计生单位、各类用户群体,汇聚大量健康医疗大数据,承载着推进医疗机构上下联动,实现健康医疗大数据实时动态更新、整合共享,保证跨区域、跨业务领域业务协同、健康医疗大数据应用的重要任务。因此,各级全民健康信息平台应当建立完善网络可信体系,提供可靠的身份认证、访问控制、电子签名等网络可信服务,实现平台各类用户可靠的电子认证、电子签名等功能,支撑平台以及平台与区域内各类信息系统互联时的信息可信处理,保障区域内电子认证和电子签名数据互联互通,满足跨区域、跨业务领域信息安全共享、业务有效协同以及与其他行业信息安全交互的需求。与平台互联共享的各类卫生计生信息系统在接入平台时,要对接入的服务器设备等进行认证,对共享的数据要进行电子签名。在面向患者提供查询服务的,要采取安全可靠的电子认证手段认证患者身份,并授权仅能查询患者本人信息。

3) 持续深化行业重点业务网络可信体系建设:

公共卫生网络可信体系建设。在传染病及突发公共卫生事件报告、妇幼保健、食品风险评估等业务系统开展网络可信体系建设工作,实现各类用户访问电子认证,信息采集报告电子签名,保障数据完整可信,防止敏感信息泄露,保障各项公共卫生管理与服务业务安全有序开展。

综合监管网络可信体系建设。在卫生计生监督业务系统、行业信用信息管理等系统中开展网络可信体系建设工作,建立身份真实可靠、权责明晰可溯、行为规范可控、信息完整可信的网络业务环境,保障各类综合监督管理业务安全开展。

计划生育网络可信体系建设。在全员人口统筹管理系统中开展网络可信体系建设工作,支撑国家、省、市、县、乡、村各级服务管理人员数字身份管理,保障全员人口信息完整可信,防止敏感信息泄露,保障计划生育服务管理行为留痕可溯。

医疗机构网络可信体系建设。在医疗机构系统中开展网络可信体系建设工作,应用可靠的电子认证和电子签名等技术,实现医患身份真实可信、诊疗服务责任可溯、病历信息完整可查、信息利用有序可控,保障电子病历合法可信。在医疗服务过程中,保证医护人员身份真实可信,保障电子病历全生命周期完整可信并具备法律效力,实现诊疗服务责任可溯。在患者参与的知情同意或在线查询检查检验报告等环节,应对患者或患者家属进行身份认证,对电子知情文书进行医患双方电子签名。在临床科研过程中,应开展授权访问控制,关键环节进行电子签名,保证电子病历数据有序可控利用。在机构间共享电子病历时,应保障医联体／医共体之间以及与区域平台、其他医疗机构之间电子病历信息共享安全,保障分级诊疗、远程医疗等服务过程中诊疗信息安全,明晰诊疗责任。

行业电子证照（执照）网络可信体系建设。针对医护从业人员和医疗机构的执业资格证照（执照）等行业各类证照，在行业电子证照管理系统中开展网络可信体系建设，实现各级管理人员在证照管理过程中电子实名认证和授权访问控制，应用可靠的电子签名技术保证电子证照（执照）完整可信、合法有效、防止伪造篡改，保证从业人员、机构的资格身份真实可信。在电子证照使用中，支持执照持有者本人、用人单位、监督执法人员等用户通过严格的电子实名认证，采用 PC、APP 等多种方式，查询、验证电子证照真伪。

医疗保障网络可信体系建设。在新农合等医疗保障系统中开展网络可信体系建设，应用可靠身份认证、电子签名等技术，重点在实时结算、跨区域结算业务等方面，保障新农合结算数据完整可信，防止敏感数据泄露。在与基本医疗保险、商业医疗保险等系统对接时，做好不同电子身份认证技术对接和电子签名数据互信互通。

药品供应网络可信体系建设。在各药品集中采购平台中开展网络可信体系建设工作，应用可靠的电子实名认证、电子签名等技术，保证招投标单位、评标专家等各类用户身份真实可信，在投标、报价、评审、订购、结算等业务环节中行为抗抵赖，保证投标书、报价等敏感信息不被泄露和篡改。

4）积极探索开展互联网健康医疗等新业态网络可信体系建设：在互联网医院等各类互联网健康医疗新业态中开展网络可信体系建设工作，积极探索建立适应云计算、移动互联网、医疗物联网等技术的云认证、云签名等可信服务模式，实现安全易用有效的用户数字身份管理，实现医、患双方身份真实可信认证，保障电子处方、电子病历、电子健康档案等在线交互数据完整可信，保证在线咨询、远程医疗、远程健康管理等服务管理行为可控可溯。

4. 案例

医院网络可信体系建设

首都医科大学附属北京天坛医院基于第三方电子认证服务建成全院网络可信体系，以数字证书作为医护人员的真实身份凭证，实现了医护人员可信数字身份管理和电子病历全流程电子签名，保障了电子病历数据全生命周期完整可信，诊疗行为责任可追溯，有力推动并保障了全院数字化、无纸化建设，促进流程优化提升效率，提高医院精细化管理水平。主要经验是：一是制度保障。天坛医院制定了《数字证书使用及管理办法》，规范了医院各科室和医护人员使用、保管数字证书的责任,明确了诊疗服务环节电子签名应用要求,有力推动了全院网络可信体系建设。二是全角色。建立统一认证管理平台,实现了全院医护人员可信数字身份管理,采用数字证书实现强身份认证,保证医护人员身份真实可信,通过分级访问权限管理,保障用户访问权限的可控性。开展患者实名制就医,以医保卡、京医通卡等患者身份凭证,有效识别认证患者身份。三是全流程。在医院 HIS、EMR、LIS、PACS、移动查房等各个临床业务系统,在电子病历产生、运行、归档等各个业务环节,应用可靠的电子签名技术,保障电子病历全生命周期完整可信,诊疗行为责任可追溯。尤其是创造性解决了患者手写可靠电子签名问题,保障了电子知情文书的合法有效性,实现患者知情同意文书电子化。

公共卫生网络可信体系建设

中国疾病预防控制中心基于卫生计生行业电子认证服务体系,规划建设疾病防控业务网络可信体系,面向全国传染病和突发公共卫生事件网络直报,实现对中国疾病预防控制中心及其所属各研究所、地方各级疾控中心、各类网络直报用户等系统各类用户的可信电子身份认证和授权访问控制管理,对报告信息实现可靠电子签名,保障数据完整可信,防止敏感信息泄露,保障疾病防控各项业务有序开展。主要经验是:一是标准规范指导。中国疾病预防控制中心依据卫生系统电子认证服务相关规范,根据自身业务特点,制定了身份认证和电子签名应用接口、数字证书介质、电子认证服务以及技术集成等方面的技术规范,指导全国疾病防控业务网络可信体系建设工作,规范各电子认证服务机构的服务。二是互联互通。各类网络直报用户可以选择采用不同的电子认证服务机构颁发的数字证书,遵循统一的标准规范,接入网络直报系统,实现不同 CA 机构数字证书的互信互认,实现报告信息电子签名互验互通。三是云服务模式。按照面向全国、服务各级的总体要求,采用公有云服务模式,实现可信电子身份认证和可靠电子签名服务,支持遍布全国的直报用户通过 PC 或手机等多种方式报告,支持各级疾病预防控制中心管理人员开展服务管理工作。

区域全民健康信息化网络可信体系建设

深圳市卫生计生委在本市卫生计生行业建立了较为完善的以电子认证技

术为基础的网络可信体系,为全市医护人员颁发数字证书,实现医护人员可信数字身份管理,在全市各级医院应用可靠电子签名技术,保障电子病历合法可信,保障院间电子病历共享可信安全,面向患者开放查询个人健康档案时,采用基于移动互联网的电子实名身份认证服务模式,安全、易用、有效的认证患者真实可信身份,防止个人健康医疗大数据泄露。主要经验是:一是法规标准保障。深圳市地方立法《深圳经济特区医疗条例》明确应用可靠电子签名的电子病历具有与纸质病历同等法律效力,制定了《深圳市电子病历电子签名技术规范》《深圳市电子病历应用电子签名管理规范》等相关技术标准,保障了全市卫生计生行业尤其是医疗机构网络可信体系建设工作的规范化开展,确保了电子病历数据互信互联互通。二是统一管理。深圳市卫生计生委建立全市卫生计生行业电子认证服务管理系统,统一管理全市全行业电子认证服务情况。三是两级支撑。深圳市全民健康信息平台以及区域内各医疗卫生机构分别建设网络可信服务支撑系统,基于数字证书实现可靠电子签名和可信身份认证,从源头上、共享交换过程中、汇聚存储时保证电子病历、电子健康档案等健康医疗大数据完整可信,保证共享数据互信互验,建立起全市范围内合法医患数字身份认证、服务管理留痕可溯、责任信息完整可查、诊疗数据规范运行、信息可控有序利用的健康医疗服务管理新模式。

(沈　雷)

三、加强健康医疗数据安全保障

(一) 加快健康医疗数据安全体系建设

1.《指导意见》原文

> 加快健康医疗数据安全体系建设,建立数据安全管理责任制度,制定标识赋码、科学分类、风险分级、安全审查规则。

2. 现状与问题

加强网络与信息安全是党中央、国务院根据国内外网络安全形势作出的重大战略决策。2016年4月19日,习近平总书记在《网络安全和信息化工作座谈会上的讲话》中指出,"安全是发展的前提,发展是安全的保障,安全和发展要同步推进。我们一定要认识到,古往今来,很多技术都是"双刃剑",一方面可以造福社会、造福人民,另一方面也可以被一些人用来损害社会公共利益和民众利益。从世界范围看,网络安全威胁和风险日益突出,并日益向政治、经济、文化、社会、生态、国防等领域传导渗透。特别是国家关键信息基础设施面临较大风险隐患,网络安全防控能力薄弱,难以有效应对国家级、有组织的高强度网络攻击。这对世界各国都是一个难题,我们当然也不例外。面对复杂严峻的网络安全形势,我们要保持清醒头脑,各方面齐抓共管,切实维护网络安全。"健康医疗数据已经成为关系国计民生和社会稳定的关键信息基础设施,健康医疗数据与信息安全直接关系着国家安全。

加强健康医疗数据与信息安全建设,要加快构建关键信息基础设施安全保障体系。关键信息基础设施是经济社会运行的神经中枢,是网络安全的重中之重,也是可能遭到重点攻击的目标。我们必须深入研究,采取有效措施,切实做好国家关键信息基础设施安全防护。

"十二五"期间,国家卫生计生委成立了委网络安全和信息化工作领导小组,统筹规划和贯彻落实国家信息安全等级保护制度,制定印发了《卫生行业信息安全等级保护工作的指导意见》《卫生系统电子认证服务规范(试行)》《人口健康信息管理办法(试行)》等政策文件,稳步推进信息安全等级保护定级备案、建设整改、等级测评等相关工作,初步建立了卫生计生行业电子认证服务体系,有效提升了信息安全防护意识和防护能力,初步构建健康医疗数据与信息安全保障体系。

但是,当前受国际安全局势影响,网络安全威胁和风险发生重大变化,外部对抗威胁持续加剧。随着"互联网+"上升为国家战略行动以及云计算、大数据、物联网等新兴信息技术的快速普及,传统信息网络防护边界正在发生重大变化,健康医疗数据安全防护难度非同寻常,传统安全防御体系的防护能力和效力正在面临极为严峻的挑战。健康医疗数据与信息安全领域的国际竞争力持续增强,安全基础设施相对于新的挑战仍然相当薄弱,防护能力也相当有限,面临的形势非常严峻。

当前,健康医疗数据与信息安全主要存在以下问题,一是行业管理机制仍需完善,部门和岗位设置等方面有待加强,信息安全责任落实不到位;二是行业信息安全法律法规和标准规范欠缺,行业风险管控能力亟待提升;三是行业关键信息基础设施防护能力相对薄弱,重要信息系统安全防护水平有待提升;四是健康医疗数据规模越来越大,网络与信息安全防护边界越来越模糊,安全隐患多,风险高,数据泄露后危害更加严重;五是行业网络与信息安全专业人才匮乏,难以满足健康医疗数据与信息安全保障工作的迫切需求;六是已有信息系统门类和数量繁多,摸清底数理清责任存在较大困难。

3. 解读

面对当前信息和数据安全存在的问题,需要加强健康医疗大数据安全保障建设。加快健康医疗大数据安全体系建设,要从网络安全整体着眼,加强顶层设计,坚持网络安全与信息化建设同步规划、同步设计、同步实施。从明确责任、建立机制、明确保护信息、加强基础建设、完善应急预案,从数据采集、储存、管理、应用等各方面完善数据安全管理制度。

(1) 落实责任:建立数据安全管理责任制度,首先要落实健康医疗数据与信息安全的主体责任,各级部门和单位主要负责同志要亲自抓,负总责,统筹部署和开展相关工作,完善协同配合机制,要做到底数清、情况明。国家卫生计生委负责指导、评估、监督全国健康医疗大数据安全管理工作。县级以上卫生计生行政部门负责计划、建设、运营、监控本行政区域内健康医疗大数据安全管理工作。县级以上卫生计生行政部门(含中医药行政部门,下同)是健康医疗大数据安全管理主管部门。各级各类医疗卫生服务机构和相关企事业单位是健康医疗大数据安全管理中的责任单位。

主管部门应当加强对本行政区域内各责任单位健康医疗大数据安全管理工作的日常监督检查,对本行政区域内各责任单位数据综合利用工作的指导监督,提高数据服务效率和质量。主管部门应建立健康医疗大数据安全管理工作责任追究制度。对于违反相关规定的单位和个人,主管部门应当视情节轻重予以督导整改、诫勉、通报批评、提出给予行政处分的建议;构成犯罪的,依法追究刑事责任。

责任单位负责健康医疗大数据全生命周期过程中的数据安全管理,应当按照法律法规的规定,遵循医学伦理原则,保护个人信息安全。责任单位应当设立健康医疗大数据安全管理部门和岗位,建立健全相关安全管理制度,落实"一把手"责任制,加强安全保障体系建设,强化统筹管理和协调监督。责任单位所采集的健康医疗大数据应当遵循卫生计生行业标准体系安全保障要求,采用全国统一标识,以确保安全管理和服务工作的唯一性及基本数据项的一致性。责任单位应当具备符合国家有关规定要求的数据存储、容灾备份和管理条件,建立可靠的数据容灾备份工作机制,定期进行备份和恢复检测,确保数据能够及时、完整、准确恢复,实现长期保存和历史数据的归档管理。责任单位应将健康医疗大数据存储在境内安全可控的服务器上,不得将其在境外的服务器中交换与存储。责任单位依法向社会公开健康医疗大数据时,不得侵害国家利益、社会公共利益以及公民、法人及其他组织的合法权益。

各级各类卫生计生机构的信息化管理部门要明确网络与信息安全的管理边界与权责,该部门始终是网络与信息安全的责任主体,网络与信息安全管理责任不随服务外包而外包;落实行业信息安全各项工作部署,建立健全本机构的信息安全保障体系,开展本机构信息安全检查和考核工作,保障各类信息系统安全运行。各级各类卫生计生机构的信息化管理部门要关注 IT 新技术、新应用的网络与信息安全问题。应在保证网络与信息安全的基础上采用 IT 新技术,开展新应用。

明确相关互联网公司、基因检测公司等涉及收集健康医疗数据企业的职责。加强对相关互联网医疗公司收集数据的监管。习近平总书记指出,"要依法加强对大数据的管理。一些涉及国家利益、国家安全的数据,很多掌握在互联网企业手里,企业要保证这些数据安全。企业要重视数据安全。如果企业在数据保护和安全上出了问题,对自己的信誉也会产生不利影响"。目前大多数互联网医疗公司、基因检测公司、影像诊断公司,并非医疗机构,但是在全国范围内大量收集健康医疗数据,若不加强监管,存在较多安全隐患。

(2)加强规划:各级卫生计生行政机构的网络与信息安全主管部门要加强网络与信息安全统筹协调、总体规划和顶层设计,及时研究解决区域内重大网络与信息安全问题;加强网络与信息安全工作的监督考核,定期开展网络与信息安全评价;建立网络与信息安全产品的认证、安全审查等相关管理机制,加强对应用于卫生计生行业的相关技术、产品、系统和服务的安全评价与监督。

(3)加强基础安全保障:制定卫生计生行业关键信息基础设施清单。研究制定行业关键信息基础设施识别认定指南,明确识别认定的范围和方法,全面掌握关键信息基础设施风险评估结果,制定关键信息基础设施保护计划并组织实施。开展调研,摸清底数,明确优先保护对象。关键信息基础设施清单制定完成后,根据形势变化、设施变更等情况对清单进行动态管理。提升关键信息基础设施网络与信息安全保障能力。建立实施网络安全审查制度,对关键信息基础设施中使用的重要信息技术产品和服务开展安全审查。各关键信息基础设施运营者要定期对所管理运营的关键信息基础设施进行风险评估,并采取措施控制风险。

(4) 落实等级保护制度:今后的一段时期,全面落实国家信息安全等级保护制度是保障数据安全的重中之重。按照分级保护相关标准规范要求开展涉密信息系统的安全保障工作。持续推进卫生计生行业信息系统的定级备案、等级测评、建设整改、监督检查等相关工作。各级各类医疗卫生计生机构、互联网医疗(咨询)公司、第三方实验室检查以及影像中心等涉及采集、储存健康医疗数据的相关机构要严格按照国家信息安全等级保护相关法律法规、技术标准及相关文件,同步规划、同步建设、同步运行网络与信息安全防护体系,建立信息安全管理体系和信息安全技术保障体系。

(5) 加强数据保护:对信息资源和个人信息加大保护力度,重点是健康医疗数据等基础信息资源的保护和管理,信息系统之间应在可控的状态下实现互联互通和部门间数据资源共享安全。明确健康医疗数据敏感信息保护要求,强化各相关方在网络经济活动中保护用户数据和国家基础数据的责任,严格规范第三方机构在我国境内收集健康医疗数据的行为。在软件开发、服务外包、信息技术服务和互联网医疗等领域开展个人信息保护试点,探索个人健康信息保护工作。

(6) 加强评估:定期开展网络与信息安全风险检查评估工作,发现安全问题,要及时整改,确保各类信息系统达到等级保护要求的安全水平,保障卫生计生行业6大业务系统的数据安全和系统服务安全。强化网络与信息安全应急处置工作,完善应急预案,加强对网络与信息安全灾备设施建设的指导和协调。各级各类卫生计生机构的信息化管理部门要收集汇总安全检查、等级测评、风险评估、安全监测等网络与信息安全数据,结合外部威胁信息,综合利用大数据分析和监测预警等技术进行风险评估与研判,提升网络与信息安全风险态势感知和预警能力;定期将数据汇总,深入分析安全风险特点、问题种类、严重程度,提出解决建议,发布卫生计生信息安全年度报告,为制定相关政策提供依据。

(7) 加强风险管理:建立健全卫生计生行业网络与信息安全突发事件应急预案框架,各级各类卫生计生机构要完善各单位的应急管理预案和响应流程,加强应急演练,提升重要业务信息系统和数据的备份与恢复能力。依托国家网络与信息安全信息通报体系,建立渠道畅通、程序规范、责任明确的行业信息安全通报机制,提高行业整体网络安全态势监测及感知能力;建立与网信办、公安、电信等有关部门的外部协调配合机制,加强跨行业网络安全通报和事件反馈工作,积极协调配合处置各类网络安全事件。针对卫生计生行业特殊安全需求,开展技术、标准、规范、机制以及网络与信息安全分级评价体系、政策法规等研究,探索建立信息安全认证、安全审查等相关管理机制。

（沈　雷　袁耀文）

（二）制定全民健康信息安全规划

1.《指导意见》原文

制定人口健康信息安全规划,强化国家、区域人口健康信息工程技术能力,注重内容安全和技术安全,确保国家关键信息基础设施和核心系统自主可控稳定安全。

2. 现状与问题

2013 年以来,党中央、国务院就深化医改、加快推进全民健康信息化作出一系列重大决策和战略部署。为落实党中央、国务院精神,推进全民健康信息化建设工作,国家卫生计生委发布《关于加快推进人口健康信息化建设的指导意见》,明确提出全民健康信息化建设的"4631-2"总体框架:"4"代表建设国家、省、地市和县四级的全民健康平台,"6"代表实现公共卫生、计划生育、医疗服务、医疗保障、药品管理、综合管理等 6 大业务应用,"3"代表建设并有效整合和共享全员人口信息、电子健康档案和电子病历 3 大数据库资源,"1"代表建成覆盖各级各类卫生计生机构高效统一的全民健康信息网络,"2"代表以居民健康卡为联结介质,以信息标准、安全体系为保障。

区域全民健康信息平台是连接区域内医疗卫生机构基本业务信息系统的数据交换和共享平台,是区域内各个卫生机构不同业务系统间进行信息整合的基础和载体。区域全民健康信息平台现阶段主要存在的问题是平台间发展不平衡,平台标准化程度有待提高,平台数据质量有待提升和平台对外缺乏数据共享。

在区域全民健康信息平台设计之初,缺少配套信息安全规划措施。据统计,近 3 年来信息泄露数量增长惊人,带来的修复成本也最高。

2015 年,湖南某市约 30 万学生体测隐私数据泄露;国内某三级甲等医院信息系统漏洞被利用,几十万条市民信息包括姓名、身份证号、联系电话、医保卡号等敏感信息泄露。

3. 解读

人口健康信息,是指依据国家法律法规和工作职责,各级各类医疗卫生计生服务机构在服务和管理过程中产生的人口基本信息、医疗卫生服务信息等,主要包括全员人口信息、居民电子健康档案以及电子病历等全民健康信息[①]。全民健康信息涉及个人隐私,社会关注度高,事关社会稳定与安全。

2014 年 5 月,国家卫生计生委发布《人口健康信息管理办法(试行)》,明确提出"人口健康信息管理工作应当统筹规划、统一标准,属地管理、责权一致,保障安全、便民高效。"

《指导意见》提出"制定人口健康信息安全规划"。全民健康信息安全规划宜从安全技术、安全管理、安全工程 3 个角度建立完整的全民健康信息安全保障体系[②]。作为国家全民健康信息安全保障体系应包括积极防御、综合防范等多个方面的多个原则。因此,要建立和完善全民健康信息安全保护制度就要加强和建设多个层面,具体应包括以下几个方面:①制定安全策略。安全策略是信息安全建设的核心,在对系统进行风险评估的基础之上,明确信息安全建设工作的内容和重点,并形成指导信息安全建设的信息安全总体策略;②建立安全技术体系。安全技术体系是以安全策略为指导,从物理和通信安全防护、网络安全防护、主机系统安全防护、应用安全防护、数据安全防护等多个层次出发,立足于现有的成熟安全技术和安全机制,建立起的一个各个安全域相互协同的完整的安全技术防护体系;③建立安全管理体系。安全管理体系的建立是在安全策略为指导的基础之上,充分参考和借鉴国际信息安全管理的相关标准,从多个维度建立一套完整的信息安全管理体系;④建立安全工程体系。安全工程体系是从工程的角度,将安全措施融入信息系统生命周期,通过挖掘安全需求、定义安全要求、设计体系结构、细化安全设计、实现系统安全等环节,提高客户的信息安全工程过程能力;⑤持续改进阶段。根据信息系统安全保障评估的结果进行改进,形成满足其信息系统安全保障需求的可持续改进的信息系统安全保障能力。信息系统安全保障需要覆盖信息系统的整个生命周期,形成持续改进的信息系统安全保障能力[②]。

---

① 国家卫生计生委关于印发《人口健康信息管理办法(试行)》的通知(国卫规划发〔2014〕24 号).
② 中国信息安全测评中心.信息安全规划业务简介.

工程技术能力,是指以市场为导向、产学研相结合为基础的长期从事相关领域研发且具备一流研发试验设施、高层次技术创新人才和整合产业创新资源、强化产业技术供给的能力[①]。

2013年以来,党中央、国务院就深化医改、加快推进全民健康信息化作出了一系列重大决策和战略部署,全民健康信息化建设面临重大机遇,亟需以信息技术支撑全人口、全生命周期的精细化全民健康服务,以全民健康推动实现社会的全面小康。同年,国家卫生计生委和国家中医药管理局联合发布《关于加快推进全民健康信息化建设的指导意见》,明确提出"统筹人口健康信息资源,强化制度、标准和安全体系建设,有效整合和共享全员人口信息、电子健康档案和电子病历3大数据库资源,实现公共卫生、计划生育、医疗服务、医疗保障、药品管理、综合管理等6大业务应用,建设国家、省、地市和县四级全民健康信息平台,以四级平台作为6大业务应用纵横连接的枢纽,以居民健康卡为群众享受各项卫生计生服务的联结介质,形成覆盖各级各类卫生计生机构(含中医药机构)高效统一的网络,实现业务应用互联互通、信息共享、有效协同。"

《指导意见》提出"强化国家、区域人口健康信息工程技术能力"。一是强调国家、区域医疗信息化统筹技术的支撑能力。全民健康信息工程应从顶层设计角度统筹规划,全面建成统一权威、互联互通的全民健康信息平台,全面建成全行业实用、共享、安全的全民健康信息网络体系,同时需强化信息安全防护体系建设,健全全民健康信息安全保障体系,是促进信息化建设与信息安全保障同步发展的重要手段;二是强调在全民健康信息工程建设方面应拥有自主创新技术能力和核心竞争力。全民健康信息工程是国家技术创新体系的重要组成,需具备专业化、高水平、队伍精干、机制灵活的特点,能够持续不断地为产业技术进步提供有力支撑[①]。

内容安全即信息自身的安全,包括信息系统中所加工、存储和网络中所传递的数据的泄露、仿冒、篡改以及抵赖过程所涉及的安全问题。技术安全包括两部分,一是计算机与网络的设备硬件自身安全,即信息系统硬件的稳定性运行状态,称之为物理安全;二是计算机与网络设备运行过程中的系统安全,即信息系统软件的稳定性运行状态,称之为运行安全。

---

① 国家发展改革委办公厅关于印发《关于建设国家工程实验室的指导意见的通知》(发改办高技〔2006〕1479号).

时任国家卫生计生委副主任金小桃同志在国务院政策例行吹风会上谈及"如何维护健康医疗大数据的安全性"时提到,"最敏感的健康医疗大数据是公民个人诊疗信息,属于公民个人隐私,要依法进行严格管控,绝不能公开或泄露,一定杜绝应用安全风险。尤其针对个体诊疗数据,一定要脱敏、去标识化,再集聚应用,集聚应用时还要进行风险审核、安全审查,确保大量信息聚合之后不产生新的安全问题。"《指导意见》开篇提到"健康医疗大数据是国家重要的基础性战略资源",着重强调健康医疗大数据的重要性、战略性。

《指导意见》提出要"注重内容安全和技术安全",就是强调数据已成为信息网络的核心资源,内容安全是全民健康信息安全建设重点,应从技术层面强化安全保密措施,一方面需注重健康医疗数据安全保障,另一方面需保障信息与服务系统安全、稳定、高效运行。

《中华人民共和国网络安全法》规范了国家关键信息基础设施,是指"在公共通信和信息服务、能源、交通、水利、金融、公共服务、电子政务等重要行业和领域,以及其他一旦遭到破坏、丧失功能或者数据泄露,可能严重危害国家安全、国计民生、公共利益的系统和设施。"

《中华人民共和国网络安全法》规范了网络运行安全,特别强调要保障关键信息基础设施的运行安全,且明确提出在网络安全等级保护制度的基础上,对关键信息基础设施和核心系统实行重点保护。另外,关键信息基础设施和核心系统的运营者负有更多的安全保护义务,并配以国家安全审查、重要数据强制本地存储等法律措施,确保关键信息基础设施和核心系统的运行安全。由此可见,保障关键信息基础设施和核心系统的安全是国家信息安全工作的重中之重,与国家安全和社会公共利益息息相关。另外,随着国产化替代的战略发展,掌握自主可控、安全可信的互联网核心技术,是切实保障网络和信息安全乃至国家安全的关键环节。

《指导意见》提出"确保国家关键信息基础设施和核心系统自主可控稳定安全"。一是强调自主可控。采用自主可控软硬件产品对从根本上维护信息安全、实现自主可控国产化替代、打造自主可控的 IT 环境有着非常重要的现实意义;二是强调稳定安全。只有安全可靠的关键信息基础设施才能使核心系统的硬件、软件及其系统中的数据受到保护,不因偶然的或者恶意的原因而遭到破坏、更改、泄露,系统连续可靠正常地运行,保证网络服务不中断,进而保障国民经济的正常运转[①]。

（袁耀文）

（三）开展大数据平台及服务商的可靠性、可控性和安全性评测以及应用的安全性评测和风险评估

1.《指导意见》原文

开展大数据平台及服务商的可靠性、可控性和安全性评测以及应用的安全性评测和风险评估，建立安全防护、系统互联共享、公民隐私保护等软件评价和安全审查制度。加强大数据安全监测和预警，建立安全信息通报和应急处置联动机制，建立健全"互联网＋健康医疗"服务安全工作机制，完善风险隐患化解和应对工作措施，加强对涉及国家利益、公共安全、患者隐私、商业秘密等重要信息的保护，加强医学院、科研机构等方面的安全防范。

2. 现状与问题

目前，我国信息安全产业在政府引导、企业参与和用户认可的良性循环中稳步成长，本土企业实力局部加强。安全产品结构日益丰富，网络边界安全、内网信息安全及外网信息交换安全等领域全面发展；安全标准、安全芯片、安全硬件、安全软件、安全服务等产业链关键环节竞争力不断增强[②]。

网络安全风险的泛在化是目前我们所面临的客观事实。例如，网络攻击和入侵借助的常用途径是漏洞，然而，漏洞在信息技术产品和服务中广泛存在，其类似于产品或服务缺陷，在技术上被证明是不可能完全避免的。这意味着我们必须默认任何信息技术产品和服务的引入和部署都存在风险，而且这种风险是广泛存在的。使用尚未披露的漏洞进行入侵和攻击在实践中非常有效，因为这类漏洞通常不为公众所知，也缺乏相应的补丁和应对措施。

3. 解读

《中华人民共和国网络安全法》第三十五条明确要求"关键信息基础设施

---

① 赛迪.《中国 IT 系统自主可控与信息安全白皮书》,2014.

② 《2016-2022 年中国信息安全行业"十三五"发展策略及前景预测研究报告》.

的运营者采购网络产品和服务,可能影响国家安全的,应当通过国家网信部门会同国务院有关部门组织的国家安全审查。"

《指导意见》提出"开展大数据平台及服务商的可靠性、可控性和安全性评测以及应用的安全性评测和风险评估",就是在国家卫生计生委指导下成立专门的审查机构,研究建设大数据平台的相关标准,制定并发布国家有关服务商可靠性、可控性和安全性的相关评测和风险评估机制。可由国家卫生计生委认定的第三方机构建立测试认证平台,对大数据平台及服务商进行监测、分析和评估,创造良好的大数据产业发展环境。

健康医疗大数据关系国家安全和公共利益,其涉及的重要技术产品和服务,均应通过网络安全审查。2014年5月国家互联网信息办公室发布《网络安全审查制度》,提出"审查的重点在于该产品的安全性、可控性和可信性,旨在防止产品提供者利用提供产品之便,非法控制、干扰、中断用户系统,非法收集、存储、处理和利用用户有关信息,不符合安全要求的产品和服务,将不得使用。"

《指导意见》提出"建立安全防护、系统互联共享、公民隐私保护等软件评价和安全审查制度",一是需在国家卫生计生委成立专门的审查机构,主要对软件的安全性、可控性和可信性进行评估、监测分析和持续监督。[1] 其中,安全性包括物理安全、逻辑安全、管理安全;可控性是为实现信息技术风险可监控、可管理,过程可审计,包括可追溯性、可确定性、可审计性以及可审查性;可信性是指企业(包括供应链)及企业核心人员在规定的时间和范围内,能够具备相应技术、符合管理要求、提供澄清材料、回答设定咨询以及承受调查审查的能力;二是需建立并发布安全防护、系统互联共享、公民隐私保护等软件评价和安全审查制度。审查制度需遵循"统一审查,多方使用"原则[2],可对通过审查的软件给予初始授权,各责任部门可在初始授权名单中选择所需软件,做到统一审查,多方使用的高效管理。各责任部门可共享安全审查结果,避免了重复的审查。各级各类医疗卫生服务机构和相关企事业单位应按照《中华人民共和国网络安全法》和网络安全等级保护制度的相关要求,确保服务管理留痕可追溯。通过严格的电子实名认证和数据访问控制,规范数据接入和使用的

---

① 陈晓桦,何德全,王海龙,等.网络安全审查制度研究及建议[J].中国工程科学,2016,18(6):39-43.
② 《美国联邦政府对云计算服务的应用推广和安全管理》.

痕迹管理,确保健康医疗大数据访问行为可管、可控,对任何数据泄密泄露事故和风险可追溯到相关责任单位和责任人;应按照网络安全等级保护制度,构建可信的网络安全环境,提升关键信息基础设施和重要信息系统的安全防护能力,确保健康医疗大数据关键信息基础设施和核心系统安全防护安全可靠。

2003 年 10 月,党的十六届三中全会召开,明确提出"建立健全各种预警和应急机制,提高政府应对突发公共事件和风险的能力"的要求,并开始着手国家各类应急预案的编制和有关法律的立法工作。为指导突发事件的预防与应急准备、监测与预警、应急处置与救援、事后恢复与重建等应对活动的工作,我国发布《中华人民共和国突发事件应对法》。

《指导意见》提出"加强大数据安全监测和预警,建立安全信息通报和应急处置联动机制",就是在国家卫生计生委带领下,组织制定大数据安全专项应急预案,各地区责任部门应建立健全大数据安全管理制度,定期检查各项安全措施落地情况,定期检测、维护其大数据安全和应急救援设备、设施,及时消除隐患。各责任部门应按照该应急预案进行应急演练,并留存演练计划、方案、记录、总结等文档。具体体现在以下几点:一是加强大数据安全监测。①国家卫生计生委要建立全国统一、互联互通的大数据安全相关事件信息系统,实现跨部门、跨地区信息交流和情报合作。各地区责任部门应当汇集、存储、分析、传输本地区的有关大数据安全的信息,通过信息系统上报到国家。各地区责任部门报送、报告大数据安全事件信息,应当做到及时、客观、真实,不得迟报、谎报、瞒报、漏报;②国家卫生计生委要建立健全大数据安全事件监测制度,各地区责任部门应当依据自然灾害、事故灾难和公共卫生事件的种类和特点,建立健全大数据安全基础信息数据库,完善监测网络,划分监测区域,确定监测点,明确监测项目,提供必要的设备、设施,配备专职或者兼职人员,对可能发生的突发大数据安全事件进行监测;二是加强大数据安全预警。①各地区责任部门应当及时汇总分析突发数据安全事件隐患和预警信息,必要时组织相关部门、专业技术人员、专家学者进行会商,对发生突发数据安全事件的可能性及其可能造成的影响进行评估;认为可能发生重大或者特别重大突发数据安全事件的,应当立即向国家报告;②国家卫生计生委要建立健全大数据安全突发事件预警制度,按照大数据安全突发事件发生的紧急程度、发展势态和可能造成的危害程度分为一级、二级、三级和四级,分别用红色、橙色、黄色和蓝色标示,一级为最高级别。同时制定预警级别的划分标准。三是建立安全信息通报和应急处置联动机制。①国家卫生计生委要建立健全大数据安全信息通信保障体系,完善通信网,建立有线与无线相结合、基础电信网络与机动通信系统相配套的应急通信系统,确保突发事件应对工作的通信畅通。②通过信息系统建立健全应急信息通报和应急处置联动机制。各责任部门应定期向上通报应急工作进展和突发事件应急需求动态(包括监测预警情况和各自力量准备、行动进展、现场处置等信息),与相关部门共同分析研判安全应急处置工作的趋势和需求。针对重大安全突发事件,责任部门应及时与相关部门相互通报,相关部门协同应对,必要时组成事件处置小组,研究、落实协同处置的对策措施。

国务院发布《关于积极推进"互联网+"行动的指导意见》,明确提出"我国在互联网技术、产业、应用以及跨界融合等方面取得了积极进展,已具备加快推进"互联网+"发展的坚实基础,但也存在传统企业运用互联网的意识和能力不足、互联网企业对传统产业理解不够深入、新业态发展面临体制机制障碍、跨界融合型人才严重匮乏等问题,亟待加以解决。"通过"互联网+健康医疗"的深入研究,目前利用移动互联网、物联网、云计算、可穿戴设备等新技术,健康信息服务和智慧医疗服务发展迅速。

《指导意见》提出"建立健全'互联网+健康医疗'服务安全工作机制",强调在健康医疗各类服务发展的同时也需要注重服务的安全性。当前的紧迫任务是统筹规划"互联网+健康医疗"服务的模式和发展业态,国家卫生计生委应建立服务安全工作机制,制定并发布相关服务安全政策,规范互联网企业、医药企业等行为,通过安全测评和风险评估系统加强对应用服务及服务提供商的安全性、可控性、可信性的统筹管理。

信息安全中存在的隐患包括网络本身具备的硬件缺陷、使用人员的不规范操作[1]。根据信息网络的外部因素以及内部因素,信息存在的主要安全问题可以分为以下两个大类:一是信息污染。网络信息污染具体指的是由于信息的无序性以及开放性造成的无用信息资源在网络中的传播,在对网络有用信息资源的干扰的同时也影响到了有效信息资源的传播效率,使得人们在繁乱的网络信息中难以搜索到有用的信息资源,使得有用信息资源的价值大打折扣。信息污染具体包括网络信息资源过时、网络信息资源虚假等;二是信息隐患。计算机网络信息资源的安全隐患通常可以分为人为以及非人为因素。人为因素具体指的是人主动地去破坏互联网网络中的信息,比如黑客攻击、非法

---

① 魏烁.信息安全存在的隐患以及应对措施研究[J].计算机光盘软件与应用,2013(8):179.

访问、病毒植入破坏以及电子网络欺骗等,人为因素造成的信息安全隐患是目前信息安全的主要隐患。非人为因素造成的信息安全隐患主要包括自然灾害影响以及设备故障等。

《指导意见》提出"完善风险隐患化解和应对工作措施",就是要各地区责任部门制定发布风险隐患化解和应对工作措施。从防患为出发点,制度化对全民健康信息化安全工作排查以上所述隐患,保护信息的安全,使得信息不会遭受到破坏。

2007年6月,公安部、国家保密局、国家密码管理局、国务院信息化工作办公室发布《信息安全等级保护管理办法》,是为规范信息安全等级保护管理制度,提高信息安全保障能力水平,保障和促进信息化建设制定。2012年6月,国务院发布《关于大力推进信息化发展和切实保障信息安全的若干意见》,明确提到"我国信息安全工作的战略统筹和综合协调不够,重要信息系统和基础信息网络防护能力不强,需健全安全防护和管理,保障重点领域的信息安全。必须进一步增强紧迫感,采取更加有力的政策措施,大力推进信息化发展,切实保障信息安全。"

《指导意见》提出"加强对涉及国家利益、公共安全、患者隐私、商业秘密等重要信息的保护",就是需要健全数据所有权、隐私权等相关法律法规和信息安全、开放共享等标准规范,建立起兼顾安全与发展的数据开放、管理和信息安全保障体系。具体体现在以下3点:一是确保重要信息系统和基础信息网络安全。能源、交通、金融等领域涉及国计民生的重要信息系统和电信网、广播电视网、互联网等基础信息网络,要同步规划、同步建设、同步运行安全防护设施,强化技术防范,严格安全管理,切实提高防攻击、防篡改、防病毒、防瘫痪、防窃密能力;二是加强政府和涉密信息系统安全管理。严格政府信息技术服务外包的安全管理,为政府机关提供服务的数据中心、云计算服务平台等要设在境内,禁止办公用计算机安装使用与工作无关的软件。建立政府网站开办审核、统一标识、监测和举报制度。减少政府机关的互联网连接点数量,加强安全和保密防护监测。落实涉密信息系统分级保护制度,强化涉密信息系统审查机制。三是强化信息资源和个人信息保护。加强地理、人口、法人、统计等基础信息资源的保护和管理,保障信息系统互联互通和部门间信息资源共享安全。明确敏感信息保护要求,强化企业、机构在网络经济活动中保护用户数据和国家基础数据的责任,严格规范企业、机构在我国境内收集数据的行为。在软件服务外包、信息技术服务和电子商务等领域开展个人信息保护试点,加强个人信息保护工作。

《指导意见》提出"加强医学院、科研机构等方面的安全防范",就是要求医学院、科研机构等应逐步构建人防、物防、技防相结合的三防系统,提升安全管理水平,主要表现在以下几个方面:一是组织制度建设。要健全组织领导机制,完善安全防范制度,建立应急处置机制,建立教育培训和定期检查制度;二是人防系统建设。需加强保卫队伍建设,保卫、保安人员培训,守护巡查管理,安全宣传教育;三是物防系统建设。需加强防护器材装备、安全防护设施、安全保险装备等系统建设;四是技防系统建设。建立完善入侵报警系统、视频监控系统、出入口控制系统和电子巡查系统,实现4个系统的互联互通,并设置安全监控中心,加强重点部位监控(包括供水、供电、供气、供氧中心,计算机数据中心,安全监控中心,财务室,档案室(含病案室),大中型医疗设备、血液、药品及易燃易爆物品存放点,各出入口和主要通道均要安装视频监控装置),在单位重点要害部位安装一键式报警装置[1]。

(袁耀文)

四、加强健康医疗大数据保障体系人才队伍建设

1.《指导意见》原文

实施国家健康医疗信息化人才发展计划,强化医学信息学学科建设和"数字化医生"培育,着力培育高层次、复合型的研发人才和科研团队,培养一批有国际影响力的专门人才、学科带头人和行业领军人物。创新专业人才继续教育形式,完善多层次、多类型人才培养培训体系,推动政府、高等院校、科研院所、医疗机构、企业共同培养人才,促进健康医疗大数据人才队伍建设。

2. 现状与问题

(1) 健康医疗大数据人才与医疗信息化人才的内在联系:医学信息学(medical informatics)是计算机科学、信息科学与医学交叉的新兴学科。它研究

---

[1]　国家卫生计生委办公厅公安部办公厅《关于加强医院安全防范系统建设的指导意见》(国卫办医发〔2013〕28号).

医疗、卫生和生物医学体系中信息的发生、表达、采集、处理、传输、应用与存储等问题,以支持医学领域的工作、加速医学研究进展、提高诊治水平和医疗服务质量。其研究对象具有难于度量、不确定性以及复杂成分之间的相互作用等特点。医学信息学涉及信息科学、管理学、决策科学、生物统计学、工程学、基础医学、临床医学、预防医学等多项技术的综合应用,所用 IT 技术则涵盖了大数据、人工智能、计算机和网络通信等技术。医学信息学已成为现代医学中的一个重要分支。

医学信息学概念最早于 20 世纪 60 年代在欧洲出现,到了 90 年代开始蓬勃发展。在半个世纪的发展中渗透到医疗领域的各方面,衍生出许多相关概念,如:临床信息学、护理信息学、数字放射学、生物信息学、数字医学等。这些都是医学信息学范畴的新概念,涉及 IT 技术在相关领域的应用。在西方发达国家,医学信息学作为一个独立的学科,在医学教育、医疗实践以及医学研究中扮演着越来越重要的角色。

健康医疗信息化系统是连接医疗卫生行业与大数据技术的平台与桥梁,良好的医疗信息化基础建设及应用水平,既保留了医疗行业特有的业务流程,又成为了大数据技术的数据来源基础。健康医疗大数据的价值在于健康医疗大数据的应用。从采集数据、存储数据、挖掘数据,到最终让数据产生价值,实现从非结构化到结构化、从人工录入到自动采集、从以医院为核心到以患者为核心,从一家医院到多家医院的信息整合,从业务管理数据到临床基因组学等多领域数据,这是未来大数据在医疗行业应用的内涵和趋势。

从这个意义上来讲,健康医疗大数据的人才需求应该涵盖以上的某一方面或多方面综合,基本上可以分为以下 6 类:大数据系统研发工程师、大数据应用开发工程师、健康医疗大数据分析师、健康医疗大数据可视化工程师、健康医疗大数据安全研发人才、健康医疗大数据科学研究人才。因此需要从各个角度来全面的考虑综合型人才与深入型专才的培养。其中,综合型人才所跨的学科领域也是十分丰富的,既包括医学、信息学,也包括数学、统计学、管理学、社会学、语言学等。

(2) 我国全民健康信息化人才现状:根据国家卫生计生委 2015 年统计数据显示,我国目前有 983 528 家医疗机构。其中按医院等级分:三级医院有 2123 家,二级医院有 7494 家,一级医院有 8759 家。根据上述医疗机构数据,结合中国医院协会信息管理专业委员会(CHIMA)调查数据,我们按照加权平均的方法估算各级医院信息专业人才数量,全国医院信息专业人才队伍估计在 6.17 万人左右。

根据 2012—2013 年度中国医院信息化状况调查报告,参与调查的大部分医院都设置了专门的信息化部门(占样本总量的 90.44%),并由专门分管信息化的院级领导负责(占样本总量的 92.41%)。三级医院设置专门的信息化部门的比例明显高于三级以下医院。不同医院的信息机构设置有:信息处、信息中心、计算机中心、网络中心、信息科等不同名称,但任务与职责基本相同。

1)填报医院的信息部门人员规模:根据 2015 年度电子病历系统功能应用水平分级评价调查报告,3197 家医院参加了"医院信息部门人力资源情况"的调查,调查结果显示 2015 年填报医院信息部门卫生信息化人力资源的现状如下:各级医疗卫生机构初步建立了一支较为成型的信息人才队伍,从填报医院的人员数量的平均水平看,全国各省市填报医院的信息部门平均人数达到 6.52 人。

2)填报医院信息部门人员学历构成:填报医院信息部门人员学历以本科为主。从填报医院的全国平均水平看,研究生平均占比 7.50%,本科 53.43%,专科 32.10%,高中及以下为 6.97%。

3)填报医院信息部门人员专业构成。填报医院调查数据显示,医院信息部门人员主要为信息技术或计算机专业,平均占比 56.86%;医学相关专业 22.74%,管理专业背景和其他专业背景人员分别占比 7.80% 和 12.60%。

(3)医学信息学学科建设现状:发达国家早在 20 世纪 70 年代就将医学信息学列为一个独立的专业学科,并纳入规范的教学体系。我国医学信息教育起源于 20 世纪 60 年代开展的对医学图书馆工作人员的教育与培训,随后逐步从狭义的医学信息收集、存储和检索,发展到广义的医学信息学概念。

根据教育部 2012 年本科专业目录设置,培养医学信息专业人才的本科专业主要有:生物医学工程(医学信息方向)和电子信息类(医学信息工程专业)。另外,在生物科学下设置有生物信息学专业。

在高校的实际培养过程中,医学信息专业人才的培养主要分 3 种:一是在高等院校的生物医学工程一级学科下面设置"医学信息学"方向;二是高等医药院校内设置计算机或者信息管理专业;三是医学院校的图书馆专业培养医学信息专业学生(狭义的医学信息概念)。

据不完全统计,2000 年以来开展医药卫生领域的信息管理和信息系统教育的本科院校已经从 20 世纪 80 年代的 4 所增加至 52 所,招收医学信息学相关专业硕士的院校有 38 所,招收医学信息学相关专业博士的院校有 14 所,招收医学信息学相关专业的高职高专有 28 所。总之,我国医学信息学科已呈现蓬勃发展的崭新局面。

我国的健康医疗大数据人才培养面临如下主要问题:

(1) 医疗信息化现有人才存量严重不足:医疗信息化人才资源匮乏是现状共识。从主观愿望上,所有管理者和从业人员都期望这种状况尽快得以改变;但从客观环境看,面对我国来势迅猛的大规模医疗卫生信息化建设对专业人才的需求,医学信息学人才缺乏可能是我们未来一个较长时期不得不面对的客观现实。由于医学信息学人才的综合性高素质要求和交叉学科的特点,即使今后几年院校培养了大批医学信息人才,仍会存在人才供求关系的矛盾,这个复杂的社会问题不可能在短时期内获得根本性解决。

(2) 人才培养机制缺乏整体规划与连续性:无论是在院校体系中,还是在具体的工作实践中,人才的培养机制在行业中都缺乏整体规划与连续性。院校的教材与实际脱离的比较严重,注重理论培养,实践培养方法较少,理论与实践结合不到位。学生毕业后在工作中面临着二次学习,而相关知识的补充主要来自自身的自觉性和工作中给予的压力。行业针对性很明确的职业继续教育与培养严重缺乏。

(3) 知识体系架构不健全,学科建设滞后:急需成熟的教学体系、教书队伍、系列教材以及配套的教学产品和实训平台。作为特殊的、快速发展中的行业,目前急需建立一套完善的人才培养体系,从院校的学科设计,到职业教育的不断完善,都需要保障人才教育在一个可持续的发展中不断前行,与时俱进,既有基础理论、又有实践验证,既有多科培养,也有专业深化。

(4) 存量人才培养缺乏配套机制:医学信息学属于跨学科专业,单一的学校学科教育不能够培养全面复合型人才。相对于比较完善的医生职业教育体系,医疗信息化从业人员的职业教育备受冷落,跨知识体系的知识储备人才匮乏,有理论基础的人实践经验缺乏,有实战经验的人理论知识欠缺。而在实践中,大部分人没有再经过专业的教育或职业培训。目前针对已在医疗信息化行业中从业的人员(如医院 CIO 等)的培训也屡见不鲜,但是基本都是以热点专题等学术报告的形式出现,缺乏一整套培养机制:从理论到时间,从硬件到软件,从技术到管理,从微观到宏观,从国内到国外。同时,也缺乏执业资格认证体系和考核体系,培训学习基本都属于自愿性质,结果效果如何无法评价。

3. 解读

健康医疗大数据对医疗信息化复合型人才的迫切需求,需要国家投入更多的人力、物力、财力来加强中长期人才建设。

(1) 国家高度重视,给予相应的政策支持:近年来,国务院发布了《关于促进大数据发展的行动纲要》《国务院关于促进健康服务业发展的若干意见》《规范与促进健康医疗大数据应用指导意见》等诸多文件。同时健康医疗行业的信息化经过若干年的发展也积累了大量的数据,这些数据是当今最为复杂多样的行业数据之一,但健康医疗大数据的价值和作用也是巨大的。因此这些政策中都对健康医疗大数据人才培养提出了相应要求。

推动健康医疗大数据应用的实施和开展,离不开对行业内复合型人才的教育和培养,大数据统计和分析专用人才的匮乏将是阻碍健康医疗大数据应用进展的重大问题。大数据的应用涵盖数学、统计学、数据挖掘、商业智能分析和自然语言处理等诸多学科领域,不仅需要具有深度的医疗行业背景,还需要具备IT、数学、统计学、管理学等方面知识的复合型人才。人才的培养要有连续性和层次性。国家层面需要少数核心领军人才队伍,而各省市地区需要更多一线实践性人才队伍,因此人才的培养需要针对不同层级不同地区不同水平的医疗机构,按照学位类型、教育深度、学科领域等多方面设计人才培养的目标规划与课程,根据这些规划与设计,持续性的开展具体的培训与教育工作。人才培养要与科研创新紧密结合。

(2) 健康医疗大数据的市场预测:全球2004年的大数据容量为30EB(以日常接触的手机内存容量GB为标准,1EB大约等于11亿GB),到2013年这个数字已经是35 000EB。处理这样两级的数据,需要有大量的专业性人才。在大数据时代,大数据人才的适用领域非常广泛,有着巨大的社会需求。

根据麦肯锡报告,仅仅在美国市场,2018年大数据人才(包括高级数据分析专家)缺口将高达19万人。此外美国企业还需要150万人能够提出正确问题并运用大数据分析结果的大数据相关管理人才。中国是人才大国,但掌握和应用大数据技术的创新人才仍是稀缺资源,培养大数据相关人才成为最为紧迫的问题。大数据人才可以分为两类,一类是"数据经理或数据工程师、数据分析师";另一类是"数据科学家"。数据科学家熟练掌握计算机、统计、经济管理等技能,能够领导团队从海量数据中找出规律,发现知识,做出决策,创造价值。我国相关部门预计3~5年内,来自政府、媒体、企业等方面的数据工程师和数据分析师的需求将达 100 万人左右,而目前的人才培养,无论是规模还是质量水平,都远远达不到要求。

(3) 开展健康医疗信息化复合型人才队伍建设的重要举措:在健康医疗大数据行业应用发展的趋势下,未来必然对健康医疗大数据人才有更多数量、更高质量的需求。大数据人才是多学科交叉型人才,不是某一个学科可以单独培养的。进行数据分析,不仅要有数据库和软件等计算机方面的知识,还要有数学和统计方面的知识和能力。这就涉及中国学科体系中"统计学"和"计算机科学与技术"两个一级学科。毕业生在其工作实践中还将需要生物医学、财经和管理等方面的知识。

大数据人才的知识培养,需要计算机、统计学、数学等多学科的知识储备。同时,大数据人才属于应用型人才,必须重视实践环节。建立与之相适应的复合型人才队伍,需要从多个方面来努力,寻找到一条健康医疗大数据职业人才培养创新之路:

1) 研究并制订医院信息部门定编定岗方案,适度扩展人员编制:建议卫生计生委组织制订我国医院信息部门定编定岗标准体系,为扩展信息人员编制提供科学依据。同时积极协调国家有关部门,随着信息化的不断发展,逐步提高医院 IT 人员的编配比例。从根本上解决我国医疗信息化人才的自身定位问题。

2) 加强医学信息学学科建设和专业教育:为解决医疗卫生信息化的专业人才短缺,应加快在大学医学信息学专门人才的培养;强化在医学院校医学专业人员的信息素养的培养,组织理论与实践有基础的专家培养一批医学信息学硕士和博士,形成骨干队伍。尤其需要注意的是医学信息学专业的师资建设,同步进行医学信息学的课程建设。

3) 强化存量人才的在职培训:完善存量人才在职培训的机制和体系建设。试点建立培训机制,在部分具备条件的地区试点建立健康医疗大数据人才岗前培训、阶段性深化培训和建设项目专题培训,并建立考核认证机制。可采取分批集中办班、组织专家巡讲团、远程视频教学等多种教学方式。以项目为依托,在项目实施的同时培养人才,通过实战增长才干,使其成为本单位和后续建设新的骨干。这样可使每建成一个项目就培训出一批骨干,人才队伍与项目建设同步成长。

4) 探索创新型多角度融合的人才共育培养模式:加强健康医疗大数据人才队伍建设,开展创新型专业人才继续教育形式。创建多层次、多类型人才培养培训体系,推动人才共育模式的具体实施,联合政府、高等院校、科研院所、医疗机构、企业等共同培养人才。充分利用社会资源,在卫生行政部门主导下,充分发挥行业学会、高水平专家和医疗 IT 厂商积极性,按照统一标准和质量要求,为各类卫生机构多层次、大范围、大批量培训实用型健康医疗大数据人才。着力培育高层次、复合型的研发人才和科研团队,有序推进健康医疗大数据应用发展的人才技术交流与合作。根据大数据应用创新需要,积极引进大数据高层次人才和领军人才,完善配套措施,鼓励海外高端人才回国就业创业,培育一批有国际影响力的专门人才、学科带头人和行业领军人物。

5) 建立健康医疗大数据人才培养机制和体系:建立并完善健康医疗大数据的知识体系,培养师资力量,建立公平合理的人才考评机制。在部分地区和医疗卫生单位先行研究和试点建立健康医疗大数据人才绩效考评制度,考评结果与激励机制挂钩;推动健康医疗大数据专业人员执业资格考试,推行持证上岗制度,以提高人员队伍的水平;试行首席信息官(CIO)和首席数据官(CDO)选拔任用。

我国根据健康医疗大数据人才状况,除参照国际标准进行基础知识和技能培养外,还需要着力培育高层次、复合型的研发人才和科研团队,有序推进健康医疗大数据应用发展的人才技术交流与合作。按各类人员涉及信息化技术应用的不同层级,分别设计课程内容并规定考核标准。

总之,建设优质足量的健康医疗大数据人才队伍是一项长期的、基础性的系统工程,任重道远,需要大量系统细致的工作。

4. 案例

清华大学健康医疗大数据研究中心

清华大学于 2016 年 6 月成立健康医疗大数据研究中心,隶属于清华大学数据科学研究院,直接向分管副校长汇报。研究中心联合清华大学相关多学科专家、国家实验室共建,包括医学院、计算机系、自动化系、经管学院、医院管理研究院、统计系等。以国家人才战略为牵引,通过多学科交叉融合,努力培养具有大数据思维和创新能力的复合型人才;以数据共享和整合为基础,以研究应用为核心,建立大数据分析共享平台,推出产学研用一体化创新前沿研究与产业服务,高度重视与大数据相关的法律与伦理研究,注重隐私和知识产权保护。旨在服务国家战略(政),推动产业发展(产),培养领军人才(学),引领一流科研(研)。研究中心的学术委员会由中科院生物信息学李衍达院士、人工智能张钹院士、原国家卫生计生委统计信息中心副主任王才有等业界专家作为顾问,同时吸纳国内外大数据方面的顶级专家组成。

清华大学医院管理研究院承担了中国卫生信息学会健康医疗大数据人力资源开发专业委员会的筹建和成立工作,并以专委会为主要依托,开展跨学科专题培训。旨在调动国内国际健康医疗和大数据领域的优势资源,建立健全该新兴交叉学科人才培养体系,缓解人才供给矛盾,应用"顶层设计"促进健康医疗大数据人才培养的综合规划,形成行业持续发展。

(1) 健康医疗大数据人力资源开发的目的:针对大数据技术在健康医疗领域的发展趋势和当前面临的问题,通过集中优化国内外本领域的专家资源,研究大数据技术在医疗领域项目的工程实施过程中的管理调整及解决措施,培养跨学科复合型人才,对健康医疗数据实现有效挖掘,完成对医学本身和医疗服务的二次发现和感知,实现健康医疗大数据从采集、处理、存储及管理,到分析挖掘、展现与应用的人力资源规范化发展,从而引导和促进大数据技术在医疗领域应用的快速、健康发展。

(2) 实践与经验:关于人才培养方面,中心在从校内跨学科人才培养、产学研结合人才培养、定向人才培养、联合行业协会推动人才培养等几个方面对复合型人才培养进行了探索。

1) 校内跨学科人才培养:清华大学大数据能力提升项目在"学校统筹,问题引导,社科突破,商科优势,工科整合,业界联盟"的指导原则下,通过多学科交叉融合的大数据课程体系,引入新的案例教学模式,培养大数据思维和素养,重点培养数据分析、数据管理和创新应用能力。

研究中心联合清华长庚医院作为健康医疗大数据人才培养基地,通过结合健康医疗行业痛点,以医院脱敏数据作为基础,从医院管理、临床科研等方向进行实践课程设计。

大数据能力提升项目由清华大学研究生院、数据科学研究院及相关院系共同设计组织实施,基于实践课题,设计跨专业大数据硕士项目,整合建设课程模块,形成大数据思维与技能、跨界学习、实操应用相结合的大数据课程体系和线上线下混合式教学模式,以培养提升学生大数据分析能力和创新应用能力。课程设计分为能力基础模块及能力提升模块,由学校大数据领域专家及健康医疗行业专家进行授课,强调组成跨学科课题小组进行动手实践,并设计了实践课程学分。

　　作为大数据实践基地的医疗机构、健康医疗、生物制药等行业公司既能担当起人才培养社会责任,也可以优先获得熟悉专业领域的跨学科健康医疗大数据人才。计划未来 3 年培养超过 300 名跨学科健康医疗大数据的专业人才。

　　2) 产学研结合人才培养:清华大学也积极与有健康医疗大数据迫切应用需求的行业机构、企事业单位进行联合人才培养,通过跨领域专家组织联合课题的方式,在岗培养实践型人才。

　　研究中心与江苏省卫生统计信息中心于 2016 年初开展健康医疗大数据联合研究,并于 2016 年中国卫生信息技术交流大会上,联合发布了《江苏健康大数据研究报告》,其中发表了疾病与环境的相关分析的阶段性成果。在联合课题开展过程中,江苏省卫生统计信息中心的医学和信息化专家和清华大学的教授和博士共同进行课题的研讨、数据的梳理,提升了双方对于医疗行业业务以及大数据技术应用的理解和认识。清华大学提供了联合科研、数据共享实验、学术交流、专业人员培训等平台及服务。

　　通过产学研合作,清华大学为江苏省卫生统计信息中心培养了一批健康医疗大数据的技术骨干。并计划根据江苏省卫生发展的迫切需要,进行课题的选择与确认,将人才培养与应用相结合,进一步打造江苏健康医疗大数据人才培养和应用示范基地。

　　3) 社会定向人才培养:清华大学医院管理研究院开设健康医疗大数据培训班,作为健康医疗大数据人才开发的社会定向人才培养的重要组织形式。于 2016 年 11 月首期开班,以学界和业界相关从业人员为对象,根据学科需求,针对《三元空间大数据计算理论与方法》《利用大数据库验证论质计酬之成本效果》两大主题开展 4 学时的专题培训,培训科研人员、进修教师、医疗机构和产业界人才 80 余名。

　　4) 联合行业协会成立专委会推动人才培养:为贯彻落实《指导意见》,顺应新兴信息技术发展趋势,规范和推动健康医疗大数据融合共享、开放、人力资源开发,清华大学医院管理研究院承担了中国卫生信息学会健康医疗大数据人力资源开发专业委员会(以下简称"专委会")的筹建和成立工作,并以专委会为主要依托,开展跨学科专题培训。旨在调动国内国际健康医疗和大数据领域的优势资源,建立健全该新兴交叉学科人才培养体系,缓解人才供给矛盾,应用"顶层设计"促进健康医疗大数据人才培养的综合规划,形成行业持续发展。

5) 成立垂直细分健康医疗大数据研究中心:在清华大学医院管理研究院组织下,成立健康医疗大数据与循证医学研究中心,进行健康医疗服务的大数据技术支持和参照标准等研究。

北京大学健康医疗大数据研究中心

北京大学健康医疗大数据研究中心(以下简称"中心")经过北京大学及北京大学医学部相关领导的长期酝酿与筹备,于 2016 年 11 月 4 日正式成立。北京大学在健康医疗大数据领域具有独特的综合优势,包括:全面、综合、优质的医疗体系;具有国际视野的大数据方法学团队及人才培养机制;顶级的健康医疗领域研究团队;综合优质的人文与社会科学学科支撑等。中心从北京大学整体层面汇集优势资源,集合包括北京大学医学部、信息科学技术学院、软件与微电子学院、计算语言学研究所等的力量,旨在集成多源健康医疗大数据、采用国际前沿的数据处理和分析技术,为国家健康医疗战略、医学实践和全人群健康管理提供大数据驱动的决策支持,同时培养行业领军人才,促进产业转化,打造国际一流、国内领先、产学研一体的健康医疗大数据研究中心。在前期工作中,中心积极参与了国家健康医疗大数据中心与产业园建设试点工程工作,利用国家级数据库和浙江省等区域医疗平台的数据开展了卫生政策建议的工作,基于北京大学医学部附属和教学医院真实世界的优质医疗数据开展了临床决策支持和疾病智能诊断的研究,为健康医疗大数据政、产、学、研用协同发展提供了高水平的实践范例。

就人才培养而言,中心将其列为长期工作重点,旨在培养输出与北京大学在全球和我国学术定位相符的、不同方向的健康医疗大数据人才,打造健康医疗大数据的高层人才输出基地。中心进行的探索、经验和模式具体如下。

(1) 全面搭建学科体系:中心积极筹备、将健康医疗大数据搭建成为独立的学科体系,并明确了领域知识构成和人才培养方向、制定了明确的阶段任务和目标。

中心于 2017 年第一学期开始在北京大学开设《健康医疗大数据管理与应用》课程,在课程设置上涵盖国家健康医疗大数据政策解读、健康医疗大数据来源、健康医疗大数据分析方法和健康医疗大数据应用等内容;并采用不同领域知识融会贯通的形式,切实体现健康医疗大数据跨界的特点。在师资力量组织方面,融合多方力量,邀请医院信息化专家、临床专家、机器学习专家、自然语言分析专家、医学影像分析专家等共同参与课程建设。尤其在医学图像处理和临床决策支持等方面共同研讨了在内容、深度、广度3个维度上的教学方案,增加学生学研用的能力。课程开设后选课、校内与校外旁听人员激增、百人教室场场爆满,对于提高学生在领域的视野、认知、研究和实操能力起到了重要的作用。

在人才培养方向上,也形成了清晰的思路,即为健康医疗大数据分析人才(生源来自计算机和应用数学领域)和健康大数据应用人才(生源来自公共卫生领域和临床医学等领域),在培养"专而深"能力的同时培养跨界能力。

(2) 多元的人才培养方式:中心与北京大数据研究院合作,开设离线和在线的大数据培训课程,为高等院校、科研院所、医疗机构、企业培养大数据领域人才。此外,中心还将陆续开展不同形式、针对不同专业背景人群的继续教育课程,打造多种形式的人才培养机制。

(3) 围绕产学研用培养复合跨界人才:中心推动政府、高等院校、科研院所、医疗机构、企业共同培养人才,促进健康医疗大数据人才队伍建设。在政产学研用协同发展的指导思想下,建立共同培养人才的机制,形成政企联盟、医教联盟等模式,提高人才培养质量,促进人才多样化,共同培养人才。

此外,中心推动校企合作方式,通过企业职工与学生交换的方式,共同参与到课题研究中,从市场事业与研究方向等多方面提高。在北大医疗信息技术有限公司就银川健康医疗大数据平台建设的合作上,建立了研究人员与企业职工相互交换培训的机制,在研究知识专业技能领域上进行专业的指导与培养,在市场行情与行业动态上开阔视野,激发更多创新的能力与思维。

(4) 强有力的师资保障体系:中心发起倡议建立"健康医疗大数据协同创新发展高校联盟",由北京大学医学部主任詹启敏院士作为发起人,联合浙江大学、西安交通大学、华中科技大学、中山大学、南开大学等国内知名高校,发挥每所高校的优势、在包括人才培养的多个层面进行深度合作,共同培养健康医疗大数据跨界人才。

(5) 与世界一流机构同步培养人才:中心自建立之初,便在人才培养方面开展与世界一流高校和机构建立了密切联系、筹备联合培养人才。在健康医疗大数据领域,发达国家起步较早,相关领域的学科建设和人才培养也较国内成熟。中心目前与美国哈佛大学、普林斯顿大学和斯坦福大学建立了密切交流和人才引进机制，同时正在探讨联合人才培养的机制和具体内容。通过与健康医疗大数据领域世界一流机构的深度合作，能够大大缩短探索人才培养模式的时间，及时输出领域人才。

（舒　婷　兰　蓝）

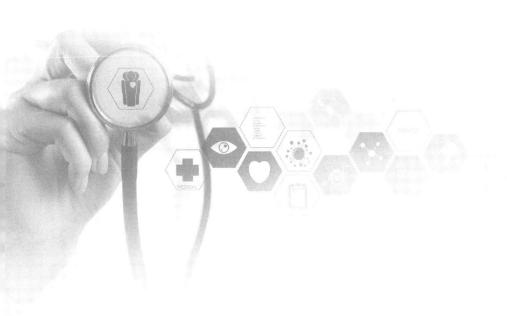

第三篇　创新机制篇

《指导意见》的第三部分是整个文件的落实操作部分,该段内容从顶层设计、阶段性突破以及周边的环境保障(包括政策、法律、金融等组织形式方面)、政策宣传和国际交流方面进行全面的部署。有宏观把握,有微观操作,点面结合,希望读者不仅能够从中看到方向,而且能够看到方法,看到解决方案。

理解该《指导意见》的整体精神,要整体把握该文件的战略思维。对于我国的大数据应用发展的这一具有使命性的命题来说,文件强调"促进和规范"两个方面。这是明确大数据作为新兴技术,不但带来机遇也带来了挑战。整个文件符合国务院的"创新驱动,风险管控"的战略思想,新的技术虽然能带来新的思路和方法,同时也要完善不相适应的法律法规,规范市场行为,控制发展方向,保证健康医疗服务的质量、安全。健康医疗大数据的发展对个人、医药行业、新兴生产力发展和国际竞争力的提高都具有重要意义,因此,社会各方需要重点关注以下4点:

国家统筹规划,多方参与建设。《指导意见》的出台,表明党中央、国务院对健康医疗领域的重视,将健康医疗大数据应用发展作为国家大数据战略布局,强化国家的统筹规划,鼓励政、产、学、研、用等社会各方共同参与,形成政府主导、多方参与、依法开放、资源共享、协同推进的格局。实施过程中,要充分发挥各方参与的专家委员会的作用,组织研究制定发展战略和相关的政策、法规、标准。需要各级政府积极参与,研究制定政府支持政策,从财税、投资、创新等方面对健康医疗大数据发展给予必要支持。需要各方参与,尤其是金融资本方参与,研究并推广运用政府和社会资本合作(PPP)模式,鼓励和引导社会资本参与健康医疗大数据的基础工程、应用开放和运营服务。

分区分领域推动试点示范工作。选择一批基础条件好、工作积极性高、隐私安全有保障的地区和领域开展健康医疗大数据应用试点示范。通过试点示范,可以充分激活各地各领域的创新活力,通过技术创新促进模式创新、组织创新、实现机制创新和体制创新;通过试点研究,发现健康医疗大数据应用过程中存在的实际问题,总结试点工作的优点和成绩,完善示范经验并向全国推广。

加强对试点示范工作的评估。为了促进健康医疗大数据应用发展,国家会在试点示范研究过程中创新,我国需要借鉴国际经验,建立国家级的健康医疗大数据应用发展的评估指标体系,进行大数据应用试点示范的全方位第三方评估。美国和英国在推进大数据发展和数据开放的过程中,均坚持成本效益原则,注重投资效益评估。如美国总统在实施大数据战略两年后,仍要求总统办公室开展大数据价值评估,调研其在美国各层次、各领域的应用情况;英国则在准备开展大数据投资前,委托其智囊团——政策转化研究所去调研大数据将对政府产生的变革作用,并评估其将对英国产生的价值(每年160亿~330亿欧元)。国家级试点工作的评估需要结合大数据应用的领域、功能和目标,结合投入产出,从质量、效率、安全、保障、便捷、卫生经济学等各个维度进行全方位体系化评估。

注重大数据应用发展保障体系建设。需要研究政策法规保障、技术保障、安全保障、资金保障、人才保障和国际合作保障等保障体系的各个方面。为了促进健康医疗大数据应用顺利发展,仍需要研究完善当前的法律法规,比如卫生信息的法律归属与合规保障;研究建立互联网执业认证制度,明确互联网执业的责权利、质量认证和监督,医疗纠纷责任认证。研究完善执行医师电子签名认证制度,规范电子签名技术要求。研究在实施数据质量标准规范前提下,建立数据共享强制性立法;如何明确信息采集知情同意权;研究远程医疗和移动医疗、精准医疗相关的法律法规政策;研究隐私保护、卫生信息数据安全、反基因歧视、受试者保护等法规。技术保障,需要联合卫生信息化、互联网以及可穿戴设备等软件、硬件运营商的共同参与[①];安全保障需要联合国家信息安全部门、运营商、使用者、医生、医院、患者等各个环节的参与。资金保障需要政府投入,金融资本的介入,需要制定合理的利益分配原则,保障公立医院医疗卫生服务的公益性。人才保障需要大力培养跨学科的医疗信息化复合型人才队伍,着力打造高层次、复合型的研发人才和科研团队,培养一批具有国际影响力的专门人才、学科带头人和行业领军人物,创新人才培养体系。国际合作保障需要从国家层面研究国家标准需求,支持公益科研组织、企业积极跟踪、转化、应用,参与、引领、制定健康医疗大数据应用的国际标准,提高我国科学家和企业的国际标准话语权。

---

① 大融合 大变革《国务院关于积极推进"互联网+"行动的指导意见》解读[M].中共中央党校出版社,2016.

第十一章

加强统筹规划

加强统筹规划是工作推进的第一个环节,建立党委政府领导、多方参与、资源共享、协同推进的工作格局,是健康医疗大数据推进实施的第一步,做好总体规划布局、主抓基础建设、做好安全监管是大数据产业化和落地的最核心的环节,推进军民融合,将军方信息系统民用化也是行业发展的一个趋势,加快落实军转民用政策,将军队的一些优秀成果及时转化为地方所用。加强专业委员会的指导作用,努力完善其职能,积极发挥其在行业的引领和标准制定作用。

一、组织领导

1.《指导意见》原文

建立党委政府领导、多方参与、资源共享、协同推进的工作格局。国家卫生计生委要综合统筹、强化实施,各有关部门要密切配合、形成合力,推动重点任务落实。各地区要重视健康医疗大数据应用发展,切实搞好总体规划、基础建设、安全监管,确保各项任务措施落到实处。推进健康医疗大数据军民融合发展,促进军地健康医疗数据规范衔接、互通共享、协同应用。

2. 现状与问题

目前全国各级政府和企事业单位都认识到大数据的重要性,并组建大数据专门行政管理部门和研究机构在狠抓落实,但是这个过程形式多样,各部门分头管理,出现了前所未有的热度和盲区,全社会都在探索和挖掘大数据发展的规律和转化为市场动能的突破点。国家卫生计生委规划与信息司主抓健康医疗大数据的应用发展,各地地方政府如四川、贵州均积极响应,以贵州省为例,组建了大数据局,统一部署实施。

3. 解读

大数据应用发展已经上升为国家战略,《指导意见》为首个行业大数据的国家级指导文件,解决的不仅仅是行业发展和医药卫生体制改革的问题,更重要的是承担了国家新兴生产力的发展重任,人人健康才能实现全面小康[①]。党委政府领导的工作机制对于该文件的落实非常重要。因此,当前对于健康医疗大数据应用的推进工作,首先要明确政府的领导责任,各省、市、县要充分领会文件精神,成立党委政府领导的健康医疗大数据工作小组。

信息化工作是一把手工程。中共中央网络安全和信息化领导小组组长就是习近平总书记。习总书记2016年4月19日上午在京主持召开网络安全和信息化工作座谈会并发表重要讲话,他强调按照创新、协调、绿色、开放、共享的发展理念推动我国经济社会发展,是当前和今后一个时期我国发展的总要求和大趋势,我国网信事业发展要适应这个大趋势,在践行新发展理念上先行一步,推进网络强国建设,推动我国网信事业发展,让互联网更好地造福国家和人民。没有网络安全就没有国家安全,没有国家安全就没有人民安全。

健康医疗大数据应用作为信息化发展的一个重要方面,各省(自治区、直辖市)、市、县(区)依此类推,形成一种良好的工作格局,工作组织形式,各级政府与健康医疗大数据相关的各类企业、医疗机构、科研单位等要加强沟通,扩大共识,深化合作,共同构建全民健康信息平台,开放共享,互联互通,搭建好老百姓健康医疗网络空间命运共同体。同时需要各级党委政府通力合作,各部门多方参与,从战略的高度重视并引领该项工作。建议以每个省为单位,省委书记或省长任健康医疗大数据工作组的组长,统筹医学院校、各级医疗机构、综合性大学的数据分析中心联合攻克难题,充分发挥各方的积极性达到资源共享,尊重客观规律做好顶层设计,鼓励政产学研协同参与推进该项工作的实施。各地要充分重视健康医疗大数据应用的规划设计,注重设计的前瞻性、

---

① 国务院关于印发"十三五"深化医药卫生体制改革规划的通知,国发 2016〔78〕号.

可操作性和实用性,针对大数据应用的关键问题进行联合攻关,不但注重基础建设,同时要注意风险管理和安全控制[①]。为了提升健康医疗大数据基础技术支撑能力,各地根据当地基础建设能力和大数据应用的需要,可以参考以下方面进行基础项目建设。

(1) 健康医疗大数据系统计算技术工程实验室:针对我国健康医疗大数据计算平台安全可信性差和软件通用性低的问题,建设大数据系统计算技术创新平台,支撑开展通用大数据计算软件框架和算法库、智能诊断和自动纠错等可靠性信息高速转发、统一框架内不同类型和格式数据批处理和流处理等技术的研发和工程化。

(2) 健康医疗大数据系统软件工程实验室:针对我国大数据系统软件开源创新不足的问题,建设大数据系统软件创新平台,支撑开展大规模多源异构数据一体化管理、交互式异构数据分析框架、数据可视化与智能数据工程、领域大数据应用开发运行环境、大数据混源软件可信验证等技术的研发和工程化。

(3) 健康医疗大数据分析技术工程实验室:针对我国大数据挖掘与分析能力弱、大数据算法应用和综合能力不高等问题,建设大数据分析技术创新平台,支撑开展大数据复杂性和不确定性特征描述、异构大数据预处理、挖掘与分析计算系统、大数据挖掘结果与决策支持、基于大数据的智能知识获取算法等技术的研发和工程化。

(4) 健康医疗大数据流通技术工程实验室:针对我国大数据共享交换及交易流通不畅、标准不明、数据质量参差不齐等问题,建设大数据流通与交易技术创新平台,支撑开展政企数据资源共享交换、公共数据开放流通、云上公共大数据分析与处理、跨系统公共大数据共享交换标准、大数据资源与服务确权估值建模等技术的研发和工程化。

4. 案例

贵州省健康医疗大数据发展

以贵州省为例,贵州省成立了健康医疗大数据应用发展领导小组,由省长担任组长,常务副省长和副省长担任副组长,38 位厅、局级一把手担任小组成员。领导小组下设办公室,设在省卫生计生委,由省卫生计生委主任兼任办公

[①] 国务院关于印发"十三五"卫生与健康规划的通知,国发 2016 [77]号.

室主任,负责综合统筹协调和强化实施健康医疗大数据应用发展的指导和技术研发、新业态构建及应用推广。

贵州省委省政府大力推动"大数据、大健康、大扶贫"发展战略决策部署,抢抓国家大数据综合试验区发展战略机遇,强化政府在健康医疗大数据应用新业态发展中的引领推动作用,坚持"以人为本、创新驱动,规范有序、安全可控,开放融合、共建共享,政府主导、市场推动"的发展原则,以体制机制创新、促进全民建康为首要任务,大力推动政府健康医疗信息和公众健康医疗数据互联融合、开放共享,加快推进全省健康医疗大数据应用发展,构建经济增长新引擎,全方位、全周期保障人民健康,强力支撑"健康贵州"建设。

贵州省健康医疗大数据应用发展确立了远近期发展目标。全面推进全民健康信息化建设,实现"互联网+"线上线下健康医疗服务全面协同,建立健康医疗大数据政、产、学、研、用协同发展的生态环境,形成大数据政府健康公共管理联动服务格局,健康服务及相关业态成为推动全省经济社会全面发展的新动力。2017年年底,初步建成区域健康医疗大数据中心,基本形成跨区域、跨部门的健康医疗大数据共建共享共用格局;整体规划"健康医疗云",提供"健康贵州"云服务;建成省、市、县三级全民健康信息平台,并与国家平台互联互通,健康医疗大数据初步汇聚并得到切实应用;远程医疗服务体系覆盖城乡,以居民健康卡为载体的健康档案和电子病历全面开放并在健康医疗服务中得到较好应用。到2020年年底,建成健康医疗大数据分级服务平台和20个区域临床医学数据示范中心,健康医疗大数据地方相关配套政策法规、安全防护、应用标准体系基本完善,全面实现医疗卫生信息与人口、法人、空间地理等基础数据资源跨部门、跨区域共享;城乡居民人人拥有规范化的电子健康档案和一张功能完备的居民健康卡。健康医疗大数据政、产、学、研、用协同发展的新业态基本形成,建立较为完善的健康医疗大数据产业体系。

二、推进军民融合

1.《指导意见》原文

推进健康医疗大数据军民融合发展,促进军地健康医疗数据规范衔接、互通共享、协同应用。加强对健康医疗大数据应用发展的指导,强化对技术研发、新业态构建、应用推广的统筹协调。

2. 现状与问题

关于军民融合,习近平总书记在十二届全国人大三次会议解放军代表团全体会议上提出把军民融合发展上升为国家战略。这是一个划时代的重大决策,需要我们从多维视角进行观察和思考。这是赢得未来发展主导权的战略应对。历史上,军事技术一直领先于民用技术。但从 20 世纪 70 年代中期起,人类开始进入以信息化、智能化为特征的新技术革命时期,开启了商业革命先于军事革命、社会信息化水平普遍高于军队信息化水平的历史。目前,发达国家的军事专用技术比重已不到 15%,而军民通用技术超过 80%。在科技和军事双重革命的驱动下,军民融合渐成气候。在世界军民融合浪潮中,科技领域融合是制高点。未来军队技术转移至民用,高尖端的医学技术能够军民融合,信息传输技术,远程指挥作战技术,大量医学专业人员拥有相应的技术和能力,转业到地方后将更好地发挥其专业优势[1]。

3. 解读

注重军民融合式建设,军队医院卫生战备信息系统涉及的领域广泛、关系复杂,不仅涉及上级卫勤指挥机关、医疗救护分队,还涉及地方卫生部门和医疗单位。当前,军队担负双重使命,必须准备执行多样化军事任务,特别是近年来,军队医院参加非战争军事行动越来越多。非战争军事行动不仅仅是军队内部的事情,在多数情况下是与国家和各级地方政府统一行动,因此,在建设军队医院卫生战备信息系统时要充分利用国家和地方现有卫生资源,统筹兼顾,协调建设,统一标准,互通有无,以较少的投入、较短的时间,共同建立军地一体的卫生动员数据库。当前军民融合仍处于初级阶段,在实践过程中需要注意以下两个问题:一是军队数据的安全性保障问题,应明确保障措施信息安全等级保护落实;二是双方合作的机制和基础问题,应明确合作协议、数据共享机制、注意事项等。

对于普通百姓来说,在很多地方都有武警医院,北京也有一些军队医院对外开放,具有较高的医疗水平。国防大学教授公方彬认为,军队医院既是社会的也是国防的,这次改革可能涉及军队医院转移地方的问题,如此一来,势必出现病人向地方转移,因此医院应开通军人服务窗口,把军人当做重要服务对

---

① 习近平 5 次公开强调军民融合 工信部将编制十三五规划 . 搜狐 [引用日期 2015-09-06].

象[①]。由于当下社会医疗资源本身就不够,假如转到地方,既要解决军人就医问题,同时,还可以向社会开放而不会闲置,以军民融合思维来对待,有助于问题解决。为了更好地医治疾病,军队医院的数据也要逐渐与地方医院融合。先要加强信息系统互联互通,才会得到开放共享和满足真正意义上的社会及医院临床科研需求。

4. 案例

中国人民解放军第一军医大学

中国人民解放军第一军医大学已经转制为南方医科大学南方医院,军队医院在信息化的标准化、规范化方面具有得天独厚的条件。军队对于数据安全方面同样有着较多的先进经验,均可与地方共享。该院使用规范化的卫生信息系统,对军人就医系统有单独的加密保护系统,设立了专门的军人就医通道,既解决了军人就医的便捷性,同时也保障了军民融合过程中需要保护的军方数据安全和隐私,需要临床科研实践时可采用特殊通路提取去军方隐私数据进行研究。

三、加强应用发展指导

1.《指导意见》原文

加强对健康医疗大数据应用发展的指导,强化对技术研发、新业态构建、应用推广的统筹协调,研究建立专家委员会,组织研究制定发展战略及相关政策、法规、标准。

2. 现状与问题

专业委员会是一个行业某领域的权威组织,对该专业制定标准、规则、法律、法规等发挥非常重要的作用,目前行业协会在委员会的成员构成、职责权限、议事规则等方面,赋予了充分发挥作用和履行职能的空间,但在专业委员

---

① 军队医院将大量转移到地方,百姓看病更容易,http://junzhuan.com/thread-2480413-1-1.html(出处:军转网).

会运行的方面也有一些困难,比如专业委员会的自我管理、更新和发展的内生机制方面,很多时候专委会的主任委员由现任领导或者权威专家担任,但是这些主任委员业务繁多,难以完善和发挥好专委会的本职功能和作用,委员也分散在全国各地,有时很难集中完成好一件工作,工作的积极性难以保证,有些专业委员会形同虚设,所以专业委员会需要由行业行政主管部门来监督和评估,以保证其功能的发挥。

3. 解读

《指导意见》要求,强化专业委员会的作用,主要就技术研发、新业态构建和应用推广发挥统筹协调作用。在中国卫生信息学会的支持下,健康医疗大数据应用相关的专业委员会不断成立,负责研究国家健康医疗大数据发展战略以及相关的政策、法规和标准。中国卫生信息与健康医疗大数据学会(Chinese Health Information and Big Data Association,CHIBDA,以下简称"学会")是国家卫生健康委员会主管的国家一级学会。其前身是成立于1984年的中国卫生统计学会;2004年更名为中国卫生信息学会。2017年7月,经民政部批复,同意中国卫生信息学会更名为中国卫生信息与健康医疗大数据学会。

截至2018年2月,该学会现有专业委员会56个。具体是:

编号	专业委员会名称
1	中国卫生信息与健康医疗大数据学会统计理论与方法专业委员会
2	中国卫生信息与健康医疗大数据学会健康统计专业委员会
3	中国卫生信息与健康医疗大数据学会医院统计专业委员会
4	中国卫生信息与健康医疗大数据学会卫生统计学教育专业委员会
5	中国卫生信息与健康医疗大数据学会卫生管理统计专业委员会
6	中国卫生信息与健康医疗大数据学会电子病历与医院信息化专业委员会
7	中国卫生信息与健康医疗大数据学会公共卫生信息专业委员会
8	中国卫生信息与健康医疗大数据学会健康档案与区域卫生信息化专业委员会
9	中国卫生信息与健康医疗大数据学会卫生信息标准专业委员会
10	中国卫生信息与健康医疗大数据学会信息新技术应用专业委员会
11	中国卫生信息与健康医疗大数据学会卫生信息学教育专业委员会
12	中国卫生信息与健康医疗大数据学会健康卡应用与管理专业委员会
13	中国卫生信息与健康医疗大数据学会远程医疗信息化专业委员会

编号	专业委员会名称
14	中国卫生信息与健康医疗大数据学会妇幼保健信息专业委员会
15	中国卫生信息与健康医疗大数据学会卫生地理信息专业委员会
16	中国卫生信息与健康医疗大数据学会中医药信息化专业委员会
17	中国卫生信息与健康医疗大数据学会人口信息化专业委员会
18	中国卫生信息与健康医疗大数据学会家庭健康专业委员会
19	中国卫生信息与健康医疗大数据学会食品安全与卫生营养专业委员会
20	中国卫生信息与健康医疗大数据学会产业发展与信息安全专业委员会
21	中国卫生信息与健康医疗大数据学会老年保健专业委员会
22	中国卫生信息与健康医疗大数据学会药物与器械专业委员会
23	中国卫生信息与健康医疗大数据学会人力资源开发专业委员会
24	中国卫生信息与健康医疗大数据学会国际合作与交流专业委员会
25	中国卫生信息与健康医疗大数据学会政府决策支持专业委员会
26	中国卫生信息与健康医疗大数据学会标准化专业委员会
27	中国卫生信息与健康医疗大数据学会保险促进专业委员会
28	中国卫生信息与健康医疗大数据学会"互联网+"医疗专业委员会
29	中国卫生信息与健康医疗大数据学会应用评估和保障专业委员会
30	中国卫生信息与健康医疗大数据学会基层应用专业委员会
31	中国卫生信息与健康医疗大数据学会运动与健康专业委员会
32	中国卫生信息与健康医疗大数据学会名医联盟委员会
33	中国卫生信息与健康医疗大数据学会健康医疗开放大学理事会
34	中国卫生信息与健康医疗大数据学会心血管专业委员会
35	中国卫生信息与健康医疗大数据学会肿瘤专业委员会
36	中国卫生信息与健康医疗大数据学会医疗质量管理与监督专业委员会
37	中国卫生信息与健康医疗大数据学会中医药专业委员会
38	中国卫生信息与健康医疗大数据学会整形美容专业委员会
39	中国卫生信息与健康医疗大数据学会眼科专业委员会
40	中国卫生信息与健康医疗大数据学会卫生计生信息监督专业委员会
41	中国健康医疗大数据产业联盟
42	中国健康医疗大数据名医联盟
43	中国健康医疗大数据开放大学联盟
44	中国健康医疗大数据科技创新联盟
45	中国健康医疗大数据整形医学联盟

续表

编号	专业委员会名称
46	中国健康医疗大数据应用与穿戴装备发展联盟
47	中国健康医疗大数据互联网＋远程医疗联盟
48	中国健康医疗大数据物联网战略联盟
49	中国国民营养健康战略联盟
50	中国健康医疗大数据标准化联盟
51	中国健康医疗大数据运动与健康联盟
52	中国健康医疗大数据中医药发展联盟
53	中国健康医疗大数据家庭健康战略联盟
54	中国健康医疗大数据医疗人工智能发展联盟
55	中国健康医疗大数据肿瘤发展联盟
56	中国健康医疗大数据心血管发展联盟

学会宗旨:团结全国广大卫生计生统计、信息化建设及健康医疗大数据工作者,贯彻国家卫生与健康工作方针、政策和规划,围绕卫生与健康事业发展要求,以卫生计生统计、信息化建设及健康医疗大数据工作研究、开发、应用、实践为重点,促进卫生统计、信息化建设及健康医疗大数据工作水平的提高,促进卫生统计、信息化及健康医疗大数据人才队伍专业水平的提高,促进卫生统计、信息化建设及健康医疗大数据相关知识的普及与推广,促进国民健康医疗水平和国家卫生与健康事业现代化管理和理论水平提高,为提高人民群众获得感、增强深化医改新动力,增添经济发展新动能,实施健康中国战略服好务。

业务范围:

(1) 协助卫生计生行政部门制定发展战略、规划、政策、法规,为卫生统计、信息化建设、健康医疗大数据应用和推进健康中国建设等相关重大决策提供咨询建议和接受委托任务。

(2) 承接政府职能转变中卫生统计、信息化建设、健康医疗大数据应用、国家试点项目考核评估推进、标准化、授权及安全管理、规范制度建设等方面的相关工作。为医疗卫生机构相关部门、企事业单位和社会公众提供卫生统计、信息技术应用、信息咨询和健康医疗大数据应用发展等服务。

(3) 加强同相关国内外学术机构和国际组织的学术交往和国际交流,促进和开展国内外卫生与健康统计、信息化建设和健康医疗大数据相关学术技术交流与合作。探索和建立政、产、学、研、用相结合的联合创新体系,推广卫生与健康统计、信息化建设、健康医疗大数据应用发展的科学技术成果,促进科学技术转化为生产力。根据学科发展需要举办世界健康医疗大数据峰会或促进卫生与健康事业发展、信息化建设、健康医疗大数据应用技术、软件、产品、装备等相关应用产品的展览和交流等。

(4) 组织、协调卫生与健康统计、信息化建设及健康医疗大数据应用等相关学术课题研究与开发工作,推广卫生与健康统计、信息化建设及健康医疗大数据科技研究成果、前沿技术、颠覆技术和先进典型实践经验。

(5) 经政府相关部门委托,设立并开展卫生与健康统计、信息化建设及健康医疗大数据科技项目,并开展相关论证和评估,开展健康医疗信息化建设与健康医疗大数据应用效果评估,科技成果评审,信息系统技术、产品、卫生与健康信息标准、安全测评、政策法规研究,信息化及健康医疗大数据涉及的疾病诊断与健康相关标准体系、标准代码等标准应用研发,以及准入标准、安全标准、准出标准、授权标准、分级授权等标准评测等工作。

(6) 推荐卫生统计、信息化建设及健康医疗大数据应用发展领域优秀中青年科技人才,设立卫生统计、信息技术、健康医疗大数据应用科研资金支持的科研创新、应用、国家工程实验室等项目。

(7) 负责国家健康医疗开放大学建设和发展等相关工作,开展卫生与健康统计、信息化建设及健康医疗大数据(包括各专委会业务范围和涉及发展的前沿技术、颠覆技术)等相关教育培训和继续教育等,帮助会员、广大医护人员、卫生和健康统计、信息化建设及健康医疗大数据工作者更新知识,对广大人民群众科学知识普及与。不断提高业务技术水平和人民群众获得感,配合有关部门评定卫生统计、信息化建设及健康医疗大数据业务人员的技术职称。

(8) 依照有关规定,组织编写专业书籍、报告和考评论文,编辑出版专业杂志,举办相关民办非企业组织、产业等多种联盟,促进学会长大发展。

(9) 反映会员和卫生与健康统计、信息化建设及大数据应用发展工作者的意见和诉求,维护其合法权益。

(10) 承办政府职能转变中放管服工作要求及有关部门委托的工作任务。

4. 案例

政府决策支持专业委员会

中国卫生信息与健康医疗大数据学会政府决策支持专业委员会于2016

年12月9日成立。该专委会主要聚焦于健康医疗大数据政府决策支持方面,专委会的成立对于推动我国健康医疗大数据应用发展具有重要的意义和作用。

具体职责:研究健康医疗大数据标准化体系和资源目录体系,组织开展标准研制;开展健康医疗大数据在数据采集、整合、存储、分析、应用等环节关键技术以及大数据信息平台构建等方面的研究;开展健康医疗大数据决策支持、绩效评价、项目评估、数据共享开放、组学数据与临床数据融合发展等方面研究与应用;组织开展健康医疗大数据政府决策支持与标准化学术交流活动;开展健康医疗大数据政府决策支持与标准化人才队伍培训;组织开展健康医疗大数据政府决策支持与标准化的国际交流、咨询服务与应用推广。

健康医疗大数据应用评估和保障专业委员会

中国卫生信息与健康医疗大数据学会应用评估和保障专业委员会于2017年4月8日成立,应用评估和保障专业委员会致力于开展基于健康医疗大数据应用的评估体系和保障体系的研究与实践,推广健康医疗大数据应用项目评估和认证,开展健康医疗大数据应用试点研究,培养大数据应用评估与和保障相关领域人才,推动健康医疗大数据领域国际交流与合作。

具体职责:研究建立健康医疗大数据应用评估体系,包括研究建立健康医疗大数据应用评估指标体系;研究建立健康医疗大数据评估方法;研究构建健康医疗大数据应用人才队伍建设及组织体系。主要研究领域包括:政策与法律法规保障、技术保障、安全保障、资金保障、人才保障、国际合作保障等。研究国际大数据与智慧医疗健康的相关标准规范与发展动态,寻找相关国际合作伙伴,参照国外在大数据与智慧健康医疗标准规范评估与保障体系的成功经验,制定与国际接轨的、符合中国具体国情的标准体系。与其他相关专业委员会密切配合,协同工作,为专项研究提供相应服务评估体系支持。

(程　龙　赵艳花)

第十二章

抓住重点着力突破

健康医疗大数据应用发展是个系统工程,实施过程中,一定要有重点,边推进边出成效,提升百姓的获得感。智慧城市的推进,促使便民工程已经成为当代政府最关注的民生服务工程,医疗卫生行业也在全面构建智慧医疗模式,从人民群众迫切需求的领域入手,重点推进网上预约分诊、远程医疗和检查检验结果共享互认等便民惠民应用。全国各地纷纷展开试点研究,加快推进基本医保全国联网和异地就医结算。同时支持智能可穿戴设备等医疗设备进入终端客户和基层社区卫生服务机构,加大疑难疾病等重点方面的科学研究和大胆探索。

一、便民惠民应用突破

1.《指导意见》原文

从人民群众迫切需求的领域入手,重点推进网上预约分诊、远程医疗和检查检验结果共享互认等便民惠民应用。

2. 现状与问题

网上预约挂号系统是一种新型的挂号系统,也是目前主要的挂号系统之一,但是分级诊疗的机制还没有完全落实,所以基层医疗机构的网上预约系统没有发挥其应有的作用。远程医疗是强基层、建机制、保基本的一种重要的诊疗模式,目前国家卫生计生委远程医疗管理中心正委托中日友好医院来助推全国远程医疗软件系统的联网,在一些地区做得比较好,比如大连市中心医院辐射全世界 13 个国家和全国 100 多家医疗机构。各医院检查结果互认最基本的要求是各级各类医疗机构信息系统互联互通,目前医院内部系统数据的碎片化和孤岛化,导致同一所医院内部系统无法互联互通,区域内信息共享更加困难,导致病人重复检查,严重浪费医疗资源。

3. 解读

《指导意见》重点提了 3 个着力突破的范围,一是网上预约分诊,二是远程医疗,三是检查检验结果共享互认。这 3 个突破点连接起来就是保证实现分级诊疗的基础,发挥优质医疗资源的引领作用,整合线上线下资源,形成信息化支撑下的智慧分级诊疗体系。在实现突破的过程中,需要优化形成规范、共享、互信的诊疗流程。探索互联网健康医疗服务模式。以家庭医生签约服务为基础,推进居民健康卡、社会保障卡等应用集成,激活居民电子健康档案应用,推动覆盖全生命周期的预防、治疗、康复和健康管理的一体化电子健康服务。

全面建立远程医疗应用体系需要推进大医院与基层医疗卫生机构、全科医生与专科医生的数据资源共享和业务协同,健全基于互联网、大数据技术的分级诊疗信息系统,延伸放大医疗卫生机构服务能力,有针对性地促进"重心下移、资源下沉"。所谓远程医疗,就是借助信息及电信技术来交换相隔两地的患者的医疗临床资料及专家的意见,在新型的医疗模式下,包括家庭医生签约保证下的适合远程监控的慢性病管理服务。远程医疗包括远程医疗会诊、远程医学教育、多媒体医疗保健咨询以及智慧慢性病管理等。要明确远程医疗和远程会诊的区别和联系,远程医疗是利用信息化手段,对远距离患者开展医疗服务的一种形式,远程会诊是医疗服务人员之间通过信息化技术手段对疾病进行远距离的讨论和交流,协助当地医疗人员做好相应的诊断治疗工作。远程医疗会诊在医学专家和病人之间建立起全新的联系,使病人在原地、原医院即可接受远地专家的会诊并在其指导下进行治疗和护理,可以节约医生和病人的时间和金钱。

2014 年 8 月,国家卫生计生委印发了《关于推进医疗机构远程医疗服务的意见》,鼓励利用信息化手段开展远程会诊、远程培训,基层检查、上级诊断,促进三级医院医疗资源下沉,提高医疗服务可及性,提升基层医疗服务能力,为了提高远程医疗服务利用率,破除收费、报销等政策瓶颈。2014 年,国家卫生计生委会同国家发展改革委在宁夏、云南、内蒙古等 8 个省份启动远程医疗政策试点,解决收费和报销问题。在卫生计生委组织的城乡医院对口支援,特别是在三级医院对口帮扶贫困县县级医院工作中,将远程医疗作为优质资源下沉、提升基层能力的重要措施之一,进行了具体部署。在 2016 年年底印发的《关于开展医疗联合体建设试点工作的指导意见》中,将远程医疗协作网作为医联体的一种模式,在农村、边远、贫困地区推广实施。

据不完全统计,目前我国共计有 6800 余家医疗机构开展了远程医疗服务,覆盖 1330 个县,每年开展远程医疗服务 245 万余次。通过远程方式培训基层人员 43 万人次。已有 17 个省份制定了远程医疗服务收费标准,其中,湖南、贵州、云南 3 省已将远程医疗服务费纳入医保和新农合报销范围。

在今后加强健康医疗大数据应用发展过程中,要将远程医疗作为重点工作进一步推进。一是继续将远程医疗作为推进优质医疗资源下沉和健康扶贫对口帮扶的重要手段。在 2017 年年底前,指导 889 家三级医院与对口帮扶的 834 个贫困县的 1149 家县级医院全部开通远程医疗服务,包括承担组团援藏、援疆任务的三级医院与西藏、新疆受援医院之间均开通远程医疗。一方面为贫困地区患者提供医疗服务,另一方面为贫困县县级医院培训医务人员,与派驻医务人员团队现场帮扶相结合,提高县医院医疗服务能力,特别是提高定点县医院大病医疗救治能力。二是在加强医联体建设过程中,大力推行远程医疗协作网,推广贵州、浙江、云南等省经验,有条件的地方,在城市三级医院与县医院远程医疗协作的基础上,向下延伸至乡镇卫生院,提升乡镇卫生院基本医疗服务能力,以信息化手段促进县乡村一体化协同发展。推动远程影像诊断协作网、远程心电诊断协作网、远程病理诊断协作网等,提高诊断和区域内医疗服务同质化水平。三是在省级卫生计生综合信息平台建设中,加强省级远程医疗平台建设,同时,会同国家发改委推广湖南、贵州、云南等省经验,推动其他省份出台远程医疗收费和报销政策。四是研究制定互联网医疗管理办法,将远程医疗作为互联网医疗的重要形式之一积极推进,明确各相关主体的责权利,更好地维护人民群众健康权益。

实施的过程中,需要注意制定和实施远程医疗的标准和规范。远程医疗中的远程会诊、远程病理、远程心电诊断,都是很有价值的远程医疗项目。但是,在实施的过程中,一定要结合实际情况分类实施,保证远程医疗的质量和效率。远程病理和远程会诊有不同的要求,对于设备的要求很高。对于远程病理,全视野的显微镜非常关键,若有些基层医院缺乏相应的设备投入,就难以开展远程病理工作。远程会诊开展的内容,除了远程心电、远程病理、远程影像,若有条件还包括术前方案、术中显微镜下的手术,各地区要根据实际情况,硬件配置和人员资质能力,总结适合当地做的远程医疗项目。务必杜绝一哄而上现象,复制、照搬其他地区和其他大医院的做法,造成资源浪费。远程医疗实施的另一基础,就是检查检验结果互认。虽然检查检验结果互认在各级文件中有要求,但是标准不一是当前检查检验存在的现实问题,大医院对检验结果存有疑虑。接下来的工作重点,需要进一步推行质量认证的标准,大力推行第三方检验。

4. 案例

四川省人民医院远程医疗实施经验

(1) 四川省远程医疗业务发展背景:四川省是人口大省,医疗服务能力相对沿海及发达地区落后,特别是四川省边远少数民族地区和贫困县更是落后。目前四川省医疗服务能力主要集中在省会城市、市级城市和县级城市,国家的重点建设与扶持也偏向于三级城市,而乡镇作为最前沿的健康服务机构,医疗服务能力相对偏弱。四川各级政府主导发展医联体,带动区域内医疗服务能力的提升,但由于医疗服务人才的缺乏、医疗设备配置的不均衡等问题,仍旧无法更好地引领区域性的发展。四川卫生主管部门也开展了对口帮扶工作,实现了医院与医院之间的结对子帮扶,但是专家一走,被帮扶医院的医疗服务能力又有可能回到了起点,没有起到自身的造血功能。医疗机构内人才流动较大,优秀的人才一旦被培养出来后容易被资源或条件好的医院挖走。基层医疗机构管理者和医生对远程医疗的认识不足,接受度不高;有些医院与国内多家医疗机构都建立了远程合作,拥有远程设备,但利用率极低;因为各种原因,并未深入地了解远程带来的价值和意义。较多基层医院缺乏主动发展意识,被动接受国家帮扶较多。

(2) 四川省人民医院远程业务发展目标与措施:面对基层医疗机构弱化,充分发挥四川省人民医院医疗资源优势,以基层医院需求为导向,提倡创新服务,共赢发展,为基层医疗机构提供快速、快捷、优质地适宜服务,加强服务质量的管理,让基层由满意到信任作为四川省人民医院远程医疗会诊中心的服务目标。优化平台技术,充分利用互联网技术,为基层提供适宜的平台。2014年9月,四川省人民医院远程医疗平台结合战略发展目标,重新对四川省人民医院远程医疗平台进行了改造,依托互联网开展远程业务。用户在任何地方登录网址即可完成远程业务操作。会诊资料、教学课件可同步浏览和查看,极大地方便了基层医院的操作和使用。利用理论来指导实践,提升服务品牌,面对 2015 年年底的接入医院少(37 家),远程会诊量少,远程教学单一,基层医生的接受度低等问题,结合服务质量五差距模型[有形性(tangibles)、可靠性(reliability)、快速响应性(responsiveness)、保证性(assurance)、移情性(empathy)],不断对照、总结提升,打造四川省人民医院远程医疗的一流服务品牌。结合基层需求,开发、整合多方资源,为基层提供多样化的远程医疗服务。

(3) 界定远程会诊范围:临床会诊、护理会诊、合理用药、影像会诊、心电会诊和病理会诊等。远程教学,包括常规教学、精品型教学、专科专项教学、直播学术交流会,此项教学将根据学术交流会是否授学分,若有,则可以申请授予。住院医师培训,省人民医院定期举办的住院医师培训,中心将选择性地全程免费向合作医院实时直播。

规培护理培训,省人民医院定期举办的规培护理培训,中心将选择性地全程免费向合作医院实时直播。科室病案讨论直播及远程 MDT 多学科病案讨论,远程医院管理论坛,资源来源于院内管理者经验分享、远程合作医院优秀管理者经验分享、第三方医院管理培训机构分享。

(4) 创建了激励体系,充分调动各级人员的积极性:对优秀的基层医生给出了免费短期进修培训机会和长期进修培训机会。对远程业务开展较好的基层医院,省医远程中心整合第三方培训机构的培训资源,免费提供。利用远程,创建了多级联动的分级服务体系。利用远程,创建了线上和线下相结合的帮扶体系。利用远程,开展了平台内各级医疗机构的资源共享,充分调动了各级医疗机构的积极性和参与性。利用远程,完成精准扶贫工作。中心开展了远程义诊工作,2016 年年底累计实现 50 例,让贫困人员在家门口就可享受专家的指导,并得到更好的治疗。结合远程,完成边远地区少数民族专项帮扶工作。与四川省外事侨务办公室合作,将远程快速部署到稻城、理塘、红原、若尔盖和喜德 5 个少数民族地区开展远程业务指导和对口帮扶指导。利用远程,完成对各级乡镇卫生院专项帮扶工作,与四川省扶贫基金会合作,对 20 个乡镇卫生院开展了远程专项帮扶工作,皆在提升乡镇卫生院的服务能力。

二、医保异地就医结算应用突破

1.《指导意见》原文

加快推进基本医保全国联网和异地就医结算。支持发展医疗智能设备、智能可穿戴设备,加强疑难疾病等重点方面的研究。

2. 现状与问题

加快推进基本医保全国联网和异地就医结算,最起码要做到省内卫生信息系统的互联互通,医保联网和异地就医不仅限于本省,但目前是一个省都难以互联互通,国家卫生计生委规划与信息司要求 2020 年要全面实现全国全民健康信息网络的互联互通,因此现在是打基础的时间,各省全民健康信息平台正在建设中,各省内医疗机构和基层正在联通中。目前全国基本医保联网和异地就医结算需求很大,但当前系统不通畅,体制机制的不顺畅,配套政策的滞后等问题很突出。关于异地医保结算,目前全国各省分别选取一个地市进行试点探索,目前,新农合异地就医结报的政策框架已经基本搭建。卫生计生部门管理新农合(城乡居民医保)的省份均已实现了省内异地就医结报,四川、贵州、甘肃、陕西、吉林、辽宁等省份已经开始为跨省患者提供即时结报服务。

3. 解读

在 2016 年政府工作报告中提出"在全国推进医保信息联网,实现异地就医住院费用直接结算。"这个目标实现需分"三步走"。第一步:实现省内异地就医的直接结算。统计数据表明,省内异地就医的占比最大。截至 2016 年年底,我国已有 30 个省份实现了省内异地就医持卡结算。第二步:2017 年上半年实现异地退休安置人员跨省异地就医住院费用直接结算。第三步:2017 年年底之前,实现所有符合转诊条件的人员异地就医住院费用直接结算。异地就医主要针对 4 类人群,分别为:异地安置退休人员,即退休后在异地定居并且户籍迁入定居地的人员;异地长期居住人员,指在异地居住生活且符合参保地规定的人员;常驻异地工作人员,指用人单位派驻异地工作且符合参保地规定的人员;异地转诊人员,指符合参保地转诊规定的人员。医保异地结算不仅能给患者减负负担,同时防堵漏洞保证"救命钱"安全,而且与分级诊疗目标不冲突。

目前,国家新农合信息平台已经基本建成,并实现了与卫生计生部门管理新农合省份的信息平台(除西藏)和部分大型三甲医疗机构互联互通。主要做法如下:制定了统一的信息标准体系,规范运行流程。2016年8月,印发了《国家卫生计生委办公厅关于印发新型农村合作医疗跨省就医联网结报转诊流程与信息交换操作规范》(国卫办基层函〔2016〕900号),明确转诊业务环节、跨省转诊信息交换内容。近期,组织专家研究起草了《国家新农合跨省就医联网结报数据交换技术方案(试行)》和《新农合跨省就医联网结报定点医疗机构操作规范(试行)》,规范信息系统的数据交换和医疗机构的操作规范。建立专用网络,确保新农合跨省就医联网结报数据交换安全畅通。通过信息化手段加强监管,维护基金安全。在审核系统中设定临床业务规则,推进智能审核,提升医疗质量。同时,推进国家新农合信息平台数据共事,为各省份开通专用核查账户,进行新农合异地就医费用的查询和核实,维护基金安全。

4. 案例

山东省青岛市基本医疗保险异地结算

根据人社部、财政部联合印发的《关于做好基本医疗保险跨省异地就医住院医疗费用直接结算工作的通知》(以下简称《通知》)[①],山东省成为跨省异地就医直接结算工作首批启动的22个省份之一。目前,青岛市按照国家、省统一部署,正稳步有序推进基本医保跨省异地就医直接结算工作。立足方便快捷、保障公平效率,实现跨省异地就医直接结算后,参保人在就医地定点医疗机构结算时,只需按规定承担个人自负的住院医疗费用。这一举措将逐步解决异地就医人员报销周期长、垫资负担重、往返奔波等难题。

根据《通知》要求,全国跨省异地就医住院医疗费用直接结算工作将分阶段逐步推进实施。第一阶段:2016年年底前,首批启动的22个省份的异地就医结算系统与国家异地就医结算系统对接;第二阶段:2017年上半年,所有省级异地就医结算系统与国家异地就医结算系统对接;第三阶段:2017年年底前,基本实现跨省异地安置退休人员和符合转诊规定人员的住院费用持社会保障卡直接结算。现阶段,青岛市正按照省人社厅统一部署做好相关数据库的维护完善工作。

---

① 《关于做好基本医疗保险跨省异地就医住院医疗费用直接结算工作的通知》.

　　关于跨省异地就医直接结算有几个方面需要明确。从异地安置人员开始逐步扩大人员范围。根据《通知》规定,2017 年开始逐步解决跨省异地安置退休人员住院医疗费用直接结算。异地安置退休人员主要指退休后在异地定居并且户籍迁入定居地的人员。异地安置前要进行医保登记备案。退休人员异地安置前,必须到参保地经办机构进行登记。参保地经办机构根据本地规定为其办理异地安置备案手续,建立异地安置人员信息库并实行动态管理。

　　使用新版社会保障卡结算,新版社会保障卡将作为参保人跨省异地就医身份识别和直接结算的唯一凭证。异地安置的参保人必须启用新版社会保障卡。新申请异地安置备案的参保人在办理备案时,须携带已开通的新版社会保障卡;仍在使用旧版社会保障卡的参保人,尽快办理并开通新版社会保障卡[①]。这是青岛市异地就医结算的一个具体操作方案,值得全国各地借鉴和学习。

三、医疗智能设备应用突破

1.《指导意见》原文

　　支持发展医疗智能设备、智能可穿戴设备。

2. 现状与问题

　　医疗智能设备是医疗设备的智能化,智能化的医疗器械和医疗设备,包括具有智能配置的国产大型医疗设备、影像设备、检查检验设备等。原国家卫生计生委党组书记、主任在第三届世界互联网大会“互联网＋智慧医疗”分论坛上,将着力推进健康医疗智能设备发展应用作为推进“互联网＋智慧医疗”的6 个工作重点之一。这六项重点工作是:第一,构建统一权威、互联互通的国家省市县四级人口健康信息平台。支持第三方机构构建医学影像、健康档案、检验报告、电子病历等医疗信息共享服务平台。第二,着力规范和促进健康医疗大数据应用,大力推动政府健康医疗信息系统和公众健康医疗数据互联融合、协同应用。第三,着力推进远程医疗服务向基层、偏远和欠发达地区延伸,让老百姓实现接入互联网就接入了现代医疗服务体系,在家门口享受到城市

---

① 青岛稳步推进基本医保 跨省异地就医直接结算,信网 1 月 8 日讯.

大医院优质的医疗服务。第四,着力实现"三个一"工程,每个家庭拥有一名家庭医生,每个居民拥有一份动态管理的电子健康档案,一张功能完备的健康卡,推动基本医疗服务均等化,同时完善相关法律政策和标准,切实保障国家、企业秘密和公民个人隐私,保障网络畅通。第五,着力建设人口健康信息化标准体系。信息标准是互通共享的基础。中国初步建立起适合国情、对接国际的医学信息标准体系。第六,着力推进健康医疗智能设备发展应用。支持人工智能技术、生物三维(3D)打印技术、医用机器人、大型医疗设备、可穿戴设备研发,不断提升产品质量,完善价格、医保、采购等支持政策,开展示范推广,让群众获益。

3. 解读

可穿戴设备即直接穿在身上,或是整合到用户的衣服或配件的一种便携式设备。可穿戴设备不仅仅是一种硬件设备,更是通过软件支持以及数据交互、云端交互来实现强大的功能,可穿戴设备将会对我们的生活、感知带来很大的转变。可穿戴设备多以具备部分计算功能、可连接手机及各类终端的便携式配件形式存在,主流的产品形态包括以手腕为支撑的 Watch 类(包括手表和腕带等产品),以脚为支撑的 Shoes 类(包括鞋、袜子或者将来的其他腿上佩戴产品),以头部为支撑的 Glasses 类(包括眼镜、头盔、头带等),以及智能服装、书包、拐杖、配饰等各类非主流产品形态[1]。可穿戴设备经历了狂热资本追捧后,逐渐趋于平静,原因多样,娱乐级别的可穿戴设备虽然以健康为目标,但缺乏专业性而仅仅标以时尚,时尚终究难以持续。《指导意见》认可可穿戴设备在人体健康医疗信息的采集上所起的重要性作用,也给可穿戴设备的发展指明了方向,那就是要加强可穿戴设备在疑难疾病等重点方面的应用研究。

智能可穿戴设备的未来:随着老龄化进程的不断加快和慢性病暴发,当前的医疗模式需要结合信息化、大数据技术,需要收集实时数据进行综合分析处理,给出科学合理的建议和方案。智能可穿戴设备的发展将在无线通信技术、传感技术、新材料技术、低能耗技术等技能方面大幅提升,数据挖掘及预测将成为趋势,关怀备至的情感互动将成为热点。但目前市场上娱乐性的穿戴设备无法承担相应的医疗要求。国内市场上推出的可穿戴设备以智能手环、智能手表为主,核心功能集中在计步、睡眠监测、体温测试、心率监测、运动检

---

[1]　王茜. 英国大数据战略分析[J]. 全球科技经济瞭望,2013,28(8):24-27.

测等方面,并且是很少经过国家食品药品监督管理局药品器械司审批的医疗器械。非医疗器械的可穿戴设备,其提供的数据的准确性难以支持医生诊断,因此在此基础上提供的咨询就缺乏参考价值。因此,加强医疗级别的可穿戴设备的研发,重点加强可穿戴设备在疑难疾病等重点方面的应用研究,加强医务人员参与。基于可穿戴设备的医疗服务提供的不是商品,而是由大数据辅助决策下的医师主导的服务。此外,医疗＋互联网＋可穿戴设备需要与线下医疗资源相对接,保证医疗质量和安全。可穿戴设备产生的大数据在提高医疗的质量和效率方面会有很好的表现,有着巨大的应用前景和医疗作用。虽然可穿戴设备具有很好的前景,但是当前仍存在的诸多问题却不容忽视。比如可穿戴设备的准入标准、相关指南缺乏影响收集数据的精准度,从而限制了可穿戴设备在医疗中的应用。在安全和隐私方面没有通用标准能让用户放心使用。

四、推动应用试点

1.《指导意见》原文

选择一批基础条件好、工作积极性高、隐私安全防范有保障的地区和领域开展健康医疗大数据应用试点,总结经验,扎实有序推进。

2. 现状与问题

2016 年 10 月 21 日,国家卫生计生委在京召开健康医疗大数据中心与产业园建设国家试点工程启动推进电视电话会。会议围绕贯彻落实全国卫生与健康大会精神和《指导意见》,统一思想认识,明确试点思路,加大推进力度,部署、推进和规范健康医疗大数据的应用发展,确定福建省、江苏省及福州、厦门、南京、常州为第一批试点省市,启动第一批健康医疗大数据中心与产业园建设国家试点工程,切实提高人民群众获得感,为卫生与健康事业发展增添新的活力,为国民经济发展注入新的动能。国务院已经将健康医疗大数据中心和产业园建设试点工作列为年度重点任务。要加强协同发展,完善法规和政策措施,确保数据安全。要加强组织领导,加强沟通衔接,及时总结经验。确保试点工作实现预期目标。福州、厦门、南京、常州 4 个市将要落实好、建设好、保障好试点工程各项任务,在土地支撑、资金投入、政策支持、设施配套等方面为推进试点工程创造良好条件,为全国健康医疗大数据中心及产业园的建设创造可借鉴的经验。

3. 解读

健康医疗行业涉及面广、情况复杂、政策性强,需要选择具有一定医疗信息化基础的省市地区、医疗机构、企业厂商来开展相应的试点示范工作。先易后难,由点到面,重点推进,分步实施,积极稳妥地推进试点示范工作。

《国务院关于加快推进"互联网 + 政务服务"工作的指导意见》(国发〔2016〕55 号)提出"坚持开放创新。鼓励先行先试,运用互联网思维,创新服务模式,拓展服务渠道,开放服务资源,分级分类推进新型智慧城市建设,构建政府、公众、企业共同参与、优势互补的政务服务新格局"。要进行分领域分区域试点,加强试点的政策评估,加强第三方的评估。

健康医疗大数据应用试点分为 3 个阶段:

第一阶段(2016—2018 年)总体目标:精准定位、基线评估、试点研究。

(1)成立中国卫生信息与健康医疗大数据学会健康医疗大数据应用相关专业委员会,负责起草相关的政策法规制度,设计健康医疗大数据应用示范框架、示范试点。

(2)梳理各区域、各领域健康医疗大数据资源,分类指导。

(3)全面调研社会既有应用现状和情况,鼓励各区域、各领域健康医疗大数据应用的自我评估,发现大数据应用价值,完善评估标准体系。

(4)研究推动建立健康医疗大数据工程技术中心(实验室)和健康医疗大数据产业技术联盟,构建重点领域健康医疗大数据应用示范体系,启动"互联网 + 健康医疗"相关监管规定。以试点工程有关的机构和企业为核心,吸引愿意投入人力、物力参与的其他有实力的企业和研究机构参加,在国家卫生计生委的领导下,由工程技术中心指导,由专项基金和企业共同投资,组织专项技术攻关研究和交流。

(5)在试点应用中,重视基础设施建设与完善,总结经验,发现问题,寻找突破,并在此基础上研究调整二期工程的具体工作计划。

第二阶段(2019—2020 年)总体目标:推广扩大,形成规模;完善法律,保障安全。

(1)全国健康医疗大数据应用体系初具规模。扩大一期工程建设中的成功经验,横向覆盖到全国多个省市区域,形成一定规模和聚合效应,引领骨干企业快速发展,完善市场机制。

(2)总结一期工程建设中的相关问题,推动一期试点内容向纵深发展,并在基因组学、临床数据科研应用、与其他领域数据融合应用、信息安全与隐私保护法律法规体系建设、数据公开、重点学科建设、区域卫生信息协同共享等7个方面开展试点工作。

(3)在试点应用中,总结经验,发现问题,鼓励创新,并在此基础上研究调整三期工程的具体工作计划。

第三阶段(2021年—)总体目标:全面应用,展开合作;完善创新,赶超先进。

(1)全面推广二期工程中各类试点工作的成功经验,在全国、全行业、全程、全面推广铺开,培育健康医疗服务的新模式、新业态,开展跨国界、跨行业广泛合作。探索实现居民终身"数字医学足迹",全生命周期的健康医疗记录。

(2)总结二期工程建设中的相关问题,推动二期试点内容向纵深发展,并开展在基因组学、国际合作交流、临床科研一体化应用、与其他行业数据融合应用、法律法规编制与应用评价、推动卫生计生业务协同等6个方面开展试点工作。

(3)在政府数据公开、决策制定支持、医学科研、临床诊疗、公共卫生预警、疾病预测、新药研发等方面赶超欧美等先进国家。

4. 案例

福州市健康医疗大数据中心与产业园试点工程建设

福州市在落实国家卫生计生委健康医疗大数据中心与产业园试点工程建设方面以"健康为本,智慧为用,全局统筹,生态为重,共建共享,产业突破"为指导思想,以提高人民群众的获得感和切实促进产业良性发展为出发点,着力打造以健康医疗大数据为核心的新型产业生态。

在全局统筹方面,福州充分实践习近平总书记在福州工作期间提出的"马上就办,真抓实干"精神,由党政一把手挂帅,市委书记亲自主抓大数据建设工作,并组建由市委书记、市长、分管副市长、市委秘书长组成的联合办公小组。在办事机构设置上,充分结合大数据与健康医疗的本身特点,组建大数据办健康医疗组与医保局。大数据办在组建之初就从数据的产生、汇聚、融合、应用等角度出发,从多个部门抽调专业人员。其中,健康医疗组由分管副市长任组长,抽调卫计委各处室专业人员,组成专业团队,与大数据办内的大数据专业人才协同办公,保障健康医疗大数据建设工作的专业性、协同性。医保局的设置充分考虑到将多项职能进行汇聚,将部分食药监职能、医药采购职能、城镇居民基础医保职能、新农合医保职能进行统合,从监管、采购、保理等多个角度协同管理,为健康医疗大数据建设工作提供数据汇聚的部分基础。

在建设规划方面,福州充分结合当地产业基础和生态优势,建设健康医疗大数据产业园。力争通过3~5年的建设发展,将"有福之州""温泉之都"进一步打造成"健康之城",树立"健康中国"的福州模式,力争成为"一带一路"沿线国家"健康城市"建设的中国模式。

(程 龙 赵艳花)

第十三章

加大政策扶持力度

　　研究制定政府支持政策,细化政策落实措施。依据现有法律法规,在政府出台的相关鼓励、支持健康医疗大数据发展的政策基础上,有针对性地细化政策落实措施,使政策更具有可操作性。同时探索多种所有制结合的资本运行方式,运用 PPP 模式来促进大数据平台的多层次均衡发展。畅通投资渠道,优化产业结构,完善投融资机制,健康医疗大数据领域的快速发展必须积极引导社会资本进入,将政府、企业、医院三者紧密结合起来,实现运行效率最大化。

一、完善政府支持政策

1.《指导意见》原文

　　研究制定政府支持政策,从财税、投资、创新等方面对健康医疗大数据应用发展给予必要支持。

2. 现状与问题

　　当前各级政府在支持健康医疗大数据应用方面,在贵州、四川、福建、广东、江苏等都有实践探索。支持政策不仅仅局限在财税和投资的支持,更重要的是体制机制的创新,如何让数据运行服务能够发现产业机会,如何在保证患者隐私和数据安全的基础上形成可持续发展的模式,这是当前如火如荼建设大数据园区过程中面临的主要困难。对于健康医疗数据产业园的建设,要处理好与政府电子政务建设的关系。从机制创新方面,当前需要解决以下 3 个方面问题：

首先,数据共享是各国健康医疗大数据应用的最大瓶颈。具体来讲,如何在隐私保护、数据安全的前提之下实现数据公开、互利共赢是当前面临的急迫性问题。这需要政府结合国际经验,组建具有政府背景的数据发展研究院,负责生物与基础医学、临床和转化医学研究机构之间的科研数据管理、资源共享和合作交流等,制定各种互利共赢的信息共享与利用机制。研究建立不同数据的整合机制,形成有意义的临床统计分析数据。第二,合作模式尚不清晰,大数据共赢共利、共建共享的机制有待建立。目前,健康医疗大数据的采集和分析走到了瓶颈之处,政府、医院、公司数据孤岛林立,各单位都注重自己的隐私保护,但寄希望其他单位数据开放共享,需要针对这一问题的战略研究和实践探索,建立政府、机构和社会资本相结合的长效投入机制。第三,人才匮乏,关键在于领军人物和高端人才缺乏。健康医疗大数据应用发展涉及很广泛的学科背景和职业经历,需要跨学科的专业人才,但目前能成熟应用将该模式的专业人才并不多,需要人社部和中组部从国家战略高度去设计人才培养方案,同时需要各级政府对人才培养制定各种培养政策。

3. 解读

国务院公布了《指导意见》,希望各地政府能够根据各地的实际情况,研究从政府角度需要制定的支持政策,这个要求是明确的。健康医疗大数据的发展面临诸多问题。第一,数据没有被释放出来,无法转变为生产力,包括个人信息、数据安全、数据归属权立法都没有跟上;第二,数据的拥有者和数据分析者缺乏合作平台,医院有大量数据,大学信息分析能力很强,可是缺少机制来构建合作平台,难以发挥最大的效益;第三,缺少跨学科、跨领域包括医院的合作。第四,缺少核心技术,整个行业缺少关键的核心技术;第五,缺少提供企业持续发展的商业模式。针对当前的问题,政府有必要予以相应的支持,包括制定财税支持政策、投资支持政策、创新鼓励机制,鼓励企业有持续的发展、长远的发展,形成正循环。

政府的领导作用,除了中心化的规划和举措,还应考虑一些去中心化的内容。政府的引导作用和支持不一定要通过完全拥有数据平台、完全拥有数据使用权、完全拥有运营权来体现,政府可以通过法律和标准来体现引导的作用。从国家角度,国家应该从法律的角度来确定患者的隐私内涵,规定数据合理应用的责权利,对参与数据采集、储存、应用相关利益相关者的责、权、利有明确的界定。推动数据应用的可追溯性,推动数据的使用授权机制的建立。地方政府的引导体现在将利益体系和患者、医生以及投资体系结合起来,可以引导利益相关方(患者、医生、政府、投资、运行等),引导基层医疗机构,引导患者或者老百姓。建立服务质量评价体系,要用数据支撑来实时地监管。在社会基础性体系建设里面,建立一个体制机制,能够把所有的医疗机构,患者本身、医师本身建立一套评估体系,引导"从治疗为中心"到"以预防为中心"的医疗模式变革或者到"以价值为中心"过渡。当前顶层体系架构已经接近完备,但各地方政府部门执行由于受到政绩观的影响,警惕实施过程中产生偏差。应鼓励自主创新。地方政府应协调公安、行政、社保,保险的部门。建立基于各方授权的对数据进行管理的体系。体系建设是长期动态的过程,前期国家投入引导,后期效益吸引行业。从基层开始构建集成单位,由下至上的集成信息。给集成部门授权,使其能跟当地的健康医疗部门,包括疾病防控部门等建立起关系。

4. 案例

美国健康医疗大数据保障措施

(1) 美国健康医疗大数据发展战略:2011 年,美国发布第一份卫生信息化(HIT)战略规划,这份规划的目标是建设用信息武装的、提供更好服务的健康信息系统。通过这项战略规划的实施,截至 2014 年 6 月,75% 的执业医师和 92% 医院实现了电子健康档案的"有意义使用计划",一半以上的医院能够在医疗机构和健康系统之外对患者信息进行计算机检索,美国 50 个州都有了某种形式的健康信息交换服务。这份战略规划的实施为第二个五年计划打下了良好的基础。

2012 年,美国宣布启动"大数据研究和发展计划",白宫科技政策办公室牵头成立"大数据高级指导小组",这是美国政府在政策层面上将"大数据"上升到国家意志的重要举措,其影响极为深远。随后几年,美国政府进一步针对大数据应用发展发布了相关的报告。

2014 年 12 月,美国国家卫生信息技术协调办公室(ONC)和健康与人类服务部(HHS)联合发布了《美国联邦政府医疗信息化战略规划(2015—2020)》,这份规划将继续扩大 HIT 技术的使用率,并且将未来发展重心由强调 HIT 系统建设过渡到系统建设后的互操作性和数据共享与应用。规划的目标致力于在保护个人隐私的同时促进电子数据采集和健康信息共享,着力于创造医疗服务提供者、公共卫生机构、研究人员和个人均可获取和使用健康信息的环境,以降低成本、改善人口健康状况及国民卫生保健水平。同时,这份战略规划客观地预测,充分发挥 HIT 在医疗服务领域的应用价值,真正体现出提高医疗质量、诊疗效率和降低医疗成本的效果,可能需要 10 年、甚至 20 年的时间。

2015 年,美国启动"精准医疗"计划,从 2016 年财政预算中为精准医疗项目划拨 2.15 亿美元。除了支持科学家开发创造方法外,还推出了 100 万美国队列研究,收集志愿者的基因信息和生物标本、电子病历和生活数据,用于精准医疗研究。

美国健康医疗大数据法律法规:伴随着一系列文件的发布和计划的启动,美国也对数据公开、数据交换、数据共享、数据安全与隐私保护等问题,投入相应的资金开展标准和法律法规的研究。

1996 年,美国颁布了《健康保险携带和责任法案(HIPAA)》,为各种医疗机构及商业合作者提供了在病人隐私保护方面的行动指南。该法案有两个目标:第一是保证劳动者在转换工作时,其医疗保险及健康信息可以随之转移;第二是保护病人用于识别个体身份的健康信息。该法案的颁布和执行对病人个人信息的保护产生了深远的影响。

美国在 2009 年发布了 HITECH(Health Information Technology for Economic and Clinical Health Act)法案,目标是建立具备操作性的卫生信息基础架构、电子健康档案系统认证,强化隐私和数据安全。2011—2015 年美国政府投入了 340 亿美元用于激励医生和医疗机构有意义使用(meaningful use,MU)电子病历,并制订了严格的惩罚手段,批准 400 亿美元用于支持电子病历相关人员培训和基础设施建设。尽管 HITECH 法案在健康数据采集和分享的过程中尚未对医疗成本和质量产生明显的影响,但为健康医疗大数据应用奠定了坚实的基础。

(2) 美国大数据国家战略对我国的启示:

1) 健康医疗大数据国家战略的制定需要首先评估国家卫生信息化技术发展水平、医疗服务模式现状,结合各利益相关方利益,制定统一的发展愿景、发展目标和实现路线图,通过政策法规框定各方在数据共享中的责任、权利和义务。

2) 除了通过战略规划给予政策鼓励、经费支持和平台建设,政府还需要主导统一数据标准、开发数据共享技术与工具，如此，才可能真正实现健康医疗数据的互联互通。

3）数据共享平台建设耗资巨大，需要制订长期发展计划，研究如何通过数据应用增加平台项目的可持续性，实现数据的良性增长与循环利用。

4）隐私保护和数据安全是健康医疗大数据应用中的双刃剑，应通过法律政策使数据共享与应用成为可能。过于严苛的法律条款会限制数据共享与应用，但只有建立有效的法律约束机制，才能使公众建立对数据公开的信任。

英国健康医疗大数据战略

英国在大数据时代努力发挥政府的引导作用，借鉴美国等国家在大数据发展中的战略布局，分析本国特点，以科研投资为导向，从公共卫生服务、气候信息、地理信息等从优势的领域着手，逐步实施大数据战略布局，并与行业、科研院所及非营利性机构一起形成全体动员的格局，从技术研发、推进应用、数据源建设等多个方面共同推进大数据战略。英国尤为重视数据开放及其有效利用，2012 年在国家层面成立数据战略委员会（Data Strategy Board，DSB）、公共数据工作组（Public Data Group，PDG），共同推进数据开放并使其价值最大化。

（1）英国数据战略委员会：英国数据战略委员会（DSB）由商业创新技能部（Department for Business，Innovation & Skills，BIS）出资，在其主席的独立领导下开展工作，并同时向内阁部长、高等教育和科技部部长报告。其主要职责是代表公共部门，督导管理与公共数据工作组（PDG）的合同，考虑如何将利用公共数据工作组的数据产生经济增长，为政府从公共数据工作组购买关键数据和服务提供建议，为部长们提供有关数据开放、便捷获取与增值利用方面的建议。该委员会由一位独立主席和12 位代表组成。其主席由公共选举产生（Public Appointment），但需获得两位部长的认可。12 位成员分别为公共数据的商业用户代表、公共数据再利用代表、开放数据运动组代表、公共气象服务用户组组长、地理信息用户组组长、开放数据用户组组长、下级组织代表、来自地方政府联盟的地方政府代表、政府首席科学顾问、两位公共部门代表、数据战略委员会秘书处处长（全职）。

（2）英国公共数据工作组：公共数据工作组（PDG）通过董事会向商业创

新技能部(BIS)部长负责。其董事会成员包括主席、成员单位主席、成员单位CEO以及股东执行董事。执行股东承担公共数据工作组董事会秘书的职责。其公共部门成员主要有英国气象局、陆地测量部、地政局、公司登记局。当时机适宜时,公共数据工作组将召集更广泛的专业人员(如起用非执行董事)。该工作组每年召开4次常规董事会会议,其成员在各自实体单位的职责不受公共数据工作组的影响。公共数据工作组的主要职责如下:追求个人和集体的交叉资产效率(cross-asset efficiencies),通过有效沟通数据的可用性和可访问性,以低价向所有用户(包括数据战略委员会)提供数据,并维护国家关键信息基础设施的可持续性,以维护其成员企业的商业稳定性并最终提高资金对数据战略委员会的可用性。这一举措对中小企业和非营利性组织尤为有利,因为数据价格可能构成他们的一大障碍。建立跨机构工作小组(如在IT基础架构、开放许可等方面)以建立跨机构工作机制,并与数据战略委员会在透明原则、数据开放方面进行建设性合作,同时促进私人企业对公共服务的参与。通过成员之间的合作,提高公共服务的效率和质量,进而支持英国经济增长。其成员间的合作包括共享数据、知识、技术,共同改进和创新公共服务提供方式,合作提高效率以节约费用,实现资产的经济增值,共享最佳实践经验,在公平竞争的前提下尽可能产生额外的商业回报,从而更好地回报纳税人。

(3) 卫生与社会保健透明小组:具体到卫生领域,英国副国务卿 Dr Dan Poulter 于 2012 年初牵头成立了卫生与社会保健透明小组(health and social care transparency panel,HSCTP)[1],其成员共 15 人,包括来自英国内阁办公室、卫生部、健康与社会保健信息中心(HSCIC)、医院、科研院所、高校、企业、社会组织和媒体的代表。其主要职责包括:①帮助确保开放的数据和公布的信息有助于让政府更负责、方便公众选择公共服务、提升公共服务生产力、改善公共服务结果、支持社会发展、支持经济增长,并监测其在这些方面的实现程度;②为卫生部制定卫生信息战略提供信息支持和决策咨询;③帮助督导卫生与社会保健部门执行国会和首相发布的数据开放政策;④根据公共部门透明委员会通过的《公共数据原则》及各部门协商制定的政策,在卫生与社会保健部门内促进开放数据的透明发布;⑤确保所有有关发布数据和公布信息的建议

---

[1]　大数据国家档案之英国:大数据的积极拥抱者[EB/OL].(2014-01-22)[2015-10-16]http://www.china-cloud.com/yunzixun/yunjisuanxinwen/20140122_22857.html.

能对病人隐私问题进行正确而恰当的解决;⑥识别并支持跨政府部门的数据互链,以提高数据的可用性,从而实现数据的增值利用。

(4)英国卫生信息系统建设对我国的启示:英国医疗体系与我国类似,政府主导的公立医院是医疗服务的主体。英国的健康医疗信息化建设经验对我国具有重要的借鉴价值。

1)制定长期的、连续性的战略规划,制定合理的卫生信息建设模式。明确卫生信息化各阶段的建设目标,按照信息化发展的阶段和程度,完成网络建设、系统建设、信息互联互通等工作,实现信息的充分整合,提高信息的可及性。

2)重视部门协同,共同推进信息化建设。政府在英国卫生信息化进程中是绝对的领导者,主导政策与标准规范的制定、数据的开发和利用。健康医疗大数据应用发展需由卫生部门主导,IT、法律、通信、金融等多部门协同参与,在政策制定、网络建设、技术开发、标准制定、法律保障等方面进行积极推动。

3)注重卫生信息化建设的效益评估,设定信息安全和数据应用的准则,科学、合理地推进信息标准规范建设,对数据的采集、管理、使用进行规范,对数据的使用、安全管理等进行绩效评价。

日本健康医疗大数据

日本以发展开放公共数据和大数据为核心,以务实的应用开发为主。2013年6月,日本政府公布了"创建最尖端IT国家宣言",提出2013—2020年以发展开放公共数据和大数据为核心的日本新IT国家战略,提出要把日本建设成为一个具有"世界最高水准的广泛运用信息产业技术的社会"。

2014年6月,政府对该宣言进行了更新,鼓励各方在医疗健康大数据平台下,灵活利用医疗数据,改进健康管理和疾病预防,建立健康长寿型社会。

一是建立高效优质的医疗、远程医疗、居家医疗以及生活志愿服务等在内的多种主题共同联合结构,以提供更有效率的医疗服务;二是建立医疗信息联合网络,鼓励医院和保险公司信息等机构的信息共享,以便于数据分析和再利用,2018年将基本完成全国范围内的大数据分析,降低医疗费用;三是推进医疗健康信息等各种数据的灵活使用,预防生活习惯不良诱发的疾病和重病,增进健康;四是建立强有力政府体制,并设立了相当于副首相级的首席信息技术长官职位,以监督日本信息技术战略的质量循环(plan-do-check-action,PDCA)。

新加坡健康医疗大数据

新加坡是世界 10 大高速网络架构之一,承载了东南亚地区半数以上的第三方数据中心储存量,这为医疗健康大数据提供了坚实的基础条件。新加坡全国电子健康记录(NEHR)项目于 2011 年推出,该系统统一存储了每位病人的医疗记录,目前有超过 280 个机构的 14 000 以上的医生正在使用。未来 10 年,将投资 5000 万美金用于构建健康云(hCloud),其中一半费用由政府作为基础设施建设进行投入。

2012 年,新加坡公布了《个人资料保护法》(PDPA),旨在防范对国内数据及源于境外的个人资料的滥用行为。该法案的出台使公民得以进一步了解个人资料的使用途径,同时在进行个人信息处理的过程中,也加强了企业与客户之间的信任程度。

二、推广多渠道资本支持方式

1.《指导意见》原文

推广运用政府和社会资本合作(PPP)模式,鼓励和引导社会资本参与健康医疗大数据的基础工程、应用开发和运营服务。

2. 现状与问题

所谓公私合营(PPP)实质上是政府和社会资本合作。通过特许经营、购买服务、股权合作 3 种手段来实施。制订合同规定国家与社会的责权利,国家主导有两个层面,一是行政强制命令,二是吸引社会资金。政府应该通过法律、法规和政策来保证企业在 PPP 运营投资的热情和兴趣,同时考虑企业的可持续发展。利益分配上,目前处于形式多样化的一种状态。鼓励政府与企事业单位、社会机构开展合作,探索通过政府采购、社会众包等方式,实现健康医疗大数据领域政府应用与社会应用相融合。充分发挥已设立的有关投资基金作用,充分激发社会资本和民间资本参与热情,鼓励创新多元投资机制,健全风险防范和监管制度,支持健康医疗大数据应用发展。

3. 解读

(1) 基本概念。政府与社会资本合作(PPP)模式概念,PPP模式通常被称为"公共私营合作制",是政府与社会资本为了合作建设城市基础设施项目,或为提供公共产品或服务而建立的"全过程"合作关系,以授予特许经营权为基础,以利益共享和风险共担为特征;通过引入市场竞争和激励约束机制,发挥双方优势,提高公共产品或服务的质量和供给效率。

十八届三中全会指出:要加强中央政府宏观调控职责和能力,加强地方政府公共服务、市场监管、社会管理、环境保护等职责。允许社会资本通过特许经营等方式参与城市基础设施投资和运营。推广政府购买服务,凡属事务性管理服务,原则上都要引入竞争机制,通过合同、委托等方式向社会购买。

因此健康医疗大数据领域的快速发展必须积极引导社会资本进入,将政府、企业、医院3者紧密结合起来,实现运行效率最大化。国务院要求财政部门深入贯彻落实十八届三中全会精神,更好地发挥财政职能作用,要在制度安排上处理好政府与市场、政府与社会的关系。财政作为国家治理的基础和重要支柱,是优化资源配置、维护市场统一、促进社会公平、保障国家机器运行载体。推广运用PPP模式,作为财政部门发挥财政职能作用的切入点和深化财政体制改革的抓手。

(2) 国际经验

1) 政府主导,多方联合推进,注重合作共赢:美国和英国均由政府主导推进大数据战略。在美国,由白宫科技政策办公室牵头,成立由国防部、能源部、卫生与人类服务部、国立卫生研究院、国家科学基金会、地质调查局等18个部门代表组成的大数据高级指导小组,每周召开跨部门协调会议,并不定期邀请联邦政府、州与地方政府、私人企业、学术界、非营利性组织、基金会等多方利益相关者开展论坛活动,以促进多方合作。在英国,商业创新技能部出资成立了数据战略委员会和公共数据工作组,将数据提供者(政府主要部门)、服务者(政府所设的用户服务组)、使用者(私人企业、科研院所、非营利性组织)以及开放数据推动者(开放数据运动组)聚在一起,共同致力于开放有价值的数据和实现其增值利用。

2) 以项目投资为导向,激发各界大数据研发热情:美国和英国的大数据研发战略均以项目投资为导向,激发各界的大数据技术研发和应用热情,并朝着重点领域攻关。例如,美国在 2012 年发布《大数据研究与发展计划》时,国防、能源、卫生、地质、科学基金会等 6 部门即投资超过 2 亿元支持大数据相关研究。英国在 2013 年年初,经济较为紧缩的情况下,仍斥资 6 亿英镑(约 9.12 亿美元)发展 8 类高新技术,其中,1.89 亿英镑(31.5%)用来发展大数据技术。作为回应,美国和英国的政府、企业、科研院所、高校等纷纷合作开展大数据技术研发及其在健康医疗、能源、气候、地理等重点领域的应用研究。

3)注重效益评估和进展跟踪:美国和英国在推进大数据发展和数据开放的过程中,均坚持成本效益原则,注重投资效益评估。如美国总统在实施大数据战略两年后,仍要求总统办公室开展大数据价值评估,调研其在美国各层次、各领域的应用情况;英国则在准备开展大数据投资前,委托其智囊团政策转变研究所调研大数据将对政府产生的变革作用并评估其将对英国产生的价值(每年 160 亿~330 亿欧元)[1]。在数据开放方面,美国由管理与预算局建立跨机构优先目标并与各部门绩效挂钩,定期(每季度)跟进实施进展,发布进展报告。英国于 2012 年发布《开放数据白皮书》,建立了一套对公共部门开放数据程度的评价体系,对各公共部门完成开放数据任务情况进行审计,以促进英国公共服务数据的开放性[2]。

4. 案例

中国健康医疗大数据产业发展有限公司

2017 年 4 月 13 日,《中国健康医疗大数据产业发展有限公司合作意向书》签约仪式在北京未来科技城举行。国家卫生计生委副主任金小桃、国资委副主任徐福顺出席签约仪式并讲话。

为加快落实党中央、国务院关于发展健康医疗大数据的战略部署,推进健康医疗供给侧结构性改革,切实履行央企使命,在国家卫生计生委和国务院国资委的指导下,中国电子信息产业集团公司(CEC)、国家开发投资公司、中

---

[1] Yiu Chris. The big data opportunity:making government faster,smarter and more personal [R/OL]. London:PolicyExchange,(2012-07)[2015-10-16]. http://www.policyexchange.org.uk/images/publications/the%20big%20data%20opportunity.pdf.

[2] The Minister of State for the Cabinet Office and Paymaster General. Open data white paper:unleashing the potential [R/OL].(2012-06)[2015-04-16]. https://www.gov.uk/government/publications/open-data-white-paper-unleashing-the-potential.

国联合网络通信有限公司、中国国有企业结构调整基金股份有限公司共同发起设立中国健康医疗大数据产业发展有限公司。据介绍,中国健康医疗大数据产业发展有限公司作为一个平台公司,将整合 4 家央企相关优势资源,按照"政府主导、市场运作、联合创新、共建共赢"的原则,以股权为纽带加强联合创新,投资运营国家健康医疗大数据中心及产业园;以确保健康医疗大数据安全为目标,投资行业内骨干企业,突破核心技术;以金融手段促进健康产业的孵化和培育,构建健康医疗大数据产业生态系统,推动国家基础性健康医疗大数据建设。

时任国家卫生计生委副主任金小桃指出,健康医疗大数据是国家重要的基础性战略资源,是健康中国建设的重要支撑,市场广阔、富含金矿。央企有国家使命,民生情结,4 家企业联手签约成立中国健康医疗大数据产业发展有限公司,将切实带动我国健康产业发展。未来,国家卫生健康委将加速布局国家互联网医院、国家健康医疗开放大学以及科创中心,促进最前沿技术与医疗健康的深度融合,提高群众获得感,促进培育新业态、形成新的经济增长点,努力将健康医疗产业建成国民经济重要支柱产业,为国家的经济社会发展和民生改善做出我们的贡献,也以优异的成绩迎接党的十九大胜利召开。

中国电子董事长芮晓武表示,作为网信产业国家队和中国健康医疗大数据产业联盟理事长单位,中国电子牵头发起设立中国健康医疗大数据产业发展有限公司,使命光荣。在网络安全和信息化产业布局基础上,中国电子将坚定贯彻落实国家健康医疗大数据战略部署,与其他三家央企携手打造健康医疗大数据产业国家队,支撑健康医疗大数据开放共享和产业生态发展。

国家开发投资公司董事长王会生介绍了国投健康产业布局情况,希望平台公司做好顶层设计和整体规划,在商业模式、管控模式、技术路线、资本运作等方面大胆创新,同时遵循市场规律和企业发展规律。王会生表示,国投将把平台公司作为战略优先项目,协调自身优势资源进行对接,全力支持公司发展。

中国联通王晓初董事长表示,作为肩负社会责任的大型央企,中国联通将依托"匠心网络"、平台及运营能力优势,凝聚产业合力,与业内核心企业共同构建健康医疗产业生态圈,为"服务医改、改善民生"提供强大支撑。

中国诚通集团总裁、结构调整基金董事长朱碧新表示,结构调整基金将按照"服务国家战略、依法合规运作、价值创造导向、合作共赢发展"的要求和思路,携手中央企业,共同打造健康医疗大数据等国计民生产业的国家队,推动产业升级、结构调整和机制创新,培育新的行业业态和经济增长点。

中国健康医疗大数据股份有限公司

为了全面深入贯彻习近平总书记关于"没有全民健康就没有全面小康"的重要指示精神,落实好国务院"把健康产业培育成国民经济重要支柱产业"的国家战略部署,在国家卫生和计划生育委员会集中统一部署和组织下,由中国移动通信集团公司与浪潮集团有限公司作为发起方,包括中国移动、浪潮集团、国新控股、国家开发银行、工商银行、农业银行、中国银行、建设银行、交通银行在内的九家企业,将共同组建中国健康医疗大数据股份有限公司,于6月20日在中国移动集团公司总部举行投资意向签约仪式。

中国移动通信集团公司尚冰董事长表示,中国移动携手多家企业共同筹建中国健康医疗大数据股份有限公司,是推进健康中国建设、落实国家大数据战略的一次重要实践,也是创新"互联网+健康医疗"服务模式、培育健康医疗新产业新业态的一次重要探索。中国移动将牢记使命,在国家卫计委等上级部门的领导和支持下,与各合作企业一道,把握机遇,协同推进,尽快完成公司组建,做好资源整合和技术创新,推进国家级健康医疗大数据中心建设,支撑国家级"互联网+健康医疗"业务运营,努力普及健康医疗服务、优化健康医疗环境、带动健康医疗产业发展,将中国健康医疗大数据股份有限公司打造成"健康产业航母",以优异成绩迎接党的十九大胜利召开。

浪潮集团有限公司孙丕恕董事长表示,中国健康医疗大数据股份有限公司的成立是时代赋予的重要使命,浪潮集团作为联合发起单位责任重大、使命光荣。浪潮集团是我国在大数据、云计算等核心技术方面具有自主创新能力的国家重点企业,浪潮将与中国移动及各位合作伙伴一起坚定贯彻落实国家健康医疗大数据战略部署,引领各方大数据技术优势汇聚并服务于国家战略需求,构建以"全息数字人"为愿景的健康科技产业生态圈,保障国家健康医疗大数据的运行安全、开放共享、产业发展及规范治理等,可为全球健康医疗大数据应用创新和优质服务提供"中国成功经验"。

中国国新控股有限责任公司刘东生董事长表示,国新集团作为国家资本风险投资和管理责任单位,有责任更有义务为国家健康医疗大数据中心建设做出贡献,让信息化造福社会、造福人民,实现习近平总书记提出的"两个一百年"奋斗目标和中华民族伟大复兴中国梦,国新为此做好了担当和率先行动的准备,并将以"优质健康服务"输出,为我国"一带一路"战略做出国家资本的历史新贡献。

国家开发银行、工商银行、农业银行、中国银行、建设银行、交通银行等金融企业相关负责人均表示,将按照国家健康医疗大数据总体要求和战略部署,充分发挥健康产业金融服务优势,优化我国健康产业发展环境,推进医疗服务模式创新和健康产业科技创新方面可发挥资本纽带作用,推动国家健康医疗大数据产业发展和规范治理。

工业和信息化部党组成员、总工程师张峰表示,党中央、国务院高度重视大数据发展和应用。我国大数据产业发展势头良好,正在进入加速发展时期。中国健康医疗大数据股份有限公司的筹建,是大数据时代背景下充分发挥信息技术的引领支撑作用,推动传统健康医疗产业转型升级的重要举措,具有重要和深远的意义。这也是各方企业跨界整合资源,积极拓展医疗健康服务新业态的有益尝试,是一项以信息技术改善就医体验、提升预防能力、推进健康公平的重要惠民工程。工业和信息化部将全力支持公司组建和发展,希望参与组建的企业坚持合作共赢的理念,务实推进,共同开创大数据与健康医疗事业融合发展的新局面,为实现"健康中国"贡献智慧和力量。

国务院国有资产监督管理委员会副主任徐福顺表示,健康医疗大数据是新型网络信息技术与健康医疗事业融合发展的新领域、新业态,事关人民健康福祉、经济社会进步和国家战略安全,也是全球技术创新的竞争新高地。十分高兴看到来自通信、IT、金融等领域的大型国有骨干企业积极参与到这项伟大的事业中来,共同筹划组建健康医疗大数据的国家队。这既是国有企业主动适应经济新常态、优化国有资本布局、提高资源配置效率的创新之举,也是国有企业承接国家战略工程、在关系国计民生重要领域发挥主导作用的重要体现。一直以来,国务院国资委认真贯彻党中央、国务院的决策部署,以供给侧结构性改革为主线,以提高质量效益和核心竞争力为中心,统筹推进"稳增长、促改革、抓党建、强管理、调结构、防风险"等各方面工作,中央企业不断深化改革,实现了稳中向好的发展态势。作为中央企业出资人代表机构和监管机构,国务院国资委将全力支持中国健康医疗大数据股份有限公司的筹建和发展。

国家卫生计生委副主任金小桃在会议上强调,大家要自觉把思想和行动统一到习近平总书记的系列重要讲话精神上来,大力"推进健康医疗大数据应用",增强工作责任感和使命感,以提高群众获得感、增强医改新动力、发展经济新动能为目标,打造国家健康保障体系。金小桃副主任要求中国健康医疗大数据股份有限公司要尽快完成筹建准备工作,根据科学测算规划的"1+5+X"为整体的国家战略布局安排,承担国家及区域数据中心建设任务及健康产业平台发展重任,包括支撑"互联网＋健康医疗"国家级业务的开展,实质性投入到试点省份开展工作对接,全身心投入到国家健康产业发展大潮中,为群众谋福利、为企业谋发展、国家谋富强。在党中央的领导下,我国完全有可能在该领域取得全球领先优势,并可对"一带一路"国家形成巨大辐射效益。

金小桃在会上也介绍了国家健康医疗大数据当前已取得的四个方面成效:一是试点省份的区域中心建设顶层设计方案已经落实,试点省份的实践进展为新医改注入新动力;二是应用大数据改善健康医疗管理服务水平,可切实提高群众获得感;三是试点省份积极开展双创工作,加强健康医疗科技文化产业园建设;四是试点省份在全国率先完成一批政策法规制度出台并积极示范,为保障国家基础性战略资源安全和加强隐私保护等方面提供了实践经验。金小桃要求大家以更高的境界,更大的格局,更实的行动,取得更好的成效。国家卫计委将进一步贯彻落实国办47号文件要求,制定完善健康医疗大数据安全管理和技术标准体系,为健康产业发展提供完善的政策环境保障,各方团结协作、共建共赢。

三、创新多元投资机制

1.《指导意见》原文

鼓励政府与企事业单位、社会机构开展合作,探索通过政府采购、社会众包等方式,实现健康医疗大数据领域政府应用与社会应用相融合。充分发挥已设立的有关投资基金作用,充分激发社会资本和民间资本参与热情,鼓励创新多元投资机制。

2. 解读

当前我国健康医疗市场需求与日俱增,然而现有的健康医疗供给能力难以有效满足群众健康医疗需求。为此,国家有关部门多次强调要推进健康医疗大数据应用,努力将健康产业建成国民经济重要支柱产业。《指导意见》明确指出健康医疗大数据是国家重要的基础性战略资源,因此,政府一定要参与合作。政府要提出建设需求,以问题为导向,做好顶层设计和规划,鼓励政府与企事业单位、社会机构开展合作,探索通过政府采购、社会众包等方式,实现健康医疗大数据领域政府应用与社会应用相融合。

政府采购(government procurement)就是指国家各级政府为从事日常的政务活动或为了满足公共服务的目的,利用国家财政性资金和政府借款购买货物、工程和服务的行为。政府采购不仅是指具体的采购过程,而且是采购政策、采购程序、采购过程及采购管理的总称,是一种对公共采购管理的制度。

完善、合理的政府采购对社会资源的有效利用,提高财政资金的利用效果起到很大的作用,因而是财政支出管理的一个重要环节。

《中华人民共和国政府采购法》由中华人民共和国第九届全国人民代表大会常务委员会第二十八次会议于 2002 年 6 月 29 日通过,自 2003 年 1 月 1 日起施行。2014 年 8 月 31 日,第十二届全国人民代表大会常务委员会第十次会议作出《关于修改〈中华人民共和国保险法〉等五部法律的决定》对《中华人民共和国政府采购法》进行修正。政府采购列入开放范围的服务类别包括商务服务、通信、分销、教育、环境、金融、医疗和社会服务、旅游、运输、娱乐、文化和体育服务、其他服务等。健康医疗大数据的基础建设以及未来承担的公共卫生服务均可以作为政府采购项目向社会采购。

社会众包是一种创新的工作分配形式,以自由自愿的形式外包给非特定的(而且通常是大型的)大众网络的做法(就是通过网络做产品的开发需求调研,以用户的真实使用感受为出发点)。众包的任务通常是由个人来承担,但如果涉及需要多人协作完成的任务,也有可能以依靠开源的个体生产的形式出现。这种方式可以充分发挥社会组织、研究机构和个人的积极性。数据资源拥有者可以公布相关问题需求,提供公开的数据资源,由大众网络自行承担相应任务,这将大大提高问题解决的质量和效率。

投资基金(investment funds)是一种利益共享、风险共担的集合投资制度。投资基金集中投资者的资金,由基金托管人委托职业经理人员管理,专门从事投资活动。当前重新设立投资基金存在困难,就要充分发挥已设立的有关投资基金作用。在药物研发、医疗器械装备、可穿戴设备以及精准医疗非基本医疗服务领域吸引社会资本和民间资本,加大科技创新力度,构建多层次、多维度的多元投资机制,提高科技创新效率,降低科技研发的风险。

(程 龙 赵艳花)

第十四章

加强政策宣传普及

伴随互联网的快速发展,人们接受信息的渠道越来越多。近年来,我国在就业、医疗、教育、住房等方面推出了很多惠及民生的政策,希望全面提高老百姓的生活水平。民生问题是党和人民群众普遍关心的热点问题。民生政策覆盖面广,和生活息息相关,关系到每个人的切身利益。医药卫生政策更是一项惠及千家万户的民生工程,健康医疗大数据应用是一个新业态和新产业,为了让政府和广大人民群众充分了解政策,各级政府应加大民生政策宣传力度,努力做到广传播、入人心、惠民生、得实惠的宗旨。目前传统的政策宣传方法已经无法适应当前人民群众的需求,特别是随着新媒体的出现,更是对传统媒体提出了挑战。因此,民生政策宣传工作必须积极创新,提高宣传力度和宣传效果。

一、编制政策解读

1.《指导意见》原文

加强健康医疗大数据应用发展政策解读,大力宣传应用发展的重要意义和应用前景,积极回应社会关切,形成良好社会氛围。

2. 解读

健康医疗大数据是新时代重要的基础性战略资源之一,其应用发展将推动健康医疗模式的革命性变化,有利于扩大医疗资源供给、降低医疗成本、提升医疗服务运行效率,将对我国经济、社会、科技和人民生活生产等产生重大而深远的影响。

从总体上看,我国健康大数据的开发应用相对滞后,在服务模式创新、数据普惠共享等方面与发达国家比较,还有较大差距。各部门、各单位对健康数据共享、应用的重要性认识不足,信息标准执行力度不够,部门协作机制不畅,还存在大量的信息孤岛。健康医疗大数据产业体系尚未形成,在云计算、大数据方面,缺少在国际国内具有较强影响力和市场占有率的知名品牌。卫生与健康行业数据挖掘和利用不够,未产生应有的经济和社会效益。

健康医疗大数据是一项全新的事业,数据专业性强、涉及面广、参与主体多、社会关注度高,需要一个认识和成长过程。各级政府、各部门要高度重视,抛弃地方保护主义及部门利益,形成全国一盘棋,共同推进健康医疗大数据开发和应用,要广泛的宣传发动社会力量,充分调动医疗卫生行业积极性;不仅要把握好顶层设计和总体统筹部署,也要从老百姓和社会关切的重点问题入手,选好切入点、抓住关键点、提高居民的认识水平。新模式新应用的推广实施,需要各级政府开展广泛的宣传和学习。建立全国的健康医疗大数据中心,这就需要我们推进技术融合、业务融合、数据融合,实现跨层级、跨地域、跨系统、跨部门、跨业务的协同管理和服务。实施健康医疗大数据这一重大战略,其涉及面广、科技含量高、专业性较强,互联网新技术新应用不断发展,更加需要我们开展系列的学习和持续性的培训活动。各级政府应加大民生政策宣传力度,努力做到广传播、入人心、惠民生、得实惠,同时丰富政策宣传途径,在传统媒体的基础上,发挥好新媒体的作用,保证健康医疗大数据的应用和推广持续有效地进行。

习近平总书记特别强调"各级领导干部特别是高级干部,如果不懂互联网、不善于运用互联网,就无法有效开展工作。各级领导干部要学网、懂网、用网,积极谋划、推动、引导互联网发展。"

因此,党和政府领导不仅要身体力行自觉"补课",也要带领各级干部群众开展系列学习,积极引导医疗卫生机构和社会力量参与开展形式多样的科普活动,宣传普及健康医疗大数据应用知识,真正做到懂网络,会网络,识数据,用数据,不断提升掌握相关应用的能力和社会公众健康素养。

二、加强媒体宣传

解读

媒体宣传方式多样化,具体宣传工作分以下几步走:

拓宽宣传渠道、创新宣传形式、丰富宣传内容,加大健康医疗大数据宣传的力度、广度和深度。

(1)加强政策学习:切实贯彻中央及国务院决策部署,圆满完成与健康医疗大数据相关的各项重大工作任务。通过全景式宣传报道,向世界展示了健康促进领域的中国方案,赢得国际社会高度赞誉。通过媒体专访、专题研讨会全程报道,文件解读通过多媒体形式广泛传播,同时全国范围内健康医疗大数据领域相关单位就相关政策进行全面培训形式,层层递进,深入浅出,切实将文件内容深入每个角落,形成共同行动。

(2)狠抓新闻宣传:进一步完善新闻发布和解读机制,提升新闻发布工作的制度化、规范化水平。国家卫生计生委举办不同形式的新闻发布会、媒体沟通会,各地要组织形式多样的健康医疗大数据新闻发布活动。打造权威信息发布平台,做好官方网站和微信、微博等新媒体平台建设,全方位、多层次、多角度加强健康医疗大数据宣传报道,让广大人民更加全面系统的了解健康医疗大数据,并通过健康医疗大数据的宣传,改变传统的健康理念,通过健康医疗大数据深入百姓生活。

(3)突出社会宣传:注重官方网站和微信、微博建设,组建新媒体矩阵、医疗自媒体联盟,新媒体优势等的有效发挥。创新互联网舆论引导方式,营造良好网上舆论氛围。充分发挥基层宣传贴近百姓的优势,坚持把社区、街道作为宣传主阵地,推动健康大数据宣传进乡村、进社区,提高群众对健康医疗大数据的知晓率。

(4)加强互动宣传:强化卫生计生文化推广平台功能,扩大健康大数据传播卫星网试点,形成健康传播权威多媒体知识共享平台。加强典型宣传,充分发掘各地、健康医疗大数据领域先进单位、先进工作者的典型事迹,通过各种渠道加以宣传。加强与优秀卫生信息化机构和企业建立合作,打造有影响力的健康医疗大数据文化栏目和竞赛栏目。建立完善健康医疗大数据工程网站,现场观摩、在线访谈、民意调查等群众交流互动平台,进一步畅通民意沟通渠道。开展健康医疗大数据主题征文、演讲、知识竞赛,加强与群众"面对面"交流,实现健康医疗大数据宣传的群众性、参与性。

（5）坚持政治导向,强化意识形态工作责任制落实:严格落实主管主办和属地管理原则,落实意识形态工作责任制实施办法有关要求,加强数据网络意识形态管理。加强网情舆论监督,强化大数据挖掘过程中的隐私保护和合法利用。健康医疗大数据相关专委会要积极争取委管报刊图书出版物重大选题时的发言权,强化报纸杂志的质量管理,严把政治导向和出版方向。充分调动和发挥宣传主阵地作用,组织出版单位围绕年度健康医疗大数据领域重点工作精心组织策划重大主题宣传。坚持把社会效益放在首位,实现社会效益和经济效益相统一,同时也实现健康医疗大数据的政府导向和学术阵地的有效发声。

三、开展科普活动

1.《指导意见》原文

积极引导医疗卫生机构和社会力量参与开展形式多样的科普活动,宣传普及健康医疗大数据应用知识,鼓励开发简便易行的数字医学工具,不断提升人民群众掌握相关应用的能力和社会公众健康素养。

2. 解读

开展形式多样的科普活动,提高公众对于健康医疗大数据的理解认识和参与科普活动的积极性,倡导民众参与健康医疗大数据的收集等基础性工作、传播科技思想、弘扬科学精神,促进全民大数据科技认知素质的不断提高。进一步营造健康医疗大数据应用发展的良好社会氛围,推动健康医疗大数据科普工作向深度、广度发展,不断推出依托健康大数据的相关产品,不断提升人民群众掌握相关应用的能力和社会公众健康素养。

（1）强化政府引导,全社会共同参与开展科普工作:健康医疗大数据宣传以国家卫生计生委规划与信息司牵头,要求各有关部门积极配合,对开展全国科普日活动作出周密筹划。充分发挥各级科协组织科普工作主力军的作用,运用社会资源开展健康医疗大数据科普活动。通过科协牵头,各部门学会协会的沟通与合作,联合开展健康医疗大数据科普宣传活动。

(2) 建立和完善健康医疗大数据科普平台:搭建健康医疗大数据的科普教育示范基地,充分利用现有的科技电视栏目、信息网站、电子显示屏作为健康医疗大数据科普宣传的补充平台,联合地方电视、报刊、杂志等媒体部门,开辟健康医疗大数据专题节目、专版,借助于部门力量搭建健康医疗大数据科普宣传平台。

(3) 开辟多元化的科普宣传渠道:创新"认识大数据、构建大数据、利用大数据"的主题活动,积极组织项目活动,使每年的健康医疗大数据科普日活动内容更加新颖丰富,形式更加灵活多样。加强科普宣传的计划性和针对性,根据不同对象、不同层次、不同单位、不同级别政府的需求,精心组织特色各异、形式新颖的健康医疗大数据科普活动。比如 VR、医用机器人、康复机器人的实际体验活动。各单位在活动中注重树立典型、打造品牌、优势集成,创新健康医疗大数据科普周活动模式,激发居民参与各项健康医疗大数据科普活动的积极性。通过观念创新、思维创新、方法创新,把"科学、实用"作为宣传重点方向,全方位开展健康医疗大数据科普进村入户活动,举办健康医疗大数据科普进校活动,创出具有特色的健康医疗大数据科普活动品牌。

(4) 以健康促进为重点,提高科普活动的实用性:以慢性病防治为突破口,加速健康大数据的开发和应用,鼓励开发简便易行的数字医学工具,提高居民预防疾病的能力,丰富诊疗、康复知识,引导形成健康的行为生活方式,为居民提供及时便捷的健康咨询,提高民众的健康素养。在人民群众共享健康大数据的成果的同时,促进健康大数据的进一步升级。通过大数据分析应用,推动覆盖全生命周期的预防、治疗、康复和健康管理的一体化健康服务,这是未来健康服务管理的新趋势。

（程 龙　赵艳花）

第十五章

推进国际交流合作

习近平总书记于第二届世界互联网大会上强调网络空间是人类共同的活动空间,网络空间前途命运应由世界各国共同掌握。因此积极加强国际交流与合作显得尤为重要,推进国际合作主要体现在几个方面,一是人才交流、现有人才出国开会访学、交流;二是大力引进国际尖端人才共建健康医疗大数据实验室,开展探索性研究工作;三是参与国际健康医疗相关标准制定,稳步探索国际健康医疗大数据应用发展合作新模式,不断提升我国健康医疗大数据应用水平、产业核心竞争力和国际化水平。

一、推进人才技术交流合作

1.《指导意见》原文

有序推进健康医疗大数据应用发展的人才技术交流与合作。

2. 现状与问题

整个大数据领域人才匮乏,关键在于领军人物和高端人才缺乏。健康医疗大数据领域需要学科背景比较特殊,急需要有医学背景,同时也要有信息管理和计算机专业背景,跨界融合时还需要更多的学科背景做支撑,因此这个行业对人才的要求很高,但目前高校培养的人才不能满足行业发展需求。目前很多高校设立了大数据学院,开设了大数据专业本科教学和研究生培养工作,比如清华大学数据科学研究院、大数据学院,贵州大学的大数据学院等。但是这些学院多苦于和健康医疗领域接触不多,数据难以获得,教师、学生对于学术模型的新颖性更加感兴趣,而对于人口健康管理地区人群特征、疾病特征等基础数据挖掘缺乏兴趣。

3. 解读

有序推进健康医疗大数据应用发展的人才技术交流与合作是时代的要求、行业的需求,以"携手拥抱智慧新时代"为主题的2014 IBM中国高校合作项目年会上,全国60多所高校的200多名专家学者围绕"大数据""云计算"等议题进行了交流讨论。与会各方就"文思海辉、IBM、中科院研究生院打造的金融大数据人才培养计划"的新的"校企合作"模式,推进技术工程型人才培养的体系进行了研讨。教育部高教司领导给予了高度评价,认为这种以"产学研"三方联手的人才培养方式开创了培养适应大数据时代背景下的高端人才的先河,完全符合高等教育改革关于"工程型"人才培养的方向。对于健康医疗大数据人才的培养,同样可以参考,同时,由于卫生治理的需要,要给数据人才流向卫生计生、食药监督等部门以渠道,政府部门也要创造实习的机会给学员实践。

面对日益严重的人才匮乏形势,虽然国内外多所高校纷纷开设与大数据、云计算等相关的课程,然而对于这些快速演变发展而且迅速应用于生产实践的技术,如何让理论教学跟上技术革新的步伐,如何让已就业的人才重新掌握新的技术能力,是当务之急需要解决的爆发式增长的新型技术人才的核心问题。务实地培养人才,成为一个需要政府、教育界、产业界、学术界、应用界一起去努力解决的难题。十八届三中全会指出,应该"加快现代职业教育体系建设,深化产教融合、校企合作,培养高素质劳动者和技能型人才,创新高校人才培养机制"。以"政、产、学、研、用"三方联手方式开创培养适应大数据时代背景下的高端人才的先河,把培养大数据紧缺人才培养工程向前务实迈进的第一步。探索各种形式支持的人才培养模式,设立人才培养项目和奖学金,从晋升、职称、资金、待遇等各个方面吸引、培养高端人才、复合型人才以及新型实用人才。

二、推进技术创新

1.《指导意见》原文

鼓励相关企业和科研单位开展对国际先进技术的引进、消化吸收和再创新，推动我国自主技术与全球同步发展。

2. 解读

《指导意见》明确指出"促进和规范"，是基于"创新驱动，风险管控"的战略，新的技术虽然预计能带来新的思路和方法，同时也要完善不相适应的法律法规，规范市场行为，保证健康医疗服务的质量和安全。习近平总书记于第二届世界互联网大会上强调网络空间是人类共同的活动空间，网络空间前途命运应由世界各国共同掌握。各国应该加强沟通、扩大共识、深化合作，共同构建网络空间命运共同体。国际网络空间治理，应该坚持多边参与，发挥政府、国际组织、互联网企业、技术社群、民间机构、公民个人等各个主体作用，不搞单边主义，不搞一方主导。国务院《"十三五"国家信息化规划》(国发〔2016〕73号)对国家网络空间之力提出"要深度参与国际网络空间治理。把世界互联网大会打造成网络空间合作最重要的国际平台之一，广泛传播我国治网主张，推动建立多边、民主、透明的国际互联网治理体系，构建网络空间命运共同体。完善网络空间多、双边对话协商机制。深度参与互联网治理规则和技术标准制定，积极参加互联网名称和数字地址分配机构、互联网工程任务组等国际互联网技术和管理机构的活动。实施网络社会组织走出去战略，建立打击网络犯罪国际合作机制，共同防范和反对利用网络空间进行商业窃密、黑客攻击、恐怖犯罪等活动。"

对"健康中国信息服务行动"提出"全面推进人口健康信息服务体系"，不仅在国内要建成"全面建成统一权威、互联互通的人口健康信息平台，强化公共卫生、计划生育、医疗服务、医疗保障、药品供应、综合管理等应用信息系统数据集成、集成共享和业务协同，基本实现城乡居民拥有规范化的电子健康档案和功能完备的健康卡。实施健康中国云服务计划，构建健康医疗服务集成平台，提供远程会诊、远程影像、病理结果、心电诊断服务，健全检查检验结果互认共享机制。运用互联网手段，提高重大疾病和突发公共卫生事件应急能力,建立覆盖全国医疗卫生机构的健康传播和远程教育视频系统。"也要"完善全球公共卫生风险监测预警决策系统,提供健康安全保障服务"。

三、参与国际标准制定

1.《指导意见》原文

加大对国际健康医疗大数据应用标准的跟踪、评估和转化力度,积极参与国际标准制定,增强相关规则制定的话语权。

2. 解读

标准是指在经济、技术、科学和管理等社会实践中,对重复性的事物和概念,通过制订、发布和实施标准达到统一,以获得最佳秩序和社会效益。标准化包括了生产中以获得最佳生产经营秩序和经济效益为目标,对生产经营活动范围内的重复性事物和概念,以制定和实施标准;以及贯彻实施相关的国家、行业、地方标准等。

习近平总书记在致第 39 届国际标准化组织大会的贺信中说:"标准是人类文明进步的成果。从中国古代的"车同轨、书同文",到现代工业规模化生产,都是标准化的生动实践。伴随着经济全球化深入发展,标准化在便利经贸往来、支撑产业发展、促进科技进步、规范社会治理中的作用日益凸显。标准已成为世界"通用语言"。世界需要标准协同发展,标准促进世界互联互通"。因此,制定、发布及实施标准对于现代国家和社会具有重要意义,与人类健康密切相关的疾病、诊疗、器械、设备、食品、药品、基因、环境等领域的标准是社会各行业中最多的,配套的网络软硬件和数据标准更是数不胜数、日新月异。

对于健康医疗大数据发展来说,国际应用标准至关重要,要积极地跟踪、评估和转化,同时积极参与国际标准制定,增强相关规则制定的话语权。就是要求中国的临床专家和医药企业能够在国际标准制定方面积极参与,积极影响。对于健康医疗大数据来说,有序推进健康医疗大数据应用发展的人才技术交流与合作。鼓励相关企业和科研单位开展对国际先进技术的引进、消化吸收和再创新,推动我国自主技术与全球同步发展。

四、探索国际合作模式

1.《指导意见》原文

坚持以我为主、加强监管、确保安全原则,稳步探索国际健康医疗大数据应用发展合作新模式,不断提升我国健康医疗大数据应用水平、产业核心竞争力和国际化水平。

2. 解读

党中央、国务院高度重视信息化工作,"十二五"时期特别是党的十八大之后,成立中央网络安全和信息化领导小组,通过完善顶层设计和决策体系,加强统筹协调,作出实施网络强国战略、大数据战略、"互联网 +"行动等一系列重大决策,开启了信息化发展新征程。各地区、各部门扎实工作、开拓创新,我国信息化取得显著进步和成就。信息基础设施建设实现跨越式发展,网络经济异军突起,"互联网 +"蓬勃发展,基于互联网的新业态新模式竞相涌现。2015 年,电子商务交易额达到 21.79 万亿元,跃居全球第一。进入"十三五"时期,全球信息化发展面临的环境、条件和内涵正发生深刻变化。从国际看全球信息化进入全面渗透、跨界融合、加速创新、引领发展的新阶段。信息技术创新代际周期大幅缩短,创新活力、集聚效应和应用潜能裂变式释放,更快速度、更广范围、更深程度地引发新一轮科技革命和产业变革。健康医疗领域,物联网、云计算、大数据、人工智能、机器深度学习、区块链、生物基因工程等新技术驱动网络空间从人人互联向万物互联演进,数字化、网络化、智能化服务将无处不在。现实世界和数字世界日益交汇融合,全球治理体系面临深刻变革。从国内看,我国经济发展进入新常态,面临全球新一轮科技产业革命与我国经济转型、产业升级的历史交汇,亟需发挥信息化覆盖面广、渗透性强、带动作用明显的优势,推进供给侧结构性改革,培育发展新动能,构筑国际竞争新优势。从供给侧看,推动信息化与实体经济深度融合,有利于提高全要素生产率,提高供给质量和效率,更好地满足人民群众对健康医疗的日益增长、不断升级和个性化的需求;从需求侧看,推动互联网与经济社会深度融合,创新数据驱动型的生产和消费模式,有利于促进消费者深度参与,不断激发新的需求。

《"十三五"国家信息化规划》提出,要深化开放合作,拓展发展新空间,促进双向开放合作。发挥互联网在促进国际国内要素有序流动、资源高效配置、市场深度融合中的作用,有序扩大网信开放领域,有效引进境外资金和先进技术,强化互利共赢。

服务"一带一路"建设。推动全球互联网治理体系变革。坚持尊重网络主权、维护和平安全、促进开放合作、构建良好秩序,积极参与全球网络基础设施建设,建立开放共赢的国际合作体系。建立全球信息化合作服务平台,积极推动网信企业国际拓展,加快建设中国—东盟信息港、中国—阿拉伯国家等网上丝绸之路。建立网信企业走出去服务联盟,引导联盟成员在融资融智、技术创新等方面协同合作,拓展国际信息化交流合作渠道。创新卫生援外模式,比如探索远程医疗援外方式。

鼓励和支持企业走出去。加大对网信企业走出去的政策支持力度,积极搭建对外投资金融和信息服务平台,构建信息服务体系。制定鼓励和引导跨境并购的扶持政策,引导网信企业采取贸易、绿地投资、海外并购等多种方式走出去,利用多边、双边投资贸易协定和财政担保措施,增强获取全球资源的能力。

健全企业走出去境外服务体系。完善领事保护机制,建立和完善海外应急及快速响应机制,最大限度地保护中国企业和公民的利益与安全。强化企业知识产权意识,加强对国外行业技术、知识产权等法律法规以及行业标准、评定程序和检验检疫规则的跟踪研判和分析评议,建立公益性专利信息服务平台,为我国企业提供必要的境外专利诉讼和代理、知识产权保护援助服务。

3. 案例

国家卫生计生委周边卫生计生国际合作项目

国家卫生计生委卫生发展研究中心应国家卫生计生委国际合作司要求,结合前期工作进展,于 2017 年 1 月申报了《国家卫生计生委周边卫生计生国际合作项目》。该项目积极响应国家"一带一路"倡议,针对柬埔寨国情开展智慧医疗卫生援外新模式研究,利用国内现有成果结合柬埔寨现有基本医疗卫生情况和基本医疗卫生发展的相关计划,有针对性地进行智慧医疗卫生援助合作模式创新试点研究。在此进行简单介绍,以期对相应的国际合作项目有借鉴作用。

研究背景:柬埔寨,经济以农业为主,工业基础薄弱,是世界上最不发达国家之一。发展"一带一路"倡议,高举和平发展的旗帜,主动地发展与沿线国家的经济合作伙伴关系,共同打造政治互信、经济融合、文化包容的利益共同体、命运共同体和责任共同体。原来的援外模式以基础建设为主,属于零星布点,项目建设完成移交外方。虽然在一定程度上解决了基础设施落后的问题,但是这种援助不具备持续性和延展性,设施利用过程中也存在因管理不善导致的荒废现象。授人以"鱼"不如授人以"渔",在新的形势下传统援外模式受到挑战,迫切需要考虑创新援外模式。

总体目标:通过与柬埔寨的合作,开展智慧医疗卫生援外新模式研究,为"一带一路"倡议实施过程医疗卫生领域援外探索提供一种有针对性、效果明显、影响深远、持续推进的"精准援外"新模式。传播和集成我国现有的基本公共卫生管理模式、云平台技术、智慧公卫设备、疫苗类药物为柬埔寨提供全方位的智慧医疗卫生服务模式。开展智慧公共卫生、智慧慢性病管理和移动医疗解决方案研究。

主要研究内容:

(1)关于柬埔寨智慧医疗卫生援助合作新模式研究:调研现有医疗卫生援助方法的优势和缺陷,与柬埔寨青年医生协会合作调研柬埔寨现有医疗卫生体系待解决的问题、下步的发展计划和紧急援助需求。结合柬埔寨的居住分布、流行病和常见病情况及人员结构分布等,研究一种柬埔寨迫切需求的、切实可以提高医疗卫生水平、可持续可延展的医疗卫生援助新模式。

(2)智慧医疗卫生援助合作新模式框架

1)柬埔寨智慧公卫体系研究:根据柬埔寨现有公共卫生体系情况,结合其发展计划,选择典型区域进行调研,结合我国现有的公共卫生体系的成果和待改进问题,设计柬埔寨智慧公共卫生体系框架,进行反复调研预演结合当地居住、生活和就医习惯,进行修正后,开展智慧公共卫生解决方案的编制工作。

2)柬埔寨慢性病管理方案研究:基于柬埔寨慢性病管理理念和工作尚未起步的情况,利用我国现有的慢性病管理思路、平台和智慧设备,结合柬埔寨医生和人员聚集习惯,进行柬埔寨慢性病管理云平台解决方案研究。在我国的基础上快速提升管理水平和硬件水平,同时相同的管理思路和模式,有利于两国数据的各种比较研究。

3)移动医疗系统研究:基于柬埔寨匮乏的医疗设备和医疗人员的现状,研究智慧移动医疗系统,集成公共卫生体检、免疫注射、现场诊断功能,快速解决贫困地区基本的医疗保障问题提供有效的解决方案。

可行性：

1）需求的可行性：相较于常规援建的水电路网，智慧医疗卫生对于改善柬埔寨现有医疗状况，增加人民生活满意度更显得意义深远和行之有效。结合"健康中国"积累的经验，为医疗卫生援外推广中国实践、中国经验，为"一带一路"贡献解决方案，起到示范作用。

2）技术的可行性：智慧医疗卫生是目前我国医疗卫生发展的方向，在云平台、大数据的基础上对流行病、常见病、个人全生命周期健康管理等各个医疗卫生分支进行系统学、统计学的分析能从根本上改善医疗卫生盲目投入效果甚微的尴尬局面。针对柬埔寨进行智慧医疗卫生援助合作模式创新试点，正是将中国实践、中国经验沿着"一带一路"进行传播。是中国改革开放以来一直不断进行医疗卫生建设和医疗卫生改革的智慧结晶的输出，是中国"健康中国"理念向柬埔寨的延展，是中国结合几十年医疗卫生经验提出重点进行医疗大数据建设理念，对柬埔寨的经验传输。

3）深远意义的可行性：同时将远程医疗和慢性病管理系统相结合，可以实现远程会诊，远程诊疗的功能，可以实现国内的医生资源对柬埔寨病例进行远程会诊和诊疗指导，可以有效提高柬埔寨医生的诊疗水平。同时将该援外项目做成一个可延展的、持续性的、领域性的长期项目，改变原来只能一点即止的尴尬局面。面向柬埔寨最薄弱的基本公共卫生体系，进行智慧医疗卫生解决方案研究，在柬埔寨公共卫生体系建设之初就植入我国现有的管理精髓，帮助其实现基本公共卫生体系大数据的互联互通。同时针对平台实现的功能集成我国现有的智慧公卫设备和疫苗类药物，为柬埔寨快速提供高基本公共卫生水平提供有力的软硬件协助。

创新点：项目运用云计算、移动互联网、物联网等信息技术和智能化基本公共卫生设备，集成我国现有技术的基础上为柬埔寨解决影响国计民生的基本公共卫生问题，提供平台、硬件和药品的集成方案。

（程　龙　赵艳花）

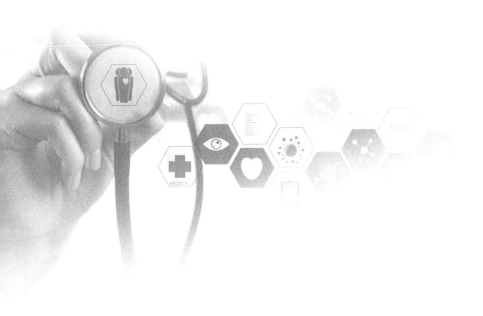

第四篇　创新应用篇

第十六章

健康医疗大数据创新应用

随着计算机技术的快速发展,计算能力的日益强大,大数据、人工智能、互联网、移动网络、智能健康可穿戴设备等技术方面的创新层出不穷。同时,人工智能相关的语言识别、图像识别、自然语言处理、机器学习、深度学习技术的发展逐渐成熟,各项技术在医疗领域的应用越来越广泛,在医疗这个专业科学与艺术相融合的领域深度融合应用,智能医疗系统将成为越来越多临床医生的合作伙伴,帮助医生自动化检测和支持辅助性诊断,从而提高效率,推动着健康医疗领域各项业务的加速改进与提升,医疗服务将朝着智能化、精准化、个性化的方向发展。未来计算机将能够对更多复杂、高级的信号进行处理,人类的医疗水平也必将迈入新的时代。

随着相关技术在健康评估、疾病预测、疾病筛查、临床诊断、疾病治疗、康复管理、健康管理等方面具有更多的深度融合创新应用,我国目前健康医疗领域所存在的资源分布不均衡、医疗技术水平总体不足、就医难等问题能够有效改善。大数据与人工智能所带动的健康医疗相关产业也将成为下一个技术发展和商业热点,其背后蕴含着巨大的想象空间和产业价值。

一、基于人工智能的临床智能诊断应用

20 世纪 70 年代开始,人类已经在探索人工智能辅助诊断以及手术相关的智能应用,如利兹大学研发的腹部剧痛的辅助诊断以及手术 AAPHelp 系统,匹兹堡大学研发的内科复杂疾病的辅助诊断系统 INTERNISTI,斯坦福大学研发的对感染性疾病患者进行诊断系统 MYCIN 等。

随着人工智能相关的语音识别、图像识别、自然语言处理、机器学习、深度学习技术的发展逐渐成熟，目前人工智能在医疗领域的应用越来越广泛。

比如，IBM公司DeepQA计划小组开发的人工智能系统沃森机器人Watson，Watson可在17秒内阅读3469本医学专著、248 000篇论文、69种治疗方案、61 540次实验数据、106 000份临床报告。它不仅可以提供可选择的诊疗意见，还能帮助医生总体评估该方案的疗效及风险。从肿瘤学角度而言，Watson的作用主要基于大数据是为临床医生进行决策参考，如最合适的手术时间、最合适的治疗方案。其主要技术原理是通过搜寻知识源并多角度运用小算法，对可能的各项答案进行基于多维度、可靠性的选择判断。

FDA首次批准了一款心脏磁共振影像AI分析的软件Cardio DL。可用于治疗多种心血管疾病，包括先天性心脏病、主动脉或心脏瓣膜疾病等。这款软件将深度学习用于医学图像分析，并为传统的心脏MRI扫描影像数据提供自动心室分割的分析，它能够自动采集心室的内外轮廓的数据，并提供心室功能的准确计算，耗时短，精度高，一份图像的分析10秒即可完成，远远快于临床医生。

斯坦福大学一个联合研究团队开发出了一个皮肤癌诊断准确率媲美人类医生的人工智能。他们通过深度学习的方法，用近13万张痣、皮疹和其他皮肤病变的图像训练机器识别其中的皮肤癌症状，在与21位皮肤科医生的诊断结果进行对比后，他们发现这个深度神经网络的诊断准确率与人类医生不相上下，在91%以上。

可见，基于人工智能的临床辅助诊断系统很早就被不断地探索和应用，但随着人工智能相关的核心技术不断成熟，人工智能与医疗临床诊断结合更加深入。智能诊疗场景是人工智能在医疗领域最重要、也最核心的应用场景。近几年，随着机器学习、深度学习、增强学习算法的逐渐普及，通过建立深度学习神经元数学模型，从海量医疗影像诊断数据中挖掘规律，学习和模仿医生的诊断技术，使人工智能的疾病诊断技术达到了前所未有的精度。医务工作者将从大量的诊疗业务中被解放出来，将走向复杂度更高、服务更细致的岗位。

智能诊疗是将人工智能技术用于辅助诊疗中，让计算机"学习"专家医生的医疗知识，基于人工智能的多重卷积神经网络技术可模拟医生的认知、思考、推理与学习过程，从而给出可靠诊断和治疗方案，以及提供相似病例检索、医学知识智能检索等辅助诊疗服务。辅助诊断的底层核心是知识图谱，通过把病症描述置于知识图谱中，机器智能通过知识关联的映射进行病情的推理和确诊。智能辅助诊疗可有效弥补医疗人力资源不足、降低成本并提高准确率。人工智能医学顾问系统涉及计算智能、感知智能、认知智能多个阶段,融合深度学习、分析模型构建、虚拟现实、增强现实、语音识别等众多技术。

二、基于临床样本表型与生命组学融合技术的精准医学临床决策支持应用

新一代测序技术的出现,使得基因组数据以及新基因突变的发现呈现爆炸式增长。人们开始频繁探寻疾病的深层的分子基础,基因组学研究所面临的挑战不再是单纯的数据产生,而是对基因数据的科学解读。而目前最主要的原因之一,就是缺乏基因数据、临床表型和疾病三者间的沟通桥梁。大量断层和不完整的数据,让信息之间无法“平等对话”,也让海量的基因数据的价值大打折扣。基因组学的信息如果不能和临床、表型的数据关联,就不能很好地解释复杂的基因变异以及生物学相关问题。将基因型和疾病表型数据联合分析,将作为认识和诊治疾病的重要手段。

伴随着基因组学、转录组学、代谢组学、蛋白质组学这些组学方法在技术方面的持续进步,生物医学领域的研究已经跨入了后基因组学时代,组学数据呈现井喷式增长,大数据时代的来临给生物信息科学带来了新的机遇和挑战。传统的单组学数据的研究,只能够有限地解释生物系统或者复杂疾病的特征,采用的数据类型不同,也往往得到的分析结论有所不同,这些问题都大大阻碍了高通量技术在临床方面的应用。所以,将不同类型的组学数据有效地整合到一起,以综合和整体的视角来看待生物过程或者表型,成为了信息转化医学应用的一个重要的突破口。

精准医学是在大样本研究获得疾病分子机制的知识体系基础上,以生物医学数据特别是生命组学数据为依据,根据患者个体在基因型、表型、环境和生活方式等各方面的特异性,应用现代遗传学、分子影像学、生物信息学和临床医学等方法与手段,制定个性化的精准预防、精准诊断和精准治疗方案。因此,精准医学将产生海量数据,而精准医学的应用也将依赖于对数据和信息的深度准确分析。建立精准医学知识库,为科学研究和临床诊断提供多层次的精准医学知识服务,助力发现潜在生物标志物和药物靶标,提高我国医药产业创新力。

精准医学临床决策支持系统是精准医学技术取得实际应用的重要标志,

也是未来医学进步速度的重要体现。精准医学临床决策支持系统其数据来源不仅包括院内临床信息,同时包括来自于基因组、转录组、代谢物组、糖组、人体微生物组等生命组学数据及生物样本信息,涉及中文自然语言处理、语义映射转化、临床与组学数据规范化、临床与组学关联分析、机器学习等众多关键技术。

在分子诊断、基因检测为基础上的,面向重大疾病及罕见病风险预测、早期筛查、分子分型、靶向治疗以及个性化治疗策略,从而对现有的诊断、治疗模式进行创新改变。精准医疗在肿瘤的早期诊断、临床分期、疗效评估和个体化治疗等方面体现出巨大的临床应用前景,液体活检正迅速成为精准医学的重要部分。

根据相关数据统计,全球精准医学市场规模已超 600 亿美元,其中精准诊断约 100 亿美元,精准治疗约 500 亿美元,未来 3~5 年全球精准医学产业将保持 15% 左右增速。

三、基于机器深度学习的医学影像智能阅片及辅助诊断应用

现代医学影像技术的应用与发展,数字医学影像新技术、新设备对医学影像诊断和数字影像治疗带来许多根本的改变。随着医学影像设备在临床上的大规模运用,同时也产生了大量影像数据资源,医学影像信息包括传统 X 线、CT、MRI、超声、放射性核素、电子内镜、手术摄影、各种红外仪、显微仪等设备产生影像信息。而且影像数据具有大规模、高增速、多结构、高价值和真实准确数据特点。目前医学影像数据量占医院总数据量的 90% 以上,普通医院影像数据至少以每年几十 G 的速度增长。

随着影像在临床诊断中的应用,也给医生增加极大的阅片工作量。其次临床诊疗过程中所产生的影像数据,绝大部分只是存储在医院,并未进行深度挖掘和利用。人工分析的缺点也很明显,主要是不精确,只能凭借经验去判断,很容易误判。

近年来人工智能在图像识别领域的技术有较大的突破,并已经应用于医学影像自动识别。通过建立标准化、规模化和第三方的影像分析算法平台,通过对海量的影像数据进行图像获取、病灶分割、特征提取和筛选、模型构建和临床信息解析等。通过融合影像、基因和病理特征建立影像组学标签,揭示影

像与患者预后联系。

可以大幅提高读片效率,以及减少人为失误。以肺病为例,针对平均超过200层的肺部CT扫描图片,医生人工筛查需要20分钟甚至更长,而人工智能仅需数十秒,准确率高出50%,可以检测整个X线片面积0.01%的细微骨折。对肺病、胃癌、甲状腺癌变、乳腺癌、皮肤病等多个病种的医学图像检测效率和识别精度都可以达到甚至超越专业医生水平。

基于机器深度学习的医学影像智能阅片系统,需建立卷积自编码、迁移学习、对抗学习等众多模型,以及研发多结节自动分割、高通量特征提取、三维超高分辨率动态显微成像、多参数专科超声成像、多模态分子成像、基于内容影像检索等多种设备及技术。

从影像大数据原始像素出发,提取高维手工设计特征并进行特征选择,构建影像特征与临床问题的分类模型。从多尺度卷积神经网络同时提取肿瘤组织、肿瘤边界和肿瘤微环境的信息,提升肿瘤疗效预测性能。卷积自编码器从无标签数据中自动学习疾病关键特征,比传统手工设计特征更有效。构建迁移学习模型,实现肿瘤自动分型和分类预测,辅助临床诊断。构建多智能体对抗学习模型,进行精确的肿瘤预后预测分析。构建多病种、多模态、多中心、多参数的医学影像数据资源平台。将计算机定量特征、经验特征、文本信息、基因信息和病理信息相结合,全面量化疾病异质性。

人工智能在医学影像领域的应用将随着图像识别精度、人工智能算法的进一步提高,会有更大的发展空间。

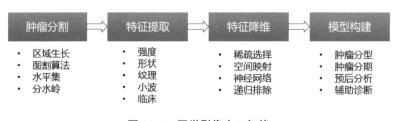

图16-1 医学影像人工智能

四、具备自然人机交互能力的医疗服务机器人应用

随着全球机器人产业的暴发,精准医疗概念的兴起以及国内老龄化趋势加大,医疗机器人技术纳入国家规划并迅速发展。

当大数据、人工智能技术与机器人结合,医疗机器人借此步入加速道,应用场景从手术机器人拓展至康复机器人、服务机器人、试验机器人等。据 Markets and Markets 估计，从 2016 年起，全球医疗机器人将保持近 17% 的年复合增长率，到 2020 年，市场规模有望达到 114 亿美元。其中手术机器人仍处于主导地位，占据 60% 左右的市场份额。某手术机器人已经完成了超过 60 万场手术，从心脏瓣膜修复到肿瘤切除均有涉猎。未来借助高速而稳定的互联网，医生可以通过屏幕实时了解病人的状况，运用机械臂在千里之外完成手术。

目前，微创手术、配药、物流、就医指导、智能问诊等机器人技术及设备已成功在一些医院应用，而随着人工智能技术快速突破，具备复杂人机感知能力、自然人机交互及柔顺协作控制技术的医疗服务机器人将在患者康复、居家养老、个人护理、医养结合层面得到普及。

具备护理能力的医疗服务型机器人直接面对人类，随着混合现实、智能传感、机器学习、中文语音语义识别、多模态信息动态感知、柔顺控制、动态环境下人体追踪及动态识别等大量前沿技术逐渐攻克。预计未来 10~20 年，具备强大认知学习能力的医用服务型机器人设备在我国大型医疗机构将得到实际应用，在面向老龄陪护、健康关怀、传染病护理、远程交互诊断等复杂任务场景中发挥重要价值。

五、混合现实技术在外科手术导航、手术解剖教学、强化临床诊断等的应用

结合沉浸式虚拟现实与增强现实的混合现实技术，将在未来 5~10 年间成为医疗领域的一种常见技术，在三维人体虚拟重构、血管照明、手术示教、教学解剖、外科手术可视化导航及手术模拟训练等医疗健康应用领域发挥巨大价值。虚拟现实已经应用在三维人体重构、人体解剖训练、整容手术、手术示教等方面已有应用。混合现实技术可用于教学解剖、外科手术模拟等场景，涉及高分辨率广角显示（单眼 4K 以上）、低延迟三维图形渲染、复杂场景空间感知与动态建模、虚拟视网膜显示、光场显示等一系列核心软硬件技术。

六、广泛普及医疗智能语音识别录入技术的临床应用

医疗语音识别技术不仅在临床问诊、候诊、预约等交互环节使用，在超声、

病理、口腔、内镜等科室特殊工作场景下拥有更大的价值,结合临床决策支持系统还可有效实现语音辅助疾病诊断功能,是医疗信息化发展水平的重要标志。

根据 HIMSS EUROPE 调查,大部分欧美诊所已采用语音作为病历收集主要方式。全美 72% 以上的医疗机构正在使用语音系统,94% 的欧美医疗机构正在使用或考虑使用临床语音识别技术提高医生工作效率。国内语音识别录入技术仅在部分全国知名医院有实际应用,近 50% 的医生每天的医疗文档录入时间超过 4 小时,看电脑多过看病人。医疗语音识别录入技术,需要利用声学模型自适应和大数据语音建模技术,医疗文本语义分析技术,医学专业术语、特殊单位、特殊符号转换识别技术,并解决在高噪声环境、中文方言场景下的识别准确率等问题。

七、大数据助力药物研发方面的应用

新药研发的痛点是周期长,平均为 10 年;费用高,每款新药研发费约 15 亿美元;成功率低,约 5000 种候选化合物中才有 1 种能进入 II 期临床试验。

借助大数据及深度学习技术,在心血管药、抗肿瘤药、孤儿药和常见传染病治疗药等多领域取得了新突破。例如,硅谷的 Atomwise 公司在分子结构数据库中筛选治疗方法,利用强大的计算能力,评估出 820 万种候选化合物,而研发成本仅为数千美元,研究周期仅需要几天时间。2015 年,Atomwise 基于现有的候选药物,应用 AI 算法,不到一天时间就成功地寻找出能控制埃博拉病毒的两种候选药物,以往类似研究需要耗时数月甚至数年时间。2015 年,斯坦福大学 Pande 实验室,发表了用大规模多任务神经网络做药物发现的论文。该研究利用基因组学、蛋白质组学信息研究药物功效和副作用。实践表明,基于海量数据信息,通过深度学习预测药物对不同疾病功效的准确率得到了显著提升。2016 年 10 月,美国政府研究部门与某制药公司合作,利用 AI 技术进行早期侵入性乳腺癌生物标记物筛选。与常规新药研发流程相反,该项目从数据开始,通过数据识别未知亚型和已知亚型的药物靶点。该项研究有望为通过血液筛查乳腺癌提供帮助。

大数据助力药物研主要体现在临床前和临床研究上,通过大数据分析等技术手段快速、准确地挖掘和筛选出合适的化合物或生物,提高药物筛选效率并优化其构效关系,在临床研究过程中结合医院数据,可快速找到符合条件的受试病人,通过计算机模拟,可以对药物活性、安全性和副作用进行预测。达到缩短新药研发周期、降低新药研发成本、提高新药研发成功率的目的。可应用于包括药物挖掘、新药安全有效性预测、生物标志物筛选等方面。

八、智能主动的全方位健康管理的创新应用

在消费需求升级的大环境下，人们利用最新的智能技术管理健康已成为一种趋势，而新的技术将促使智能健康管理更加专业化、精细化地分工。健康管理具体场景中的智能应用，目前主要集中在风险识别、虚拟护士、精神健康、在线问诊、健康干预以及基于精准医学的健康管理。人工智能与可穿戴设备和移动医疗设备结合，通过监控个体行为，了解病人饮食习惯、锻炼周期、服药习惯等个人生活习惯，通过对大数据进行处理，对疾病整体状态给予评估，并为个体设计个性化的健康管理方案，帮助病人规划日常健康安排，监控睡眠，提供药物和测试提醒，甚至可以反向推导出病人不依从建议的心理根源。对慢性病病人的整体状态进行评估，协助慢性病病人规划日常生活，改变患者不良习惯，养成更健康的生活方式，能够无缝融入病人的生活中。

九、智能医学科研系统协助医疗科学研究

医学科研很多时候是缺乏数据或者整理数据的时间，一线专家会有专门的科研助理团队负责整理数据和完成患者随访，而且在中国大部分医生工作负荷大，大多数时间都在手术室、病房或门诊，没时间去整理数据。智能科研辅助系统能够协助科学家阅读文献、查询专利、提高理论和以往观察结果的拟合度、形成可验证的假设、利用智能辅助系统和模拟技术进行实验研究、开发新的设备和软件。例如，2015年，《PLOS 计算生物学》杂志报道，美国塔夫斯大学研究者利用人工智能技术破解了对困扰科学界 120 年之久的难题——研究涡虫被切开后如何再生为新个体。基于人工智能的医学科研系统第一次不需要人类的帮助，独立发现了一个新的科学理论。这表明在生物医学研究中，人工智能不仅对实验中产生的大数据进行挖掘，也能分析复杂数据背后的原理。

十、未来医院智能化管理的创新应用

在医院里，人工智能及大数据技术可用于优化医疗服务流程和资源配置，

通过机器学习和数据分析,能够协助医院管理人员进行有数据支撑的管理决策,利用实时分析平台得出辅助性意见。优化就医流程,利用自然语言处理、洞察患者对医院的评价,提升患者就医体验。实现医院智能导诊,智能病房,智能电梯,智能餐厅等医院管理的全面智能化。提高医护效率和质量,降低医疗成本。

十一、大数据推动医疗保险的监管与控费应用

在全球范围内,医疗费用的不可持续增长已成为世界性问题,甚至已经严重影响了整体的经济健康运行。我国医保基金一方面面临收支平衡的严峻压力;另一方面,各地违规使用医保基金,诈骗套取医保基金的案例时有发生。医保基金违规使用不仅给国家带来了巨大的经济损失,也严重损害了人们的利益和健康权益。

针对这一问题,基于大数据的人工智能可以一展身手,可对医保数据进行实时监管,提供智能审核、医疗行为监管、政策制定辅助决策等服务,从事前、事中、事后三个层面保障医保基金安全。能够有效地对医疗活动进行监控并控制整体医疗费用。

（史文钊　弓孟春）

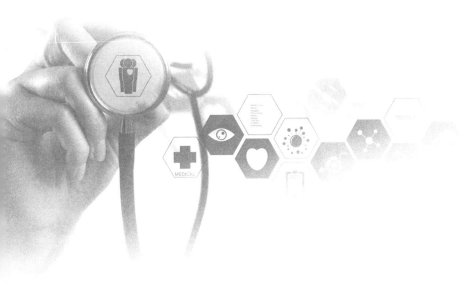

附　　录

中共中央 国务院印发
《"健康中国 2030"规划纲要》

新华社北京 10 月 25 日电 近日,中共中央、国务院印发了《"健康中国 2030"规划纲要》,并发出通知,要求各地区各部门结合实际认真贯彻落实。

《"健康中国 2030"规划纲要》全文如下。

目　　录

第八篇　强化组织实施

序言

健康是促进人的全面发展的必然要求,是经济社会发展的基础条件。实现国民健康长寿,是国家富强、民族振兴的重要标志,也是全国各族人民的共同愿望。

党和国家历来高度重视人民健康。新中国成立以来特别是改革开放以来,我国健康领域改革发展取得显著成就,城乡环境面貌明显改善,全民健身运动蓬勃发展,医疗卫生服务体系日益健全,人民健康水平和身体素质持续提高。2015 年我国人均预期寿命已达 76.34 岁,婴儿死亡率、5 岁以下儿童死亡率、孕产妇死亡率分别下降到 8.1‰、10.7‰和 20.1/10 万,总体上优于中高收入国家平均水平,为全面建成小康社会奠定了重要基础。同时,工业化、城镇化、人口老龄化、疾病谱变化、生态环境及生活方式变化等,也给维护和促进健康带来一系列新的挑战,健康服务供给总体不足与需求不断增长之间的矛盾依然突出,健康领域发展与经济社会发展的协调性有待增强,需要从国家战略层面统筹解决关系健康的重大和长远问题。

推进健康中国建设,是全面建成小康社会、基本实现社会主义现代化的重要基础,是全面提升中华民族健康素质、实现人民健康与经济社会协调发展的国家战略,是积极参与全球健康治理、履行 2030 年可持续发展议程国际承诺的重大举措。未来 15 年,是推进健康中国建设的重要战略机遇期。经济保持中高速增长将为维护人民健康奠定坚实基础,消费结构升级将为发展健康服务创造广阔空间,科技创新将为提高健康水平提供有力支撑,各方面制度更加成熟更加定型将为健康领域可持续发展构建强大保障。

为推进健康中国建设,提高人民健康水平,根据党的十八届五中全会战略部署,制定本规划纲要。本规划纲要是推进健康中国建设的宏伟蓝图和行动纲领。全社会要增强责任感、使命感,全力推进健康中国建设,为实现中华民族伟大复兴和推动人类文明进步作出更大贡献。

第一篇 总体战略

第一章 指导思想

推进健康中国建设,必须高举中国特色社会主义伟大旗帜,全面贯彻党的十八大和十八届三中、四中、五中全会精神,以马克思列宁主义、毛泽东思想、邓小平理论、"三个代表"重要思想、科学发展观为指导,深入学习贯彻习近平总书记系列重要讲话精神,紧紧围绕统筹推进"五位一体"总体布局和协调推进"四个全面"战略布局,认真落实党中央、国务院决策部署,坚持以人民为中心的发展思想,牢固树立和贯彻落实新发展理念,坚持正确的卫生与健康工作方针,以提高人民健康水平为核心,以体制机制改革创新为动力,以普及健康生活、优化健康服务、完善健康保障、建设健康环境、发展健康产业为重点,把健康融入所有政策,加快转变健康领域发展方式,全方位、全周期维护和保障人民健康,大幅提高健康水平,显著改善健康公平,为实现"两个一百年"奋斗目标和中华民族伟大复兴的中国梦提供坚实健康基础。

主要遵循以下原则:

——健康优先。把健康摆在优先发展的战略地位,立足国情,将促进健康的理念融入公共政策制定实施的全过程,加快形成有利于健康的生活方式、生态环境和经济社会发展模式,实现健康与经济社会良性协调发展。

——改革创新。坚持政府主导,发挥市场机制作用,加快关键环节改革步伐,冲破思想观念束缚,破除利益固化藩篱,清除体制机制障碍,发挥科技创新和信息化的引领支撑作用,形成具有中国特色、促进全民健康的制度体系。

——科学发展。把握健康领域发展规律,坚持预防为主、防治结合、中西医并重,转变服务模式,构建整合型医疗卫生服务体系,推动健康服务从规模扩张的粗放型发展转变到质量效益提升的绿色集约式发展,推动中医药和西医药相互补充、协调发展,提升健康服务水平。

——公平公正。以农村和基层为重点,推动健康领域基本公共服务均等化,维护基本医疗卫生服务的公益性,逐步缩小城乡、地区、人群间基本健康服务和健康水平的差异,实现全民健康覆盖,促进社会公平。

第二章　战略主题

"共建共享、全民健康"，是建设健康中国的战略主题。核心是以人民健康为中心，坚持以基层为重点，以改革创新为动力，预防为主，中西医并重，把健康融入所有政策，人民共建共享的卫生与健康工作方针，针对生活行为方式、生产生活环境以及医疗卫生服务等健康影响因素，坚持政府主导与调动社会、个人的积极性相结合，推动人人参与、人人尽力、人人享有，落实预防为主，推行健康生活方式，减少疾病发生，强化早诊断、早治疗、早康复，实现全民健康。

共建共享是建设健康中国的基本路径。从供给侧和需求侧两端发力，统筹社会、行业和个人三个层面，形成维护和促进健康的强大合力。要促进全社会广泛参与，强化跨部门协作，深化军民融合发展，调动社会力量的积极性和创造性，加强环境治理，保障食品药品安全，预防和减少伤害，有效控制影响健康的生态和社会环境危险因素，形成多层次、多元化的社会共治格局。要推动健康服务供给侧结构性改革，卫生计生、体育等行业要主动适应人民健康需求，深化体制机制改革，优化要素配置和服务供给，补齐发展短板，推动健康产业转型升级，满足人民群众不断增长的健康需求。要强化个人健康责任，提高全民健康素养，引导形成自主自律、符合自身特点的健康生活方式，有效控制影响健康的生活行为因素，形成热爱健康、追求健康、促进健康的社会氛围。

全民健康是建设健康中国的根本目的。立足全人群和全生命周期两个着力点，提供公平可及、系统连续的健康服务，实现更高水平的全民健康。要惠及全人群，不断完善制度、扩展服务、提高质量，使全体人民享有所需要的、有质量的、可负担的预防、治疗、康复、健康促进等健康服务，突出解决好妇女儿童、老年人、残疾人、低收入人群等重点人群的健康问题。要覆盖全生命周期，针对生命不同阶段的主要健康问题及主要影响因素，确定若干优先领域，强化干预，实现从胎儿到生命终点的全程健康服务和健康保障，全面维护人民健康。

第三章　战略目标

到2020年，建立覆盖城乡居民的中国特色基本医疗卫生制度，健康素养水平持续提高，健康服务体系完善高效，人人享有基本医疗卫生服务和基本体育健身服务,基本形成内涵丰富、结构合理的健康产业体系,主要健康指标居于中高收入国家前列。

到 2030 年,促进全民健康的制度体系更加完善,健康领域发展更加协调,健康生活方式得到普及,健康服务质量和健康保障水平不断提高,健康产业繁荣发展,基本实现健康公平,主要健康指标进入高收入国家行列。到 2050 年,建成与社会主义现代化国家相适应的健康国家。

到 2030 年具体实现以下目标:

——人民健康水平持续提升。人民身体素质明显增强,2030 年人均预期寿命达到 79.0 岁,人均健康预期寿命显著提高。

——主要健康危险因素得到有效控制。全民健康素养大幅提高,健康生活方式得到全面普及,有利于健康的生产生活环境基本形成,食品药品安全得到有效保障,消除一批重大疾病危害。

——健康服务能力大幅提升。优质高效的整合型医疗卫生服务体系和完善的全民健身公共服务体系全面建立,健康保障体系进一步完善,健康科技创新整体实力位居世界前列,健康服务质量和水平明显提高。

——健康产业规模显著扩大。建立起体系完整、结构优化的健康产业体系,形成一批具有较强创新能力和国际竞争力的大型企业,成为国民经济支柱性产业。

——促进健康的制度体系更加完善。有利于健康的政策法律法规体系进一步健全,健康领域治理体系和治理能力基本实现现代化。

健康中国建设主要指标

领域:健康水平 指标:人均预期寿命(岁) 2015 年:76.34 2020 年:77.3 2030 年:79.0

领域:健康水平 指标:婴儿死亡率(‰) 2015 年:8.1 2020 年:7.5 2030 年:5.0

领域:健康水平 指标:5 岁以下儿童死亡率(‰) 2015 年:10.7 2020 年:9.5 2030 年:6.0

领域:健康水平 指标:孕产妇死亡率(1/10 万) 2015 年:20.1 2020 年:18.0 2030 年:12.0

领域:健康水平 指标:城乡居民达到《国民体质测定标准》合格以上的人数比例(%) 2015 年:89.6(2014 年) 2020 年:90.6 2030 年:92.2

领域:健康生活 指标:居民健康素养水平(%) 2015 年:10 2020 年:20

2030 年:30

领域:健康生活　指标:经常参加体育锻炼人数(亿人)　2015 年:3.6(2014 年)　2020 年:4.35　2030 年:5.3

领域:健康服务与保障　指标:重大慢性病过早死亡率(%)　2015 年:19.1 (2013 年)　2020 年:比 2015 年降低 10%　2030 年:比 2015 年降低 30%

领域:健康服务与保障　指标:每千常住人口执业(助理)医师数(人) 2015 年:2.2　2020 年:2.5　2030 年:3.0

领域:健康服务与保障　指标:个人卫生支出占卫生总费用的比重(%) 2015 年:29.3　2020 年:28 左右　2030 年:25 左右

领域:健康环境　指标:地级及以上城市空气质量优良天数比率(%) 2015 年:76.7　2020 年:>80　2030 年:持续改善

领域:健康环境　指标:地表水质量达到或好于Ⅲ类水体比例(%)　2015 年:66　2020 年:>70　2030 年:持续改善

领域:健康产业　指标:健康服务业总规模(万亿元)　2015 年:—　2020 年:>8　2030 年:16

第二篇　普及健康生活

第四章　加强健康教育

第一节　提高全民健康素养

推进全民健康生活方式行动,强化家庭和高危个体健康生活方式指导及干预,开展健康体重、健康口腔、健康骨骼等专项行动,到 2030 年基本实现以县(市、区)为单位全覆盖。开发推广促进健康生活的适宜技术和用品。建立健康知识和技能核心信息发布制度,健全覆盖全国的健康素养和生活方式监测体系。建立健全健康促进与教育体系,提高健康教育服务能力,从小抓起,普及健康科学知识。加强精神文明建设,发展健康文化,移风易俗,培育良好的生活习惯。各级各类媒体加大健康科学知识宣传力度,积极建设和规范各类广播电视等健康栏目,利用新媒体拓展健康教育。

第二节　加大学校健康教育力度

将健康教育纳入国民教育体系,把健康教育作为所有教育阶段素质教育的重要内容。以中小学为重点,建立学校健康教育推进机制。构建相关学科教学与教育活动相结合、课堂教育与课外实践相结合、经常性宣传教育与集中式宣传教育相结合的健康教育模式。培养健康教育师资,将健康教育纳入体育教师职前教育和职后培训内容。

第五章　塑造自主自律的健康行为

第一节　引导合理膳食

制定实施国民营养计划,深入开展食物(农产品、食品)营养功能评价研究,全面普及膳食营养知识,发布适合不同人群特点的膳食指南,引导居民形成科学的膳食习惯,推进健康饮食文化建设。建立健全居民营养监测制度,对重点区域、重点人群实施营养干预,重点解决微量营养素缺乏、部分人群油脂等高热能食物摄入过多等问题,逐步解决居民营养不足与过剩并存问题。实施临床营养干预。加强对学校、幼儿园、养老机构等营养健康工作的指导。开展示范健康食堂和健康餐厅建设。到2030年,居民营养知识素养明显提高,营养缺乏疾病发生率显著下降,全国人均每日食盐摄入量降低20%,超重、肥胖人口增长速度明显放缓。

第二节　开展控烟限酒

全面推进控烟履约,加大控烟力度,运用价格、税收、法律等手段提高控烟成效。深入开展控烟宣传教育。积极推进无烟环境建设,强化公共场所控烟监督执法。推进公共场所禁烟工作,逐步实现室内公共场所全面禁烟。领导干部要带头在公共场所禁烟,把党政机关建成无烟机关。强化戒烟服务。到2030年,15岁以上人群吸烟率降低到20%。加强限酒健康教育,控制酒精过度使用,减少酗酒。加强有害使用酒精监测。

第三节　促进心理健康

加强心理健康服务体系建设和规范化管理。加大全民心理健康科普宣传力度,提升心理健康素养。加强对抑郁症、焦虑症等常见精神障碍和心理行为问题的干预,加大对重点人群心理问题早期发现和及时干预力度。加强严重精神障碍患者报告登记和救治救助管理。全面推进精神障碍社区康复服务。提高突发事件心理危机的干预能力和水平。到2030年,常见精神障碍防治和心理行为问题识别干预水平显著提高。

第四节　减少不安全性行为和毒品危害

强化社会综合治理,以青少年、育龄妇女及流动人群为重点,开展性道德、性健康和性安全宣传教育和干预,加强对性传播高危行为人群的综合干预,减少意外妊娠和性相关疾病传播。大力普及有关毒品危害、应对措施和治疗途径等知识。加强全国戒毒医疗服务体系建设,早发现、早治疗成瘾者。加强戒毒药物维持治疗与社区戒毒、强制隔离戒毒和社区康复的衔接。建立集生理脱毒、心理康复、就业扶持、回归社会于一体的戒毒康复模式,最大限度减少毒品社会危害。

第六章　提高全民身体素质

第一节　完善全民健身公共服务体系

统筹建设全民健身公共设施,加强健身步道、骑行道、全民健身中心、体育公园、社区多功能运动场等场地设施建设。到 2030 年,基本建成县、乡、村三级公共体育设施网络,人均体育场地面积不低于 2.3 平方米,在城镇社区实现 15 分钟健身圈全覆盖。推行公共体育设施免费或低收费开放,确保公共体育场地设施和符合开放条件的企事业单位体育场地设施全部向社会开放。加强全民健身组织网络建设,扶持和引导基层体育社会组织发展。

第二节　广泛开展全民健身运动

继续制定实施全民健身计划,普及科学健身知识和健身方法,推动全民健身生活化。组织社会体育指导员广泛开展全民健身指导服务。实施国家体育锻炼标准,发展群众健身休闲活动,丰富和完善全民健身体系。大力发展群众喜闻乐见的运动项目,鼓励开发适合不同人群、不同地域特点的特色运动项目,扶持推广太极拳、健身气功等民族民俗民间传统运动项目。

第三节　加强体医融合和非医疗健康干预

发布体育健身活动指南,建立完善针对不同人群、不同环境、不同身体状况的运动处方库,推动形成体医结合的疾病管理与健康服务模式,发挥全民科学健身在健康促进、慢性病预防和康复等方面的积极作用。加强全民健身科技创新平台和科学健身指导服务站点建设。开展国民体质测试,完善体质健康监测体系,开发应用国民体质健康监测大数据,开展运动风险评估。

第四节　促进重点人群体育活动

制定实施青少年、妇女、老年人、职业群体及残疾人等特殊群体的体质健康干预计划。实施青少年体育活动促进计划,培育青少年体育爱好,基本实现青少年熟练掌握 1 项以上体育运动技能,确保学生校内每天体育活动时间不少于 1 小时。到 2030 年,学校体育场地设施与器材配置达标率达到 100%,青少年学生每周参与体育活动达到中等强度 3 次以上,国家学生体质健康标准达标优秀率 25% 以上。加强科学指导,促进妇女、老年人和职业群体积极参与全民健身。实行工间健身制度,鼓励和支持新建工作场所建设适当的健身活动场地。推动残疾人康复体育和健身体育广泛开展。

第三篇 优化健康服务

第七章 强化覆盖全民的公共卫生服务

第一节 防治重大疾病

实施慢性病综合防控战略,加强国家慢性病综合防控示范区建设。强化慢性病筛查和早期发现,针对高发地区重点癌症开展早诊早治工作,推动癌症、脑卒中、冠心病等慢性病的机会性筛查。基本实现高血压、糖尿病患者管理干预全覆盖,逐步将符合条件的癌症、脑卒中等重大慢性病早诊早治适宜技术纳入诊疗常规。加强学生近视、肥胖等常见病防治。到 2030 年,实现全人群、全生命周期的慢性病健康管理,总体癌症 5 年生存率提高 15%。加强口腔卫生,12 岁儿童患龋率控制在 25% 以内。

加强重大传染病防控。完善传染病监测预警机制。继续实施扩大国家免疫规划,适龄儿童国家免疫规划疫苗接种率维持在较高水平,建立预防接种异常反应补偿保险机制。加强艾滋病检测、抗病毒治疗和随访管理,全面落实临床用血核酸检测和预防艾滋病母婴传播,疫情保持在低流行水平。建立结核病防治综合服务模式,加强耐多药肺结核筛查和监测,规范肺结核诊疗管理,全国肺结核疫情持续下降。有效应对流感、手足口病、登革热、麻疹等重点传染病疫情。继续坚持以传染源控制为主的血吸虫病综合防治策略,全国所有流行县达到消除血吸虫病标准。继续巩固全国消除疟疾成果。全国所有流行县基本控制包虫病等重点寄生虫病流行。保持控制和消除重点地方病,地方病不再成为危害人民健康的重点问题。加强突发急性传染病防治,积极防范输入性突发急性传染病,加强鼠疫等传统烈性传染病防控。强化重大动物源性传染病的源头治理。

第二节 完善计划生育服务管理

健全人口与发展的综合决策体制机制,完善有利于人口均衡发展的政策体系。改革计划生育服务管理方式,更加注重服务家庭,构建以生育支持、幼儿养育、青少年发展、老人赡养、病残照料为主题的家庭发展政策框架,引导群众负责任、有计划地生育。完善国家计划生育技术服务政策,加大再生育计划生育技术服务保障力度。全面推行知情选择,普及避孕节育和生殖健康知识。完善计划生育家庭奖励扶助制度和特别扶助制度,实行奖励扶助金标准动态调整。坚持和完善计划生育目标管理责任制,完善宣传倡导、依法管理、优质服务、政策推动、综合治理的计划生育长效工作机制。建立健全出生人口监测工作机制。继续开展出生人口性别比治理。到2030年,全国出生人口性别比实现自然平衡。

第三节　推进基本公共卫生服务均等化

继续实施完善国家基本公共卫生服务项目和重大公共卫生服务项目,加强疾病经济负担研究,适时调整项目经费标准,不断丰富和拓展服务内容,提高服务质量,使城乡居民享有均等化的基本公共卫生服务,做好流动人口基本公共卫生计生服务均等化工作。

第八章　提供优质高效的医疗服务

第一节　完善医疗卫生服务体系

全面建成体系完整、分工明确、功能互补、密切协作、运行高效的整合型医疗卫生服务体系。县和市域内基本医疗卫生资源按常住人口和服务半径合理布局,实现人人享有均等化的基本医疗卫生服务;省级及以上分区域统筹配置,整合推进区域医疗资源共享,基本实现优质医疗卫生资源配置均衡化,省域内人人享有均质化的危急重症、疑难病症诊疗和专科医疗服务;依托现有机构,建设一批引领国内、具有全球影响力的国家级医学中心,建设一批区域医学中心和国家临床重点专科群,推进京津冀、长江经济带等区域医疗卫生协同发展,带动医疗服务区域发展和整体水平提升。加强康复、老年病、长期护理、慢性病管理、安宁疗护等接续性医疗机构建设。实施健康扶贫工程,加大对中西部贫困地区医疗卫生机构建设支持力度,提升服务能力,保障贫困人口健康。到2030年,15分钟基本医疗卫生服务圈基本形成,每千常住人口注册护士数达到4.7人。

第二节　创新医疗卫生服务供给模式

建立专业公共卫生机构、综合和专科医院、基层医疗卫生机构"三位一体"的重大疾病防控机制,建立信息共享、互联互通机制,推进慢性病防、治、管整体融合发展,实现医防结合。建立不同层级、不同类别、不同举办主体医疗卫生机构间目标明确、权责清晰的分工协作机制,不断完善服务网络、运行机制和激励机制,基层普遍具备居民健康守门人的能力。完善家庭医生签约服务,全面建立成熟完善的分级诊疗制度,形成基层首诊、双向转诊、上下联动、急慢分治的合理就医秩序,健全治疗 - 康复 - 长期护理服务链。引导三级公立医院逐步减少普通门诊,重点发展危急重症、疑难病症诊疗。完善医疗联合体、医院集团等多种分工协作模式,提高服务体系整体绩效。加快医疗卫生领域军民融合,积极发挥军队医疗卫生机构作用,更好为人民服务。

第三节　提升医疗服务水平和质量

建立与国际接轨、体现中国特色的医疗质量管理与控制体系,基本健全覆盖主要专业的国家、省、市三级医疗质量控制组织,推出一批国际化标准规范。建设医疗质量管理与控制信息化平台,实现全行业全方位精准、实时管理与控制,持续改进医疗质量和医疗安全,提升医疗服务同质化程度,再住院率、抗菌药物使用率等主要医疗服务质量指标达到或接近世界先进水平。全面实施临床路径管理,规范诊疗行为,优化诊疗流程,增强患者就医获得感。推进合理用药,保障临床用血安全,基本实现医疗机构检查、检验结果互认。加强医疗服务人文关怀,构建和谐医患关系。依法严厉打击涉医违法犯罪行为特别是伤害医务人员的暴力犯罪行为,保护医务人员安全。

第九章　充分发挥中医药独特优势

第一节　提高中医药服务能力

实施中医临床优势培育工程,强化中医药防治优势病种研究,加强中西医结合,提高重大疑难病、危急重症临床疗效。大力发展中医非药物疗法,使其在常见病、多发病和慢性病防治中发挥独特作用。发展中医特色康复服务。健全覆盖城乡的中医医疗保健服务体系。在乡镇卫生院和社区卫生服务中心建立中医馆、国医堂等中医综合服务区,推广适宜技术,所有基层医疗卫生机构都能够提供中医药服务。促进民族医药发展。到2030年,中医药在治未病中的主导作用、在重大疾病治疗中的协同作用、在疾病康复中的核心作用得到充分发挥。

第二节　发展中医养生保健治未病服务

实施中医治未病健康工程,将中医药优势与健康管理结合,探索融健康文化、健康管理、健康保险为一体的中医健康保障模式。鼓励社会力量举办规范的中医养生保健机构,加快养生保健服务发展。拓展中医医院服务领域,为群众提供中医健康咨询评估、干预调理、随访管理等治未病服务。鼓励中医医疗机构、中医医师为中医养生保健机构提供保健咨询和调理等技术支持。开展中医中药中国行活动,大力传播中医药知识和易于掌握的养生保健技术方法,加强中医药非物质文化遗产的保护和传承运用,实现中医药健康养生文化创造性转化、创新性发展。

第三节　推进中医药继承创新

实施中医药传承创新工程,重视中医药经典医籍研读及挖掘,全面系统继承历代各家学术理论、流派及学说,不断弘扬当代名老中医药专家学术思想和临床诊疗经验,挖掘民间诊疗技术和方药,推进中医药文化传承与发展。建立中医药传统知识保护制度,制定传统知识保护名录。融合现代科技成果,挖掘中药方剂,加强重大疑难疾病、慢性病等中医药防治技术和新药研发,不断推动中医药理论与实践发展。发展中医药健康服务,加快打造全产业链服务的跨国公司和国际知名的中国品牌,推动中医药走向世界。保护重要中药资源和生物多样性,开展中药资源普查及动态监测。建立大宗、道地和濒危药材种苗繁育基地,提供中药材市场动态监测信息,促进中药材种植业绿色发展。

第十章　加强重点人群健康服务

第一节　提高妇幼健康水平

实施母婴安全计划,倡导优生优育,继续实施住院分娩补助制度,向孕产妇免费提供生育全过程的基本医疗保健服务。加强出生缺陷综合防治,构建覆盖城乡居民,涵盖孕前、孕期、新生儿各阶段的出生缺陷防治体系。实施健康儿童计划,加强儿童早期发展,加强儿科建设,加大儿童重点疾病防治力度,扩大新生儿疾病筛查,继续开展重点地区儿童营养改善等项目。提高妇女常见病筛查率和早诊早治率。实施妇幼健康和计划生育服务保障工程,提升孕产妇和新生儿危急重症救治能力。

第二节　促进健康老龄化

推进老年医疗卫生服务体系建设,推动医疗卫生服务延伸至社区、家庭。健全医疗卫生机构与养老机构合作机制,支持养老机构开展医疗服务。推进中医药与养老融合发展,推动医养结合,为老年人提供治疗期住院、康复期护理、稳定期生活照料、安宁疗护一体化的健康和养老服务,促进慢性病全程防治管理服务同居家、社区、机构养老紧密结合。鼓励社会力量兴办医养结合机构。加强老年常见病、慢性病的健康指导和综合干预,强化老年人健康管理。

推动开展老年心理健康与关怀服务,加强老年痴呆症等的有效干预。推动居家老人长期照护服务发展,全面建立经济困难的高龄、失能老人补贴制度,建立多层次长期护理保障制度。进一步完善政策,使老年人更便捷获得基本药物。

第三节 维护残疾人健康

制定实施残疾预防和残疾人康复条例。加大符合条件的低收入残疾人医疗救助力度,将符合条件的残疾人医疗康复项目按规定纳入基本医疗保险支付范围。建立残疾儿童康复救助制度,有条件的地方对残疾人基本型辅助器具给予补贴。将残疾人康复纳入基本公共服务,实施精准康复,为城乡贫困残疾人、重度残疾人提供基本康复服务。完善医疗机构无障碍设施,改善残疾人医疗服务。进一步完善康复服务体系,加强残疾人康复和托养设施建设,建立医疗机构与残疾人专业康复机构双向转诊机制,推动基层医疗卫生机构优先为残疾人提供基本医疗、公共卫生和健康管理等签约服务。制定实施国家残疾预防行动计划,增强全社会残疾预防意识,开展全人群、全生命周期残疾预防,有效控制残疾的发生和发展。加强对致残疾病及其他致残因素的防控。推动国家残疾预防综合试验区试点工作。继续开展防盲治盲和防聋治聋工作。

第四篇 完善健康保障

第十一章 健全医疗保障体系

第一节 完善全民医保体系

健全以基本医疗保障为主体、其他多种形式补充保险和商业健康保险为补充的多层次医疗保障体系。整合城乡居民基本医保制度和经办管理。健全基本医疗保险稳定可持续筹资和待遇水平调整机制,实现基金中长期精算平衡。完善医保缴费参保政策,均衡单位和个人缴费负担,合理确定政府与个人分担比例。改进职工医保个人账户,开展门诊统筹。进一步健全重特大疾病医疗保障机制,加强基本医保、城乡居民大病保险、商业健康保险与医疗救助等的有效衔接。到 2030 年,全民医保体系成熟定型。

第二节 健全医保管理服务体系

严格落实医疗保险基金预算管理。全面推进医保支付方式改革,积极推进按病种付费、按人头付费,积极探索按疾病诊断相关分组付费(DRGs)、按服务绩效付费,形成总额预算管理下的复合式付费方式,健全医保经办机构与医疗机构的谈判协商与风险分担机制。加快推进基本医保异地就医结算,实现跨省异地安置退休人员住院医疗费用直接结算和符合转诊规定的异地就医住院费用直接结算。全面实现医保智能监控,将医保对医疗机构的监管延伸到医务人员。逐步引入社会力量参与医保经办。加强医疗保险基础标准建设和应用。到2030年,全民医保管理服务体系完善高效。

第三节　积极发展商业健康保险

落实税收等优惠政策,鼓励企业、个人参加商业健康保险及多种形式的补充保险。丰富健康保险产品,鼓励开发与健康管理服务相关的健康保险产品。促进商业保险公司与医疗、体检、护理等机构合作,发展健康管理组织等新型组织形式。到2030年,现代商业健康保险服务业进一步发展,商业健康保险赔付支出占卫生总费用比重显著提高。

第十二章　完善药品供应保障体系

第一节　深化药品、医疗器械流通体制改革

推进药品、医疗器械流通企业向供应链上下游延伸开展服务,形成现代流通新体系。规范医药电子商务,丰富药品流通渠道和发展模式。推广应用现代物流管理与技术,健全中药材现代流通网络与追溯体系。落实医疗机构药品、耗材采购主体地位,鼓励联合采购。完善国家药品价格谈判机制。建立药品出厂价格信息可追溯机制。强化短缺药品供应保障和预警,完善药品储备制度和应急供应机制。建设遍及城乡的现代医药流通网络,提高基层和边远地区药品供应保障能力。

第二节　完善国家药物政策

巩固完善国家基本药物制度,推进特殊人群基本药物保障。完善现有免费治疗药品政策,增加艾滋病防治等特殊药物免费供给。保障儿童用药。完善罕见病用药保障政策。建立以基本药物为重点的临床综合评价体系。按照政府调控和市场调节相结合的原则,完善药品价格形成机制。强化价格、医保、采购等政策的衔接,坚持分类管理,加强对市场竞争不充分药品和高值医用耗材的价格监管,建立药品价格信息监测和信息公开制度,制定完善医保药品支付标准政策。

第五篇　建设健康环境

第十三章　深入开展爱国卫生运动

第一节　加强城乡环境卫生综合整治

持续推进城乡环境卫生整洁行动,完善城乡环境卫生基础设施和长效机制,统筹治理城乡环境卫生问题。加大农村人居环境治理力度,全面加强农村垃圾治理,实施农村生活污水治理工程,大力推广清洁能源。到2030年,努力把我国农村建设成为人居环境干净整洁、适合居民生活养老的美丽家园,实现人与自然和谐发展。实施农村饮水安全巩固提升工程,推动城镇供水设施向农村延伸,进一步提高农村集中供水率、自来水普及率、水质达标率和供水保证率,全面建立从源头到龙头的农村饮水安全保障体系。加快无害化卫生厕所建设,力争到2030年,全国农村居民基本都能用上无害化卫生厕所。实施以环境治理为主的病媒生物综合预防控制策略。深入推进国家卫生城镇创建,力争到2030年,国家卫生城市数量提高到全国城市总数的50%,有条件的省(自治区、直辖市)实现全覆盖。

第二节　建设健康城市和健康村镇

把健康城市和健康村镇建设作为推进健康中国建设的重要抓手,保障与健康相关的公共设施用地需求,完善相关公共设施体系、布局和标准,把健康融入城乡规划、建设、治理的全过程,促进城市与人民健康协调发展。针对当地居民主要健康问题,编制实施健康城市、健康村镇发展规划。广泛开展健康社区、健康村镇、健康单位、健康家庭等建设,提高社会参与度。重点加强健康学校建设,加强学生健康危害因素监测与评价,完善学校食品安全管理、传染病防控等相关政策。加强健康城市、健康村镇建设监测与评价。到2030年,建成一批健康城市、健康村镇建设的示范市和示范村镇。

第十四章　加强影响健康的环境问题治理

第一节　深入开展大气、水、土壤等污染防治

以提高环境质量为核心,推进联防联控和流域共治,实行环境质量目标考核,实施最严格的环境保护制度,切实解决影响广大人民群众健康的突出环境问题。深入推进产业园区、新城、新区等开发建设规划环评,严格建设项目环

评审批,强化源头预防。深化区域大气污染联防联控,建立常态化区域协作机制。完善重度及以上污染天气的区域联合预警机制。全面实施城市空气质量达标管理,促进全国城市环境空气质量明显改善。推进饮用水水源地安全达标建设。强化地下水管理和保护,推进地下水超采区治理与污染综合防治。开展国家土壤环境质量监测网络建设,建立建设用地土壤环境质量调查评估制度,开展土壤污染治理与修复。以耕地为重点,实施农用地分类管理。全面加强农业面源污染防治,有效保护生态系统和遗传多样性。加强噪声污染防控。

第二节　实施工业污染源全面达标排放计划

全面实施工业污染源排污许可管理,推动企业开展自行监测和信息公开,建立排污台账,实现持证按证排污。加快淘汰高污染、高环境风险的工艺、设备与产品。开展工业集聚区污染专项治理。以钢铁、水泥、石化等行业为重点,推进行业达标排放改造。

第三节　建立健全环境与健康监测、调查和风险评估制度

逐步建立健全环境与健康管理制度。开展重点区域、流域、行业环境与健康调查,建立覆盖污染源监测、环境质量监测、人群暴露监测和健康效应监测的环境与健康综合监测网络及风险评估体系。实施环境与健康风险管理。划定环境健康高风险区域,开展环境污染对人群健康影响的评价,探索建立高风险区域重点项目健康风险评估制度。建立环境健康风险沟通机制。建立统一的环境信息公开平台,全面推进环境信息公开。推进县级及以上城市空气质量监测和信息发布。

第十五章　保障食品药品安全

第一节　加强食品安全监管

完善食品安全标准体系,实现食品安全标准与国际标准基本接轨。加强食品安全风险监测评估,到2030年,食品安全风险监测与食源性疾病报告网络实现全覆盖。全面推行标准化、清洁化农业生产,深入开展农产品质量安全风险评估,推进农兽药残留、重金属污染综合治理,实施兽药抗菌药治理行动。加强对食品原产地指导监管,完善农产品市场准入制度。建立食用农产品全程追溯协作机制,完善统一权威的食品安全监管体制,建立职业化检查员队伍,加强检验检测能力建设,强化日常监督检查,扩大产品抽检覆盖面。加强互联网食品经营治理。加强进口食品准入管理,加大对境外源头食品安全体系检查力度,有序开展进口食品指定口岸建设。推动地方政府建设出口食品

农产品质量安全示范区。推进食品安全信用体系建设,完善食品安全信息公开制度。健全从源头到消费全过程的监管格局,严守从农田到餐桌的每一道防线,让人民群众吃得安全、吃得放心。

第二节 强化药品安全监管

深化药品(医疗器械)审评审批制度改革,研究建立以临床疗效为导向的审批制度,提高药品(医疗器械)审批标准。加快创新药(医疗器械)和临床急需新药(医疗器械)的审评审批,推进仿制药质量和疗效一致性评价。完善国家药品标准体系,实施医疗器械标准提高计划,积极推进中药(材)标准国际化进程。全面加强药品监管,形成全品种、全过程的监管链条。加强医疗器械和化妆品监管。

第十六章 完善公共安全体系

第一节 强化安全生产和职业健康

加强安全生产,加快构建风险等级管控、隐患排查治理两条防线,切实降低重特大事故发生频次和危害后果。强化行业自律和监督管理职责,推动企业落实主体责任,推进职业病危害源头治理,强化矿山、危险化学品等重点行业领域安全生产监管。开展职业病危害基本情况普查,健全有针对性的健康干预措施。进一步完善职业安全卫生标准体系,建立完善重点职业病监测与职业病危害因素监测、报告和管理网络,遏制尘肺病和职业中毒高发势头。建立分级分类监管机制,对职业病危害高风险企业实施重点监管。开展重点行业领域职业病危害专项治理。强化职业病报告制度,开展用人单位职业健康促进工作,预防和控制工伤事故及职业病发生。加强全国个人辐射剂量管理和放射诊疗辐射防护。

第二节 促进道路交通安全

加强道路交通安全设施设计、规划和建设,组织实施公路安全生命防护工程,治理公路安全隐患。严格道路运输安全管理,提升企业安全自律意识,落实运输企业安全生产主体责任。强化安全运行监管能力和安全生产基础支撑。进一步加强道路交通安全治理,提高车辆安全技术标准,提高机动车驾驶人和交通参与者综合素质。到2030年,力争实现道路交通万车死亡率下降30%。

第三节 预防和减少伤害

建立伤害综合监测体系,开发重点伤害干预技术指南和标准。加强儿童和老年人伤害预防和干预,减少儿童交通伤害、溺水和老年人意外跌落,提高儿童玩具和用品安全标准。预防和减少自杀、意外中毒。建立消费品质量安全事故强制报告制度,建立产品伤害监测体系,强化重点领域质量安全监管,减少消费品安全伤害。

第四节　提高突发事件应急能力

加强全民安全意识教育。建立健全城乡公共消防设施建设和维护管理责任机制,到 2030 年,城乡公共消防设施基本实现全覆盖。提高防灾减灾和应急能力。完善突发事件卫生应急体系,提高早期预防、及时发现、快速反应和有效处置能力。建立包括军队医疗卫生机构在内的海陆空立体化的紧急医学救援体系,提升突发事件紧急医学救援能力。到 2030 年,建立起覆盖全国、较为完善的紧急医学救援网络,突发事件卫生应急处置能力和紧急医学救援能力达到发达国家水平。进一步健全医疗急救体系,提高救治效率。到 2030 年,力争将道路交通事故死伤比基本降低到中等发达国家水平。

第五节　健全口岸公共卫生体系

建立全球传染病疫情信息智能监测预警、口岸精准检疫的口岸传染病预防控制体系和种类齐全的现代口岸核生化有害因子防控体系,建立基于源头防控、境内外联防联控的口岸突发公共卫生事件应对机制,健全口岸病媒生物及各类重大传染病监测控制机制,主动预防、控制和应对境外突发公共卫生事件。持续巩固和提升口岸核心能力,创建国际卫生机场(港口)。完善国际旅行与健康信息网络,提供及时有效的国际旅行健康指导,建成国际一流的国际旅行健康服务体系,保障出入境人员健康安全。

提高动植物疫情疫病防控能力,加强进境动植物检疫风险评估准入管理,强化外来动植物疫情疫病和有害生物查验截获、检测鉴定、除害处理、监测防控规范化建设,健全对购买和携带人员、单位的问责追究体系,防控国际动植物疫情疫病及有害生物跨境传播。健全国门生物安全查验机制,有效防范物种资源丧失和外来物种入侵。

第六篇　发展健康产业

第十七章　优化多元办医格局

进一步优化政策环境,优先支持社会力量举办非营利性医疗机构,推进和实现非营利性民营医院与公立医院同等待遇。鼓励医师利用业余时间、退休医师到基层医疗卫生机构执业或开设工作室。个体诊所设置不受规划布局限制。破除社会力量进入医疗领域的不合理限制和隐性壁垒。逐步扩大外资兴办医疗机构的范围。加大政府购买服务的力度,支持保险业投资、设立医疗机构,推动非公立医疗机构向高水平、规模化方向发展,鼓励发展专业性医院管理集团。加强政府监管、行业自律与社会监督,促进非公立医疗机构规范发展。

第十八章 发展健康服务新业态

积极促进健康与养老、旅游、互联网、健身休闲、食品融合,催生健康新产业、新业态、新模式。发展基于互联网的健康服务,鼓励发展健康体检、咨询等健康服务,促进个性化健康管理服务发展,培育一批有特色的健康管理服务产业,探索推进可穿戴设备、智能健康电子产品和健康医疗移动应用服务等发展。规范发展母婴照料服务。培育健康文化产业和体育医疗康复产业。制定健康医疗旅游行业标准、规范,打造具有国际竞争力的健康医疗旅游目的地。大力发展中医药健康旅游。打造一批知名品牌和良性循环的健康服务产业集群,扶持一大批中小微企业配套发展。

引导发展专业的医学检验中心、医疗影像中心、病理诊断中心和血液透析中心等。支持发展第三方医疗服务评价、健康管理服务评价,以及健康市场调查和咨询服务。鼓励社会力量提供食品药品检测服务。完善科技中介体系,大力发展专业化、市场化医药科技成果转化服务。

第十九章 积极发展健身休闲运动产业

进一步优化市场环境,培育多元主体,引导社会力量参与健身休闲设施建设运营。推动体育项目协会改革和体育场馆资源所有权、经营权分离改革,加快开放体育资源,创新健身休闲运动项目推广普及方式,进一步健全政府购买体育公共服务的体制机制,打造健身休闲综合服务体。鼓励发展多种形式的体育健身俱乐部,丰富业余体育赛事,积极培育冰雪、山地、水上、汽摩、航空、极限、马术等具有消费引领特征的时尚休闲运动项目,打造具有区域特色的健身休闲示范区、健身休闲产业带。

第二十章 促进医药产业发展

第一节 加强医药技术创新

完善政产学研用协同创新体系,推动医药创新和转型升级。加强专利药、中药新药、新型制剂、高端医疗器械等创新能力建设,推动治疗重大疾病的专利到期药物实现仿制上市。大力发展生物药、化学药新品种、优质中药、高性能医疗器械、新型辅料包材和制药设备,推动重大药物产业化,加快医疗器械转型升级,提高具有自主知识产权的医学诊疗设备、医用材料的国际竞争力。加快发展康复辅助器具产业,增强自主创新能力。健全质量标准体系,提升质量控制技术,实施绿色和智能改造升级,到2030年,药品、医疗器械质量标准全面与国际接轨。

第二节　提升产业发展水平

发展专业医药园区,支持组建产业联盟或联合体,构建创新驱动、绿色低碳、智能高效的先进制造体系,提高产业集中度,增强中高端产品供给能力。大力发展医疗健康服务贸易,推动医药企业走出去和国际产业合作,提高国际竞争力。到2030年,具有自主知识产权新药和诊疗装备国际市场份额大幅提高,高端医疗设备市场国产化率大幅提高,实现医药工业中高速发展和向中高端迈进,跨入世界制药强国行列。推进医药流通行业转型升级,减少流通环节,提高流通市场集中度,形成一批跨国大型药品流通企业。

第七篇　健全支撑与保障

第二十一章　深化体制机制改革

第一节　把健康融入所有政策

加强各部门各行业的沟通协作,形成促进健康的合力。全面建立健康影响评价评估制度,系统评估各项经济社会发展规划和政策、重大工程项目对健康的影响,健全监督机制。畅通公众参与渠道,加强社会监督。

第二节　全面深化医药卫生体制改革

加快建立更加成熟定型的基本医疗卫生制度,维护公共医疗卫生的公益性,有效控制医药费用不合理增长,不断解决群众看病就医问题。推进政事分开、管办分开,理顺公立医疗卫生机构与政府的关系,建立现代公立医院管理制度。清晰划分中央和地方以及地方各级政府医药卫生管理事权,实施属地化和全行业管理。推进军队医院参加城市公立医院改革、纳入国家分级诊疗体系工作。健全卫生计生全行业综合监管体系。

第三节 完善健康筹资机制

健全政府健康领域相关投入机制,调整优化财政支出结构,加大健康领域投入力度,科学合理界定中央政府和地方政府支出责任,履行政府保障基本健康服务需求的责任。中央财政在安排相关转移支付时对经济欠发达地区予以倾斜,提高资金使用效益。建立结果导向的健康投入机制,开展健康投入绩效监测和评价。充分调动社会组织、企业等的积极性,形成多元筹资格局。鼓励金融等机构创新产品和服务,完善扶持措施。大力发展慈善事业,鼓励社会和个人捐赠与互助。

第四节 加快转变政府职能

进一步推进健康相关领域简政放权、放管结合、优化服务。继续深化药品、医疗机构等审批改革,规范医疗机构设置审批行为。推进健康相关部门依法行政,推进政务公开和信息公开。加强卫生计生、体育、食品药品等健康领域监管创新,加快构建事中和事后监管体系,全面推开"双随机、一公开"机制建设。推进综合监管,加强行业自律和诚信建设,鼓励行业协会商会发展,充分发挥社会力量在监管中的作用,促进公平竞争,推动健康相关行业科学发展,简化健康领域公共服务流程,优化政府服务,提高服务效率。

第二十二章 加强健康人力资源建设

第一节 加强健康人才培养培训

加强医教协同,建立完善医学人才培养供需平衡机制。改革医学教育制度,加快建成适应行业特点的院校教育、毕业后教育、继续教育三阶段有机衔接的医学人才培养培训体系。完善医学教育质量保障机制,建立与国际医学教育实质等效的医学专业认证制度。以全科医生为重点,加强基层人才队伍建设。完善住院医师与专科医师培养培训制度,建立公共卫生与临床医学复合型高层次人才培养机制。强化面向全员的继续医学教育制度。加大基层和偏远地区扶持力度。加强全科、儿科、产科、精神科、病理、护理、助产、康复、心理健康等急需紧缺专业人才培养培训。加强药师和中医药健康服务、卫生应急、卫生信息化复合人才队伍建设。加强高层次人才队伍建设,引进和培养一批具有国际领先水平的学科带头人。推进卫生管理人员专业化、职业化。调整优化适应健康服务产业发展的医学教育专业结构,加大养老护理员、康复治疗师、心理咨询师等健康人才培养培训力度。支持建立以国家健康医疗开放大学为基础、中国健康医疗教育慕课联盟为支撑的健康教育培训云平台,便捷医务人员终身教育。加强社会体育指导员队伍建设,到 2030 年,实现每千人拥有社会体育指导员 2.3 名。

第二节　创新人才使用评价激励机制

落实医疗卫生机构用人自主权,全面推行聘用制,形成能进能出的灵活用人机制。落实基层医务人员工资政策。创新医务人员使用、流动与服务提供模式,积极探索医师自由执业、医师个体与医疗机构签约服务或组建医生集团。建立符合医疗卫生行业特点的人事薪酬制度。对接国际通行模式,进一步优化和完善护理、助产、医疗辅助服务、医疗卫生技术等方面人员评价标准。创新人才评价机制,不将论文、外语、科研等作为基层卫生人才职称评审的硬性要求,健全符合全科医生岗位特点的人才评价机制。

第二十三章　推动健康科技创新

第一节　构建国家医学科技创新体系

大力加强国家临床医学研究中心和协同创新网络建设,进一步强化实验室、工程中心等科研基地能力建设,依托现有机构推进中医药临床研究基地和科研机构能力建设,完善医学研究科研基地布局。加强资源整合和数据交汇,统筹布局国家生物医学大数据、生物样本资源、实验动物资源等资源平台,建设心脑血管、肿瘤、老年病等临床医学数据示范中心。实施中国医学科学院医学与健康科技创新工程。加快生物医药和大健康产业基地建设,培育健康产业高新技术企业,打造一批医学研究和健康产业创新中心,促进医研企结合,推进医疗机构、科研院所、高等学校和企业等创新主体高效协同。加强医药成果转化推广平台建设,促进医学成果转化推广。建立更好的医学创新激励机制和以应用为导向的成果评价机制,进一步健全科研基地、生物安全、技术评估、医学研究标准与规范、医学伦理与科研诚信、知识产权等保障机制,加强科卫协同、军民融合、省部合作,有效提升基础前沿、关键共性、社会公益和战略高科技的研究水平。

第二节　推进医学科技进步

启动实施脑科学与类脑研究、健康保障等重大科技项目和重大工程,推进国家科技重大专项、国家重点研发计划重点专项等科技计划。发展组学技术、干细胞与再生医学、新型疫苗、生物治疗等医学前沿技术,加强慢病防控、精准医学、智慧医疗等关键技术突破,重点部署创新药物开发、医疗器械国产化、中医药现代化等任务,显著增强重大疾病防治和健康产业发展的科技支撑能力。

力争到 2030 年,科技论文影响力和三方专利总量进入国际前列,进一步提高科技创新对医药工业增长贡献率和成果转化率。

第二十四章　建设健康信息化服务体系

第一节　完善人口健康信息服务体系建设

全面建成统一权威、互联互通的人口健康信息平台,规范和推动"互联网 + 健康医疗"服务,创新互联网健康医疗服务模式,持续推进覆盖全生命周期的预防、治疗、康复和自主健康管理一体化的国民健康信息服务。实施健康中国云服务计划,全面建立远程医疗应用体系,发展智慧健康医疗便民惠民服务。建立人口健康信息化标准体系和安全保护机制。做好公民入伍前与退伍后个人电子健康档案军地之间接续共享。到 2030 年,实现国家、省、市、县四级人口健康信息平台互通共享、规范应用,人人拥有规范化的电子健康档案和功能完备的健康卡,远程医疗覆盖省、市、县、乡四级医疗卫生机构,全面实现人口健康信息规范管理和使用,满足个性化服务和精准化医疗的需求。

第二节　推进健康医疗大数据应用

加强健康医疗大数据应用体系建设,推进基于区域人口健康信息平台的医疗健康大数据开放共享、深度挖掘和广泛应用。消除数据壁垒,建立跨部门跨领域密切配合、统一归口的健康医疗数据共享机制,实现公共卫生、计划生育、医疗服务、医疗保障、药品供应、综合管理等应用信息系统数据采集、集成共享和业务协同。建立和完善全国健康医疗数据资源目录体系,全面深化健康医疗大数据在行业治理、临床和科研、公共卫生、教育培训等领域的应用,培育健康医疗大数据应用新业态。加强健康医疗大数据相关法规和标准体系建设,强化国家、区域人口健康信息工程技术能力,制定分级分类分域的数据应用政策规范,推进网络可信体系建设,注重内容安全、数据安全和技术安全,加强健康医疗数据安全保障和患者隐私保护。加强互联网健康服务监管。

第二十五章　加强健康法治建设

推动颁布并实施基本医疗卫生法、中医药法,修订实施药品管理法,加强重点领域法律法规的立法和修订工作,完善部门规章和地方政府规章,健全健康领域标准规范和指南体系。强化政府在医疗卫生、食品、药品、环境、体育等健康领域的监管职责,建立政府监管、行业自律和社会监督相结合的监督管理体制。加强健康领域监督执法体系和能力建设。

第二十六章　加强国际交流合作

实施中国全球卫生战略,全方位积极推进人口健康领域的国际合作。以双边合作机制为基础,创新合作模式,加强人文交流,促进我国和"一带一路"沿线国家卫生合作。加强南南合作,落实中非公共卫生合作计划,继续向发展中国家派遣医疗队员,重点加强包括妇幼保健在内的医疗援助,重点支持疾病预防控制体系建设。加强中医药国际交流与合作。充分利用国家高层战略对话机制,将卫生纳入大国外交议程。积极参与全球卫生治理,在相关国际标准、规范、指南等的研究、谈判与制定中发挥影响,提升健康领域国际影响力和制度性话语权。

第八篇　强化组织实施

第二十七章　加强组织领导

完善健康中国建设推进协调机制,统筹协调推进健康中国建设全局性工作,审议重大项目、重大政策、重大工程、重大问题和重要工作安排,加强战略谋划,指导部门、地方开展工作。

各地区各部门要将健康中国建设纳入重要议事日程,健全领导体制和工作机制,将健康中国建设列入经济社会发展规划,将主要健康指标纳入各级党委和政府考核指标,完善考核机制和问责制度,做好相关任务的实施落实工作。注重发挥工会、共青团、妇联、残联等群团组织以及其他社会组织的作用,充分发挥民主党派、工商联和无党派人士作用,最大限度凝聚全社会共识和力量。

第二十八章　营造良好社会氛围

大力宣传党和国家关于维护促进人民健康的重大战略思想和方针政策,宣传推进健康中国建设的重大意义、总体战略、目标任务和重大举措。加强正面宣传、舆论监督、科学引导和典型报道,增强社会对健康中国建设的普遍认知,形成全社会关心支持健康中国建设的良好社会氛围。

第二十九章　做好实施监测

制定实施五年规划等政策文件,对本规划纲要各项政策和措施进行细化完善,明确各个阶段所要实施的重大工程、重大项目和重大政策。建立常态化、经常化的督查考核机制,强化激励和问责。建立健全监测评价机制,制定规划纲要任务部门分工方案和监测评估方案,并对实施进度和效果进行年度监测和评估,适时对目标任务进行必要调整。充分尊重人民群众的首创精神,对各地在实施规划纲要中好的做法和有效经验,要及时总结,积极推广。

国务院办公厅关于促进和规范健康医疗大数据应用发展的指导意见

国办发〔2016〕47 号

各省、自治区、直辖市人民政府,国务院各部委、各直属机构:

健康医疗大数据是国家重要的基础性战略资源。健康医疗大数据应用发展将带来健康医疗模式的深刻变化,有利于激发深化医药卫生体制改革的动力和活力,提升健康医疗服务效率和质量,扩大资源供给,不断满足人民群众多层次、多样化的健康需求,有利于培育新的业态和经济增长点。为贯彻落实《国务院关于印发促进大数据发展行动纲要的通知》(国发〔2015〕50 号)要求,顺应新兴信息技术发展趋势,规范和推动健康医疗大数据融合共享、开放应用,经国务院同意,现提出如下意见。

一、指导思想、基本原则和发展目标

(一) 指导思想。深入贯彻落实党的十八大和十八届三中、四中、五中全会精神,牢固树立并切实贯彻创新、协调、绿色、开放、共享的发展理念,按照党中央、国务院决策部署,发挥市场在资源配置中的决定性作用,更好发挥政府作用,以保障全体人民健康为出发点,强化顶层设计,夯实基层基础,完善政策制度,创新工作机制,大力推动政府健康医疗信息系统和公众健康医疗数据互联融合、开放共享,消除信息孤岛,积极营造促进健康医疗大数据安全规范、创新应用的发展环境,通过"互联网 + 健康医疗"探索服务新模式、培育发展新业态,努力建设人民满意的医疗卫生事业,为打造健康中国、全面建成小康社会和实现中华民族伟大复兴的中国梦提供有力支撑。

(二)**基本原则**。坚持以人为本、创新驱动。将健康医疗大数据应用发展纳入国家大数据战略布局,推进政产学研用联合协同创新,强化基础研究和核心技术攻关,突出健康医疗重点领域和关键环节,利用大数据拓展服务渠道,延伸和丰富服务内容,更好满足人民健康医疗需求。

坚持规范有序、安全可控。建立健全健康医疗大数据开放、保护等法规制度,强化标准和安全体系建设,强化安全管理责任,妥善处理应用发展与保障安全的关系,增强安全技术支撑能力,有效保护个人隐私和信息安全。

坚持开放融合、共建共享。鼓励政府和社会力量合作,坚持统筹规划、远近结合、示范引领,注重盘活、整合现有资源,推动形成各方支持、依法开放、便民利民、蓬勃发展的良好局面,充分释放数据红利,激发大众创业、万众创新活力。

(三)**发展目标**。到 2017 年底,实现国家和省级全民健康信息平台以及全国药品招标采购业务应用平台互联互通,基本形成跨部门健康医疗数据资源共享共用格局。到 2020 年,建成国家医疗卫生信息分级开放应用平台,实现与人口、法人、空间地理等基础数据资源跨部门、跨区域共享,医疗、医药、医保和健康各相关领域数据融合应用取得明显成效;统筹区域布局,依托现有资源建成 100 个区域临床医学数据示范中心,基本实现城乡居民拥有规范化的电子健康档案和功能完备的健康卡,健康医疗大数据相关政策法规、安全防护、应用标准体系不断完善,适应国情的健康医疗大数据应用发展模式基本建立,健康医疗大数据产业体系初步形成、新业态蓬勃发展,人民群众得到更多实惠。

二、重点任务和重大工程

(一)夯实健康医疗大数据应用基础。

1. 加快建设统一权威、互联互通的全民健康信息平台。实施全民健康保障信息化工程,按照安全为先、保护隐私的原则,充分依托国家电子政务外网和统一数据共享交换平台,拓展完善现有设施资源,全面建成互通共享的国家、省、市、县四级全民健康信息平台,强化公共卫生、计划生育、医疗服务、医疗保障、药品供应、综合管理等应用信息系统数据采集、集成共享和业务协同。

创新管理模式,推动生育登记网上办理。消除数据壁垒,畅通部门、区域、行业之间的数据共享通道,探索社会化健康医疗数据信息互通机制,推动实现健康医疗数据在平台集聚、业务事项在平台办理、政府决策依托平台支撑。

2. 推动健康医疗大数据资源共享开放。鼓励各类医疗卫生机构推进健康医疗大数据采集、存储,加强应用支撑和运维技术保障,打通数据资源共享通道。加快建设和完善以居民电子健康档案、电子病历、电子处方等为核心的基础数据库。建立卫生计生、中医药与教育、科技、工业和信息化、公安、民政、人力资源社会保障、环保、农业、商务、安全监管、检验检疫、食品药品监管、体育、统计、旅游、气象、保险监管、残联等跨部门密切配合、统一归口的健康医疗数据共享机制。探索推进可穿戴设备、智能健康电子产品、健康医疗移动应用等产生的数据资源规范接入全民健康信息平台。建立全国健康医疗数据资源目录体系,制定分类、分级、分域健康医疗大数据开放应用政策规范,稳步推进健康医疗大数据开放。

(二) 全面深化健康医疗大数据应用。

1. 推进健康医疗行业治理大数据应用。加强深化医药卫生体制改革评估监测,加强居民健康状况等重要数据精准统计和预测评价,有力支撑健康中国建设规划和决策。综合运用健康医疗大数据资源和信息技术手段,健全医院评价体系,推动深化公立医院改革,完善现代医院管理制度,优化医疗卫生资源布局。加强医疗机构监管,健全对医疗、药品、耗材等收入构成及变化趋势的监测机制,协同医疗服务价格、医保支付、药品招标采购、药品使用等业务信息,助推医疗、医保、医药联动改革。

2. 推进健康医疗临床和科研大数据应用。依托现有资源建设一批心脑血管、肿瘤、老年病和儿科等临床医学数据示范中心,集成基因组学、蛋白质组学等国家医学大数据资源,构建临床决策支持系统。推进基因芯片与测序技术在遗传性疾病诊断、癌症早期诊断和疾病预防检测方面的应用,加强人口基因信息安全管理,推动精准医疗技术发展。围绕重大疾病临床用药研制、药物产业化共性关键技术等需求,建立药物副作用预测、创新药物研发数据融合共享机制。充分利用优势资源,优化生物医学大数据布局,依托国家临床医学研究中心和协同研究网络,系统加强临床和科研数据资源整合共享,提升医学科研及应用效能,推动智慧医疗发展。

3. 推进公共卫生大数据应用。加强公共卫生业务信息系统建设,完善国家免疫规划、网络直报、网络化急救、职业病防控、口岸公共卫生风险预警决策等信息系统以及移动应急业务平台应用功能,推进医疗机构、公共卫生机构和口岸检验检疫机构的信息共享和业务协同,全面提升公共卫生监测评估和决策管理能力。整合社会网络公共信息资源,完善疾病敏感信息预警机制,及时掌握和动态分析全人群疾病发生趋势及全球传染病疫情信息等国际公共卫生风险,提高突发公共卫生事件预警与应急响应能力。整合环境卫生、饮用水、健康危害因素、口岸医学媒介生物和核生化等多方监测数据,有效评价影响健康的社会因素。开展重点传染病、职业病、口岸输入性传染病和医学媒介生物监测,整合传染病、职业病多源监测数据,建立实验室病原检测结果快速识别网络体系,有效预防控制重大疾病。推动疾病危险因素监测评估和妇幼保健、老年保健、国际旅行卫生健康保健等智能应用,普及健康生活方式。

4. 培育健康医疗大数据应用新业态。加强健康医疗海量数据存储清洗、分析挖掘、安全隐私保护等关键技术攻关。积极鼓励社会力量创新发展健康医疗业务,促进健康医疗业务与大数据技术深度融合,加快构建健康医疗大数据产业链,不断推进健康医疗与养生、养老、家政等服务业协同发展。发展居家健康信息服务,规范网上药店和医药物流第三方配送等服务,推动中医药养生、健康养老、健康管理、健康咨询、健康文化、体育健身、健康医疗旅游、健康环境、健康饮食等产业发展。

5. 研制推广数字化健康医疗智能设备。支持研发健康医疗相关的人工智能技术、生物三维(3D)打印技术、医用机器人、大型医疗设备、健康和康复辅助器械、可穿戴设备以及相关微型传感器件。加快研发成果转化,提高数字医疗设备、物联网设备、智能健康产品、中医功能状态检测与养生保健仪器设备的生产制造水平,促进健康医疗智能装备产业升级。

(三)规范和推动"互联网+健康医疗"服务。

1. 发展智慧健康医疗便民惠民服务。发挥优质医疗资源的引领作用,鼓励社会力量参与,整合线上线下资源,规范医疗物联网和健康医疗应用程序(APP)管理,大力推进互联网健康咨询、网上预约分诊、移动支付和检查检验结果查询、随访跟踪等应用,优化形成规范、共享、互信的诊疗流程。探索互联网健康医疗服务模式。以家庭医生签约服务为基础,推进居民健康卡、社会保障卡等应用集成,激活居民电子健康档案应用,推动覆盖全生命周期的预防、治疗、康复和健康管理的一体化电子健康服务。

2. 全面建立远程医疗应用体系。实施健康中国云服务计划,建设健康医疗服务集成平台,提供远程会诊、远程影像、远程病理、远程心电诊断服务,健全检查检验结果互认共享机制。推进大医院与基层医疗卫生机构、全科医生与专科医生的数据资源共享和业务协同,健全基于互联网、大数据技术的分级诊疗信息系统,延伸放大医疗卫生机构服务能力,有针对性地促进"重心下移、资源下沉"。

3. 推动健康医疗教育培训应用。支持建立以国家健康医疗开放大学为基础、中国健康医疗教育慕课联盟为支撑的健康医疗教育培训云平台,鼓励开发慕课健康医疗培训教材,探索新型互联网教学模式和方法,组织优质师资推进网络医学教育资源开放共享和在线互动、远程培训、远程手术示教、学习成效评估等应用,便捷医务人员终身教育,提升基层医疗卫生服务能力。

（四）加强健康医疗大数据保障体系建设。

1. 加强法规和标准体系建设。制定完善健康医疗大数据应用发展的法律法规,强化居民健康信息服务规范管理,明确信息使用权限,切实保护相关各方合法权益。完善数据开放共享支撑服务体系,建立"分级授权、分类应用、权责一致"的管理制度。规范健康医疗大数据应用领域的准入标准,建立大数据应用诚信机制和退出机制,严格规范大数据开发、挖掘、应用行为。建立统一的疾病诊断编码、临床医学术语、检查检验规范、药品应用编码、信息数据接口和传输协议等相关标准,促进健康医疗大数据产品、服务流程标准化。

2. 推进网络可信体系建设。强化健康医疗数字身份管理,建设全国统一标识的医疗卫生人员和医疗卫生机构可信医学数字身份、电子实名认证、数据访问控制信息系统,积极推进电子签名应用,逐步建立服务管理留痕可溯、诊疗数据安全运行、多方协作参与的健康医疗管理新模式。

3. 加强健康医疗数据安全保障。加快健康医疗数据安全体系建设,建立数据安全管理责任制度,制定标识赋码、科学分类、风险分级、安全审查规则。制定人口健康信息安全规划,强化国家、区域人口健康信息工程技术能力,注重内容安全和技术安全,确保国家关键信息基础设施和核心系统自主可控稳定安全。开展大数据平台及服务商的可靠性、可控性和安全性评测以及应用的安全性评测和风险评估,建立安全防护、系统互联共享、公民隐私保护等软件评价和安全审查制度。加强大数据安全监测和预警,建立安全信息通报和应急处置联动机制,建立健全"互联网＋健康医疗"服务安全工作机制,完善风险隐患化解和应对工作措施,加强对涉及国家利益、公共安全、患者隐私、商业秘密等重要信息的保护,加强医学院、科研机构等方面的安全防范。

4. 加强健康医疗信息化复合型人才队伍建设。实施国家健康医疗信息化人才发展计划,强化医学信息学学科建设和"数字化医生"培育,着力培育高层次、复合型的研发人才和科研团队,培养一批有国际影响力的专门人才、学科带头人和行业领军人物。创新专业人才继续教育形式,完善多层次、多类型人才培养培训体系,推动政府、高等院校、科研院所、医疗机构、企业共同培养人才,促进健康医疗大数据人才队伍建设。

三、加强组织实施

(一)强化统筹规划。建立党委政府领导、多方参与、资源共享、协同推进的工作格局。国家卫生计生委要综合统筹、强化实施,各有关部门要密切配合、形成合力,推动重点任务落实。各地区要重视健康医疗大数据应用发展,切实搞好总体规划、基础建设、安全监管,确保各项任务措施落到实处。推进健康医疗大数据军民融合发展,促进军地健康医疗数据规范衔接、互通共享、协同应用。加强对健康医疗大数据应用发展的指导,强化对技术研发、新业态构建、应用推广的统筹协调,研究建立专家委员会,组织研究制定发展战略及相关政策、法规、标准。

(二)抓住重点着力突破。从人民群众迫切需求的领域入手,重点推进网上预约分诊、远程医疗和检查检验结果共享互认等便民惠民应用。加快推进基本医保全国联网和异地就医结算。支持发展医疗智能设备、智能可穿戴设备,加强疑难疾病等重点方面的研究。选择一批基础条件好、工作积极性高、隐私安全防范有保障的地区和领域开展健康医疗大数据应用试点,总结经验,扎实有序推进。

(三)加大政策扶持力度。研究制定政府支持政策,从财税、投资、创新等方面对健康医疗大数据应用发展给予必要支持。推广运用政府和社会资本合作(PPP)模式,鼓励和引导社会资本参与健康医疗大数据的基础工程、应用开发和运营服务。鼓励政府与企事业单位、社会机构开展合作,探索通过政府采购、社会众包等方式,实现健康医疗大数据领域政府应用与社会应用相融合。充分发挥已设立的有关投资基金作用,充分激发社会资本和民间资本参与热情,鼓励创新多元投资机制,健全风险防范和监管制度,支持健康医疗大数据应用发展。

(四)加强政策宣传普及。加强健康医疗大数据应用发展政策解读,大力宣传应用发展的重要意义和应用前景,积极回应社会关切,形成良好社会氛围。积极引导医疗卫生机构和社会力量参与开展形式多样的科普活动,宣传普及健康医疗大数据应用知识,鼓励开发简便易行的数字医学工具,不断提升人民群众掌握相关应用的能力和社会公众健康素养。

（五）**推进国际交流合作**。有序推进健康医疗大数据应用发展的人才技术交流与合作。鼓励相关企业和科研单位开展对国际先进技术的引进、消化吸收和再创新,推动我国自主技术与全球同步发展。加大对国际健康医疗大数据应用标准的跟踪、评估和转化力度,积极参与国际标准制定,增强相关规则制定的话语权。坚持以我为主、加强监管、确保安全原则,稳步探索国际健康医疗大数据应用发展合作新模式,不断提升我国健康医疗大数据应用水平、产业核心竞争力和国际化水平。

国务院办公厅

2016 年 6 月 21 日

关于印发促进和规范健康医疗大数据应用发展的指导意见重点任务分工方案的通知

国卫规划发〔2016〕48 号

各省、自治区、直辖市及新疆生产建设兵团卫生计生委(卫生局、人口计生委)、网信办、发展改革委、科技厅(委、局)、工业和信息化主管部门、财政厅(局)、人力资源社会保障厅(局),教育部、公安部、民政部、商务部、质检总局、安全生产监管总局、食品药品监管总局、统计局、通信管理局、中医药局:

为贯彻落实《国务院办公厅关于促进和规范健康医疗大数据应用发展的指导意见》(国办发〔2016〕47 号),规范和推动健康医疗大数据融合共享、开放应用,国家卫生计生委等 16 部门联合制定了《促进和规范健康医疗大数据应用发展的指导意见》重点任务分工方案。现印发给你们,请结合工作实际认真组织实施,切实落实各项政策和保障措施,确保各项工作取得实效。

国家卫生计生委　中央网信办　国家发展改革委　科技部
工业和信息化部 财政部　人力资源社会保障部
2016 年 9 月 18 日

促进和规范健康医疗大数据
应用发展的指导意见重点任务分工方案

为贯彻落实《国务院办公厅关于促进和规范健康医疗大数据应用发展的指导意见》(国办发〔2016〕47 号,以下简称《指导意见》),加快推进重点任务和试点示范工作落地落实,特制定本方案。

一、总体思路

以党的十八大和十八届三中、四中、五中全会精神为指导,认真贯彻落实习近平总书记系列重要讲话精神,按照“以人为本、安全可控、共建共享”的原则,充分发挥政府和市场两个作用,以人民健康为出发点,以需求和目标为导向,以权威平台建设为保证,以民生改善为核心,以经济发展为动力,以试点示范为抓手,提高人民群众对健康医疗服务的获得感,培育服务新模式,助推发展新业态,增强经济新动力,形成政府主导、各方参与、试点示范、联合创新的工作格局,全面推动《指导意见》的落地落实。

二、主要任务

(一)加快建设统一权威、互联互通的人口健康信息平台。

1. 实施全民健康保障信息化工程。全面建成统一权威、互联互通的国家、省、地市、县四级人口健康信息平台,强化公共卫生、计划生育、医疗服务、医疗保障、药品供应、综合管理等应用信息系统数据采集、集成共享和业务协同。2016 年国家与 20 个省级平台联通,2017 年实现国家与所有省级平台互联互通。2018 年基本建成统一权威、联通共享的国家、省、地市、县四级人口健康信息平台。国家级人口健康信息平台与国家人口基础信息库对接,为国家人口基础信息库提供人口健康信息。(卫生计生委牵头,发展改革委、民政部、人力资源社会保障部、质检总局、食品药品监管总局、中医药局配合,以下排第一的部门为牵头部门)

2. 推动生育登记网上办理,2016 年试点,2017 年全面推进网上登记。(卫生计生委)

3. 探索社会化健康医疗数据信息互通共享及开放的机制,2017 年开展工

作试点,总结经验,加强政策引导。2018年持续推进完善。(卫生计生委、发展改革委、网信办、中医药局)

(二)推动健康医疗大数据共享开放。

1. 加快建设和完善以居民电子健康档案、电子病历、电子处方等为核心的基础数据库。(卫生计生委、中医药局)

2. 建立跨部门密切配合、统一归口的健康医疗数据共享机制。2016年初形成初步方案,2917年启动试点,2018年持续推进实施。(卫生计生委牵头,各相关部门配合)

3. 推进可穿戴设备、智能健康电子产品、健康医疗移动应用等产生的数据资源规范接入人口健康信息平台。2016年启动调研,2017年开始适时推进。(卫生健康委、工业和信息化部、网信办、中医药局)

4. 建立全国健康医疗数据资源目录体系,稳步推动健康医疗大数据共享和开放。2016年梳理分析现状,做好准备。2017年完成框架编制,2018年启动分类开放试点。(卫生计生委、发展改革委、网信办、质检总局、中医药局)

(三)推进健康医疗行业治理大数据应用。

1. 加强居民健康状况等重要数据统计、预测和评价,有力支撑健康中国建设规划和决策。2016年修订《卫生计生统计工作管理办法》,2017年全面落实,2018年持续推进。(卫生计生委、中医药局、质检总局、统计局)

2. 完善现代医院管理制度,优化医疗卫生资源布局。(卫生计生委、中医药局、发展改革委、财政部、人力资源社会保障部)

(四)推进健康医疗临床和科研大数据应用。

1. 建设一批心脑血管、肿瘤、慢病、老年病和儿科等临床医学大数据示范中心,集成基因组学、蛋白质组学和精准医学等国家医学大数据资源。2016年,启动试点。2017年总结试点经验,扩大试点范围。2018年持续推进。(卫生计生委、科技部、中医药局)

2. 推动基因芯片与测序技术在遗传性疾病诊断、癌症早期诊断和疾病预防检测方面的应用,加强人口基因信息和人类遗传资源库等生物安全管理。(卫生计生委、发展改革委、科技部、质检总局、中医药局)

3. 围绕重大疾病临床用药研制、药物产业化共性关键技术等需求,建立药物副作用预测、创新药物研发数据融合共享机制。(卫生计生委、科技部、工业和信息化部、食品药品监管总局、中医药局分别负责)

4. 优化生物医学大数据布局,依托国家临床医学研究中心协同研究网

络,加强临床和科研数据资源整合共享,提升医学科研及应用效能。(科技部、卫生计生委、食品药品监管总局、中医药局分别负责)

(五) 推进公共卫生大数据应用

1. 加强公共卫生业务信息系统建设,完善国家免疫规划、网络直报、网络化救援、职业病防控、口岸公共卫生风险预警决策等信息系统以及移动应急业务平台应用功能。(卫生计生委、质检总局分别负责)

2. 整合社会网络公共信息资源,完善疾病敏感信息预警机制。(卫生计生委、工业和信息化部、质检总局、网信办)

3. 开展重点传染病、职业病、口岸输入性传染病和医学媒介生物监测,整合传染病、职业病多源监测数据,建立实验室病原监测结果快速识别网络体系。(卫生计生委、质检总局、安全生产监管总局分别负责)

(六) 培育健康医疗大数据应用新业态

1. 加强健康医疗大数据采集清洗、分析挖掘、安全隐私保护等关键技术攻关,助推大众创业和万众创新。(卫生计生委、工业和信息化部、发展改革委、人力资源社会保障部、公安部、网信办)

2. 选择一批基础条件好、工作积极性高、隐私安全防范有保障的地区和领域开展健康医疗大数据应用试点,加快构建健康医疗大数据产业链。2016年开始试点,在全国持续推动集政、产、学、研、用一体化的健康医疗全产业链模式的产业园建设,加大宣传推广力度和对各地工作的实践指导。2017年,逐步扩大试点范围。(卫生计生委牵头,各相关部门配合)

3. 发展居家健康管理信息服务,规范网上药店和医药物流第三方配送等服务。2017年,启动智慧家庭健康养老应用示范并持续推动健康养老机构信息服务平台和社区公共服务综合信息平台建设应用。(卫生计生委、工业和信息化部、人力资源社会保障部、民政部、中医药局分别负责)

(七) 研制推广数字化健康医疗智能设备

1. 支持对前沿数字技术包括人工智能技术、生物三维(3D)打印技术、医用机器人、大型医疗设备、健康和康复辅助器械、可穿戴设备及相关微型传感器件等研发成果应用等。(工业和信息化部、卫生计生委、科技部、发展改革委、民政部、食品药品监管总局、中医药局)

2. 建立研发成果转化机制,提高数字医疗设备、物联网设备、智能健康产品、中医功能状态检测和养生保健仪器设备的生产制造水平,促进健康医疗智能装备产业升级。(工业和信息化部、发展改革委、卫生计生委、科技部、食品

药品监管总局、中医药局）

（八）发展智慧健康医疗便民惠民服务。

1. 规范医疗物联网和健康医疗应用程序（APP）管理，大力推进互联网健康咨询、网上预约分诊、移动支付和检查检验结果查询、随访跟踪等应用。2016 年修订《互联网医疗保健信息管理办法》并试点，研究起草《居民健康信息服务管理条例》。2017 年持续推进。（卫生计生委、工业和信息化部、中医药局、网信办）

2. 探索互联网健康医疗服务新模式。（卫生计生委、工业和信息化部、人力资源社会保障部、中医药局、食品药品监管总局、网信办）

3. 以家庭医生签约服务为基础，推进居民健康卡、社会保障卡等用于集成，加强居民电子健康档案应用，推动覆盖全生命周期的一体化电子健康服务。2018 年，依托居民健康卡、社会保障卡扩大卫生计生服务基本应用。（卫生计生委、人力资源社会保障部、中医药局）

（九）全面建立远程医疗应用体系。

1. 实施健康中国云服务计划，建设健康医疗服务集成平台，提供远程会诊、远程影像、远程病理、远程心电诊断服务，健全检查检验结果互认共享机制。2016 年，加快推进 5 省远程医疗政策试点项目。2017 年，推进建立完备的远程医疗应用体系。（卫生计生委、发展改革委、网信办、工业和信息化部、中医药局）

2. 健全基于移动互联网、大数据和云计算技术的分级诊疗信息系统。（卫生计生委、工业和信息化部、中医药局）

（十）推动健康医疗教育培训应用

1. 支持建立以国家健康医疗开放大学为基础、中国健康医疗教育慕课联盟为支撑的健康医疗教育培训云平台。2016 年筹备建校，2017 年全面实现线上线下结合的培训教育及科普新模式。（卫生计生委、教育部、科技部、中医药局）

（十一）加强法规和标准体系建设。

1. 制定完善健康医疗大数据应用发展的法律法规，强化居民健康信息服务规范管理，建立"分级授权、分类应用、全责一致"的管理制度。2016 年配合全国人大法工委加快《网络安全法》立法进程。准备修订《人口健康信息管理办法（试行）》。（卫生计生委）

2. 规范健康医疗大数据应用领域的准入标准，建立大数据应用诚信机制和退出机制。2016 年形成推进工作方案。2017 年实施。（质检总局、卫生计生委、

发展改革委、人力资源社会保障部、中医药局分别负责）

3. 建立统一的疾病诊断编码、临床医学术语、检查检验规范、药品应用编码、信息数据接口和传输协议等相关标准。2016 年形成推进工作方案，2017年实施并持续推进。（卫生计生委、工业和信息化部、食品药品监管总局、中医药局分别负责）

（十二）推进网络可信体系建设。

1. 建设全国统一标识的医疗卫生人员和医疗卫生机构可信医学数字身份、电子实名认证、数据访问监控信息系统，积极推进电子签名应用。2016 年，部分省份和医疗机构试点开展电子证照应用。2017 年总结经验并持续推进。（卫生计生委、发展改革委、工业和信息化部、质检总局、网信办、中医药局）

（十三）加强健康医疗数据安全保障。

1. 建立数据安全管理责任制度，制定标识赋码、科学分类、风险分级、安全审查规则。2016 年制定并实施。（卫生计生委、网信办、公安部）

2. 制定人口健康信息安全规划，强化国家、区域人口健康信息工程技术能力。2016 年编制《人口健康信息安全规划》。（卫生计生委、发展改革委、公安部、网信办）

3. 开展大数据平台及服务商的可靠性、可控性和安全性评测以及应用的安全性评测和风险评估，建立安全防护、系统互联共享、公民隐私保护等软件评价和安全审查制度。推进建立健康医疗数据应用安全审查制度。2016 年制定完善制度和实施方案，2017 年持续推进落实。（卫生计生委、网信办、工业和信息化部、公安部）

4. 建立健全"互联网 + 健康医疗"服务安全工作机制，完善风险隐患化解和应对工作措施。2016 年推动建立"互联网 + 健康医疗"督查评估、安全发展协调机制，持续推进。（卫生计生委、网信办、工业和信息化部、公安部、食品药品监管总局）

（十四）加强健康医疗信息化复合型人才队伍建设。

1. 培养一批有国际影响力的专门人才、学科带头人和行业领军人物。推动积聚 50 名左右的国家级行业领军人物，培养 100 名左右省级高端人才，一批地市和县级高技能和实用人才。（卫生计生委、中医药局、教育部、人力资源社会保障部）

（十五）强化统筹规划。

1. 建立政府主导、各方参与、试点示范、联合创新的工作格局。2016 年编

制《"十三五"人口健康信息化建设规划》,持续推进。(卫生计生委牵头协调,各有关部门配合)

2. 研究建立专家委员会,组织研究制定发展战略及相关政策、法规、标准。2016 年会同各有关部门推荐专家,共同组建专家委员会。(卫生计生委牵头协调,各有关部门配合)

(十六) 抓住重点着力突破。

1. 重点推进网上预约分诊、远程医疗和检测检验结果共享互认等便民惠民应用。2016 年重点推动国家卫生计生委属管医院与对口帮扶的贫困县医院建立远程医疗系统;选择若干医改试点地方开展检测检验结果共享互认试点。(卫生计生委、发展改革委、中医药局)

2. 加快推进基本医保全国联网和异地就医结算。2016 年启动全国城镇职工和城乡居民基本医疗保险跨省结算和监管系统建设,完成省内直接结算和跨省结算试点。2017 年全国基本实现城镇职工和城乡居民基本医疗保险跨省异地就医住院费用直接结算。2016 年启动全国新农合跨省结算和监管信息系统建设,完成省内即时结报和跨省结算试点;2017 年全国基本实现新农合跨省定点就医即时结报。(人力资源社会保障部、卫生计生委、发展改革委分别负责)

(十七) 加大政策扶持力度。

1. 研究制定政府支持政策,从财税、投资、创新等方面对健康医疗大数据应用发展给予必要支持。(卫生计生委、中医药局、发展改革委、财政部、科技部)

2. 推广运用政府和社会资本合作(PPP)模式,鼓励和引导社会资本参与健康医疗大数据国家试点示范项目。(卫生计生委、中医药局、发展改革委、财政部)

3. 充分发挥已设立的有关投资基金作用,充分激发社会资本和民间资本参与热情,鼓励创新多元投资机制,支持健康医疗大数据应用发展。(财政部、发展改革委、卫生计生委、中医药局)

(十八) 加强政策宣传。

1. 加强健康医疗大数据应用发展政策解读。2016 年,依托专家委员会和各专业委员会,相关研究机构和企业,开展政策宣讲和案例剖析,加强沟通交流,2017 年持续推进。(卫生计生委)

2. 积极引导医疗卫生机构和社会力量参与开展形式多样的科普活动,鼓励开展简便易行的数字医学工具。(卫生计生委、教育部、科技部)

（十九）推进国际交流合作。

1. 鼓励相关企业和科研单位开展对国际先进技术的引进、消化吸收和再创新,推动我国自主技术与全球同步发展。(卫生计生委、科技部、发展改革委、工业和信息化部)

2. 加大对国际健康医疗大数据应用标准的跟踪、评估和转化力度,积极参与国际标准指导。(质检总局、工业和信息化部、卫生计生委、科技部、中医药局)

3. 坚持以我为主、加强监管、确保安全原则,稳步探索国际健康医疗大数据应用发展合作新模式。(卫生计生委、中医药局)

三、保障措施

（一）加强组织领导。 在国务院医改领导小组领导下,按照精简效能原则,以国家卫生计生委网络安全和信息化领导工作小组为牵头落实单位,协调推进落实方案的具体日常工作。2016 年 8 月完成《指导意见》任务分解,以国家试点项目为推动,持续推进落地落实。(卫生计生委牵头协调,各有关部门配合)

（二）加强工作推动。 发挥促进和规范健康医疗大数据应用发展专家委员会作用。组建跨行业跨部门的专业委员会(工作组),推动试点示范和方案落实的各项工作取得实效。(卫生计生委牵头协调,各有关部门配合)

（三）实施试点示范项目。 坚持政府主导、多方参与、试点示范、落地落实的原则,实施国家健康医疗大数据中心与健康医疗科技文化产业园建设国家试点项目,2016 年启动,2017 年、2018 年持续推动。在条件具备的地区先行先试,创造可复制经验,推动形成健康医疗服务新模式、新业态,形成经济新增长点,增强经济发展新动力。(卫生计生委牵头协调,各有关部门配合)

（四）强化监督评估。 为确保落实方案各项工作任务的顺利完成,牵头单位要通过或委托第三方组织督查评估,并将评估结果及时上报国务院医改领导小组,每年度进行一次评估。(卫生计生委牵头协调,各有关部门配合)

国务院办公厅关于促进"互联网 +
医疗健康"发展的意见

国办发〔2018〕26 号

各省、自治区、直辖市人民政府,国务院各部委、各直属机构:

为深入贯彻落实习近平新时代中国特色社会主义思想和党的十九大精神,推进实施健康中国战略,提升医疗卫生现代化管理水平,优化资源配置,创新服务模式,提高服务效率,降低服务成本,满足人民群众日益增长的医疗卫生健康需求,根据《"健康中国 2030"规划纲要》和《国务院关于积极推进"互联网 +"行动的指导意见》(国发〔2015〕40 号),经国务院同意,现就促进"互联网 + 医疗健康"发展提出以下意见。

一、健全"互联网 + 医疗健康"服务体系

(一)发展"互联网 +"医疗服务。

1. 鼓励医疗机构应用互联网等信息技术拓展医疗服务空间和内容,构建覆盖诊前、诊中、诊后的线上线下一体化医疗服务模式。

允许依托医疗机构发展互联网医院。医疗机构可以使用互联网医院作为第二名称,在实体医院基础上,运用互联网技术提供安全适宜的医疗服务,允许在线开展部分常见病、慢性病复诊。医师掌握患者病历资料后,允许在线开具部分常见病、慢性病处方。

支持医疗卫生机构、符合条件的第三方机构搭建互联网信息平台,开展远

程医疗、健康咨询、健康管理服务,促进医院、医务人员、患者之间的有效沟通。(国家卫生健康委员会、国家发展改革委负责。排在第一位的部门为牵头部门,下同)

2. 医疗联合体要积极运用互联网技术,加快实现医疗资源上下贯通、信息互通共享、业务高效协同,便捷开展预约诊疗、双向转诊、远程医疗等服务,推进"基层检查、上级诊断",推动构建有序的分级诊疗格局。

鼓励医疗联合体内上级医疗机构借助人工智能等技术手段,面向基层提供远程会诊、远程心电诊断、远程影像诊断等服务,促进医疗联合体内医疗机构间检查检验结果实时查阅、互认共享。推进远程医疗服务覆盖全国所有医疗联合体和县级医院,并逐步向社区卫生服务机构、乡镇卫生院和村卫生室延伸,提升基层医疗服务能力和效率。(国家卫生健康委员会、国家发展改革委、财政部、国家中医药局负责)

(二)创新"互联网+"公共卫生服务。

1. 推动居民电子健康档案在线查询和规范使用。以高血压、糖尿病等为重点,加强老年慢性病在线服务管理。以纳入国家免疫规划的儿童为重点服务对象,整合现有预防接种信息平台,优化预防接种服务。鼓励利用可穿戴设备获取生命体征数据,为孕产妇提供健康监测与管理。加强对严重精神障碍患者的信息管理、随访评估和分类干预。(国家卫生健康委员会负责)

2. 鼓励医疗卫生机构与互联网企业合作,加强区域医疗卫生信息资源整合,探索运用人群流动、气候变化等大数据技术分析手段,预测疾病流行趋势,加强对传染病等疾病的智能监测,提高重大疾病防控和突发公共卫生事件应对能力。(国家卫生健康委员会负责)

(三)优化"互联网+"家庭医生签约服务。

1. 加快家庭医生签约服务智能化信息平台建设与应用,加强上级医院对基层的技术支持,探索线上考核评价和激励机制,提高家庭医生团队服务能力,提升签约服务质量和效率,增强群众对家庭医生的信任度。(国家卫生健康委员会、国家发展改革委、财政部、国家中医药局负责)

2. 鼓励开展网上签约服务,为签约居民在线提供健康咨询、预约转诊、慢性病随访、健康管理、延伸处方等服务,推进家庭医生服务模式转变,改善群众签约服务感受。(国家卫生健康委员会负责)

(四)完善"互联网+"药品供应保障服务。

1. 对线上开具的常见病、慢性病处方,经药师审核后,医疗机构、药品经营企业可委托符合条件的第三方机构配送。探索医疗卫生机构处方信息与药品零售消费信息互联互通、实时共享,促进药品网络销售和医疗物流配送等规范发展。(国家卫生健康委员会、国家市场监督管理总局、国家药品监督管理局负责)

2. 依托全民健康信息平台,加强基于互联网的短缺药品多源信息采集和供应业务协同应用,提升基本药物目录、鼓励仿制的药品目录的遴选等能力。(国家卫生健康委员会、工业和信息化部、国家市场监督管理总局、国家药品监督管理局负责)

(五)推进"互联网+"医疗保障结算服务。

1. 加快医疗保障信息系统对接整合,实现医疗保障数据与相关部门数据联通共享,逐步拓展在线支付功能,推进"一站式"结算,为参保人员提供更加便利的服务。(国家医疗保障局、人力资源社会保障部、国家卫生健康委员会等负责)

2. 继续扩大联网定点医疗机构范围,逐步将更多基层医疗机构纳入异地就医直接结算。进一步做好外出务工人员和广大"双创"人员跨省异地住院费用直接结算。(国家医疗保障局负责)

3. 大力推行医保智能审核和实时监控,将临床路径、合理用药、支付政策等规则嵌入医院信息系统,严格医疗行为和费用监管。(国家医疗保障局负责)

(六)加强"互联网+"医学教育和科普服务。

1. 鼓励建立医疗健康教育培训云平台,提供多样化的医学在线课程和医学教育。构建网络化、数字化、个性化、终身化的医学教育培训体系,鼓励医疗工作者开展疑难杂症及重大疾病病例探讨交流,提升业务素质。(国家卫生健康委员会、教育部、人力资源社会保障部负责)

2. 实施"继续医学教育+适宜技术推广"行动,围绕健康扶贫需求,重点针对基层和贫困地区,通过远程教育手段,推广普及实用型适宜技术。(国家卫生健康委员会、人力资源社会保障部、国家中医药局负责)

3. 建立网络科普平台,利用互联网提供健康科普知识精准教育,普及健康生活方式,提高居民自我健康管理能力和健康素养。(国家卫生健康委员会、中国科协负责)

(七)推进"互联网+"人工智能应用服务。

1. 研发基于人工智能的临床诊疗决策支持系统,开展智能医学影像识别、病理分型和多学科会诊以及多种医疗健康场景下的智能语音技术应用,提高医疗服务效率。支持中医辨证论治智能辅助系统应用,提升基层中医诊疗服务能力。开展基于人工智能技术、医疗健康智能设备的移动医疗示范,实现个人健康实时监测与评估、疾病预警、慢病筛查、主动干预。(国家发展改革委、科技部、工业和信息化部、国家卫生健康委员会、国家中医药局按职责分工负责)

2. 加强临床、科研数据整合共享和应用,支持研发医疗健康相关的人工智能技术、医用机器人、大型医疗设备、应急救援医疗设备、生物三维打印技术和可穿戴设备等。顺应工业互联网创新发展趋势,提升医疗健康设备的数字化、智能化制造水平,促进产业升级。(国家发展改革委、工业和信息化部、科技部、国家卫生健康委员会等按职责分工负责)

二、完善"互联网+医疗健康"支撑体系

(一)加快实现医疗健康信息互通共享。

1. 各地区、各有关部门要协调推进统一权威、互联互通的全民健康信息平台建设,逐步实现与国家数据共享交换平台的对接联通,强化人口、公共卫生、医疗服务、医疗保障、药品供应、综合管理等数据采集,畅通部门、区域、行业之间的数据共享通道,促进全民健康信息共享应用。(国家发展改革委、工业和信息化部、公安部、人力资源社会保障部、国家卫生健康委员会、国家市场监督管理总局、国家医疗保障局、各省级人民政府负责)

2. 加快建设基础资源信息数据库,完善全员人口、电子健康档案、电子病历等数据库。大力提升医疗机构信息化应用水平,二级以上医院要健全医院信息平台功能,整合院内各类系统资源,提升医院管理效率。三级医院要在2020年前实现院内医疗服务信息互通共享,有条件的医院要尽快实现。(国家卫生健康委员会负责)

3. 健全基于互联网、大数据技术的分级诊疗信息系统,推动各级各类医院逐步实现电子健康档案、电子病历、检验检查结果的共享,以及在不同层级医疗卫生机构间的授权使用。支持老少边穷地区基层医疗卫生机构信息化软硬件建设。(国家卫生健康委员会、国家发展改革委、财政部负责)

(二)健全"互联网+医疗健康"标准体系。

1. 健全统一规范的全国医疗健康数据资源目录与标准体系。加强"互联网+医疗健康"标准的规范管理,制订医疗服务、数据安全、个人信息保护、信

息共享等基础标准,全面推开病案首页书写规范、疾病分类与代码、手术操作分类与代码、医学名词术语"四统一"。(国家卫生健康委员会、国家市场监督管理总局负责)

2. 加快应用全国医院信息化建设标准和规范,强化省统筹区域平台和医院信息平台功能指引、数据标准的推广应用,统一数据接口,为信息互通共享提供支撑。(国家卫生健康委员会、国家市场监督管理总局负责)

(三)提高医院管理和便民服务水平。

1. 围绕群众日益增长的需求,利用信息技术,优化服务流程,提升服务效能,提高医疗服务供给与需求匹配度。到 2020 年,二级以上医院普遍提供分时段预约诊疗、智能导医分诊、候诊提醒、检验检查结果查询、诊间结算、移动支付等线上服务。有条件的医疗卫生机构可以开展移动护理、生命体征在线监测、智能医学影像识别、家庭监测等服务。(国家卫生健康委员会、国家中医药局负责)

2. 支持医学检验机构、医疗卫生机构联合互联网企业,发展疾病预防、检验检测等医疗健康服务。推进院前急救车载监护系统与区域或医院信息平台连接,做好患者信息规范共享、远程急救指导和院内急救准备等工作,提高急救效能。推广"智慧中药房",提高中药饮片、成方制剂等药事服务水平。(国家卫生健康委员会、工业和信息化部、国家中医药局负责)

(四)提升医疗机构基础设施保障能力。

1. 提升"互联网+医疗健康"服务保障水平,推进医疗卫生服务体系建设,科学布局,合理配置,实施区域中心医院医疗检测设备配置保障工程,国家对中西部等地区的贫困地区予以适当支持。加快基层医疗卫生机构标准化建设,提高基层装备保障能力。(国家卫生健康委员会、国家发展改革委、财政部负责)

2. 重点支持高速宽带网络普遍覆盖城乡各级医疗机构,深入开展电信普遍服务试点,推动光纤宽带网络向农村医疗机构延伸。推动电信企业加快宽带网络演进升级步伐,部署大容量光纤宽带网络,提供高速率网络接入。完善移动宽带网络覆盖,支撑开展急救车载远程诊疗。(工业和信息化部、国家卫生健康委员会按职责分工负责)

3. 面向远程医疗、医疗信息共享等需求,鼓励电信企业向医疗机构提供优质互联网专线、虚拟专用网(VPN)等网络接入服务,推进远程医疗专网建设,保障医疗相关数据传输服务质量。支持各医疗机构选择使用高速率高可靠的

网络接入服务。(工业和信息化部、国家卫生健康委员会按职责分工负责)

(五) 及时制订完善相关配套政策。

1. 适应"互联网 + 医疗健康"发展,进一步完善医保支付政策。逐步将符合条件的互联网诊疗服务纳入医保支付范围,建立费用分担机制,方便群众就近就医,促进优质医疗资源有效利用。健全互联网诊疗收费政策,加强使用管理,促进形成合理的利益分配机制,支持互联网医疗服务可持续发展。(国家医疗保障局负责)

2. 完善医师多点执业政策,鼓励执业医师开展"互联网 + 医疗健康"服务。(国家卫生健康委员会负责)

三、加强行业监管和安全保障

(一) 强化医疗质量监管。

1. 出台规范互联网诊疗行为的管理办法,明确监管底线,健全相关机构准入标准,最大限度减少准入限制,加强事中事后监管,确保医疗健康服务质量和安全。推进网络可信体系建设,加快建设全国统一标识的医疗卫生人员和医疗卫生机构可信医学数字身份、电子实名认证、数据访问控制信息系统,创新监管机制,提升监管能力。建立医疗责任分担机制,推行在线知情同意告知,防范和化解医疗风险。(国家卫生健康委员会、国家网信办、工业和信息化部、公安部负责)

2. 互联网医疗健康服务平台等第三方机构应当确保提供服务人员的资质符合有关规定要求,并对所提供的服务承担责任。"互联网 + 医疗健康"服务产生的数据应当全程留痕,可查询、可追溯,满足行业监管需求。(国家卫生健康委员会、国家网信办、工业和信息化部、公安部、国家市场监督管理总局负责)

(二) 保障数据信息安全。

1. 研究制定健康医疗大数据确权、开放、流通、交易和产权保护的法规。严格执行信息安全和健康医疗数据保密规定,建立完善个人隐私信息保护制度,严格管理患者信息、用户资料、基因数据等,对非法买卖、泄露信息行为依法依规予以惩处。(国家卫生健康委员会、国家网信办、工业和信息化部、公安部负责)

2. 加强医疗卫生机构、互联网医疗健康服务平台、智能医疗设备以及关键信息基础设施、数据应用服务的信息防护,定期开展信息安全隐患排查、监测和预警。患者信息等敏感数据应当存储在境内,确需向境外提供的,应当依照有关规定进行安全评估。(国家卫生健康委员会、国家网信办、工业和信息化部负责)

各地区、各有关部门要结合工作实际,及时出台配套政策措施,确保各项部署落到实处。中西部地区、农村贫困地区、偏远边疆地区要因地制宜,积极发展"互联网＋医疗健康",引入优质医疗资源,提高医疗健康服务的可及性。国家卫生健康委员会要会同有关部门按照任务分工,加强工作指导和督促检查,重要情况及时报告国务院。

国务院办公厅

2018 年 4 月 25 日

附录 5

国家卫生计生委关于印发"十三五"全国人口健康信息化发展规划的通知

国卫规划发〔2017〕6号

各省、自治区、直辖市卫生计生委,新疆生产建设兵团卫生局、人口计生委,委机关各司局,委直属和联系单位:

为指导和规范"十三五"期间我国人口健康信息化工作,我委制定了《"十三五"全国人口健康信息化发展规划》(可从国家卫生计生委网站下载)。现印发给你们,请认真贯彻执行。

国家卫生计生委

2017 年 1 月 24 日

"十三五"全国人口健康信息化发展规划

人口健康信息化和健康医疗大数据是国家信息化建设及战略资源的重要内容,是深化医药卫生体制改革、建设健康中国的重要支撑。为指导人口健康信息化建设和推动健康医疗大数据应用发展,提高人民群众获得感,增强经济发展新动能,根据《"健康中国 2030"规划纲要》、《国家信息化发展战略纲要》、《国务院促进大数据发展行动纲要》、《国务院办公厅关于促进和规范健康医

— 400 —

疗大数据应用发展的指导意见》、《"十三五"国家信息化规划》、《"十三五"卫生与健康规划》等文件精神,编制本规划。

一、规划背景

"十二五"以来,按照"制度先行、统筹设计、强化应用、互联共享、业务协同"的原则,人口健康信息化建设不断加强,在强化卫生与健康服务决策、深化医药卫生体制改革、推动卫生计生事业发展等方面提供了有效手段,发挥了重要作用。主要体现在:顶层设计不断完善。印发了《关于加快推进人口健康信息化建设的指导意见》,明确了"十二五"时期人口健康信息化建设的基本思路、总体框架和任务目标。基础设施建设不断加强。初步建立了全员人口信息、电子健康档案、电子病历等数据库,全国有 27 个省(区、市)建立了省级人口健康信息平台,连同 44 家委属管医院分别与国家平台实现联通。公共卫生信息体系基本建立。逐步建立了医疗机构、医师、护士注册数据库,以及业务涵盖艾滋病、结核病等 22 个疾病监测的传染病疫情网络直报系统、卫生监督信息报告系统、妇幼卫生监测等健康服务信息系统。计划生育应用信息系统全面加强。建立了全员人口个案数据库,覆盖 13.7 亿人口,出生人口监测预警机制不断完善,初步实现了流动人口服务管理跨地域业务协同。基层医疗卫生机构信息化建设得到加强,以电子病历为核心的医院信息化建设快速发展,中医药服务信息化建设扎实推进。新农合跨省结算监管稳步推进。食品药品信息监测取得明显成效。覆盖全国的食品污染物和有害因素、食源性疾病监测系统等初步建成。国家药品供应保障综合管理信息系统初步建立,并与各省(区、市)药品采购平台实现互联互通。人口健康信息标准体系不断健全。发布行业信息标准 102 项,制定印发了省统筹区域全民健康信息平台和医院信息平台的应用功能指引。信息安全防护能力不断提升。建立和完善了信息安全管理制度,强化信息安全防护体系建设,保障系统运行安全和信息安全。

虽然我国人口健康信息化建设取得了一定成效,但与新形势、新要求相比,仍然存在诸多亟需解决的问题,主要是:资源统筹和整合利用不足。存在重复建设、分散建设和多头管理、多头采集、多系统并立等问题,"信息孤岛"、"信息烟囱"依然存在,业务协同和数据共享亟待加强。政策法规和相关标准滞后。健康医疗大数据应用发展需要的标准、法规亟需建立,信息资源管理、个人隐私保护、行业与市场监管等方面的政策法规问题日益凸显,术语代码类标准不健全,相关标准执行不到位,数据质量良莠不齐。人才和资金保障相对匮乏。专业机构不健全,人才总量不足,复合型人才和信息安全专业技术人才严重匮乏。在资金投入方面,尚未形成政府、机构和社会资本相结合的长效投入机制。信息安全防护体系亟待完善。随着新兴信息技术与医疗服务的深度融合,网络安全防护难度骤增,信息安全监管制度和体系亟需进一步加强。信息化水平区域发展不平衡。边远、贫困地区的关键信息基础设施薄弱,人口健康信息化自主创新能力和对国家经济增长的拉动作用有待提升。

当前,社会整体信息化程度不断加深,信息技术对健康医疗事业的影响日趋明显,以大数据、云计算、移动互联等新兴信息技术为核心的新一轮科技革命,推动了人口健康信息化和健康医疗大数据应用发展,加速了健康医疗领域新模式、新业态、新技术的涌现,为人口健康信息化创造了广阔的空间,也为卫生计生行业推进职能转变、创新服务模式、提升治理能力提供了难得的机遇。在新的历史起点上,要应势而谋、顺势而为,不断完善顶层设计,夯实发展基础,优化资源配置,深化创新应用,努力开创人口健康信息化建设和健康医疗大数据应用发展新局面。

二、总体要求

(一)指导思想。

深入贯彻党的十八大和十八届三中、四中、五中、六中全会精神,贯彻落实习近平总书记系列重要讲话精神,紧紧围绕统筹推进"五位一体"总体布局和协调推进"四个全面"战略布局,以保障全体人民健康为出发点,以提高人民群众获得感、增强经济发展新动能为目标,大力加强人口健康信息化和健康医疗大数据服务体系建设,推动政府健康医疗信息系统和公众健康医疗数据互联融合、开放共享,消除信息壁垒和孤岛,着力提升人口健康信息化治理能力和水平,大力促进健康医疗大数据应用发展,探索创新"互联网＋健康医疗"服务新模式、新业态,为打造健康中国、全面建成小康社会和实现中华民族伟大复兴的中国梦提供有力支撑。

(二)基本原则。

需求导向、以人为本。以健康需求为导向,以应用发展为牵引,将人口健康信息化和健康医疗大数据应用发展纳入卫生与健康总体规划,突出健康医疗重点领域和关键环节,拓展服务渠道,延伸服务内容,提升服务效率,加快行业科学发展,更好满足人民群众多层次、多样化的健康医疗需求。

统一权威、创新驱动。以深化改革为动力,以创新发展为目标,着力破除体制机制障碍,推进政产学研用联合协同创新,整合信息资源,建立健全统一权威的大数据采集、存储、发布、应用的平台和服务体系,实现人口健康服务模式和管理模式创新,扩大健康医疗资源有效供给。

开放融合、共建共享。鼓励政府和社会力量合作,坚持统筹规划、示范引领,促进互联互通、业务协同,激发大众创业、万众创新活力,形成多方参与、共建共享、授权分管、服务规范的便民惠民新格局。

强化标准、确保安全。按照法规为本、标准先行,安全为上、保护隐私的要求,妥善处理应用发展与安全保障的关系,健全政策法规标准体系和信息安全保障体系,增强安全技术支撑能力,确保应用有序推进,信息安全可控。

(三)发展目标。

到 2017 年,覆盖公共卫生、计划生育、医疗服务、医疗保障、药品供应、行业管理、健康服务、大数据挖掘、科技创新等全业务应用系统的人口健康信息和健康医疗大数据应用服务体系初具规模,实现国家全民健康信息平台和 32 个省级(包括新疆生产建设兵团)平台互联互通,初步实现基本医保全国联网和新农合跨省异地就医即时结算,基本形成跨部门健康医疗大数据资源共用共享的良好格局。

到 2020 年,基本建成统一权威、互联互通的全民健康信息平台,实现与人口、法人、空间地理等基础数据资源跨部门、跨区域共享,医疗、医保、医药和健康各相关领域数据融合应用取得明显成效;统筹区域布局,依托现有资源基本建成健康医疗大数据国家中心及区域中心,100 个区域临床医学数据示范中心,基本实现城乡居民拥有规范化的电子健康档案和功能完备的健康卡;加快推进健康危害因素监测信息系统和重点慢病监测信息系统建设,传染病动态监测信息系统医疗机构覆盖率达到 95%;政策法规标准体系和信息安全保障体系进一步健全,行业治理和服务能力全面提升,基于感知技术和产品的新型健康信息服务逐渐普及,覆盖全人口、全生命周期的人口健康信息服务体系基本形成,人口健康信息化和健康医疗大数据应用发展在实现人人享有基本医疗卫生服务中发挥显著作用。

三、主要任务

（一）夯实人口健康信息化和健康医疗大数据基础。

1. 构建统一权威、互联互通的全民健康信息平台。依托国家电子政务外网，统筹公共基础设施和统一数据共享交换，合理构建标准统一、融合开放、有机对接、授权分管、安全可靠的国家、省、市、县四级人口健康信息平台，实现对全国人口健康信息的深度挖掘和统计分析，支撑人口健康管理和决策以及跨区域、跨业务领域信息共享和业务协同。推进互联互通信息标准落地应用，消除信息壁垒，畅通部门、区域、行业之间的数据共享通道，探索社会化健康医疗大数据信息互通机制，实现健康医疗大数据在平台集聚、业务事项在平台办理、政府决策依托平台支撑。

2. 有序推动人口健康信息基础资源大数据开放共享。全面推进全员人口信息数据库建设，实现全员人口信息的预警监测和动态管理，为促进人口与经济社会、资源环境全面协调可持续发展提供决策依据；全面推进电子健康档案数据库建设，不断提升公共卫生和基层医疗卫生应用服务水平，满足居民个人健康档案信息查询、增强自我健康管理能力，提高全民健康水平；全面推进电子病历数据库建设，实现以中西医电子病历为核心，依托医院信息平台实现医院内部信息资源整合，通过区域信息平台，实现居民基本健康信息和检查检验结果等医疗机构之间信息实时更新、互认共享。在已有三大数据库基础上，加强基础资源信息数据库和健康医疗大数据中心建设，逐步实现医疗机构、医护人员、应急救治、医疗设备、药品耗材、健康管理、产业发展和信息服务等健康医疗基础数据和公共信息资源的集聚整合。同时，建立统一规范的国家人口健康医疗大数据资源目录体系，按照一数一源、多元校核的原则，实现数据集中权威监督、授权分级分类分域管理，在依法加强安全保障和隐私保护的前提下，稳步推动人口健康医疗大数据资源共享开放。

3. 完善人口健康信息各类基础业务应用系统。统筹完善公共卫生、计划生育、医疗服务、医疗保障、药品供应、综合管理等信息系统，建立健全行业管理、健康服务、大数据挖掘、科技创新、文化发展、疾病防控、健康教育、妇幼健康、食品安全、血液管理、综合监督、卫生应急、药物政策、信息宣传、中医药管理等覆盖全行业、涉及健康医疗大数据全产业链的所有信息系统，基于全民健康信息平台建立数据集成、互联互通、业务协同、开放共享的业务系统，促进医疗、医保、医药信息联动,实现全民健康信息化和健康医疗大数据各类基础业务应用系统的协同共享。

4. 健全统一的人口健康信息化和健康医疗大数据标准体系。适应建设健康中国的发展需求,建立完善统一的疾病诊断编码、临床医学术语、检查检验规范、药品耗材应用编码、数据交互接口等相关标准,进一步健全涵盖数据、技术、管理、安全等方面的全民健康信息化和健康医疗大数据标准规范体系,修订完善基础资源信息、全员人口信息、电子健康档案、电子病历数据标准和技术规范,完善标准应用管理机制,推动信息标准应用发展。加强大数据质量体系建设,规范数据采集,保障数据质量,优化数据治理。推进网络可信体系建设,强化健康医疗大数据应用发展所需的数字身份管理,建设全国统一标识的医疗卫生人员、医疗卫生机构电子证照和数字认证体系,实现可信医学数字身份、电子实名认证、电子证照数据访问控制,积极推进电子签名应用,推动建立服务管理留痕可溯、诊疗数据安全运行、多方协作参与的健康医疗管理新模式。

5. 强化人口健康信息化和健康医疗大数据安全防护体系建设。坚持网络安全与信息化工作同谋划、同部署、同推进、同实施,加快制定全民健康信息化和健康医疗大数据管理办法等法规政策制度,加大技术保障力度,强化信息安全管理。按照相关政策法规要求,贯彻国家信息安全等级保护制度、分级保护制度和信息安全审查制度,完善安全管理机制。制定健康医疗数据与信息安全规划及健康医疗大数据安全管理办法,加快健康医疗大数据安全体系建设,制定标识赋码、科学分类、风险分级、安全审查规则,落实《卫生计生行业国产密码应用规划》,推进国产密码在安全体系中的应用。定期开展网络安全风险评估,强化容灾备份工作,完善安全保障体系和运行维护方案,提高行业整体网络安全事件监测及动态感知能力。完善涉及居民隐私的信息安全体系建设,实现信息共享与隐私保护同步发展,确保系统运行安全和信息安全。

(二)深化人口健康信息化和健康医疗大数据应用。

1. 促进人口健康信息化服务体系协同应用。依托区域人口健康信息平台,实现对公共卫生网底数据的规范采集、传输、存储和分析应用,加强公共卫生业务协同体系建设;以实现分级诊疗为目标,推动信息共享和服务协同;探索专科全科协同诊疗团队、家庭医生服务团队等新服务模式,加强医疗服务协同体系建设;以促进"三医联动"和信息共享为路径,加强医保业务协同体系建设;以全程监管为目标,强化药品研发、生产、流通、使用、不良反应的监测管理,加强药品管理业务协同体系建设;以落实全面两孩政策为基础,加强出生人口信息管理,跟踪研判生育水平变动态势,加强计划生育业务协同体系建设;以健康影响因素监测为抓手,加强综合监管业务协同体系建设。提升现代化医院信息治理能力,加快医院临床信息系统与管理信息系统的深度融合,逐步扩大和规范数据采集范围,保障数据质量,实现基于医院信息平台的信息系统集成与数据统一管理。鼓励各类医疗卫生机构、相关研究机构加强健康医疗大数据采集、存储,统一上报并规范接入国家健康医疗大数据中心,加强应用支撑和运维技术保障,打通数据资源共享通道,规范健康医疗大数据应用,推动健康医疗大数据资源开放共享。

2. 加强健康医疗大数据行业治理应用。加强深化医药卫生体制改革评估监测,加强居民健康状况等重要数据精准统计和预测评价,有力支撑健康中国建设规划和决策。综合运用健康医疗大数据资源和信息技术手段,健全医院评价体系,推动深化公立医院改革,完善现代医院管理制度,优化医疗卫生资源布局。加强医疗机构监管,健全对医疗、药品、耗材等收入构成及变化趋势的监测机制,协同医疗服务价格、医保支付、药品招标采购、药品使用等业务信息,助推医疗、医保、医药联动改革。

3. 推进健康医疗大数据临床和科研应用。依托现有资源建设一批心脑血管、肿瘤、老年病和儿科等临床医学数据示范中心,集成基因组学、蛋白质组学等国家医学大数据资源,构建临床决策支持系统。加强疑难疾病和慢病管理等重点方面的研究,强化人口基因信息安全管理,推动精准医疗技术发展。围绕重大疾病临床用药研制、药物产业化共性关键技术等需求,建立药物副作用预测、创新药物研发数据融合共享机制,建立以基本药物为重点的药品临床综合评价体系。充分利用优势资源,优化生物医学大数据布局,依托国家临床医学研究中心和协同研究网络,系统加强临床和科研数据资源整合共享,提升医学科研及应用效能。

4. 强化人口健康信息化与大数据风险预警和决策应用。利用现有的健康医疗大数据资源,采用先进的信息通信、数据融合及地理空间技术,强化突发公共卫生事件监测预警、紧急医学救援、综合指挥调度能力;以居民健康档案整合慢病管理信息,强化动态监测与监管,实现数据交换和信息共享;加强重症精神疾病患者危险行为预警评估分析,完善传染病监测预警机制,加强流行病学分析、疫情研判和疾病预防控制;推进妇幼保健与计划生育服务管理资源整合与业务协同,实现妇女、儿童全生命周期医疗保健服务跨区域动态跟踪管理;构建国家和省、市食品安全风险监测信息系统,实现食源性疾病信息的实时上报,形成网络互联、信息共享的食品安全风险监测数据库。

（三）创新人口健康信息化和健康医疗大数据发展。

1. 培育健康医疗大数据发展新业态。加强数据存储清洗、挖掘应用、安全隐私保护等关键技术攻关。鼓励社会力量创新发展健康医疗大数据,促进健康医疗业务与大数据技术深度融合,加快构建健康医疗大数据产业链,大力推进健康与养老、旅游、互联网、健身休闲、食品、环保、中药等产业融合发展。发展居家健康信息服务,规范网上药店和医药物流第三方配送等服务,推动中医药养生、健康管理、健康文化等产业发展。探索推进智能健康电子产品、健康医疗移动应用等产生的数据资源规范接入全民健康信息平台。充分发挥人工智能、虚拟现实、增强现实、生物三维打印、医用机器人、可穿戴设备等先进技术和装备产品在人口健康信息化和健康医疗大数据应用发展中的引领作用,推动新产品、新技术在以全息数字人为愿景,集计算机深度学习技术、疾病预防、卫生应急、健康保健、日常护理中的应用,促进由医疗救治向健康服务转变,实现以治疗为中心向以健康为中心的转变。

2. 构建"互联网+健康医疗"服务新模式。引导优质医疗资源下沉到基层、到农村、到家庭,鼓励社会力量参与,整合线上线下资源,依托健康医疗大数据,规范和促进健康医疗新模式形成发展和应用,大力推进互联网健康咨询、网上预约分诊、移动支付和检查检验结果查询、随访跟踪、健康管理等服务应用。利用新兴信息技术支持就医流程优化、人工智能辅助诊断等医疗服务模式创新,建立医院、社区、公众三者共同参与的健康管理模式,建设适应居民多层次健康需求、上下联动、衔接互补的健康医疗大数据应用服务体系,健全慢病患者、专病患者、健康亚健康人群的授权分级分类分域管理体系和规范,为建成面向全体居民、覆盖全生命周期的健康医疗大数据监控管理和疾病预防体系提供支撑。实施以远程医疗服务为核心的健康中国云服务计划,构建健康医疗大数据服务集成平台,开启远程医疗服务新模式,提供远程会诊、远程影像、病理结果、心电诊断服务,健全检查结果互认共享机制,为全体居民提供优质、便捷、高效、公平的基本医疗和健康服务提供支撑。

3. 打造信息化助力分级诊疗就医新秩序。继续加强基层人口健康信息化建设,推动健康医疗大数据应用,落实基层首诊制度,支持双向转诊服务,强化社会监督,为居民提供方便可及、优质高效的服务,进一步拓展基层卫生信息系统中医学影像、远程心电、实验室检验等功能,推广基层医疗智能诊断系统,通过引入成熟度较高且适应基层医疗机构的智能诊断系统,并与基层卫生信息系统集成应用,切实提升基层服务能力和医务水平,逐步实现首诊在基层、大病去医院、康复回社区的新型医疗秩序,为推动分级诊疗制度落地奠定坚实基础。

4. 推广区域人口健康信息化和大数据应用试点示范。总结"十二五"期间各地区域人口健康信息化建设成功经验,推广居民健康卡普及应用,促进和完善区域内健康医疗大数据信息共享、业务协同,创新资源集约、流程科学、服务规范的卫生计生服务模式,方便居民获得优质高效的医疗卫生服务,培养居民健康管理理念,改善看病就医感受,健全以内部管理、外部监管、绩效考核、政府补偿为核心的监管体系,形成全国整体示范效应。加大政策支持扶持力度,积极开展健康医疗大数据工程建设试点。同时,在全国选择 10 个设区的市和 100 个县开展"十市百县"区域全民健康信息化建设试点活动,及时总结试点经验,推广扩大成功做法和实际效果。

四、重点工程

以夯实基础、深化应用、创新发展为主线,以实施一批具有重大影响力、全局性的重点工程为抓手,进一步落实"十三五"重点任务,优化资源配置,提高服务效率,改善就医体验,提升管理水平。

（一）**全民健康保障信息化工程**。以基础资源信息、全员人口信息、居民电子健康档案和电子病历四大数据库为基础,建设公共卫生管理、健康医疗公共服务、基本药物制度运行监测评价、卫生服务质量与绩效评价、人口统筹管理和综合管理等业务应用系统,实现互联互通、业务协同。加快推进省统筹区域全民健康信息平台建设,按照平台功能指引要求,加强信息共享,提高重大疾病防控和突发公共卫生事件应急能力以及妇幼健康服务管理、综合监督和公众健康保障水平,实现全国上下联动、"三医"业务协同。建立覆盖全国医疗卫生机构的健康传播和远程教育视频系统。推动完善全球公共卫生风险监测预警决策系统,建立国际旅行健康网络,为出入境人员提供旅行健康安全保障服务。

（二）**健康医疗大数据应用发展工程**。加强国家健康医疗大数据中心及产业园建设试点,研究制定政府支持政策,从财税、投资、创新等方面对健康医疗大数据应用发展给予必要支持。推广运用政府和社会资本合作(PPP)模式,鼓励和引导社会资本参与健康医疗大数据的基础工程、应用开发和运营服务。鼓励政府与企事业单位、社会机构开展合作,探索通过政府采购、社会众包等方式,实现健康医疗大数据领域政府应用与社会应用相融合。发挥已设立的有关投资基金作用,充分激发社会资本参与热情,鼓励创新多元投资机制,健全风险防范和监管制度,支持健康医疗大数据应用发展。加强人口与家庭大数据的集成分析研究,服务人口发展综合决策。

(三)基层信息化能力提升工程。按照保基本、强基层、建机制的医改基本原则,"十三五"时期,围绕支持公共卫生、基本医疗、基本药物配备使用等基本医疗卫生服务业务,规范基层医疗卫生机构内部管理、医疗卫生监督考核及远程医疗服务保障互联互通等重要功能,不断加强基层全民健康信息化建设,继续加大投入,提高人员素质,夯实发展基础,努力提升基层服务质量和效率。完善基层信息管理系统,加强基层标准化应用和安全管理,延伸放大医疗卫生机构服务能力,促进"重心下移、资源下沉"。坚持以家庭医生签约服务为基础,推进居民电子健康档案和居民健康卡的广泛使用,基本实现城乡居民拥有规范化的电子健康档案和功能完备的健康卡,推动实现人人享有基本医疗卫生服务的医改目标。

(四)智慧医疗便民惠民工程。在全国选择一批基础条件好、工作积极性高、信息安全防范有保障的医院开展示范建设。以新兴信息技术为基础,明确智慧医疗服务内容,加快医院信息化基础建设,实施国民电子健康信息服务计划,完善居民健康卡应用受理环境,依托医院信息平台应用功能指引,完善基于电子病历的医院信息平台功能,重点完善基于新兴信息技术的互联网健康咨询、预约分诊、诊间结算、移动支付和检查检验结果查询、随访跟踪等服务,为预约患者和预约转诊患者优先安排就诊,全面推行分时段预约。通过信息技术促进医疗健康服务便捷化程度大幅提升,远程医疗服务格局基本形成。普及临床决策支持系统、智能机器人等数字化医学工具在医院中的应用,提升医院信息化水平和服务能力。发挥互联网优势,推进生育证明、流动人口服务管理证明、出生医学证明、医疗卫生机构注册等电子化管理。

(五)健康扶贫信息支撑工程。贯彻落实中央脱贫攻坚部署和精准扶贫精准脱贫方略要求,推动建立农村贫困人口因病致贫、因病返贫个案信息库和动态管理信息系统。通过人口健康信息化建设,加强贫困人口数据采集和筛查,实现因病致贫、因病返贫的家庭、患者和病种精准识别全覆盖。加大健康扶贫脱贫信息支撑力度,优先为贫困人口建立动态管理的电子健康档案和居民健康卡,实现身份识别、授权确认、信息归集、安全认证和金融应用等功能,支撑贫困人口家庭医生签约服务开展,逐步实现基本医保、大病医保、医疗救助和社会慈善救助资金"一站式"结算,为实施"大病集中救治一批、重病兜底保障一批、慢病签约服务一批"提供信息支持,将健康扶贫落实到人、精准到病,提升贫困地区和贫困人口共享优质医疗资源健康服务的水平。

五、保障措施

(一)加强组织领导,强化工作合力。立足全面建成小康社会、推进健康中国建设的高度,充分认识加强人口健康信息化和健康医疗大数据应用发展工作的重要性和必要性,积极争取各级党委、政府部门的重视和支持,将其纳入重要议事日程,加强领导、精心组织、统筹谋划、协同推进。各级卫生计生部门要成立专项工作领导小组,结合实际,细化目标,抓好落实,有序推动全民健康信息化建设和健康医疗大数据应用发展,确保规划目标如期实现。

(二)完善法律法规,强化监督管理。以促进和规范健康医疗大数据应用发展为契机,统筹人口健康信息化和健康医疗大数据应用发展的立法需求,完善法律法规框架体系,有序推进健康医疗大数据管理、互联网医疗保健信息服务、个人隐私保护、关键信息基础设施安全防护、网络可信体系建设等重点领域法律法规的立法和修订工作。推动完善司法解释,加快制定互联网医疗法规制度、发布标准和应用目录。加强部门信息共享与执法合作,努力提升网络信息安全监管水平。加强法制宣传,提高法治意识,营造良好的网络信息安全法治环境。

(三)拓宽资金渠道,强化人才支撑。立足现有基础,坚持需求导向,积极拓宽资金筹措渠道,争取财政资金投入保障,重点保障基础建设和系统运维经费投入。探索政府财政和社会资本等多种方式的投融资机制,形成人口健康信息化建设和健康医疗大数据应用发展的长效保障机制。强化组织机构和人才队伍建设,完善多渠道的人才培养机制,建立以国家健康医疗开放大学为基础、中国健康医疗教育慕课联盟为支撑的健康医疗教育培训云平台,与国内著名高校、科研院所联合建立国家健康医疗大数据研究院,加快培养复合型高端人才和符合实际需要的专业技术人才。

(四)建立考评机制,强化任务落实。建立绩效考评机制,将人口健康信息化建设和健康医疗大数据应用发展情况纳入各级卫生计生机构的考评范围,并与经费拨付、设备配置、绩效评价、人员考核相结合。建立规划考评机制,完善评价体系和评价办法,加大规划中期评估和实施情况考核力度,定期评估规划实施、数据质量及系统应用等情况,提高考核评估的科学性、公开性与透明度。

(五)加大宣传力度,强化舆论氛围。加强规划宣传解读,广泛宣传人口健康信息化建设和健康医疗大数据应用发展对于提高人民群众获得感,增强经济发展新动能的现实意义,统一思想,凝聚共识。加强社会舆论引导,及时公布人口健康信息化建设和健康医疗大数据应用发展情况,解答社会各界关心的问题,宣传信息便民惠民的实效,为人口健康信息化建设和健康医疗大数据应用发展营造良好的舆论氛围。

关于深入开展"互联网＋医疗健康"便民惠民活动的通知

国卫规划发〔2018〕22 号

各省、自治区、直辖市及新疆生产建设兵团卫生计生委、中医药局，委局机关各司局，委局直属和联系单位，委局属（管）医院：

为深入贯彻落实习近平总书记关于推进互联网＋医疗等，让百姓少跑腿，数据多跑路，不断提升公共服务均等化、普惠化、便捷化水平的指示要求，着力解决好群众操心事、烦心事，推动《国务院办公厅关于促进"互联网＋医疗健康"发展的意见》（国办发〔2018〕26 号）落地见效，让人民群众切实享受到"互联网＋医疗健康"创新成果带来的实惠，国家卫生健康委员会、国家中医药管理局决定在全行业开展"互联网＋医疗健康"便民惠民活动。现就全面推行便民惠民活动的具体措施通知如下：

一、就医诊疗服务更省心

1. 加快推进智慧医院建设，运用互联网信息技术，改造优化诊疗流程，贯通诊前、诊中、诊后各环节，改善患者就医体验。到 2020 年，二级以上医疗机构普遍提供分时段预约诊疗、智能导医分诊、候诊提醒、检验检查结果查询等线上服务，让患者少排队、少跑腿。

2. 各地要建立完善网上预约诊疗服务平台，整合打通各类服务终端，加快实现号源共享，逐步增加网上预约号源比例。三级医院要进一步增加预约诊疗服务比例,到 2020 年,预约时段精确到 1 小时以内,并优先向医疗联合体内基层医疗卫生机构预留预约诊疗号源,推动基层首诊,畅通双向转诊,集中解决"挂号难"。

3. 鼓励发展互联网医院,在确保医疗质量和信息安全的前提下,积极为患者在线提供部分常见病、慢性病复诊服务,以及随访管理和远程指导,逐步实现患者居家康复,不出家门就能享受优质高效的复诊服务。

4. 有条件的医疗机构要进一步开展移动护理、生命体征在线监测、家庭监测服务,推进智能医学影像识别、病理分型和多学科会诊以及多种医疗健康场景下的智能语音技术应用,提高医疗服务效率。

二、结算支付服务更便利

1. 医疗卫生机构要通过自助机具、手机客户端等多种途径,优化支付流程,改善结算模式。在保障信息安全的前提下,加强与医保、商保、银联、第三方支付机构合作,为患者提供多种在线支付方式。到 2020 年,二级以上医院普遍提供移动支付等"一站式"结算服务。

2. 逐步推动实现居民电子健康卡、社保卡、医保卡等多卡通用、脱卡就医,扩大联网定点医疗卫生机构范围,推进医保异地就医直接结算。推动共享患者就诊信息、医保基金等结算通道,促进实现患者自费和医保基金报销便捷支付。

三、患者用药服务更放心

1. 医生掌握患者病历资料后,允许为复诊患者在线开具部分常见病、慢性病处方。二级以上医院要加强药学部门信息化建设,鼓励有条件的医疗机构推进"智慧药房"建设,实现处方系统与药房配药系统无缝对接,方便群众及时取药。线上处方经药师审核后,医疗机构、药品经营企业可委托符合条件的第三方机构配送。

2. 加强医疗联合体内各医疗机构用药衔接,对向基层医疗卫生机构延伸的处方进行在线审核。二级以上医院的临床药师可以利用信息化手段,为患者提供个性化的合理用药指导,并指导基层医务人员提高合理用药水平。

3. 提供中医药服务的各级医疗机构要借助信息技术便捷实现中药饮片代煎、配送服务,解决患者排队久、煎药不便及取药难等问题。

四、公共卫生服务更精准

1. 结合区域全民健康信息平台,实现现有公共卫生信息系统与居民电子健康档案的联通整合,健全高血压、糖尿病等老年慢性病以及食源性疾病管理网络,重点做好在线健康状况评估、监测预警、用药指导、跟踪随访、健康管理等服务。

2. 创新互联网妇幼健康服务模式,推进母子健康手册信息化,为妇女儿童提供生育全程医疗保健服务。以纳入国家免疫规划的儿童为重点服务对象,整合现有预防接种信息平台,开展预防接种知识科普宣教,鼓励有条件的地区提供在线接种预约、接种提醒等服务。

3. 通过区域全民健康信息平台,加强对严重精神障碍患者发病报告的审核、数据分析、质量控制等信息管理,精准做好随访评估、分类干预等工作。

五、家庭医生服务更贴心

1. 加快建设应用家庭医生签约服务智能化信息平台,推进网上便捷有效签约服务,形成长期稳定的契约服务关系。要搭建家庭医生与签约居民的服务互动平台,在线提供健康咨询、慢性病随访、健康管理、延伸处方等服务,转变服务模式,增进医患互动,改善签约服务感受。

2. 二级以上医院要指定专人负责对接,为签约转诊患者建立绿色通道,通过信息化手段丰富家庭医生上转患者渠道,提供优质转诊服务。

3. 依托医疗联合体建设,通过远程会诊、在线咨询等方式,加大上级医院对基层的技术支持,加快提升家庭医生团队服务能力,使家庭医生真正成为居民健康"守门人"。

六、远程医疗服务全覆盖

1. 全面推进远程医疗专网建设,实施远程医疗区域中心医院检测设备保障工程。到2020年,实现远程医疗服务覆盖全国所有医疗联合体和县级医院,并逐步向社区卫生服务机构、乡镇卫生院和村卫生室延伸。

2. 医疗联合体牵头医院要建立远程医疗中心,向医疗联合体内医疗机构提供远程会诊、远程影像、远程超声、远程心电、远程查房、远程监护、远程培训等服务。承担对口帮扶国家级贫困县任务的三级医院,要进一步提升远程医疗服务质量,让群众在家门口能享受优质医疗服务。

3. 推广"基层检查、上级诊断"模式,拓展基层卫生信息系统中医学影像、远程心电、实验室检验等功能,积极应用智能辅助诊断系统,提升基层医疗服务能力和效率。

七、健康信息服务更普及

1. 推动居民电子健康档案在线查询和规范使用,到 2020 年,实现电子健康档案数据库与电子病历数据库互联对接,全方位记录、管理居民健康信息。居民可便捷查阅本人在不同医疗机构的就诊信息,通过与电子健康档案动态关联,更好地进行自我健康管理。

2. 鼓励医疗卫生机构、符合条件的第三方机构搭建互联网健康咨询信息平台,规范互联网上医疗健康信息内容,为公民提供安全可靠的"互联网 +"健康咨询服务。

3. 建立网络科普平台,实施科普精准教育,利用互联网提供健康教育、"三减三健"信息推送、健康知识查询等便捷服务,普及健康生活方式,提高全民健康素养。

八、应急救治服务更高效

1. 联合本地区医疗机构,到 2020 年,构建包含脑卒中、心血管病、危重孕产妇、外伤等急救流程的协同信息平台,做到在院前急救第一时间识别病情,分诊转院。

2. 二级以上医院的应急救治中心应当与院前急救机构实现信息互通共享,提供一体化综合救治服务。

3. 有条件的医院要加快实现院前急救车载监护系统与区域或医院信息平台连接,加强患者信息共享、远程急救指导和院内急救准备,实现院前与院内的无缝对接。

九、政务共享服务更惠民

1. 加快政务信息整合共享,将出生医学证明信息、死亡医学证明信息、全员人口统筹信息等系统接入地方政务共享交换平台,探索推动与人口、社会信用等基础数据库联通。

2. 推进政务服务一网通办,规范服务事项,优化服务流程,实行"一口受理、网上运转、并行办理、限时办结",提高线上办理比例,推进实体政务大厅与网上平台融合发展。

3. 全面推行生育服务网上登记以及医疗机构、医师、护士电子化注册审批等"一站式"服务,方便群众快捷办证、查询信息、了解政策。

十、检查检验服务更简便

1. 大力提升医疗机构信息化建设和应用水平,二级以上医院要健全医院信息平台功能,整合院内各类系统资源,实现集中统一预约检查,提升医院管理效率。到 2020 年,三级医院要实现院内医疗服务信息互通共享,有条件的医院要尽快实现。

2. 逐步将所有公立医院接入区域全民健康信息平台,到 2020 年,医疗机构通过省级、地市级等相关专业医疗质量控制合格的,在相应级别行政区域内检查检验结果实行互认,并实现医疗联合体内电子健康档案和电子病历信息共享、检查检验结果互认,避免患者重复检查。

3. 以推广应用居民电子健康卡为抓手,积极推进公共服务卡的应用集成,到 2020 年,实现地市级区域内医疗机构就诊"一卡通",患者使用电子健康卡就可在任一医疗机构挂号就诊、检查检验、信息查询等。

各级卫生健康行政部门、中医药主管部门要坚持以人民为中心的发展思想,切实加强领导,细化实施方案,明确时间节点,精心组织实施,确保各项便民惠民措施落地落实。各级医疗卫生机构要加快创新应用互联网信息技术,提升便民服务能力,进一步优化服务流程,改善就医体验。国家卫生健康委员会、国家中医药管理局将加强工作指导和督促检查,并适时遴选推广一批"互联网＋医疗健康"便民惠民示范典型,不断促进便民惠民活动深入开展、取得实效。

国家卫生健康委员会　国家中医药管理局

2018 年 7 月 10 日

金小桃详解健康医疗大数据:挂号、支付全面改变就医格局

央广网北京 2017 年 3 月 17 日消息(记者车丽)"大健康、大发展、大变革",是国家卫生计生委副主任金小桃展望 2017 年工作的关键词。异地结算、看病软件、远程医疗、数据共享、挂号支付,每一个热词都关切患者疾苦,健康医疗大数据如何从细微处改变你我的生活? 国家卫生计生委副主任金小桃就健康大数据话题接受中央人民广播电台中国之声专访。

1. 国办去年 6 月发布了《关于促进和规范健康医疗大数据应用发展的指导意见》,从国家层面推动健康医疗大数据的发展。请问"健康医疗大数据"到底是什么,将给百姓带来哪些健康红利?

金小桃:健康医疗大数据是涵盖人的全生命周期,既包括个人健康,又涉及医药服务、疾病防控、健康保障和食品安全、养生保健等多方面数据的汇聚和聚合。健康医疗大数据是国家重要的基础性战略资源,是健康中国建设的重要支撑。发展和应用好健康医疗大数据,是以创新推进供给侧结构性改革的重大民生工程,有利于激发深化医药卫生体制改革的动力和活力,有利于提高健康医疗服务效率和质量,有利于健康产业发展,增加有效供给,提高群众获得感,促进培育新业态、形成新的经济增长点。

规范和促进健康医疗大数据的发展,给老百姓带来的健康红利方面,主要体现在以下几个方面:一是不断增强"自主健康"服务体验。让健康数据"多跑路",让人民群众"少跑腿",提供更加优质的健康医疗卫生服务。从现在已有的实践看,互联网健康咨询、网上预约分诊、移动支付和检查检验结果查询、

随访跟踪等应用,都给老百姓带来更加便捷的应用服务,患者可在网上完成预约挂号、远程候诊,并通过智能终端实现诊间支付、报告查询,较好地解决了排长队、花很长时间才能完成就诊过程等问题,患者的就医体验有了较大提升。二是放大优质医疗资源的服务工具。随着健康医疗大数据的应用和发展,大数据技术与健康医疗服务的深度融合应用,有助于充分发挥优质医疗资源的引领作用,使大医院、大医生的知识和能力通过数字化的手段传递到基层、偏远和欠发达地区,从而促进分级诊疗制度的有效落实,同时,通过分级诊疗平台和协同平台以及区域影像中心、区域心电中心、区域病理中心、区域检验中心、区域远程中心的建立,有效提升了基层医疗机构的服务能力。运用"互联网+"和健康医疗大数据的支撑,使优质医疗资源的延伸放大有了更扎实可靠的技术基础,方便患者获得优质、高效、便捷的卫生计生服务。三是催生"整合型"健康医疗服务模式的新业态。在各级卫生与健康数据中心及集成平台的支撑下,居民在家中就可通过网络完成健康咨询,寻找合适的医生,还可利用移动 App、可穿戴设备等物联网设备进行数据的连续监测与共享,并通过数据分析辅助医疗诊断。通过大数据分析应用,推动覆盖全生命周期的预防、治疗、康复和健康管理的一体化健康服务,这是未来健康服务管理的新趋势。

2. 说到"健康医疗大数据",不能绕开的一个话题是"移动医疗"。2016年,我们看到众多带有网上挂号、网络咨询等功能的医疗类移动 APP 上线运营,对就医流程进行了重构。然而,移动医疗热闹的背后,也面临着一些问题。不少患者反映,运用一些商业 APP 挂号系统和一些三级医院自身的挂号系统挂号时,经常是放号瞬间即被抢完,运气好时最多挂个普通号,专家号很难挂上。另外,能够拿着手机随时挂号的群体,大多是年轻人。对于年老体弱的人群,反而带来新的不便。有评论说,移动医疗不能根本性的解决看病难,对此您怎么看?

金小桃:当前,人民生活水平不断提高,健康需求日益增长,但我国卫生资源总量不足、结构不合理、分布不均衡、供给主体相对单一、基层服务能力薄弱等问题仍比较突出,维护和促进人民健康的制度体系仍需不断完善,还需要通过完善分级诊疗制度、加强人才培养等多种途径来解决。

移动互联网以其泛在、连接、智能、普惠等突出优势,有力推动了互联网和医疗的深度融合,让现代医疗也具有了移动互联网跨时空、方便、快捷的特性,使得医疗服务由单纯的院内延展到院外,为百姓医疗生活提供全新感受。市场上种类繁多的移动医疗软件,为医院和百姓提供着更为便捷的医疗资讯和诊疗服务。

对于百姓来说,患者的就医体验得到进一步改善。在预防环节,可以将百姓可能出现且可以避免的疾病遏制在萌芽状态,变"重治疗"为"重预防"。在就诊环节,百姓可以通过手机或者智能终端实现挂号、预约、缴费、查看药单、收取检查单等,减少了百姓就诊的经济和时间成本,提高了就诊效率。同时,使得百姓在千里之外随时随地问诊名医成为可能。在康复环节,能够更好地实现医患沟通与互动。一方面,医生可以随时掌握病人信息并对患者进行复诊指导等;另一方面,病人也可以随时与主治医生或手术医生保持联系,反馈康复情况或提出相关疑问。

为提高医疗服务效率,方便广大患者,北京市卫生计生委组织有关单位共同推出构建公平有序就医秩序、打击"号贩子"的八条措施,其中一条就是"统一号源管理,取消医生个人手工加号条,利用医院信息系统严格加号管理",禁止医生与商业公司合作加号,进一步规范网络预约挂号。

截至 2016 年 12 月,我国网民规模达 7.3 亿,这是一个庞大的数字。依托互联网的产业发展迅速,各个行业均在做"加法",特别是医疗卫生行业,移动互联网的发展带来了新的突破。但仍需明确对尚未接入互联网的人群,服务水平不应降低,服务质量不应打折,不应把老龄群体拒之门外。

健康医疗服务升级的过程中我们亟需摈弃非此即彼的惯性思维。关于政策设计,我们面对的往往并非选择题,可以有更多方式兼顾不同群体的利益诉求。例如,在社区医院提供预约、转诊服务;医院设立专门岗位,为老年人手机预约提供服务;逐步取消窗口挂号,前期网络挂号与针对老年人的窗口预约挂号并行。依托于互联网进行转型升级的过程中要统筹兼顾不同利益群体的诉求,最大化发挥移动医疗效益。

3. "健康医疗大数据"实现共建共享的同时,如何保护患者个人隐私和数据安全?

金小桃:大数据安全是国家《促进大数据行动发展纲要》的安全保障重要组成环节,为规范人口健康信息的管理工作,促进人口健康信息的互联互通和共享利用,国家卫生计生委于 2014 年制定印发了《人口健康信息管理办法(试行)》,对人口健康信息的采集、管理、利用、安全和隐私保护工作进行了规定。在此基础上,为规范健康医疗大数据安全管理工作,保障患者个人隐私和数据安全,依据《中华人民共和国网络安全法》,我们正编制《健康医疗大数据安全管理办法》,以进一步明确各级卫生计生行政部门的主管单位责任和各级各类

医疗卫生计生服务机构和企事业单位等责任单位的管理责任。一方面要推进网络可信体系建设,包括强化健康医疗数字身份管理,建设全国统一标识的医疗卫生人员和医疗卫生机构可信医学数字身份、电子实名认证等。另一方面是加强健康医疗数据安全保障,开展大数据平台及服务商的可靠性、可控性和安全性评测,以及应用的安全性评测和风险评估。

就如何保护患者个人隐私和数据安全,我们主要有以下几个方面的考虑,一是各级卫生计生行政部门要加强对医疗大数据安全管理工作的指导、评估、监督,对涉及健康医疗数据的管理要有一套严格的法律法规,对本行政区域健康医疗大数据安全管理进行规划、建设、运营、监控。二是责任单位在授权其他个人或组织应用健康医疗大数据时,应符合信息安全和隐私保护的法律、法规及相关标准的要求,严格规范不同等级用户的数据接入和使用权限,并确保数据在授权范围内使用。对属于隐私保护范围,要依法进行严格管控保护,绝不能公开或泄露,一定加强应用安全风险评估和防范。做好个人隐私数据的"脱敏"、"去标识化",才能就某一种疾病进行大数据的挖掘分析,在应用和研究时只能看到群体差异化特征,阻止对个体化信息的开发使用。三是加强安全的同时,进一步探索好大数据的采集、存储、挖掘、应用等模式,能够使居民的个人信息、隐私得到很好的保护,让健康医疗大数据在安全的前提下,更好地推动经济快速发展。

4."健康医疗大数据"对传染病预警和慢性病管理,能否带来突破?

金小桃:我们将整合社会网络公共信息资源,完善疾病敏感信息预警机制,及时掌握和动态分析全人群疾病发生趋势,开展重点传染病、职业病、口岸输入性传染病和医学媒介生物监测,整合传染病、职业病等多源监测数据,建立实验室病原检测结果快速识别网络体系。传染病病原快速识别能够起到传染病诊断"一锤定音"的作用,在及时发现和处置传染病暴发,应对新发和不明原因疾病,了解不同传染病发病情况和病原体变异水平上发挥重要作用。整合多源监测数据的基础是监测模式的改变和监测信息系统的整合,即从以单一疾病监测管理为中心向以病人全程监测管理为中心转变,从条块化的单病种监测和病次监测向病人全生命周期监测转变,充分利用居民健康档案、电子病历和全员人口信息库三大基础数据库,依托区域全民健康信息平台,通过建立主索引的方式,以人为中心整合多源监测数据,建设传染病动态监测信息系统和健康危害因素监测信息系统,加强与外部数据的共享交换,实现分布式大数据计算与应用,有效预防控制重大疾病。

针对慢性病管理,虽然药物治疗可减轻疾病症状、延缓疾病发展,但是更为重要的是做好对饮食、运动、作息进行合理规划和控制。健康医疗大数据的应用发展,创新了慢病管理模式。首先,物联网技术推动了健康数据监测由被动监测向主动监测与被动监测相结合的方式转化,并且扩宽了健康数据的监测范围,为制定精准化、个性化诊疗方案奠定基础;其次,利用移动互联网及云平台,可以突破地域限制,使得需要长期监测的慢性病患者在家中便可享受快捷、高质量的医疗服务,提高其慢病管理依从性。最后,大数据技术不断完善慢病知识库和智能专家系统,使医生拥有诊断参谋,辅助医疗决策;使患者拥有慢病助手,推荐个性化诊疗方案,促进慢病诊治更科学化、精准化。

5. 2016 年 8 月,深圳通过《深圳经济特区医疗条例》,条例明确规定了各级医院的诊疗分工,大医院看小病将受到限制。以往我们总提倡患者有病在基层首诊,对于深圳的分级诊疗方面做出的尝试,您怎么看?大医院不愿意把患者下放的情况能否就此解决?《深圳经济特区医疗条例》还在保障患者的权益上做了细化的规定:规定患者或者其代理人有查阅或者复印、复制病历的权利。有评论说此举有助于缓和医患矛盾,对此您怎么看?

金小桃:深圳在分级诊疗方面做出了相关尝试,《深圳经济特区医疗条例》明确"二、三级医院主要承担急诊、住院、疑难危重病症的诊疗服务,突发事件紧急医疗救援和医学重点学科建设、医学科学研究及教学工作。而基层医疗机构主要承担一般常见病、多发病、慢性病的基本诊疗、康复和护理服务。"能够将人与物合理分配,患者挂号更加容易,并且基层医院看病将更加便宜。实行门诊限号,患者下方将有效解决医生长期超负荷工作现状,病人的就诊时间也得到保障,缓解医患关系,一定程度上对医患双方都有利。

近年来医患关系的紧张反映出患者权利和义务不明确等问题。医患纠纷的产生,很多时候源于医患双方信息的不对等,患方常常怀疑抢救记录、病程记录等按照现行有关规定医疗机构不是必须向患方公开的主观病历资料遭到医疗机构篡改。按照深圳《条例》的规定,患者享有的权利和义务均作了细化和更具操作性的规定,并且对医患纠纷处理给出了明确的途径,一定程度上能够有效解决医患矛盾。

6. 如果请您用几个关键词概括、展望新一年的工作,您会选哪几个词呢?

金小桃:我觉得"大健康、大发展、大变革"会是一年甚至一段时间的主题词。

大健康:总书记提出了"没有全民健康,就没有全民小康",要求落实新的举措,不断开创卫生和健康新局面,为促进以人民健康为中心的理念的落实和方针落实奠定基础。《"健康中国2030"规划纲要》确立了"以促进健康为中心"的"大健康观",提出要以人民健康为中心,坚持以基层为重点,以改革创新为动力,预防为主,中西医并重,把健康融入所有政策。这是新中国成立以来首次在国家层面提出的健康领域中长期战略规划。

大发展:医疗健康行业出台了大量重磅政策,健康中国2030可为其中的最强音,规划中描绘的16万亿大健康市场对健康卫生的大发展充满遐想和期待。健康产业将成为中国经济进入新常态下的经济发展新动力,将会是全世界财富增长的制高点。有人预测,将达到兆万亿美元的水平。按照国家统计局现有的数据说明,在2025以后,将会达到两位数的增长。

大变革:大数据、人工智能等信息化将引发大变革,促进健康的大发展,信息技术促进医疗健康服务便捷化程度大幅提升,基于感知技术和产品的新型健康信息服务逐渐普及,信息化对实现人人享有基本医疗卫生服务发挥显著作用。

7. 从全球情况看,促进和规范健康医疗大数据应用发展是当前重要趋势,欧美国家已经迈出实质步伐。2017年,在促进和规范健康医疗大数据应用方面卫计委有何规划? 如何政策上引入真正有实力的大数据企业而不是让这一行业被炒作?

金小桃:2016年6月,国务院办公厅印发《关于促进和规范健康医疗大数据应用发展的指导意见》,明确提出健康医疗大数据是国家重要的基础性战略资源。健康医疗大数据应用发展将带来健康医疗模式的深刻变化,有利于激发深化医药卫生体制改革的动力和活力,提升健康医疗服务效率和质量,扩大资源供给,不断满足人民群众多层次、多样化的健康需求,有利于培育新的业态和经济增长点。

我们国家卫生计生委进一步响应国家要求,顺应新兴信息技术发展趋势,加大规范和促进健康医疗大数据融合共享、开放应用,进一步推动健康医疗大数据应用发展。

2016年10月,国家卫生计生委确定福建省、江苏省及福州、厦门、南京、常州等两省四市作为健康医疗大数据中心及产业园建设国家第一批试点。目前正在编制完善《国家卫生计生委数据资源管理服务办法》、《互联网医疗服务管理办法》、《健康医疗大数据管理服务办法》、《健康医疗大数据安全管理办法》、《健康医疗大数据标准管理办法》等相关标准规范,扎实推进全民健康信息化行业治理大数据、健康医疗临床和科研大数据以及人口健康信息风险预警决策应用。在涉及大数据采集、清洗、传输、分析、展示、流通、安全和数据治理等全生命周期范围内,希望更多的、有实力的企业与高校参与进来,共谋发展。

8. 有的患者在地方做基础诊治,花钱拍片子、做病理切片检查,可是到了北上广等大城市的医院还要重新拍片,做检查,这无形中增加了时间成本和经济成本。我们也看到,京津冀三地医疗机构医学影像检查资料共享试点工作今年 1 月 1 日正式实施。有了健康大数据,检查检验结果共享互认的范围2017 年是不是会再次扩大?

金小桃:这是个关于数据共享的问题。

《国务院办公厅关于促进和规范健康医疗大数据应用发展的指导意见》中指出:从人民群众迫切需求的领域入手,重点推进网上预约分诊、远程医疗和检查检验结果共享互认等便民惠民应用。选择一批基础条件好、工作积极性高、隐私安全防范有保障的地区和领域开展健康医疗大数据应用试点,总结经验,扎实有序推进。

为推动京津冀医疗卫生协同发展,北京市、天津市和河北省卫生计生委研究决定,2017 年 1 月 1 日起正式实施京津冀三地 102 家医疗机构医学影像检查资料共享试点工作,试行医学影像检查资料共享的项目共 17 项。这是继京津冀医疗机构检验结果互认试点工作后,三地卫生计生部门推出的又一重要民生举措,对于方便患者就医、减轻患者负担、降低医疗费用、提高区域内医疗资源使用效率和医疗同质化水平均具有积极意义。

目前,相关医疗卫生机构正在基于区域人口健康信息共享平台和相关行业标准,建立各类数据资源共享应用试点,包括跨区域、跨机构的临床协同工作系统、电子病历共享系统、医学影像检验检查结果共享系统、药物不良反应监测结果共享系统等,通过应用夯实医院与政府部门、医院与医院、医院与科研机构、医院与第三方检验检测机构等多个主体之间的数据交换和共享基础。

但是,疾病本身是一个动态的过程,随着病情的发展,还可能需要随时复查,检查对比治疗效果,因此,医生提出重新拍片和检查,并不完全因为影像资料不能共享,而实在是全面了解病情的动态变化,明确诊疗必须的行为。

9. 除了挂号,与人们更加相关的就是支付问题,也就是医保的异地漫游。国家卫生计生委数据显示,2015 年,我国有接近 2.5 亿流动人口。目前,我国城乡居民异地医保在异地即时结算方面进展如何?

金小桃:2016 年,卫生计生部门与人力资源和社会保障部门积极推进新农合、居民医保和职工医保全国联网结算和异地就医即时结报工作。卫生计生部门主要从建立政策框架、规范异地就医联网结报业务流程和建立结报数据交换通道等方面积极推动参合农民跨省异地就医即时结报工作。在方便老百姓就医报销时，充分考虑减轻医疗机构的负担，积极发挥市场机制作用，引入金融保险等第三方机构参与国家和省级结算中心建设，优化基本医保基金跨省周转的流程，为异地就医结算提供服务。另外，依托属地化管理，通过省级新农合信息平台与国家新农合信息平台的对接，实现医疗机构跨省就医联网结报数据的交换，报销目录等采用医疗机构所在地区目录，在信息系统和政策衔接上给医疗机构带来最小的工作量。

目前国家新农合信息平台已经与安徽、福建、四川、贵州等 22 个省级新农合信息平台实现联通。截至 2016 年底，由卫生计生部门主管基本医保的省份中，除西藏以外，全部实现省内异地就医直接结报。国家卫生计生委召集各地和医疗机构集中进行培训，并到各省和医疗机构现场进行联调，并组织了参合省份之间以及参合省和京上广等地医疗机构之间签署跨省就医联网结报服务协议。目前，辽宁、吉林、陕西、甘肃、四川、贵州等省份已经为跨省就医参合患者提供了联网结报服务。联网结报减少了老百姓垫付报销资金的经济压力，无需再回到参合地区排队申请报销款，极大的降低了误工误时的成本费用。老百姓切实从医药卫生体制改革成果中受益。另外，跨省就医联网结报，减少了报销票据的流转环节，提高了新农合管理的效率以及基金运行的安全性。

10.《关于促进和规范健康医疗大数据应用发展的指导意见》提到，到 2020 年，基本实现城乡居民拥有规范化电子健康档案和功能完备的健康卡。介绍一下这个健康卡和目前社保卡的功能区别，国家健康档案又对每个人起到哪些保护作用？

金小桃：电子健康档案是以居民个人健康为核心，贯穿整个生命过程，涵盖各种健康相关因素、实现多渠道信息动态收集，满足居民自我保健、健康管理和健康决策需要的信息资源。居民健康卡是国家卫生计生委统一规划实施，用于跨区域跨机构就医诊疗、妇幼保健、免疫预防接种、家庭医生签约服务与健康服务一卡通，以及电子健康档案与电子病历的调阅共享与及时更新，实现居民全程健康管理，提升居民健康水平的统一服务介质。居民健康卡标准全国统一且与电子健康档案标准保持完全一致，作为居民健康档案、电子病历的联结载体，支撑居民健康档案、电子病历数据在各系统间的共享交换。

党中央、国务院发布的《"健康中国 2030"规划纲要》提出了"实现国家省市县四级全民健康信息平台互通共享、规范应用,人人拥有规范化的电子健康档案和功能完备的健康卡"。国家卫生计生委李斌主任提出了"三个一"工程,即到 2020 年,力争实现每个家庭拥有一名合格的签约医生,每个居民有一份电子化的健康档案和一张功能齐备的智能健康卡,实现人人享有基本医疗卫生服务。国家卫生计生委正在以家庭医生签约服务为基础,推进居民电子健康档案和居民健康卡的广泛使用,实施"三个一"工程,强化信息惠民,支撑分级诊疗制度形成。

居民健康卡与社会保障卡的区别在于:一是承载功能不同,居民健康卡是"服务卡",社会保障卡是"结算卡"。居民持健康卡接受各类健康服务后,不仅可以衔接社会保障卡进行城镇基本医保费用结算,也可以衔接商业保险进行商业健康保险费用结算,衔接金融 IC 卡、微信等第三方支付进行自付部分费用结算,衔接财政部门进行基本医疗卫生服务考核。二是应用范围更广泛。居民健康卡广泛应用各类健康服务,社会保障卡目前仅用于诊疗费用结算。国家卫生计生委印发了《居民健康卡应用目录(试行)2016 版》共包含 126项业务应用,其中,63 项为基本应用项目、63 项为扩展应用项目,全面涵盖了医疗服务、医疗保障(新农合、救助)、公共卫生、计生服务、药品管理、综合管理,以及健康精准扶贫、健康信息利用等各类卫生计生服务内容。三是标准规范不同,居民健康卡是串联形成健康医疗大数据的主索引。居民健康卡通过联结电子健康档案、电子病历和国家、省、市县级信息平台,实现跨业务系统、跨机构、跨地域互联互通与信息共享,将原来分散存储的健康信息串联形成健康医疗大数据,发挥的主索引作用不可替代。由于标准规范的差异,社会保障卡所执行的信息标准,不符合国家卫生计生委颁布的居民健康档案、电子病历信息标准(包括数据代码标准、数据集标准等),如果要进行卫生计生业务系统与数据库改造,其难度等同于推倒重来。

居民对于健康医疗大数据最直观的感受,就是电子健康档案的建立与应用,将原来分散在各个医疗卫生机构的诊疗信息形成了以个人健康为核心、统一存储、共建共享的信息资源。居民通过健康卡实现身份认证和授权,能够查阅自己的电子健康档案,能够主动了解自我健康状况,主动参与健康管理过程,及时掌握医疗卫生机构诊疗服务信息,确认签约服务实施并进行服务评价,提升就医感受和获得感。作为居民健康的守门人,家庭医生能够动态掌握签约居民的健康状况和接受诊疗服务情况,实现与居民的双向互动,实现预约诊疗和主动医疗,结合远程医疗、临床知识库和健康医疗大数据应用提升家庭医生诊疗服务能力和服务效率。管理部门可以对签约医生的服务行为进行实时监管,对服务量、服务水平、满意度等进行量化考核,确保广大城乡居民均等化享受国家的各项优惠政策。

11. 现在的分级诊疗中,有些人不相信社区医院,初次就诊就选择去二级以上医院,还有一些偏远地区,医学诊疗能力有限。目前,"健康医疗大数据"如何提升"远程诊疗"给百姓带来更多的方便?

金小桃:总体来说,我国医疗资源总量不足,分布也不均衡,主要分布在大城市、大医院。2016 年我国医疗卫生机构诊疗人次达到 79.35 亿人次,每千人口执业(助理)医师和注册护士仅为 2.31 和 2.54,医院医师日均负担诊疗人次 7.3。随着健康医疗大数据的发展和完善,大数据技术与健康医疗服务的深度融合应用,通过信息化手段可以促进医疗资源纵向流动,提高优质医疗资源可及性和医疗服务整体效率。《国务院办公厅关于促进和规范健康医疗大数据应用发展的指导意见》中指出:从人民群众迫切需求的领域入手,重点推进网上预约分诊、远程医疗和检查检验结果共享互认等便民惠民应用。

推进远程医疗服务是优化医疗资源配置、实现优质资源下沉、提高医疗服务能力和水平、缓解"看专家难、看大病贵"问题的重要举措。

通过远程医疗的开展,有助于偏远地区的百姓获得优质医疗资源和服务。通过远程医疗平台的搭建,充分发挥优质医疗资源的引领作用,推动二、三级医院向基层医疗卫生机构提供远程会诊、远程病理诊断、远程影像诊断、远程心电图诊断、远程培训等服务,使大医院、大医生的知识和能力通过信息化的手段传递到基层、偏远和欠发达地区,从而有助于百姓获得优质医疗服务。通过远程医疗的开展,有助于提高基层医生的能力,使偏远地区的百姓在家门口享受到更安全高效的医疗服务。通过远程医疗,可以开展多种形式多维度远程教育培训,为基层医生提供专业培训机会。此外,远程会诊的实现也将会让基层医生与一线城市顶级专家有效连接并得到专业指导,提升基层医院医疗诊治水平和服务能力,让百姓享受的医疗服务更安全便捷了。

已发布卫生信息标准列表

序号	标准号	标准名称
1	WS/T 303-2009	卫生信息数据元标准化规则
2	WS/T 304-2009	卫生信息数据模式描述指南
3	WS/T 305-2009	卫生信息数据集元数据规范
4	WS/T 306-2009	卫生信息数据集分类与编码规则
5	WS 363.1-2011	卫生信息数据元目录第 1 部分:总则
6	WS 363.2-2011	卫生信息数据元目录第 2 部分:标识
7	WS 363.3-2011	卫生信息数据元目录第 3 部分:人口学及社会经济学特征
8	WS 363.4-2011	卫生信息数据元目录第 4 部分:健康史
9	WS 363.5-2011	卫生信息数据元目录第 5 部分:健康危险因素
10	WS 363.6-2011	卫生信息数据元目录第 6 部分:主诉与症状
11	WS 363.7-2011	卫生信息数据元目录第 7 部分:体格检查
12	WS 363.8-2011	卫生信息数据元目录第 8 部分:临床辅助检查
13	WS 363.9-2011	卫生信息数据元目录第 9 部分:实验室检查
14	WS 363.10-2011	卫生信息数据元目录第 10 部分:医学诊断
15	WS 363.11-2011	卫生信息数据元目录第 11 部分:医学评估
16	WS 363.12-2011	卫生信息数据元目录第 12 部分:计划与干预
17	WS 363.13-2011	卫生信息数据元目录第 13 部分:卫生费用
18	WS 363.14-2011	卫生信息数据元目录第 14 部分:卫生机构
19	WS 363.15-2011	卫生信息数据元目录第 15 部分:卫生人员

序号	标准号	标准名称
20	WS 363.16-2011	卫生信息数据元目录第 16 部分:药品、设备与材料
21	WS 363.17-2011	卫生信息数据元目录第 17 部分:卫生管理
22	WS 364.1-2011	卫生信息数据元值域代码第 1 部分:总则
23	WS 364.2-2011	卫生信息数据元值域代码第 2 部分:标识
24	WS 364.3-2011	卫生信息数据元值域代码第 3 部分:人口学及社会经济学特征
25	WS 364.4-2011	卫生信息数据元值域代码第 4 部分:健康史
26	WS 364.5-2011	卫生信息数据元值域代码第 5 部分:健康危险因素
27	WS 364.6-2011	卫生信息数据元值域代码第 6 部分:主诉与症状
28	WS 364.7-2011	卫生信息数据元值域代码第 7 部分:体格检查
29	WS 364.8-2011	卫生信息数据元值域代码第 8 部分:临床辅助检查
30	WS 364.9-2011	卫生信息数据元值域代码第 9 部分:实验室检查
31	WS 364.10-2011	卫生信息数据元值域代码第 10 部分:医学诊断
32	WS 364.11-2011	卫生信息数据元值域代码第 11 部分:医学评估
33	WS 364.12-2011	卫生信息数据元值域代码第 12 部分:计划与干预
34	WS 364.13-2011	卫生信息数据元值域代码第 13 部分:卫生费用
35	WS 364.14-2011	卫生信息数据元值域代码第 14 部分:卫生机构
36	WS 364.15-2011	卫生信息数据元值域代码第 15 部分:卫生人员
37	WS 364.16-2011	卫生信息数据元值域代码第 16 部分:药品、设备与材料
38	WS 364.17-2011	卫生信息数据元值域代码第 17 部分:卫生管理
39	WS 370-2012	卫生信息基本数据集编制规范
40	WS 365-2011	城乡居民健康档案基本数据集
41	WS 371-2012	基本信息基本数据集个人信息
42	WS 372.1-2012	疾病管理基本数据集 第 1 部分:乙肝患者管理
43	WS 372.2-2012	疾病管理基本数据集 第 2 部分:高血压患者健康管理
44	WS 372.3-2012	疾病管理基本数据集 第 3 部分:重性精神疾病患者管理
45	WS 372.4-2012	疾病管理基本数据集 第 4 部分:老年人健康管理
46	WS 372.5-2012	疾病管理基本数据集 第 5 部分:2 型糖尿病病例管理
47	WS 372.6-2012	疾病管理基本数据集 第 6 部分:肿瘤病例
48	WS 373.1-2012	医疗服务基本数据集 第 1 部分:门诊摘要
49	WS 373.2-2012	医疗服务基本数据集 第 2 部分:住院摘要

序号	标准号	标准名称
50	WS 373.3-2012	医疗服务基本数据集 第 3 部分:成人健康体检
51	WS 374.1-2012	卫生管理基本数据集 第 1 部分:卫生监督检查与行政处罚
52	WS 374.2-2012	卫生管理基本数据集 第 2 部分:卫生监督行政许可与登记
53	WS 374.3-2012	卫生管理基本数据集 第 3 部分:卫生监督监测与评价
54	WS 374.4-2012	卫生管理基本数据集 第 4 部分:卫生监督机构与人员
55	WS 375.1-2012	疾病控制基本数据集 第 1 部分:艾滋病综合防治
56	WS 375.2-2012	疾病控制基本数据集 第 2 部分:血吸虫病病人管理
57	WS 375.3-2012	疾病控制基本数据集 第 3 部分:慢性丝虫病病人管理
58	WS 375.4-2012	疾病控制基本数据集 第 4 部分:职业病报告
59	WS 375.5-2012	疾病控制基本数据集 第 5 部分:职业性健康监护
60	WS 375.6-2012	疾病控制基本数据集 第 6 部分:伤害监测报告
61	WS 375.7-2012	疾病控制基本数据集 第 7 部分:农药中毒报告
62	WS 375.8-2012	疾病控制基本数据集 第 8 部分:行为危险因素监测
63	WS 375.9-2012	疾病控制基本数据集 第 9 部分:死亡医学证明
64	WS 375.10-2012	疾病控制基本数据集 第 10 部分:传染病报告
65	WS 375.11-2012	疾病控制基本数据集 第 11 部分:结核病报告
66	WS 375.12-2012	疾病控制基本数据集 第 12 部分:预防接种
67	WS 375.14-2016	疾病控制基本数据集 第 14 部分:学校缺勤缺课监测报告
68	WS 375.15-2016	疾病控制基本数据集 第 15 部分:托幼机构缺勤监测报告
69	WS 375.18-2016	疾病控制基本数据集 第 18 部分:疑似预防接种异常反应报告
70	WS 375.19-2016	疾病控制基本数据集 第 19 部分:疫苗管理
71	WS 375.20-2016	疾病控制基本数据集 第 20 部分:脑卒中登记报告
72	WS 375.21-2016	疾病控制基本数据集 第 21 部分:脑卒中病人管理
73	WS 375.22-2016	疾病控制基本数据集 第 22 部分:宫颈癌筛查登记
74	WS 375.23-2016	疾病控制基本数据集 第 23 部分:大肠癌筛查登记
75	WS 376.1-2013	儿童保健基本数据集 第 1 部分:出生医学证明
76	WS 376.2-2013	儿童保健基本数据集 第 2 部分:儿童健康体检
77	WS 376.3-2013	儿童保健基本数据集 第 3 部分:新生儿疾病筛查
78	WS 376.4-2013	儿童保健基本数据集 第 4 部分:营养性疾病儿童管理

序号	标准号	标准名称
79	WS 376.5-2013	儿童保健基本数据集 第 5 部分:5 岁以下儿童死亡报告
80	WS 377.1-2013	妇女保健基本数据集 第 1 部分:婚前保健服务
81	WS 377.2-2013	妇女保健基本数据集 第 2 部分:妇女常见病筛查
82	WS 377.3-2013	妇女保健基本数据集 第 3 部分:计划生育技术服务
83	WS 377.4-2013	妇女保健基本数据集 第 4 部分:孕产期保健服务与高危管理
84	WS 377.5-2013	妇女保健基本数据集 第 5 部分:产前筛查与诊断
85	WS 377.6-2013	妇女保健基本数据集 第 6 部分:出生缺陷监测
86	WS 377.7-2013	妇女保健基本数据集 第 7 部分:孕产妇死亡报告
87	WS 445.1-2014	电子病历基本数据集 第 1 部分:病历概要
88	WS 445.2-2014	电子病历基本数据集 第 2 部分:门(急)诊病历
89	WS 445.3-2014	电子病历基本数据集 第 3 部分:门(急)诊处方
90	WS 445.4-2014	电子病历基本数据集 第 4 部分:检查检验记录
91	WS 445.5-2014	电子病历基本数据集 第 5 部分:治疗处置——一般治疗处置记录
92	WS 445.6-2014	电子病历基本数据集 第 6 部分:治疗处置—助产记录
93	WS 445.7-2014	电子病历基本数据集 第 7 部分:护理—护理操作记录
94	WS 445.8-2014	电子病历基本数据集 第 8 部分:护理—护理评估与计划
95	WS 445.9-2014	电子病历基本数据集 第 9 部分:知情告知信息
96	WS 445.10-2014	电子病历基本数据集 第 10 部分:住院病案首页
97	WS 445.11-2014	电子病历基本数据集 第 11 部分:中医住院病案首页
98	WS 445.12-2014	电子病历基本数据集 第 12 部分:入院记录
99	WS 445.13-2014	电子病历基本数据集 第 13 部分:住院病程记录
100	WS 445.14-2014	电子病历基本数据集 第 14 部分:住院医嘱
101	WS 445.15-2014	电子病历基本数据集 第 15 部分:出院小结
102	WS 445.16-2014	电子病历基本数据集 第 16 部分:转诊(院)记录
103	WS 445.17-2014	电子病历基本数据集 第 17 部分:医疗机构信息
104	WS/T 446-2014	基于健康档案的区域卫生信息平台技术规范
105	WS/T 447-2014	基于电子病历的医院信息平台技术规范
106	WS/T 448-2014	居民健康档案医学检验项目常用代码
107	WS/T 449-2014	慢性病监测信息系统基本功能规范

序号	标准号	标准名称
108	WS/T 450-2014	新型农村合作医疗信息系统基本功能规范
109	WS/T 451-2014	院前医疗急救指挥信息系统基本功能规范
110	WS/T 452-2014	卫生监督业务信息系统功能规范
111	WS 218-2002	卫生机构(组织)分类与代码
112	WS/T 482-2016	卫生信息共享文档编制规范
113	WS/T 483.1-2016	健康档案共享文档规范 第 1 部分:个人基本健康信息登记
114	WS/T 483.2-2016	健康档案共享文档规范 第 2 部分:预防接种报告
115	WS/T 483.3-2016	健康档案共享文档规范 第 3 部分:新生儿家庭访视
116	WS/T 483.4-2016	健康档案共享文档规范 第 4 部分:儿童健康体检
117	WS/T 483.5-2016	健康档案共享文档规范 第 5 部分:首次产前随访服务
118	WS/T 483.6-2016	健康档案共享文档规范 第 6 部分:产前随访服务
119	WS/T 483.7-2016	健康档案共享文档规范 第 7 部分:产后访视
120	WS/T 483.8-2016	健康档案共享文档规范 第 8 部分:产后 42 天健康体检
121	WS/T 483.9-2016	健康档案共享文档规范 第 9 部分:预防接种报告
122	WS/T 483.11-2016	健康档案共享文档规范 第 11 部分:死亡医学证明
123	WS/T 483.12-2016	健康档案共享文档规范 第 12 部分:高血压患者随访
124	WS/T 483.13-2016	健康档案共享文档规范 第 13 部分:2 型糖尿病患者随访服务
125	WS/T 483.14-2016	健康档案共享文档规范 第 14 部分:重性精神病患者个人信息登记
126	WS/T 483.15-2016	健康档案共享文档规范 第 15 部分:重性精神疾病患者随访服务
127	WS/T 483.16-2016	健康档案共享文档规范 第 16 部分:成人健康体检
128	WS/T 483.17-2016	健康档案共享文档规范 第 17 部分:门诊摘要
129	WS/T 483.18-2016	健康档案共享文档规范 第 18 部分:住院摘要
130	WS/T 483.19-2016	健康档案共享文档规范 第 19 部分:会诊记录
131	WS/T 483.20-2016	健康档案共享文档规范 第 20 部分:转诊(院)记录
132	WS/T 500.1-2016	电子病历共享文档规范 第 1 部分:病历概要
133	WS/T 500.2-2016	电子病历共享文档规范 第 2 部分:门(急)诊病历
134	WS/T 500.3-2016	电子病历共享文档规范 第 3 部分:急诊留观病历
135	WS/T 500.4-2016	电子病历共享文档规范 第 4 部分:西药处方

序号	标准号	标准名称
136	WS/T 500.5-2016	电子病历共享文档规范 第 5 部分:中药处方
137	WS/T 500.6-2016	电子病历共享文档规范 第 6 部分:检查报告
138	WS/T 500.7-2016	电子病历共享文档规范 第 7 部分:检验报告
139	WS/T 500.8-2016	电子病历共享文档规范 第 8 部分:治疗记录
140	WS/T 500.9-2016	电子病历共享文档规范 第 9 部分:一般手术记录
141	WS/T 500.10-2016	电子病历共享文档规范 第 10 部分:麻醉术前访视记录
142	WS/T 500.11-2016	电子病历共享文档规范 第 11 部分:麻醉记录
143	WS/T 500.12-2016	电子病历共享文档规范 第 12 部分:麻醉术后访视记录
144	WS/T 500.13-2016	电子病历共享文档规范 第 13 部分:输血记录
145	WS/T 500.14-2016	电子病历共享文档规范 第 14 部分:待产记录
146	WS/T 500.15-2016	电子病历共享文档规范 第 15 部分:阴道分娩记录
147	WS/T 500.16-2016	电子病历共享文档规范 第 16 部分:剖宫产记录
148	WS/T 500.17-2016	电子病历共享文档规范 第 17 部分:一般护理记录
149	WS/T 500.18-2016	电子病历共享文档规范 第 18 部分:病重(病危)护理记录
150	WS/T 500.19-2016	电子病历共享文档规范 第 19 部分:手术护理记录
151	WS/T 500.20-2016	电子病历共享文档规范 第 20 部分:生命体征测量记录
152	WS/T 500.21-2016	电子病历共享文档规范 第 21 部分:出入量记录
153	WS/T 500.22-2016	电子病历共享文档规范 第 22 部分:高值耗材使用记录
154	WS/T 500.23-2016	电子病历共享文档规范 第 23 部分:入院评估
155	WS/T 500.24-2016	电子病历共享文档规范 第 24 部分:护理计划
156	WS/T 500.25-2016	电子病历共享文档规范 第 25 部分:出院评估与指导
157	WS/T 500.26-2016	电子病历共享文档规范 第 26 部分:手术同意书
158	WS/T 500.27-2016	电子病历共享文档规范 第 27 部分:麻醉知情同意书
159	WS/T 500.28-2016	电子病历共享文档规范 第 28 部分:输血治疗同意书
160	WS/T 500.29-2016	电子病历共享文档规范 第 29 部分:特殊检查及特殊治疗同意书
161	WS/T 500.30-2016	电子病历共享文档规范 第 30 部分:病危(重)通知书
162	WS/T 500.31-2016	电子病历共享文档规范 第 31 部分:其他知情告知同意书
163	WS/T 500.32-2016	电子病历共享文档规范 第 32 部分:住院病案首页
164	WS/T 500.33-2016	电子病历共享文档规范 第 33 部分:中医住院病案首页

序号	标准号	标准名称
165	WS/T 500.34-2016	电子病历共享文档规范 第 34 部分:入院记录
166	WS/T 500.35-2016	电子病历共享文档规范 第 35 部分:24 小时内入出院
167	WS/T 500.36-2016	电子病历共享文档规范 第 36 部分:24 小时内入院死亡记录
168	WS/T 500.37-2016	电子病历共享文档规范 第 37 部分:住院病程记录首次病程记录
169	WS/T 500.38-2016	电子病历共享文档规范 第 38 部分:住院病程记录日常病程记录
170	WS/T 500.39-2016	电子病历共享文档规范 第 39 部分:住院病程记录上级医师查房记录
171	WS/T 500.40-2016	电子病历共享文档规范 第 40 部分:住院病程记录疑难病例讨论记录
172	WS/T 500.41-2016	电子病历共享文档规范 第 41 部分:住院病程记录交接班记录
173	WS/T 500.42-2016	电子病历共享文档规范 第 42 部分:住院病程记录转科记录
174	WS/T 500.43-2016	电子病历共享文档规范 第 43 部分:住院病程记录阶段小结
175	WS/T 500.44-2016	电子病历共享文档规范 第 44 部分:住院病程记录抢救记录
176	WS/T 500.45-2016	电子病历共享文档规范 第 45 部分:住院病程记录会诊记录
177	WS/T 500.46-2016	电子病历共享文档规范 第 46 部分:住院病程记录术前小结
178	WS/T 500.47-2016	电子病历共享文档规范 第 47 部分:住院病程记录术前讨论
179	WS/T 500.48-2016	电子病历共享文档规范 第 48 部分:住院病程记录术后首次病程记录
180	WS/T 500.49-2016	电子病历共享文档规范 第 49 部分:住院病程记录出院记录
181	WS/T 500.50-2016	电子病历共享文档规范 第 50 部分:住院病程记录死亡记录
182	WS/T 500.51-2016	电子病历共享文档规范 第 51 部分:住院病程记录死亡病例讨论记录
183	WS/T 500.52-2016	电子病历共享文档规范 第 52 部分:住院医嘱
184	WS/T 500.53-2016	电子病历共享文档规范 第 53 部分:出院小结
185	WS/T 501-2016	电子病历与医院信息平台标准符合性测试规范
186	WS/T 502-2016	电子健康档案与区域卫生信息平台标准符合性测试规范
187	WS/T 517-2016	基层医疗卫生信息系统基本功能规范
188	WS/T 526-2016	妇幼保健信息系统基本功能规范
189	GB/T 14396-2016	疾病分类与代码

序号	标准号	标准名称
190	WS/T 529-2016	远程医疗信息系统基本功能规范
191	WS 537-2017	居民健康卡数据集
192	WS 538-2017	医学数字影像通信基本数据集
193	WS 539-2017	远程医疗信息基本数据集
194	WS 540-2017	继续医学教育管理基本数据集
195	WS 541-2017	新型农村合作医疗基本数据集
196	WS 542-2017	院前医疗急救基本数据集
197	WS 375.13-2017	疾病控制基本数据集 第13部分:职业病危害因素监测
198	WS/T 543.1-2017	居民健康卡技术规范 第1部分:总则
199	WS/T 543.2-2017	居民健康卡技术规范 第2部分:用户卡技术规范
200	WS/T 543.3-2017	居民健康卡技术规范 第3部分:用户卡应用规范
201	WS/T 543.4-2017	居民健康卡技术规范 第4部分:用户卡命令集
202	WS/T 543.5-2017	居民健康卡技术规范 第5部分:终端技术规范
203	WS/T 543.6-2017	居民健康卡技术规范 第6部分:用户卡及终端产品检测规范
204	WS/T 544-2017	医学数字影像中文封装与通信规范
205	WS/T 545-2017	远程医疗信息系统技术规范
206	WS/T 546-2017	远程医疗信息系统与统一通信交互规范
207	WS/T 547-2017	医院感染管理信息系统基本功能规范
208	WS/T 548-2017	医学数字影像通信(DICOM)中文标准符合性测试规范

案 例 索 引

附录 10

名 词 解 释

1）健康医疗大数据

健康医疗大数据是涉及人们生老病死、衣食住行、工农商学等生命全周期、生活全方位、生产全过程中所产生、发生及交互产生的有关生理、心理、生产、生活、道德、环境，及社会适应、疾病防治、公共卫生、健康管理等方面形成的数据，其终极愿景是以打造人人所享有的个性化、专属化、科学化、可视化、实时化和智能化的全时全程服务的"全息数字人"为目标。健康医疗大数据是大数据的最核心资产，是人人需要的数据，也是需要人人作贡献的数据。建成服务于全国人民医疗健康全数字化管理服务需求的国家健康医疗大数据中心，对民生发展、经济增长、社会效益及科学制定国家长远战略规划都具有普遍性、实用性、成长性、带动性等多重价值。

2）物联网

物联网（Internet of things，IoT）是利用局部网络或互联网等通信技术把传感器、控制器、机器、人员和物等通过新的方式连在一起，形成人与物、物与物相连，实现信息化、远程管理控制和智能化的网络。

3）云计算

云计算（Cloud Computing）是分布式计算 Distributed Computing）、并行计算（Parallel Computing）、效用计算（Utility Computing）、网络存储（Network Storage Technologies）、虚拟化（Virtualization）、负载均衡（Load Balance）等一组计算与网

络技术融合的技术簇。其中心集群式远程部署、终端分布式应用的模式,使得基于互联网相关服务的增加、使用和交付的便捷应用成为普遍模式。

4) 人工智能

人工智能(Artificial Intelligence, AI)是研究、开发用于模拟、延伸和扩展人的智能的理论、方法、技术及应用系统的一门新的技术科学。人工智能是计算机科学的一个分支,它企图了解智能的实质,并生产出一种新的能以人类智能相似的方式做出反应的智能机器,该领域的研究包括机器人、语言识别、图像识别、自然语言处理和专家系统等。

5) VR/AR 技术

虚拟现实技术(Virtual Reality, VR)是仿真技术与计算机图形学、人机接口技术、多媒体技术、传感技术、网络技术等多种技术的集合,是一门富有挑战性的交叉技术、前沿学科和研究领域。

增强现实技术(Augmented Reality, AR)是一种将真实世界信息和虚拟世界信息"无缝"集成的新技术,是把原本在现实世界的一定时间空间范围内很难体验到的实体信息(视觉信息、声音、味道、触觉等),通过计算机等科学技术,模拟仿真后再叠加,将虚拟的信息应用到真实世界,被人类感官所感知,从而达到超越现实的感官体验。

6) 基因测序

基因测序,或称 DNA 测序,是指分析特定 DNA 片段的碱基序列,也就是腺嘌呤(A)、胸腺嘧啶(T)、胞嘧啶(C)与鸟嘌呤的(G)排列方式。是一种新型基因检测技术,能够从血液或唾液中分析测定基因全序列,锁定个人病变基因,预测罹患多种疾病的可能性,如癌症或白血病等,提前预防和治疗。还可以提供个体的行为特征,如运动天赋,酒量等。

7) 时间序列分析

时间序列分析是一种动态数据处理的统计方法。该方法基于随机过程理论和数理统计学方法,研究随机数据序列所遵从的统计规律,以用于解决实际问题。

8）患者画像

患者画像是真实患者的虚拟代表，是建立在一系列真实数据之上的目标患者模型。它作为一种勾画目标患者群体、记录患者诉求与诊疗方向的有效工具。

9）智能应用

智能应用是指能够自动辨识用户的显性和隐性需求，并且主动、高效、安全、绿色地满足其需求的服务应用。

10）APP

APP 为 Application 的缩写，是指应用程序，一般指智能手机中的第三方应用程序。

11）社交平台

社交平台也被称为社交网站或社交网，即 SNS（Social Network Service）。社交平台建立人与人之间的社会网络或社会关系的连接。大多数社交平台是基于网络的在线社区服务，并提供用户在互联网互动的手段，如电子邮件和即时消息等。允许用户在社交平台共享他们的想法、图片、文章、活动、事件。

12）移动互联网

移动互联网是指互联网的技术、平台、商业模式和应用与移动通信技术结合并实践的活动的总称。

13）医疗服务机器人

医疗服务机器人是指用于医院、诊所的医疗或辅助医疗以及健康服务等方面的机器人，主要用于患者的救援、医疗、康复或健康信息服务，是一种智能型服务机器人。

14）临床决策支持系统

临床决策支持系统指凡能对临床决策提供支持的计算机系统，这个系统充分运用可供利用的、合适的计算机技术，针对结构化、半结构化或非结构化健康医疗数据,通过人机交互方式改善和提高决策效率的系统。

15) 智能问答系统

智能问答系统是集自然语言处理、知识表示、信息检索于一体的新型信息检索系统。它能用准确、简洁的语言通过问答形式精确的定位用户(如患者)所需要的提问知识,通过与用户进行交互,为其提供个性化的信息服务。

16) ICD-10

ICD(International Classification of Diseases)国际疾病分类,是 WHO 制定的国际统一的疾病分类方法,它根据疾病的病因、病理、临床表现和解剖位置等特性,将疾病分门别类,使其成为一个有序的组合,并用编码的方法来表示的系统。ICD-10 是指疾病和有关健康问题的国际统计分类(第 10 次修订本),或国际疾病与相关健康问题统计分类第十版。

17) 非结构化数据

非结构化数据是指相对于结构化数据而言,不方便用数据库二维逻辑表来表现的数据,包括所有格式的办公文档、文本、图片、XML、HTML、各类报表、图像和音频 / 视频信息等。

18) 机器学习

机器学习是一门多领域交叉学科,涉及概率论、统计学、逼近论、凸分析、算法复杂度理论等多门学科。专门研究计算机怎样模拟或实现人类的学习行为,以获取新的知识或技能,重新组织已有的知识结构使之不断改善自身的性能。

19) 自然语言理解

自然语言理解是人工智能的分支学科,研究用计算机模拟人的语言交际过程,实现人与计算机之间用自然语言进行有效通信的各种理论和方法。

20) 人机交互

人机交互技术目前已经发展到多通道用户界面,综合采用触摸、语言、手势等新的交互通道、设备和交互技术,用户就可以利用这些技术以自然、并行、写作的方式进行人机交互,使得人机交互逐步贴近人们的自然交互习惯。

21）数据挖掘

数据挖掘是指从大量的数据中通过算法搜索隐藏于其中信息的过程。数据挖掘通常与计算机科学有关,并通过统计、在线分析处理、情报检索、机器学习、专家系统(依靠过去的经验法则)和模式识别等诸多方法来实现上述目标。

22）深度学习

深度学习概念于2006年提出,即利用计算算法模拟人对事物的认知进程,进而实现计算机对物理世界的识别和感知。

23）生物特征识别

生物特征识别是指利用人体生物特征进行身份认证的一种技术,即通过计算机与光学、声学、生物传感器和生物统计学原理等高科技手段密切结合,利用人体固有的生理特征和行为特征来进行个人身份的鉴定。

24）可穿戴设备

可穿戴设备即直接穿在身上,或是整合到用户的衣服或配件的一种便携式设备。可穿戴设备不仅仅是一种硬件设备,更是通过软件支持以及数据交互、云端交互来实现强大的功能,可穿戴设备将会对我们的生活、感知带来很大的转变。

25）增材制造

增材制造是以数字模型为基础,将材料逐层堆积制造出实体物品的新型制造技术,体现了信息网络技术与先进材料技术、数字制造技术的密切结合,是先进制造业的重要组成部分。

26）智能血压计

智能血压计是指多种通信手段,将电子血压计的测量数据通过智慧化处理上传到云端,让智能血压计的使用者及医护人员能够在任何时间、任何地点即时监测到使用者的测量数据,使用者及医护人员可通过微信、APP、大众健康管理平台等云端查看连续、动态、持续、即时的测量数据。

27）弱激光疗法

弱激光疗法主要是利用弱激光照射生物体产生的生物刺激效应调整机体的免疫系统、神经系统、血液循环系统和组织代谢系统等，使之病理状态恢复正常，从而达到治疗疾病的目的。

28）通用数据模型

通用数据模型（Common Data Model，CDM）是一种从多种来源的电子信息数据库中提取特定信息的结构和框架，它通过建立标准化的变量表单，从海量数据中准确、快速、有效地提取科学研究或管理所需要的关键信息。

29）主动监测系统

通过建立分布式网络采集多种医疗数据，在对相关数据隐私进行保护的前提下，通过连接现有的多种数据库，包括医疗保险数据，电子健康记录数据，政府机构和制药业的电子数据库等进行数据采集，对大数据进行分析整理，快速发现不良事件的信号，做到提前干预，提高监管质量，有效地减少不良事件对病人的伤害。

30）现代医院管理制度

现代医院管理制度是指建立在医院功能结构科学合理的基础上，能够有效改善医院管理，提高医院运行效率，保障医院公益性质的符合行业发展规律的一系列制度，既包括微观层面的医院运行管理制度，也包括宏观层面对医疗卫生资源的科学筹划。

31）健康医疗产业

健康医疗产业是涉及医药产品、保健用品、营养食品、医疗器械、休闲健身、健康管理、健康咨询等多个与人类健康紧密相关的生产和服务领域的新兴产业，包括制造经营和服务活动两个大类。

32）健康服务业

健康服务业包括基本与非基本医疗卫生服务、多层次的医疗保障体系、医疗护理、健康检测、卫生保健、中医医疗保健、康复护理、健康管理教育与培训、健康咨询、健康保险、康复医疗服务等诸多方面。

33）互联网＋健康医疗

"互联网＋健康医疗"是以互联网为载体、以信息技术为手段（包括移动通讯技术、云计算、物联网、大数据等）与传统健康医疗服务深度融合而形成的一种新型健康医疗服务业态的总称。

34）远程医疗

远程医疗是医疗机构邀请其他医疗机构，运用现代通信技术、计算机技术及网络技术，为本医疗机构诊疗患者提供支持的医疗活动。远程医疗服务项目主要包括：远程病理诊断、远程医学影像（含影像、超声、核医学、心电图、肌电图、脑电图等）诊断、远程监护、远程会诊、远程门诊、远程病理讨论及省级以上卫生计生行政部门规定的其他项目。

35）国家健康医疗开放大学

国家健康医疗开放大学是依托国家健康医疗教育的品牌优势、专业优势、资源优势、平台优势及人才优势，充分运用大数据、云计算等现代化信息化手段，不断集成新媒体、新技术、新资源，为院校师生、卫生计生专业技术人员、管理者、广大人民群众，以及院校、医院、科研院所，NGO组织、出版社等机构搭建的一个能够跨单位、跨领域的数字化、立体化、开放式国家健康医疗培训公共服务平台。

36）工程技术能力

工程技术能力，是指以市场为导向、产学研相结合为基础的长期从事相关领域研发且具备一流研发试验设施、高层次技术创新人才和整合产业创新资源、强化产业技术供给的能力。

37）医学信息学

医学信息学（Medical Informatics）是计算机科学、信息科学与医学交叉的新兴学科。它研究医疗、卫生和生物医学体系中信息的发生、表达、采集、处理、传输、应用与存储等问题，以支持医学领域的工作、加速医学研究进展、提高诊治水平和医疗服务质量。

38）政府与社会资本合作（PPP）模式

政府与社会资本合作（PPP）模式通常被称为"公共私营合作制"，是政府与社会资本为了合作建设城市基础设施项目，或为提供公共产品或服务而建立的"全过程"合作关系，以授予特许经营权为基础，以利益共享和风险共担为特征；通过引入市场竞争和激励约束机制，发挥双方优势，提高公共产品或服务的质量和供给效率。

后　记

时光荏苒。

事非经过不知难。

2015年1月6日晚上时任国务院副总理刘延东同志在听取原国家卫计委党组工作汇报后,刘副总理亲自交代委党组两项任务,一年内起草公立医院薪酬制度改革和健康医疗大数据应用两个材料,报国务院常务会议审定。接受任务后,委党组立即组织薪酬改革文件起草组,按部就班开展工作。对健康医疗大数据应用发展这个材料,由于其跨界、复合和前沿性,一时难以找到切入点。适逢去欧盟考察和参加联合国大会的机会,在美国和欧盟期间初步了解了发达国家对健康医疗大数据的重视和部署,已然纷纷作为抢占未来发展制高点的关键性战略行动,并做出了规划、计划和实施方案。也启迪了我们的思路。回国后即组织了第一个文件起草组,数易其稿,完成了初稿的任务。后又组成工作组,做了大量的协同相关部委和征求意见等修改完善工作,最后经委党组会、国务院医改领导小组会和国务院常务会议通过后,以《国务院办公厅关于促进和规划健康医疗大数据应用发展指导意见》(2016)47号文件形式,于2016年6月21日正式发布。

文件发布以后,成立了以国家卫计委统计信息中心,卫生发展中心,医科院信息所及相关司局,直属单位和相关部委的有关同志参加的读本编写组,用一年多时间完成了读本的编写。由于编者水平所限,书中错误在所难免,希望读者不吝赐教。以利再版时修改和完善。

借助本书出版之际:

谨向关心指导本书编著的陈竺副委员长、李斌副主席、马晓伟主任表示衷心的感谢和崇高的敬意!

　　谨向做出重要贡献的全体编委、所有关心和期待本书编著和出版工作的领导、专家和同志们表示衷心的感谢！

中国卫生信息与健康医疗大数据学会会长

原国家卫生计生委副主任　金小桃

2018 年 8 月 21 日